Illustrated Surgery of Spine & Spinal Cord

脊椎脊髄の手術

監修
平林　洌（前 慶應義塾看護短期大学学長）
長島　親男（埼玉・長島クリニック，院長/埼玉医科大学名誉教授）

編集
戸山　芳昭（慶應義塾大学医学部整形外科，教授）
阿部　俊昭（東京慈恵会医科大学脳神経外科，教授）

三輪書店

執筆者一覧

朝妻孝仁　　（防衛医科大学校整形外科，講師）
鐙　邦芳　　（北海道大学保健管理センター，教授）
阿部俊昭　　（東京慈恵会医科大学脳神経外科，教授）
阿部　弘　　（北海道大学名誉教授）
井須豊彦　　（釧路労災病院脳神経外科，部長）
岩崎喜信　　（北海道大学大学院医学研究科脳科学専攻神経病態学講座脳神経外科分野，教授）
小川　潤　　（杏林大学医学部整形外科，講師）
金田清志　　（美唄労災病院整形外科，院長／北海道大学名誉教授）
川原範夫　　（金沢大学大学院医学系研究科がん医科学専攻機能再生学講座機能再建学，講師）
黒佐義郎　　（佐久総合病院整形外科，部長）
小山素麿　　（脊髄疾患臨床研究所）
坂本敬三　　（坂本小児脳神経外科研究所，所長）
佐藤栄修　　（我汝会えにわ病院整形外科，副院長）
佐藤哲朗　　（仙台整形外科病院，院長）
里見和彦　　（杏林大学医学部整形外科，教授）
清水克時　　（岐阜大学医学部整形外科，教授）
清水　曉　　（北里大学医学部脳神経外科）
鈴木信正　　（東京都済生会中央病院整形外科）
髙橋立夫　　（国立病院機構名古屋医療センター脳神経外科，医長）
髙橋　宏　　（都立神経病院脳神経外科，部長）
谷　　諭　　（東京慈恵会医科大学脳神経外科，助教授）
千葉一裕　　（慶應義塾大学医学部整形外科，助教授）
東保　肇　　（東保脳神経外科，院長）
徳橋泰明　　（日本大学医学部整形外科，助教授）
富田勝郎　　（金沢大学大学院医学系研究科がん医科学専攻機能再生学講座機能再建学，教授）
戸山芳昭　　（慶應義塾大学医学部整形外科，教授）
長島親男　　（埼玉・長島クリニック，院長／埼玉医科大学名誉教授）
中村雅也　　（慶應義塾大学医学部整形外科，講師）
飛驒一利　　（北海道大学大学院医学研究科脳科学専攻神経病態学講座脳神経外科学分野，助教授）
平林　洌　　（前　慶應義塾看護短期大学学長）
藤村祥一　　（国立病院機構相模原病院整形外科，副院長）
細江英夫　　（岐阜大学医学部整形外科，講師）
松本守雄　　（慶應義塾大学医学部整形外科，講師）
三井公彦　　（国立病院機構相模原病院脳神経外科，医長）

（五十音順）

監修の言葉

　本書は10数年前に企画され，周知の通り，つい最近まで月刊誌『脊椎脊髄ジャーナル』の巻頭に連載されてきた「イラストレイテッド・サージェリー」の集大成である．換言すれば，当初から本書を念頭においたシリーズであった．アトラス，つまり視覚教材としての意義を第一とし，イラストレーターには実写以上のリアリティーと分かりやすさを要請し，各執筆者には説明用の文章は必要最小限にとどめて頂き，up-dateの加筆もお願いした．

　企画の段階から担当させて頂いた筆者としては，執筆陣の絶大なご協力のもとに完成した本書は，当初の目的にかなったユニークな構成と豊富な内容を擁する最新の手術アトラスになったと自負している．脊髄進入法と脊髄・血管手術の項は脳神経外科医が担当しているだけに整形外科医にとってはまさに有益であるし，整形外科のスペシャリストが担当している脊柱変形の矯正，固定を目的としたインストゥルメンテーションの手技などについては脳神経外科医に貴重なヒントを与えるものであろう．このように執筆陣は整形外科医と脳神経外科医がそれぞれ得意分野を担当しているが，近い将来，両科の垣根を越えた脊椎脊髄外科専門医の誕生を予感させる布陣でもある．

　内容的には，アプローチに必要な局所解剖を脊椎の高位別に，前後方別に分け，さらに脊髄髄内へのマイクロ下の進入路が示されている．脊椎の各手術法についても高位別に，前後方別に分けられた上，主なインストゥルメンテーション手術が一括して別立てに纏められている．脊髄については，腫瘍，血管，先天奇形，空洞症に対する各手術法が系統的に網羅されている．

　最小侵襲が至上命題となり，内視鏡下手術が模索されている現在でも，局所解剖を熟知することの重要性は増すことはあっても，減ることはあり得ない．肉眼下の手術法でその原理を知ることも同じである．本書は，将来の脊椎脊髄外科専門医を目指す人にとっては間違いなく座右の書となるであろうが，現在の整形外科，脳神経外科の専門医を目指す医師も脊椎脊髄手術に入る前日には，まず本書に目を通すことをお勧めしたい．より詳しい解剖書と手術書を読むにしても，その理解が容易となるからである．

　学会発表では，スライドに替わってパソコンによるパワーポイントが繁用されつつある．動画もあり，確かに魅力的な情報媒体ではある．しかしイラストを中心に据えた手術書の存在意義が失われることは考えられない．本書が不朽の名著として後世に引き継がれていくことを期待したい．

2002年6月

平林　洌

監修の言葉

　そもそも本書のスタートは，15年前の『脊椎脊髄ジャーナル』誌創刊当時にさかのぼる．その頃のある日，三輪書店社長の三輪敏氏が慶應義塾大学の平林洌氏と私をよばれ，『脊椎・脊髄の本格的な手術書を三輪書店から是非とも出版したい．協力して欲しい』と極めて情熱的に出版計画を語られ，その熱意に感動し快諾したのである．

　まずは，『脊椎脊髄ジャーナル』のコラム「イラストレイテッド・サージェリー」から出発したのであるが，幸い好評を得た．そこには各領域のトップクラスの先生方の執筆を得，執筆者の意を体して，メディカル・イラストレーターの中野朋彦氏が術者の視野で，術者の手の動きが見えてくるように描写された臨場感あふれる図が，術野の展開にしたがってstep by stepに示され，これらが読者のニーズにマッチしたからであろう．このようにして，この15年の間に脊椎・脊髄手術の殆んどすべての術式がとりあげられ，これが本手術書の基礎となっているのであるが，この領域の急速な進歩に照らしあわせ，本書の出版に際しては取捨選択せざるを得なくなった．さらに図版を書き変えたり，いくつかの図版を新たに加えたり，また執筆者にも再度，校正をお願いしたりするなどして，斬新にして，殆んどすべての術式を網羅した完璧に近い手術書を上梓することとなったのである．

　ここに分担ご執筆いただいた各先生方に心から感謝する次第である．また，図の細部にわたって度重なる修正に応じてくれた中野朋彦氏，書籍企画部の青山智氏をはじめ編集室各位のなみなみならぬご尽力に深謝する．

2002年6月

長島親男

序　文

　近年の医学の進歩には目ざましいものがある．これは，分子生物学や遺伝子学などが中心となって基礎研究が飛躍的に発展してきた結果であり，特に生命科学分野の進歩は著しい．難病とされてきた疾患の原因や病態が解明され，画期的な新しい治療法や治療薬が開発される日も近いように思えてくる．しかし，実際の日常診療で怪我や病で悩んでいる患者を目の前にした時，外科的治療を選択すべき患者が決して少なくないのも現状である．つまり，外科医によって手術が施行される選択肢であり，ここで執刀する外科医には患者の全てが委ねられることとなる．よって手術は，外科医にとっても命がけの戦場なのである．

　外科医の真髄は，自分自身の手によって怪我や病に侵されて苦しんでいる患者を治し，救える手段を自らが持っていることである．しかし，外科医は自らの手によって患者を救うことも出来るが，時には自らの手によって患者に重大な障害を与えてしまうことも皆無ではない．中でも脊椎脊髄手術は，心臓や脳の手術と同じ，いや見方を変えると，実はそれ以上に厳しい面を持ち合わせている分野かもしれない．このため内科系医師とは異なり，外科医，特に脊椎脊髄外科医にはより実践的な教育，訓練が長期間必要とされる．以前より，『外科医は達人と言われている先輩の手術手技を盗み，それを自分のものにするのが上達の道』とよく言われてきた．実際，私もそのように教えられてきた．『技術は自分で盗み修得するものであり，決して教えられて解るものではない』と．しかしながら，脊椎脊髄外科を志す整形外科医，脳神経外科医が多くの病院を廻り，そこで高名な脊椎脊髄手術の"いわゆる達人"から手術を学ぶことは現実的に至難である．

　そこで今回，三輪書店に機会を頂き，雑誌『脊椎脊髄ジャーナル』で以前から連載されていた「イラストレイテッド・サージェリー」を一つの本にまとめ，手術書として出版することになった．本書に執筆頂いている整形外科および脳神経外科の先生方は，筆者ご自身が手術を行ってきた，ないし現在も積極的に手術を行っている先生方ばかりである．いわゆる，わが国の"脊椎脊髄手術の達人"と呼ばれてきた先生方に多数ご執筆頂いている．書物のため動画には出来ないが，脊椎脊髄手術における自らの手技上のキーポイントや工夫，留意点などが一枚一枚のイラストから十分に読み取れる．また，本書のイラストは執筆頂いた先生自らが原図を書かれているため，若干描写での統一性に欠ける点はあるが，それぞれの術者の実際の感覚，注意すべきポイントがよく伝わってくる．このため，編集に携わった側としては敢えて大幅な修正はせずに，執筆頂いたイラストをほぼ原型のまま掲載することとした．

　本書は，まず第Ⅰ章に脊椎高位別の局所解剖と進入路，そして脊髄進入法を取り上げ，第Ⅱ章では脊椎手術を高位別に解説し，後方法の除圧ないし除圧・固定術，そして前方法の除圧・固定術を順に掲載した．さらに脊椎インストゥルメンテーション手術の実際を適応頻度の高い手術を中心に，使用する器具も含め紹介している．ご存知のように，脊椎インストゥルメンテーションの出現，開発は脊椎外科に革命をもたらしたと言っても過言ではない．高度脊柱変形や不安定性の強い脊椎外傷，腫瘍性疾患などには今やインストゥルメンテーションは必須であり，良好な術後成績も得られるようになっている．しかし，施行する際にはインストゥルメンテーションの原理を理解し，使いこなせる技量が必要である．この点においても，本書ではわが国の第一線で活躍している脊椎外科医が，筆者自らの手技とそのポイントを紹介してくれている．現時点でのわが国の脊椎インストゥルメン

テーション手術の模範書とも言えよう．最後に第Ⅲ章では，脊髄腫瘍や動静脈奇形などの血管性病変，そして空洞症などの脊髄手術に関して，脳神経外科の先生方が中心となって解説している．

　ここで脊椎外科の歴史を患者数，手術数とも最も多い疾患の一つである腰椎椎間板ヘルニアについて振り返ってみると，本邦では1932年に東が報告した『椎間軟骨結節による脊髄圧迫症並びにその一手術例』が初めとされている．そして，最も一般的な手術法である"いわゆるLove法"は，1939年にLoveによって行われた術式である．この術式が現在まで受け継がれているように，本書も数年毎に改訂版を出版しながら新しい手術法を適時紹介し，20年，30年後も脊椎脊髄外科を志す医師にとっての基本的手術書として書棚に置かれていることを願っている．最後に，執筆頂いた諸先生方に感謝すると共に，三輪書店編集部ほか関係各位に心よりお礼申し上げます．そして，本書が脊椎脊髄の手術に際して，少しでも術者のお役に立て，結果的に患者に還元出来ることになれば幸いである．

2002年6月

編　者

脊椎脊髄の手術

監修の言葉 　　　　　　　　　　　　　　　　　　　　　　　　　　　　平林　洌　　Ⅲ
監修の言葉 　　　　　　　　　　　　　　　　　　　　　　　　　　　　長島親男　　Ⅴ
序　文 　　　　　　　　　　　　　　　　　　　　　　　　　　　　　　　　　　　Ⅶ

Ⅰ. 局所解剖と進入路

1. 後方進入法

1. 頸　椎
　1）頭蓋頸椎移行部　　　　　　　　　　　　　　　　　　　　　　　戸山芳昭　　3
　2）中下位頸椎　　　　　　　　　　　　　　　　　　　　　　　　　平林　洌　　9
2. 胸　椎　　　　　　　　　　　　　　　　　　　　　　　　川原範夫・富田勝郎　　15
3. 腰仙椎　　　　　　　　　　　　　　　　　　　　　　　　　　　清水克時　　21

2. 前方進入法

1. 頸　椎
　1）頭蓋頸椎移行部 —— 経口進入法　　　　　　　　　　　　　　　長島親男　　29
　2）頭蓋頸椎移行部 —— 側方進入法　　　　　　　　　　　　　　　長島親男　　35
　3）中下位頸椎　　　　　　　　　　　　　　　　　　　　　　　　　平林　洌　　39
2. 胸　椎
　1）頸胸椎移行部　　　　　　　　　　　　　　　　　　　　　　　　藤村祥一　　45
　2）中位胸椎　　　　　　　　　　　　　　　　　　　　　　　　　　藤村祥一　　51
　3）胸腰椎移行部　　　　　　　　　　　　　　　　　　　　　　　　藤村祥一　　57
3. 腰仙椎　　　　　　　　　　　　　　　　　　　　　　　　　　　里見和彦　　63

3. 脊髄進入法
　1）後正中溝進入法　　　　　　　　　　　　　　　　　　　　三井公彦・清水　曉　　71
　2）DREZ進入法　　　　　　　　　　　　　　　　　　　　　　　　　高橋　宏　　77

Ⅱ. 脊椎手術

1. 後方除圧・固定術

1. 頸　椎
　1）大後頭孔，上位頸椎部後方除圧および後頭・頸椎間固定術（Luqueロッドによる）　　戸山芳昭　　83
　2）環軸椎後方固定術 —— Magerl＋Brooks法　　戸山芳昭・千葉一裕・松本守雄・小川　潤　　89
　3）片側椎弓切除術，関節突起切除術，ヘルニア摘出術，片開き式脊柱管拡大術　　平林　洌　　97

目次

    4) 中下位頸椎後方固定術 　　　　　　　　　　　　　　　　　　　　　　　朝妻孝仁　103

 2. 胸　椎

    1) 胸椎部椎弓切除術 　　　　　　　　　　　　　　　　　　　　　川原範夫・富田勝郎　109

    2) 後方より椎体部展開・椎体後方固定術（肋骨・横突起切除，椎体間骨移植術）　川原範夫・富田勝郎　117

    3) 胸椎後方固定術 —— rod & wire 法 　　　　　　　　　　　　　　　　　　鈴木信正　123

 3. 腰　椎

    1) 腰椎後方進入椎体間固定術 　　　　　　　　　　　　　　　　　細江英夫・清水克時　129

    2) 椎弓切除，椎弓開窓，椎間孔部除圧術 　　　　　　　　　　　　細江英夫・清水克時　133

    3) 腰仙椎後・側方固定術とPLIF 　　　　　　　　　　　　　　　　　　　　鈴木信正　139

2. 前方除圧・固定術

 1. 頸　椎

    1) 中下位頸椎部前方除圧・固定術 —— 国分法 　　　　　　　　　　　　　　佐藤哲朗　149

    2) 生体内分解吸収性スクリュー（ポリ-L-乳酸スクリュー）を用いた頸椎椎間板還納術　井須豊彦　155

    3) 中下位頸椎部前方除圧・固定術 —— 骨化浮上術 　　　　　　　　　　　　黒佐義郎　159

    4) 中下位頸椎前方除圧術 　　　　　　　　　　　　　　　　　　　　　　　高橋立夫　163

    5) 鉤椎結合部切除術 　　　　　　　　　　　　　　　　　　　　　　　　　長島親男　167

 2. 胸　椎

    1) 胸椎前方除圧固定術 　　　　　　　　　　　　　　　　　　　　　　　　藤村祥一　173

    2) 胸腰椎前方除圧・固定術（Kaneda SR 併用による） 　　　　　　佐藤栄修・金田清志　179

 3. 腰　椎

    1) 腰仙椎前方除圧・固定術 　　　　　　　　　　　　　　　　　　　　　　里見和彦　183

    2) 仙骨前方進入法・除圧術 　　　　　　　　　　　　　　　　　　朝妻孝仁・藤村祥一　189

3. インストゥルメンテーション手術

    1) VSP Steffee plate system の手術手技 　　　　　　　　　　　　　　　　　鈴木信正　197

    2) 胸椎・胸腰椎固定に対する Isola 法 　　　　　　　　　　　　　　　　　　鈴木信正　205

    3) 脊柱側弯症に対する Isola インストゥルメンテーション 　　　　　　　　　鈴木信正　221

    4) 頭蓋-頸椎および頭蓋-頸椎-胸椎固定術（鈴木法） 　　　　　　　　　　　　鈴木信正　229

    5) ケージを用いた手術 —— 頸椎 　　　　　　　　　　　　　　　　　　　　谷　諭　237

    6) ケージを用いた PLIF 　　　　　　　　　　　　　　　松本守雄・千葉一裕・戸山芳昭　241

    7) プレートを用いた頸椎前方固定術 　　　　　　　　　　　　　　　　　　徳橋泰明　245

    8) プレートとスクリューによる頸椎後頭骨後方固定術 　　　　　中村雅也・千葉一裕・戸山芳昭　249

    9) 椎弓根スクリューによる頸椎再建術 　　　　　　　　　　　　　　　　　鐙　邦芳　253

III. 脊髄・血管手術

1. 腫　瘍

    1) C_{1-2} レベルの砂時計形腫瘍の摘出術 　　　　　　　　　　　　　　　　長島親男　259

- 2）硬膜内髄外腫瘍の手術 —— 胸椎部 osteoplastic laminotomy ……………… 谷　諭 …… 265
- 3）転移性腫瘍 …………………………………………………… 川原範夫・富田勝郎 …… 269
- 4）脊髄円錐部腫瘍 …………………………………… 飛騨一利・岩崎喜信・阿部　弘 …… 277
- 5）髄内腫瘍 ……………………………………………………………… 小山素麿 …… 283
- 6）再発脊髄髄内腫瘍 …………………………………………………… 長島親男 …… 289

2．血管障害

- 1）脊髄動静脈奇形（spinal AVM）—— 血管内手術 ……………………… 東保　肇 …… 295
- 2）脊髄動静脈奇形に対する神経外科的手術 …………………………… 高橋　宏 …… 301
- 3）脊髄硬膜動静脈瘻に対する血管内／外科的手術 …………………… 東保　肇 …… 309
- 4）脊髄硬膜動静脈瘻に対する神経外科的手術 ………………………… 高橋　宏 …… 313
- 5）頸椎症性椎骨動脈循環不全 ………………………………………… 長島親男 …… 319

3．乳児・幼児

- 1）腰仙部脊髄髄膜瘤の修復術 ………………………………………… 坂本敬三 …… 325
- 2）腰仙部皮膚洞と脊椎管内類皮嚢胞の根治術 ………………………… 坂本敬三 …… 331
- 3）脂肪脊髄髄膜瘤の修復術 …………………………………………… 坂本敬三 …… 339

4．脊髄空洞症

- 1）Chiari I型奇形に合併する脊髄空洞症の手術 —— 大後頭孔拡大術 … 阿部俊昭 …… 349
- 2）脳底部くも膜炎に合併した脊髄空洞症の手術 ……………………… 阿部俊昭 …… 353
- 3）空洞−くも膜下腔シャント術と空洞−腹腔シャント術 …………… 阿部俊昭 …… 357

索　引 …………………………………………………………………………………… 361

装幀・イラスト　中野　朋彦

I．局所解剖と進入路

1．後方進入法

1. 頸　椎

1）頭蓋頸椎移行部

Posterior Surgical Approach to the Cranio-Cervical Junction

戸山　芳昭

適応となる疾患

　大後頭孔〜上位頸椎部の脊髄腫瘍摘出，Chiari奇形や脊柱管狭窄に対する除圧・減圧，外傷や炎症，先天奇形に伴う環軸関節脱臼や不安定症に対する脊椎固定術．

手術の留意点とコツ

　頭蓋頸椎移行部の手術では，Mayfield型頭蓋固定器を使用して術野に動きが生じないよう強固に固定しておくと手術操作時に安全である．皮切は外後頭隆起から下方のC_4高位まで正中切開で進入する．

　展開時は，硬膜や脊髄損傷に加えて椎骨動脈損傷に十分注意する必要がある．これらの損傷は直接生命に関わる重大な合併症になることが多いため，解剖学的位置関係を正確に把握することが大切である．また，$C_{1/2}$外側部の硬膜外静脈叢（椎骨静脈叢）はよく発達しており，損傷すると止血に難渋することも多く，思わぬ大出血をきたすことになる．まずバイポーラコアギュレーターで止血を行い，不可能な場合には局所に止血剤を置いて外側に向かって圧迫を加え5分程度押さえていると止血される．しかし，止血剤を除去すると再び出血してくることが多いので，確実に凝固止血しておくことが，次の操作への必要条件である．

　環軸椎後方固定術では，環椎後弓の脊柱管側を剝離する際に脊髄への損傷に注意する．特に脱臼非整復例では脊柱管前後径が狭小化しているため，椎弓下ワイヤリングで思わぬ神経合併症をきたすこともある．この操作は残余脊柱管前後径が13 mm以上で行うことが望ましい．

脊髄腫瘍の場合の進入

　同高位に発生する脊髄腫瘍は髄外腫瘍である神経鞘腫と髄膜腫が多い．神経鞘腫は脊髄前方部に位置しても，可動性があるため慎重に後方へ引き出して摘出可能である．しかし，上位頸椎の神経鞘腫はC_2神経根から発生して砂時計型を呈することが多く，硬膜内外・脊柱管内外からときに椎体内にも進入し，摘出に難渋したり脊柱再建を要することもある．硬膜から発生する髄膜腫は腫瘍に可動性がないため，脊髄の前方に発生した場合には引き出して摘出することが不可能である．その進入法と安全な摘出操作は髄外腫瘍のなかで最も高度の技術が要求され，症例によっては側方ないし後側方進入が選択される．

進入可能な症例

　後方からの展開で対処不可能な症例は，前方からの骨性圧迫が高度な例，つまりリウマチないし先天性の頭蓋底陥入やOs odontoideumで歯突起や軸椎基部による脊髄・脳幹部高度圧迫例などである．これらには経口的前方進入が適応される．前述したように，前方に位置する大後頭孔髄膜腫も後方進入による摘出操作には限界があり，症例によっては側

方ないし後側方進入が望ましい．これらの症例以外はほとんど後方進入により頭蓋頸椎移行部の除圧，摘出，固定操作が可能である．

文 献

1) 上野良三監訳：整形外科手術進入路．脊椎後方進入法－頸椎．南江堂，pp.68-71, 1988.
2) Hoski JJ, Eismont FJ：Posterior positioning and approaches. *In*：Sherk HH（ed）The Cervical Spine － An atlas of surgical procedures. JB Lippincott, Philadelphia, pp.17-35, 1994.
3) ルネ・ルイス著，大谷　清訳：脊椎外科学．局所解剖と手術進入法－頸椎後方．pp.138-147, Springer-Verlag, Tokyo, 1985.

1　頭蓋頸椎移行部の矢状面解剖図

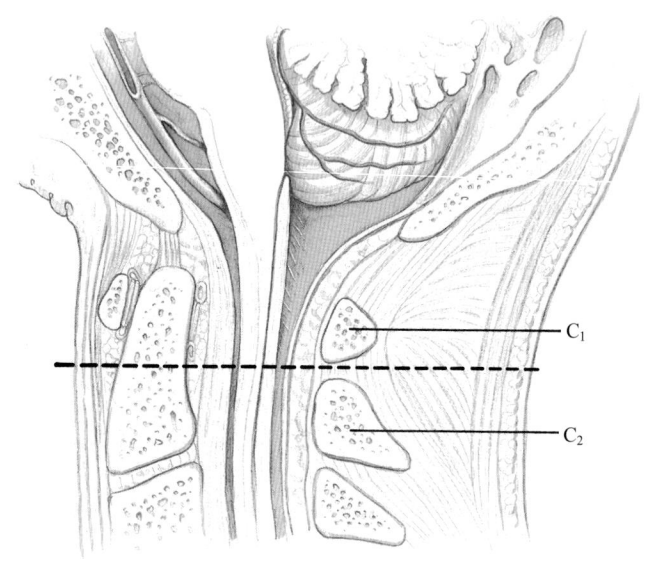

2　$C_{1/2}$ 高位横断面の解剖図（1の点線高位）と後方進入路

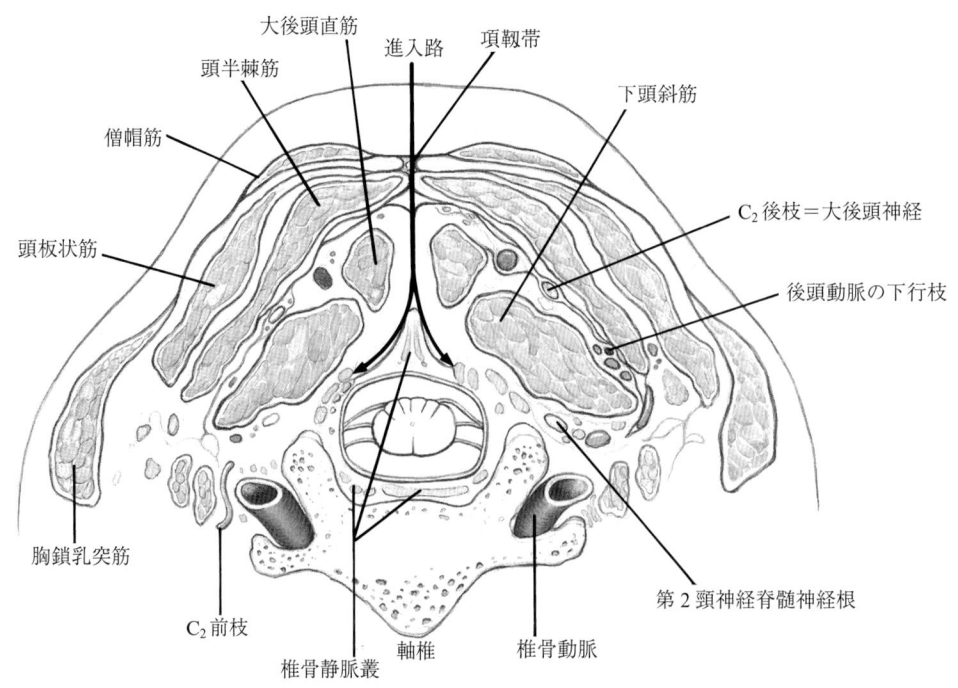

1）頭蓋頸椎移行部

3　皮切から僧帽筋の展開

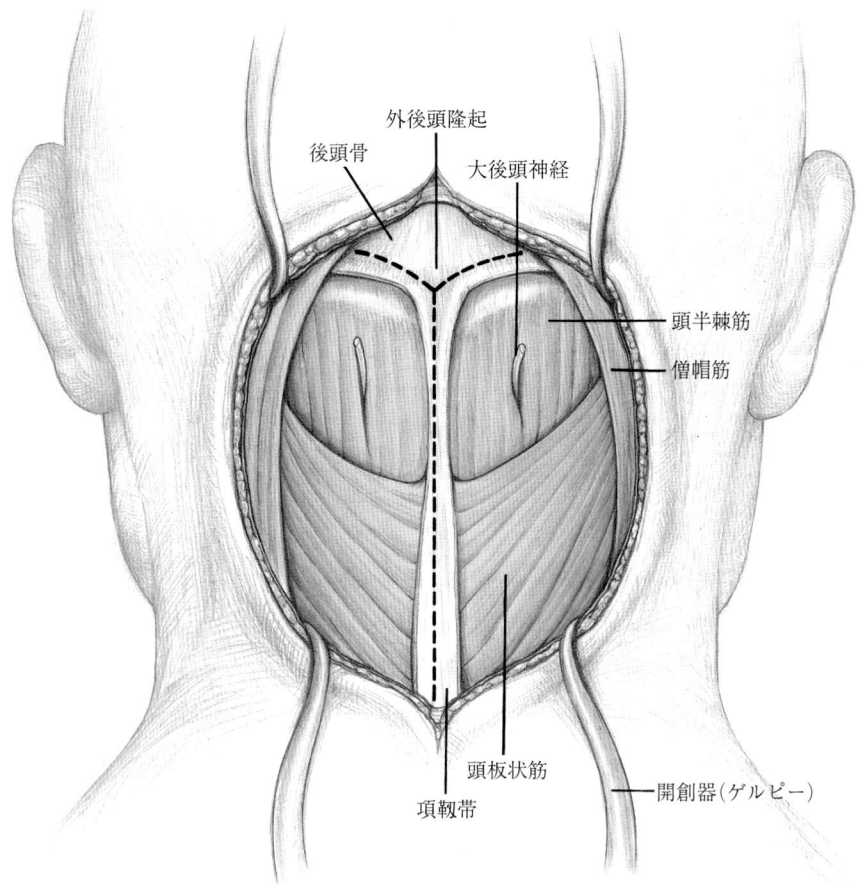

皮切は外後頭隆起から下方への正中切開で進入する．僧帽筋を切開すると頭半棘筋と頭板状筋が現れ，正中には項靱帯がある．皮下からはすべて電気メスを使用し，項靱帯のある正中部より進入する．正中部を外れると筋肉内の展開となり出血量も多くなるので，最初の進入路を間違えないように注意する．

4　軸椎棘突起

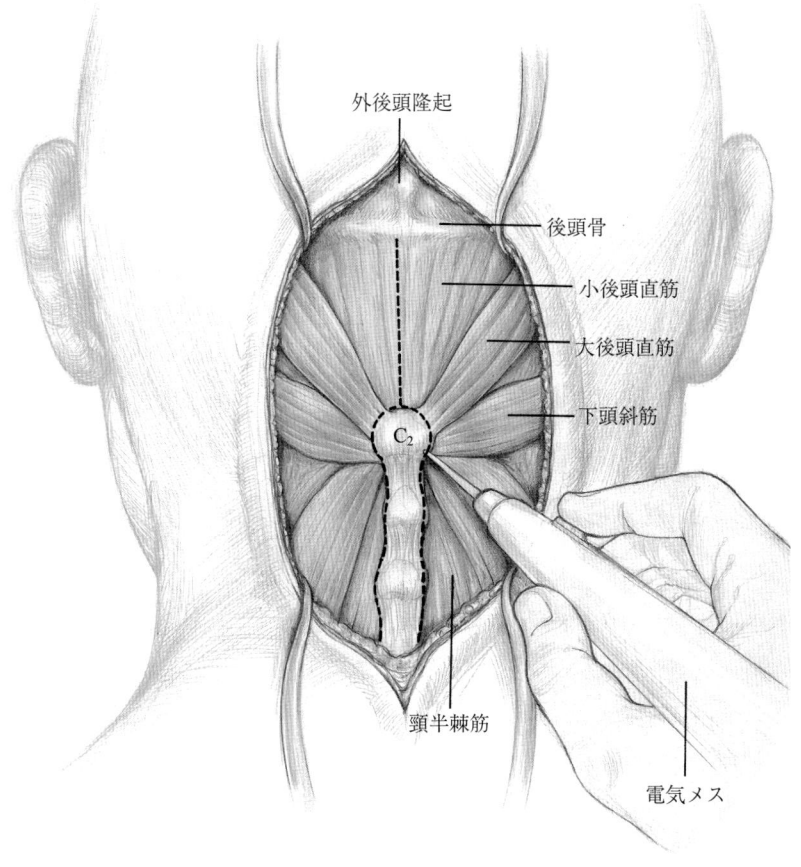

頭半棘筋を後頭骨から一部剥離後，項靱帯に沿って切開を深層へ進めると，C_2棘突起に付着する筋群が現れる．これも電気メスにて骨膜下に切離を進める．

5　後頭骨と上位頸椎椎弓部の展開

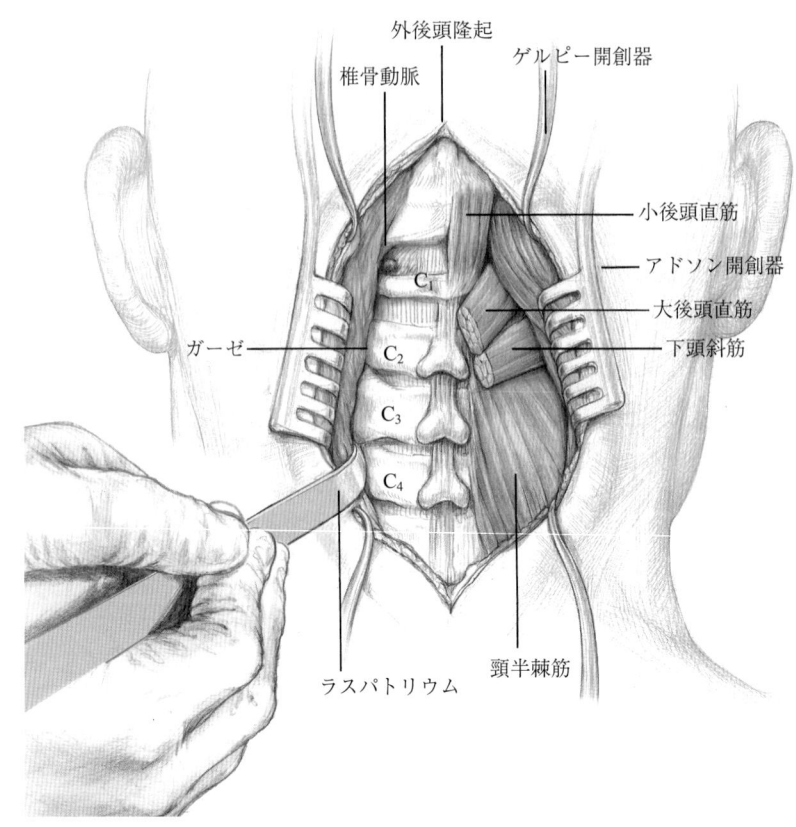

C₂棘突起付着筋を電気メスやラスパトリウムで骨膜下に切離するが，この際に切離した筋群は術後の頸椎柱変形防止のため，閉創時には元の位置に縫合することを忘れてはならない．

6　椎骨動脈と硬膜外椎骨静脈叢の解剖シェーマ

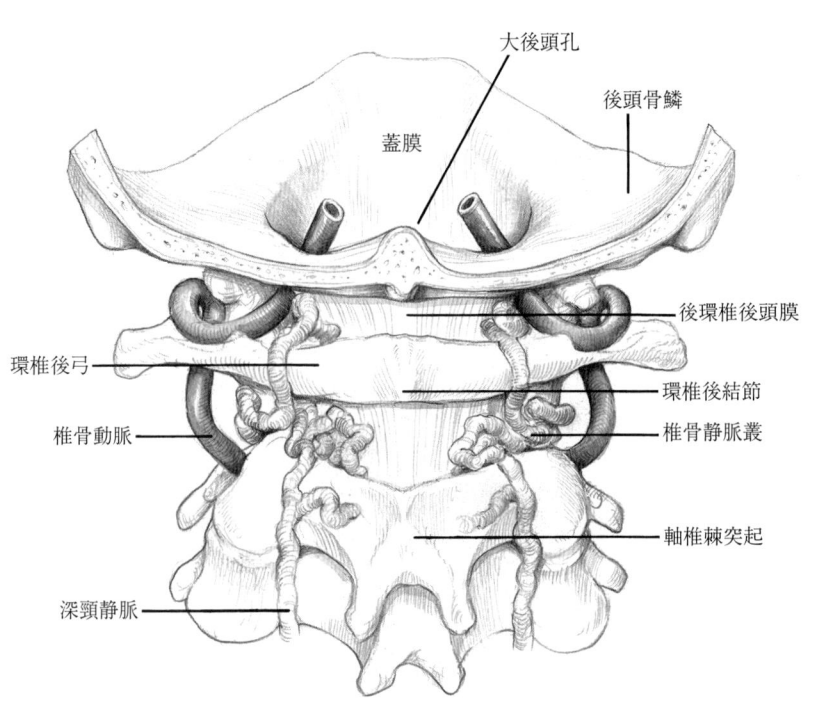

7 環軸椎外側部の展開

　上位頸椎外側部を展開する場合には，まず椎骨動脈の走行を十分頭に入れておく必要がある．Os odontoideumなどの先天異常の要素が強い症例は，ときに椎骨動脈の走行異常を伴うこともあり，可能なら術前に血管造影やMR angiographyを行って，その走行を立体的に把握しておくと安全である．一般に正中より12mm程度外側に椎骨動脈がある．環椎上縁で椎骨動脈溝の鋭い外縁が現れたら，慎重に操作を進める必要がある．左右の展開はこの範囲内までとし，それ以上外側まで展開する場合には鋭的な剥離は危険である．

　椎骨静脈叢の展開は，環軸椎の椎弓を十分外側まで剥離後に，プッシャーを使用して静脈叢を愛護的に外側へ押し広げ，ここで緊張した索状線維のみを少しずつハサミで切離し展開を進める．この静脈叢から一度出血すると凝固止血も難渋することが多いので，展開を慎重に行い出血させないことが一番である．この静脈叢の処置が済めば，C₂椎弓根基部のすぐ頭側に位置する外側環軸関節包が現れる．C₂神経根をさぐり棒で上方に引き上げると，外側環軸関節部の展開はさらに広がる．

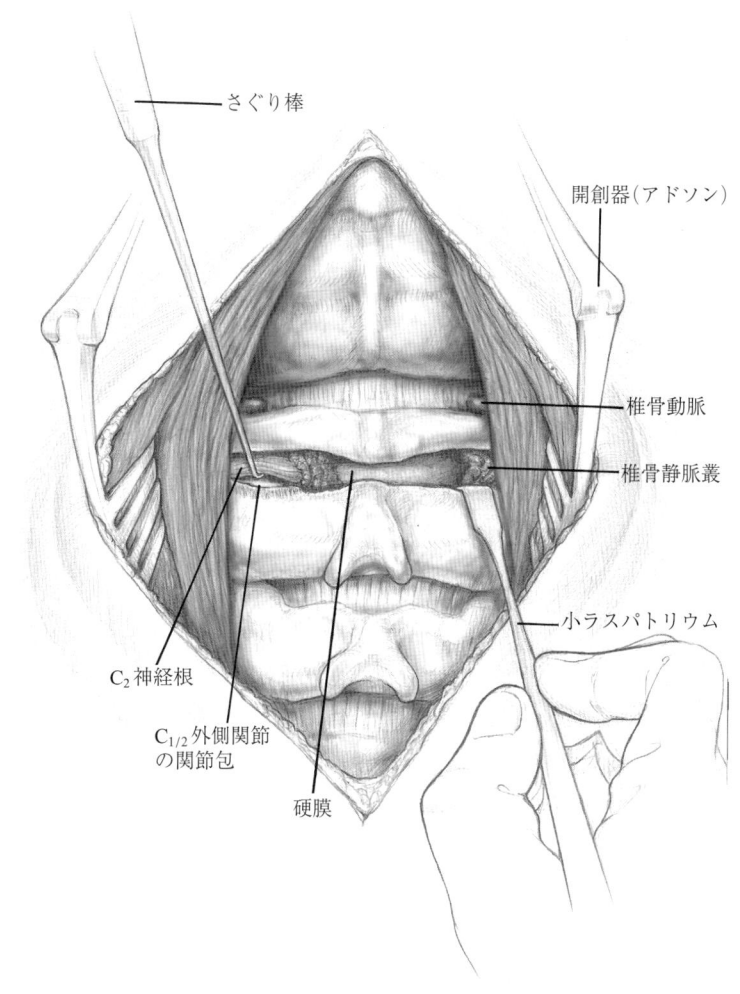

8 環軸椎の椎弓切除と硬膜内外の展開

　後頭骨から上位頸椎椎弓切除を行い大後頭孔を開放し，硬膜内外を展開する．椎弓切除にはサージエアートームと頸椎用ケリソンを使用する．後頭骨の切除には脳外科用クラニオトームないしエアートームを用いる．脊椎部に比べて頭蓋では硬膜外脂肪組織がなく，硬膜は頭蓋骨と密に接しているため，スチールバーを用いる場合には硬膜損傷に十分注意する．エアートームではスチールバーを用いて後頭骨内板に達したら，そこでダイアモンドバーに取り替えて内板を削るようにすると安全である．後頭骨は，正中部の外後頭稜と大後頭孔部は比較的厚く硬いが，外側の項平面は非常に薄いので注意すべきである．

　硬膜内の展開は，まずくも膜を残して硬膜のみを切開し，つぎにくも膜を切開して順次硬膜に縫合しておく．砂時計腫の場合は，硬膜をT型に切開して硬膜内外を展開した後，腫瘍摘出操作に移る．

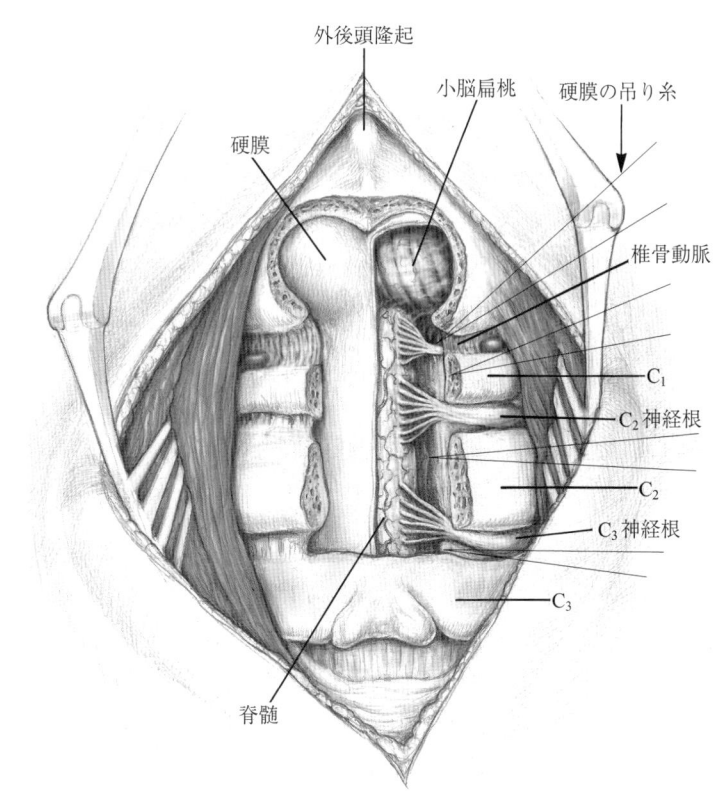

2）中下位頸椎

Posterior Approach to the Middle and Lower Cervical Spine

平林　洌

適応となる疾患

頸椎症性脊髄症（椎間板ヘルニア，変形性脊椎症，後縦靱帯骨化症，黄色靱帯骨化症），頸髄腫瘍，頸髄空洞症，頸椎脱臼骨折

適応となる手術

頸椎後方除圧術（脊柱管拡大術，椎弓切除術，関節突起切除術），頸髄腫瘍摘出術，頸髄空洞内シャント挿入術，頸椎脱臼整復術，頸椎後方固定術

手術の留意点とコツ

　手術体位は腹臥位とし，頸部軽度前屈位および頭方高挙位（30〜45°）を保持する．その際，正中進入を確実にするため左右の対称性を保持することも大切である．術中には，眼球の圧迫と胸郭運動の抑制を避けるよう留意する．

　ボスミン加生理食塩水を両側椎間関節部に注射し，十分な浸潤時間をおく．

　C_2棘突起部を触れて高位の目安とする．筋層の剝離，展開には，皮膚・皮下組織を左右均等に圧排しながら，正中にある項靱帯と脂肪性結合織を指標とし，正中進入に努める．正中を外すと，筋層からの無用の出血に悩まされることになる．このためC_6，C_7の長大な棘突起部から順次，頭方に切離，圧排，展開を進めるとよい．

　椎弓からの筋層剝離には，筋層内を分けると出血するので，むしろ椎弓表面の皮質骨の感触を刃先に感じながらラスパトリウムを円弧状に使う．

　必要に応じて椎間関節の外側縁まで剝離を進めることは容易であるが，電気メスによる止血操作を要し，脊髄神経の後枝を損傷することになるので，可及的に避けるべきである．

　C_2棘突起には大きな項筋群が付着するため，術後の後弯化防止を目的として，同棘突起とともに筋肉の付着部も可及的に温存する．剝離を必要とする場合には，再建に努める．

1 背部の筋肉-1

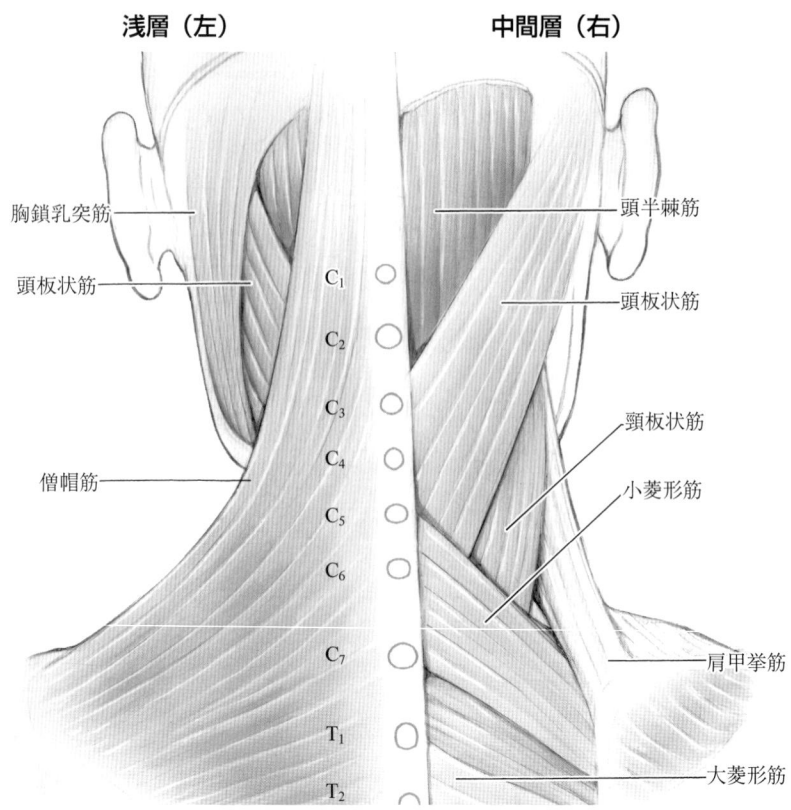

2 背部の筋肉-2

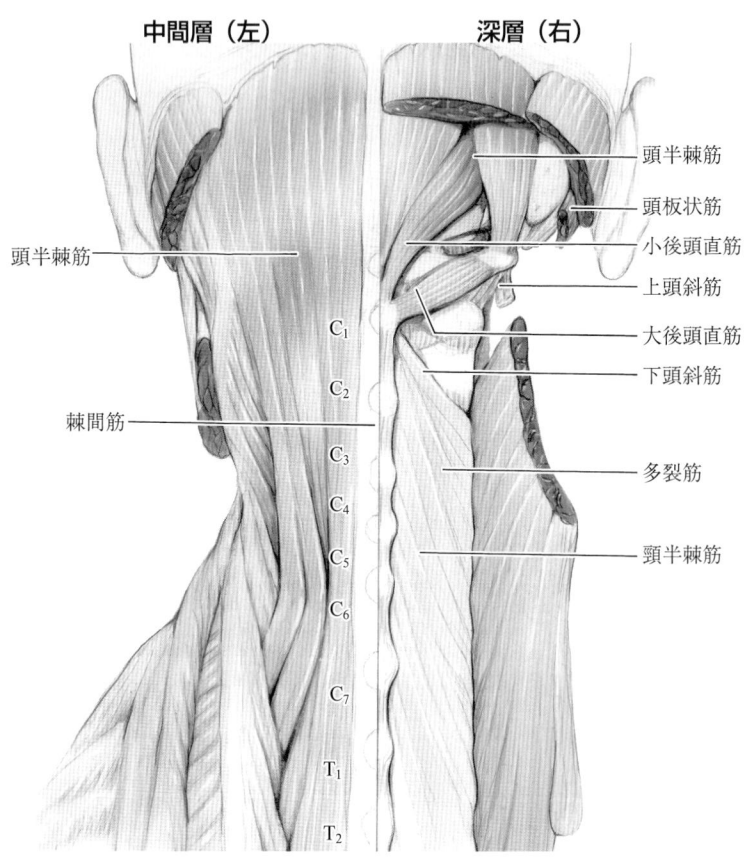

3 頸椎の矢状断面（外面，傍正中面，正中面）

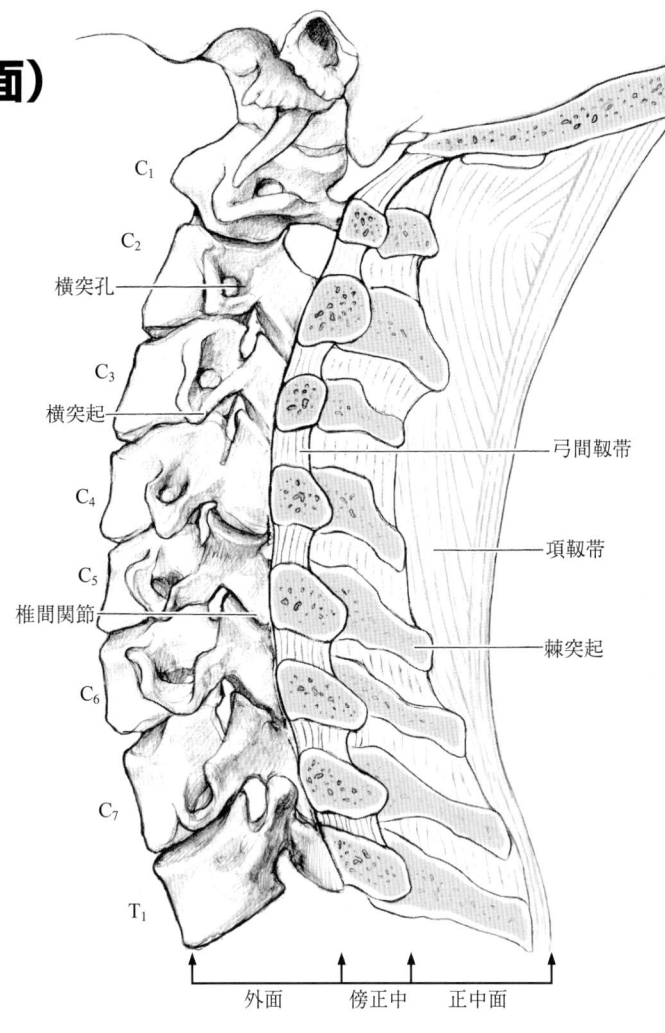

4 頸椎の血管と神経の立体的関係

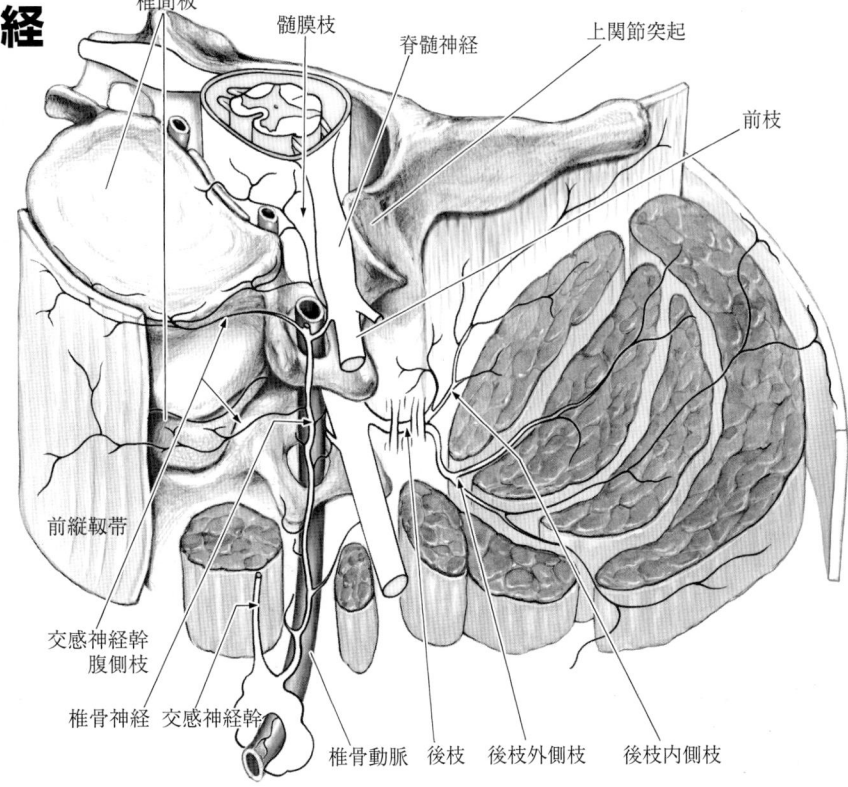

5 正中進入（項靭帯，棘上靭帯，棘突起列）

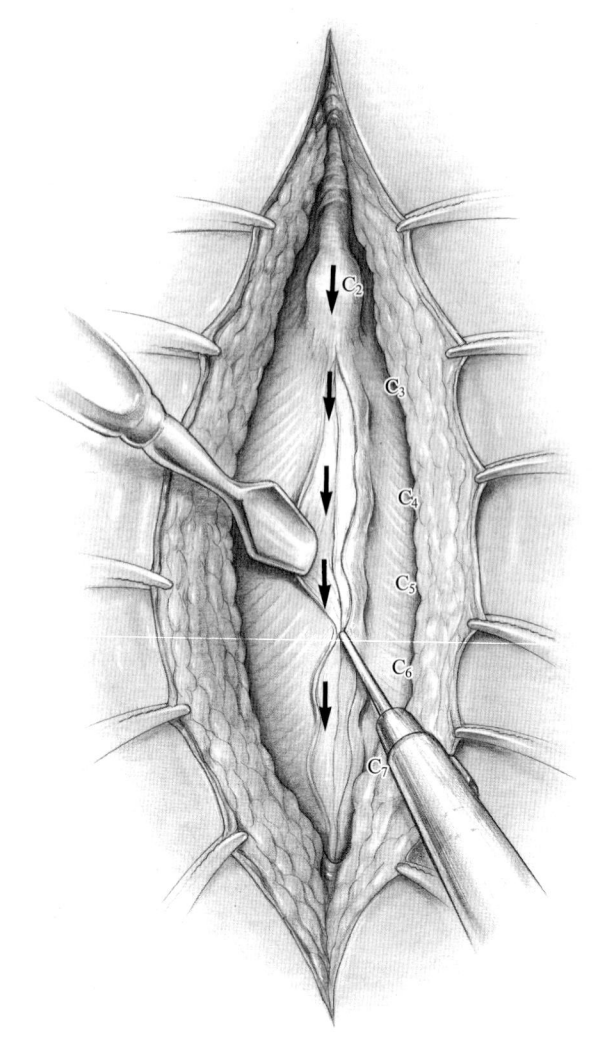

　C_2棘突起で高位を確認する．皮下組織を左右に均等に引くことによって正中の脂肪性結合織が進入路の指標となる．C_6，C_7の棘突起から筋層剥離を開始し，以後，頭方に進めると，正中進入が容易となる．

6 深部筋層の剥離（横断面）

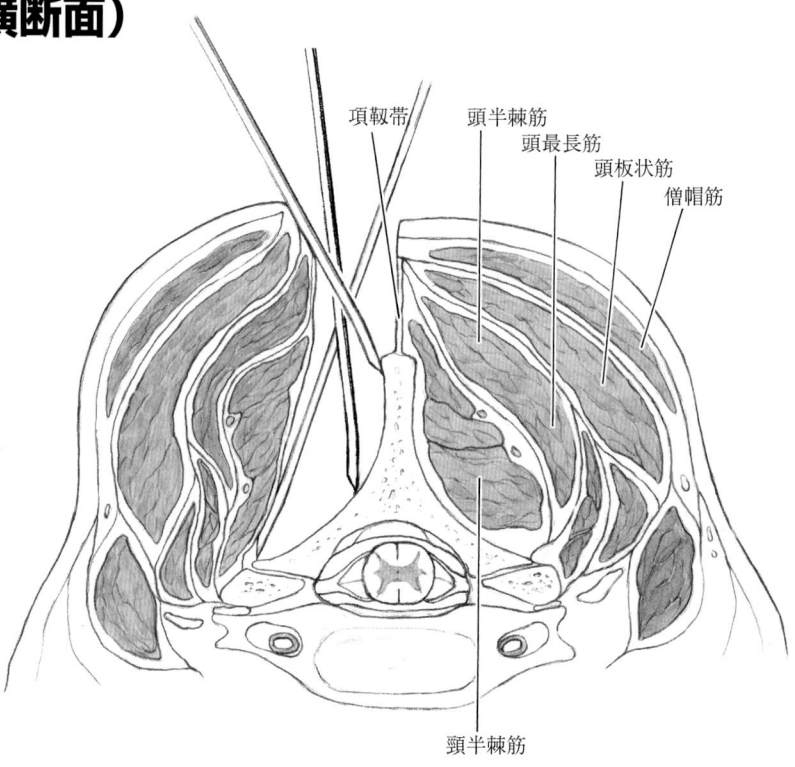

項靭帯　頭半棘筋　頭最長筋　頭板状筋　僧帽筋

頸半棘筋

　深部筋層は椎弓に沿うようにラスパトリウムを円弧状に使い外側まで十分に剥離する．

7 深部筋層の剝離（背面図）

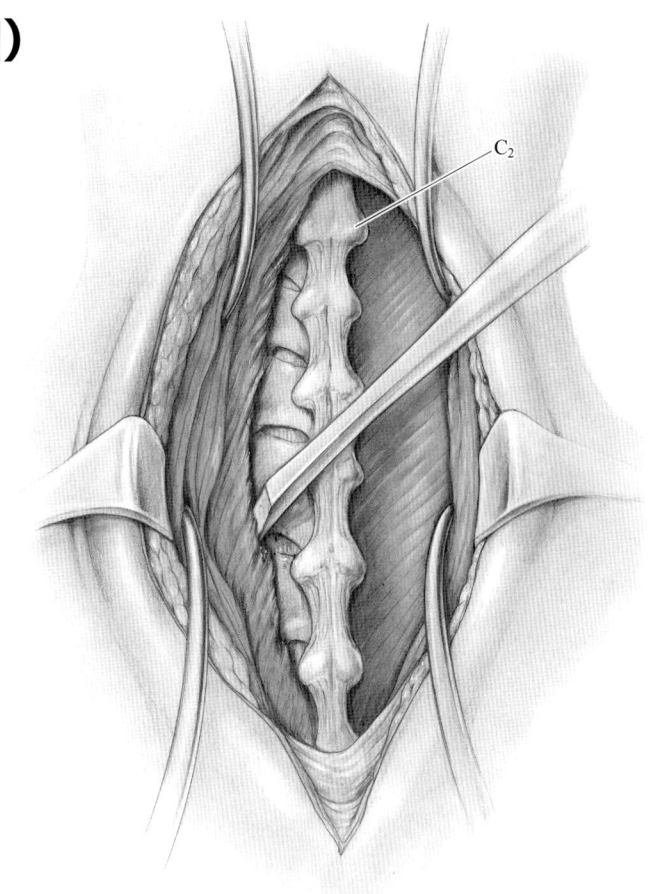

　筋層剝離は一側ずつ行い，筋層からの出血に順次，圧迫ガーゼを詰めていく．C_2棘突起部の剝離には，先端をノミで斜断し，その小骨片を筋層に付けたままにすると，再建をより確実に行える．

8 後方進入完成図

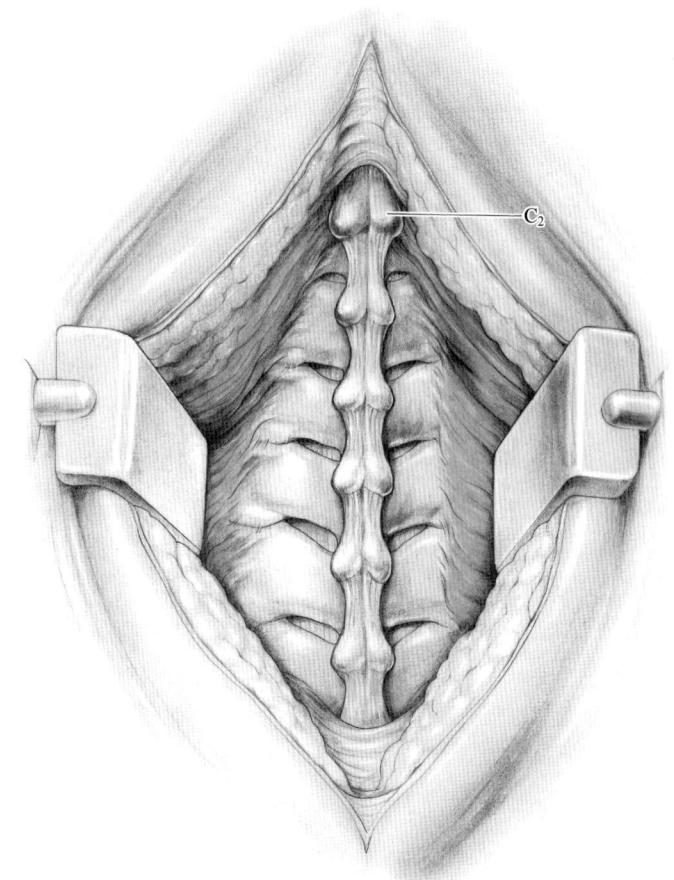

　両側の筋層剝離が終了したら開創器をセットし，十分な視野を確保する．開創器のブレードの幅と深さをその直前まで使用していた筋鉤に合わせて選択する．広めに展開すると，ケリソンやドリルの操作が楽に行える．

2. 胸　椎

胸　椎
Posterior Surgical Approach to the Thoracic Spine

川原範夫　富田勝郎

進入可能範囲

T_1椎体〜T_{12}椎体まで全胸椎が進入可能である．

適応となる疾患

後方進入は後方からの変形矯正，後方固定，後方除圧，脊柱管内操作などを要する以下の疾患が適応となる．① 側弯，後弯，② 脱臼または骨折，③ 後縦靱帯骨化・黄色靱帯骨化，④ 脊椎腫瘍，⑤ 脊髄腫瘍．

進入の際の留意点とコツ

① 体位

体位は腹臥位で行うが，腹圧を下げ，傍脊柱，硬膜外静脈叢のうっ血を予防するために，Hall frameなどの4点支持が好ましい．上位胸椎高位では，Mayfield型頭蓋保持器などを用いた頭部固定を行うと正しいアライメントが保たれる．この場合には，頭上に助手が1人入れるようにすると，術者を側方から助けることができて都合がよい．

② 皮切

皮切は背側正中切開とする（側弯の場合も同様）．皮切の範囲に20〜50万倍アドレナリン希釈液を皮下，棘突起近傍に浸潤させる．中位胸椎の棘突起は尾側のほうに大きく垂れ下がっているので，除圧する椎弓高位を想定し，皮切を行う必要がある．

③ 軟部組織，傍脊柱筋の剥離

まず皮下組織，筋膜を電気メスを用いて正中にて左右に分ける．さらに電気メスにて棘突起に付着する筋や靱帯を切離し，棘突起先端を露出する．棘突起の近傍は静脈叢が多いので，止血しながら行う必要がある．収縮期血圧が140 mmHg以上の場合は，不必要な出血をきたすので，100〜110 mmHg程度で手術操作を行うほうがよい．

棘突起の側面，椎弓板，肋横突起の後面は大きなコブ剥離子を用い，骨膜下に剥離する．棘突起の側面は容易に剥がれるが，棘突起，椎弓の尾側縁は腱性成分が付着しているため剥がれにくく，電気メスで切離する．細い剥離子を用いた椎弓後面の剥離は禁忌である．椎弓間から脊柱管へ滑り，脊髄障害を起こすおそれがある．また，コブ剥離子も椎弓間に嵌り込まないように，脊柱の長軸に対して面が平行になるように用いる必要がある．5 cm剥離するたびに，ガーゼを畳み込むように術野に挿入し，圧迫止血する．肋横突起間には脊髄神経，分節動脈の後枝が軟部組織内に存在しており，できるだけていねいに剥離し，温存を心がける．不用意に剥離すると出血する．

展開が進んだところで，X線写真を撮影し，手術部位の正確な高位の再確認を行うべき

④ 骨折や腫瘍

椎弓に骨折がある場合は，上下の健常部分を展開したうえで注意深く骨折部の剥離を行う必要がある．不安定な椎弓に対してコブ剥離子による鈍的な剥離を行うことは脊髄に対して危険であるため，電気メスで剥離を行うのがよい．また，腫瘍が浸潤している場合も同様である．

1　胸椎の椎弓と椎体の関係

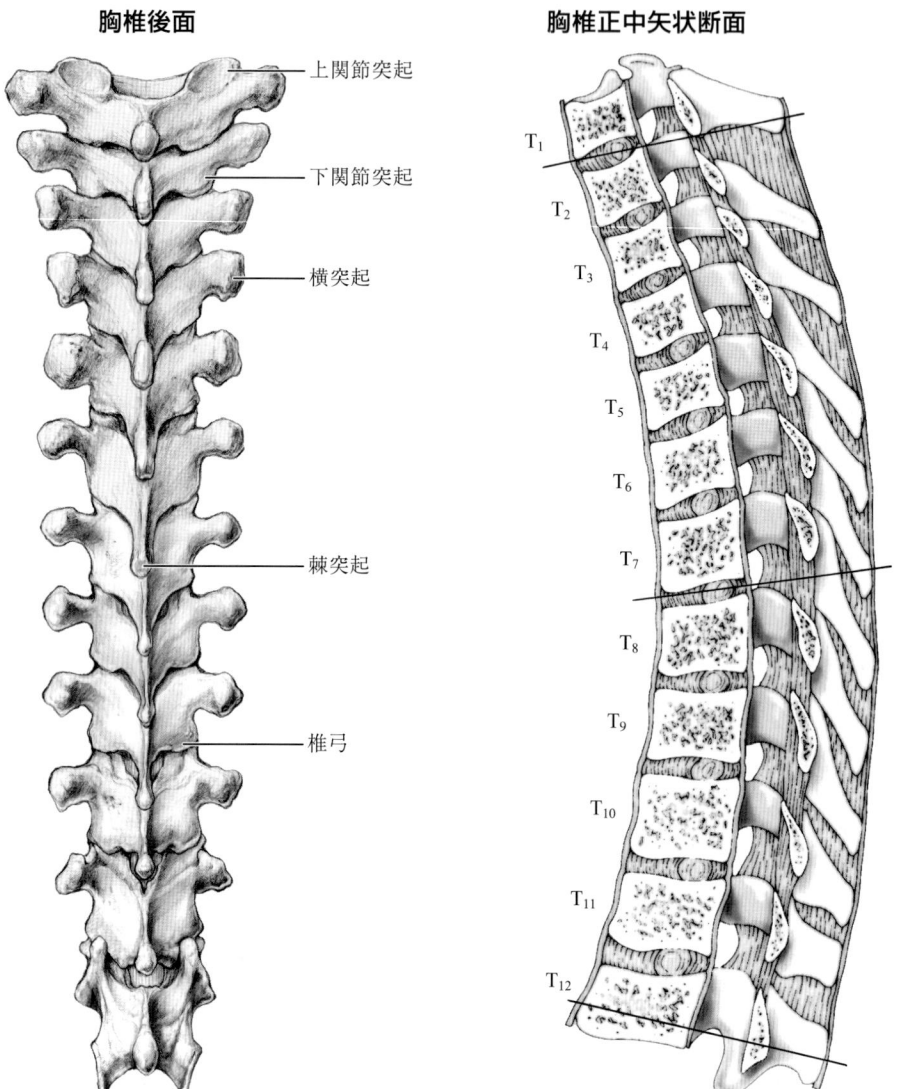

胸椎の高位の決定にはX線コントロールを行う．棘突起の解剖学的特徴は高位決定のうえで重要である．すなわちT_5〜T_8の棘突起は長く互いに重なり合って垂直に近い．T_1，T_2およびT_{11}，T_{12}の棘突起はほぼ水平に近い．T_3，T_4およびT_9，T_{10}の棘突起は斜めである．体位，X線の方向，フィルムの角度なども高位決定する際に参考にする必要がある．

2　胸椎の横断面

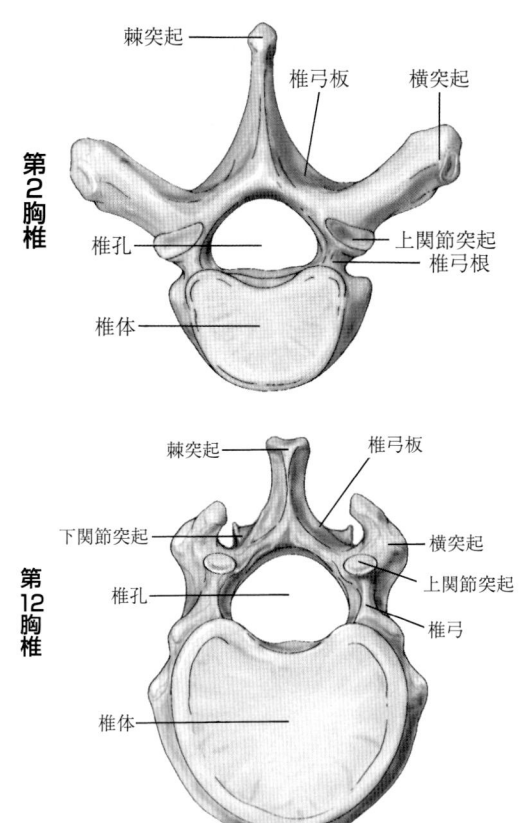

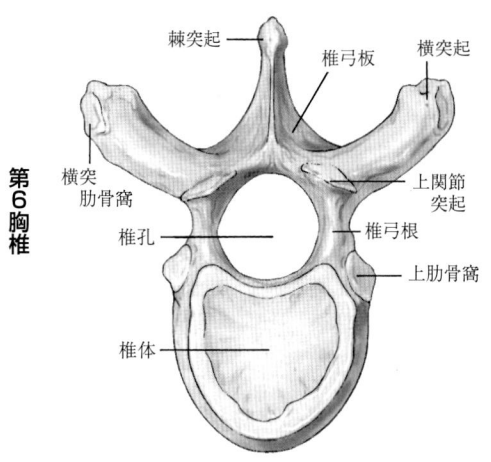

後外側の横突起の突出は，T_1からT_{12}に向かって次第に減少している．その大きさは上位より中位のほうが大きくて，T_6〜T_8で最も大きくなり，それよりも下位では小さくなる．

3　背部の筋

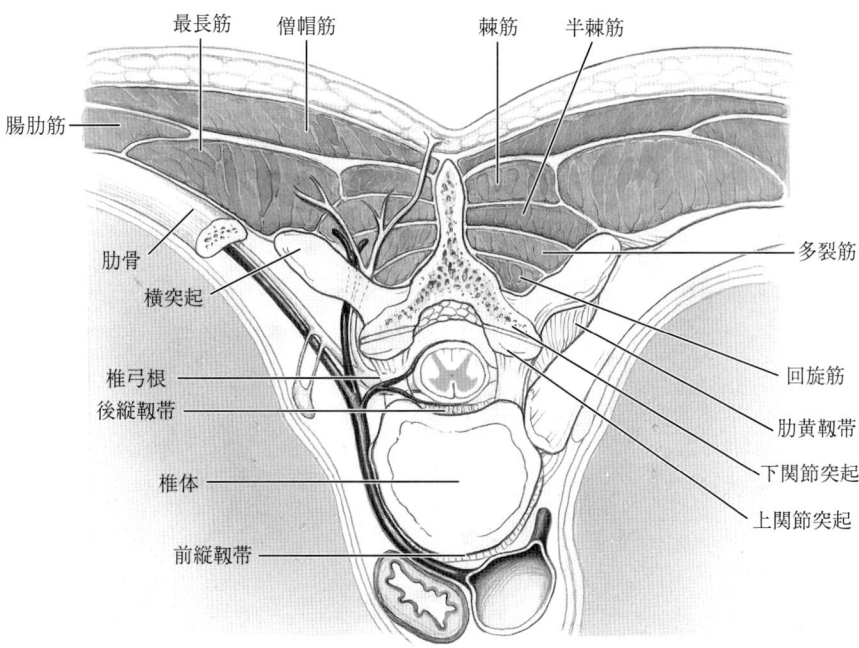

　背部の筋は浅層筋（後背筋，僧帽筋，菱形筋，肩甲挙筋），中層筋（上後鋸筋，下後鋸筋），深層筋（脊柱直立筋〔腸肋筋，最長筋，棘筋〕，横突棘筋〔半棘筋，多裂筋，回旋筋〕）の3層に分けられる．浅層筋群は上肢の運動に関連し，中層筋は肋骨を動かすことによって呼吸運動を助け，深層筋（固有背筋）は全体として脊柱の直立に働き腹直筋などと拮抗する．上位胸椎から下位胸椎にかけ背筋の種類，筋腹の厚さが異なる（2）．

4　筋剝離の実際

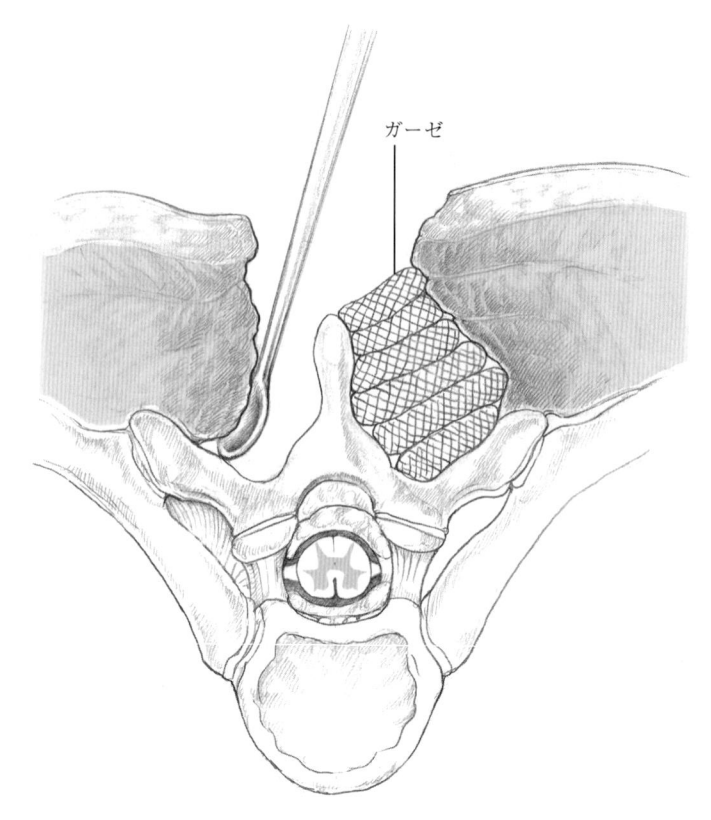

　棘突起の側面，椎弓板，肋横突起の後面は大きなコブ剝離子を用い，骨膜下に剝離する．肋横突起は後外側に向かっているため，急坂を下りてまた上がるというような椎弓の剝離操作が必要になる．深層筋は尾側外側から頭側内側に走っているため，筋の剝離は尾側から頭側に向かって進めると剝離も容易で出血も少ない．5cm剝離するたびに，ガーゼを畳み込むように術野に挿入し，圧迫し止血する．

5　背部の神経・血管

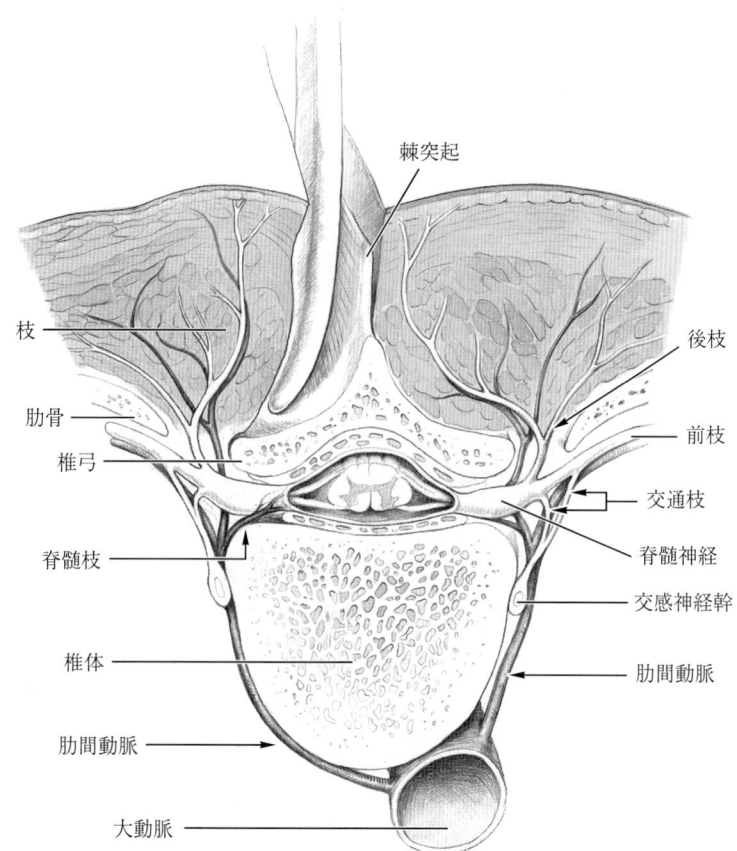

　肋間動脈後枝は脊髄神経後枝に伴走する．ていねいな骨膜下剝離により背筋群に分布している神経・血管束が温存され，出血も少ない．

6 剝離の実際（展開終了時）

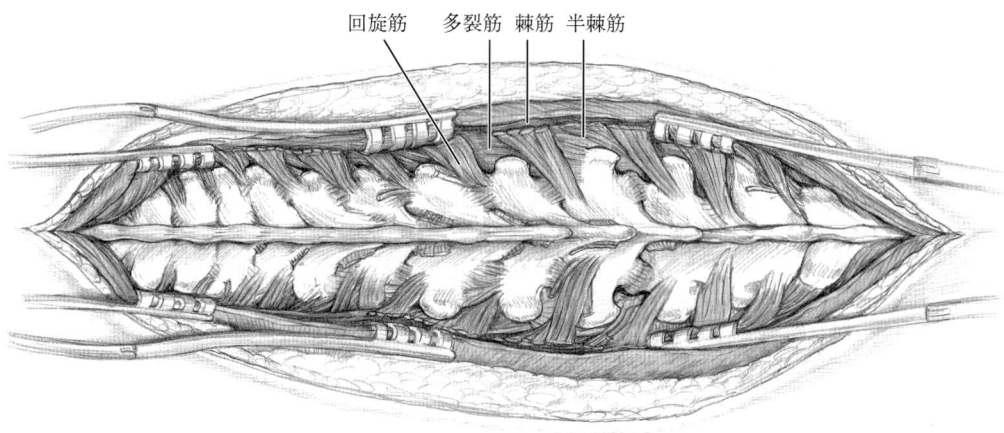

横突起尖端までのていねいな骨膜下剝離が重要である．後方固定術を併用しない場合は，椎間関節包を傷つけないようにガーゼを用いて，ていねいに剝離する必要がある．

7 脊椎腫瘍の展開と剝離

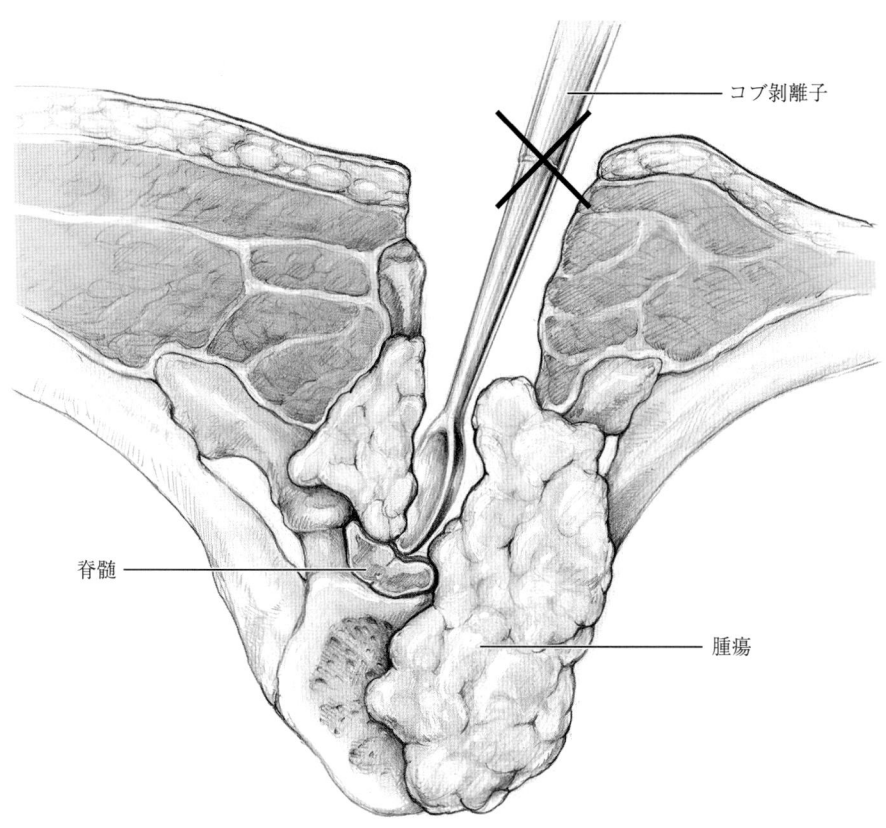

椎弓が腫瘍で侵されている場合は，上下の健常部分を展開したうえで注意深く病巣の剝離を行う必要がある．不安定な椎弓に対してコブ剝離子による鈍的な剝離を行うことは脊髄に対して危険であるため，電気メスで剝離を行うのがよい．また，外傷の場合も同様である．

8 肋骨横突起切除術（costotransversectomy）

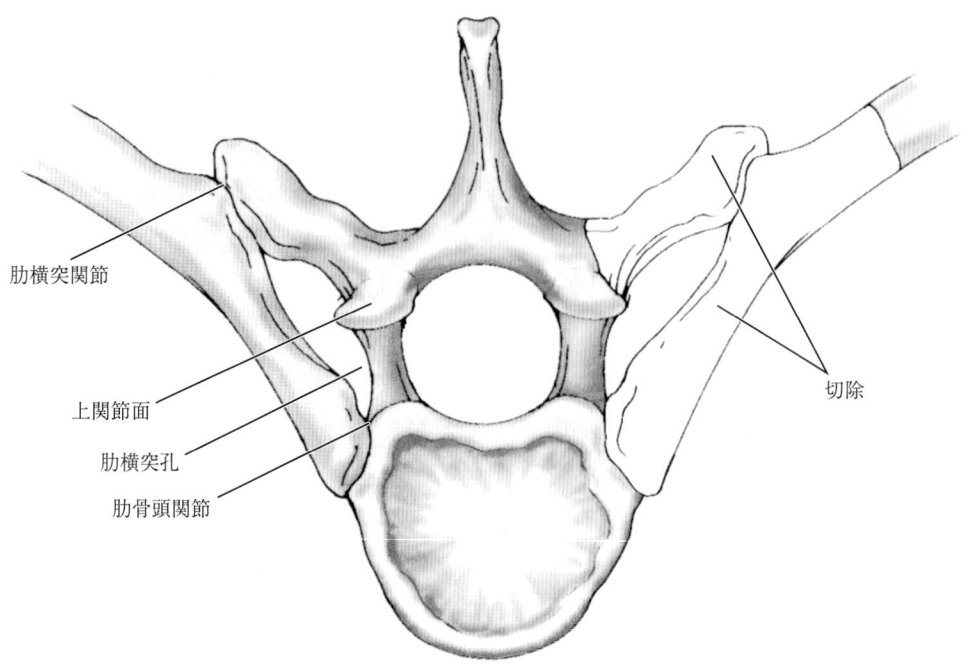

　胸椎カリエスのドレナージ手術として発展してきた後側方胸膜外法である．全身状態が悪いために前方進入が困難であったり，腫瘍が後方および前方にまたがっていたりする場合に行われる．皮切は椎弓切除を併用する場合は正中縦切開で進入するが，椎弓切除の必要でない場合は棘突起の側方約5cmの傍正中縦切開やT切開，円弧状切開などで行う．

3. 腰仙椎

腰仙椎
Posterior Approaches to the Lumbosacral Spine

清水克時

進入可能範囲

上下方向ではL_1椎体〜L_5椎体，仙椎まで，横方向では正中の棘突起から側方は横突起，仙腸関節まで，前後方向では棘突起から椎体後面，椎間孔までが進入可能である．

適応となる疾患

腰椎椎間板ヘルニア，腰部脊柱管狭窄症，腰椎変性すべり症，腰椎分離（すべり）症，脊椎腫瘍，馬尾腫瘍，腰椎不安定症に対する除圧と固定．

手術術式

腰椎椎間板ヘルニアに対する片側部分椎弓切除術，腰部脊柱管狭窄症に対する広範囲椎弓切除術，腰椎（腰仙椎）後側方固定術，ペディクルスクリューを使用した腰仙椎固定術，腰椎後方進入椎体間固定術（PLIF）．

手術の留意点とコツ

① 体位

体位は腹臥位をとる．腹部の圧迫を除くことと，膝関節を十分屈曲させて坐骨神経を弛緩させるのが要点である．股関節を強く屈曲する胸膝位は，術中出血を少なくできる利点があるが，腰仙椎の前弯が消失することと，腰椎傍脊柱筋が緊張して側方への展開が不十分になるので，ペディクルスクリューを使用した腰椎固定術には勧められない．

② 手術高位の確認

L_1〜L_5の後方部分は，ほとんど同じ形態をとっており，しかもたいていの手術では腰椎の一部だけを展開するので，術野内で高位を確認することが難しい．腰椎と同時に仙椎を展開する場合には，最下位の黄色靱帯がL_5/S_1であることや，脊椎を金属製の手術道具で叩いた時の感触が腰椎と仙椎で異なることから識別が可能である．手術高位の確認には，術直前に棘突起に注射針を刺入したり，術中に棘突起をコッヘル鉗子でつかみ，側面X線写真を撮影する．また術後にも高位確認のためX線写真を撮影するとよい．

③ 出血点

この進入法で出血しやすいところは椎間関節，関節間部，横突起の付近である．また，神経周囲すなわち椎体後面の硬膜外静脈叢と神経根周囲にも豊富な血行がある．前者は単極の電気メスを用いて止血する．後者は神経損傷を避けるため，双極電気凝固器を用いて止血する．手術用顕微鏡を使用すれば，神経周囲の正確な止血が可能である．

1 後方正中進入による腰仙椎の展開（横断面）

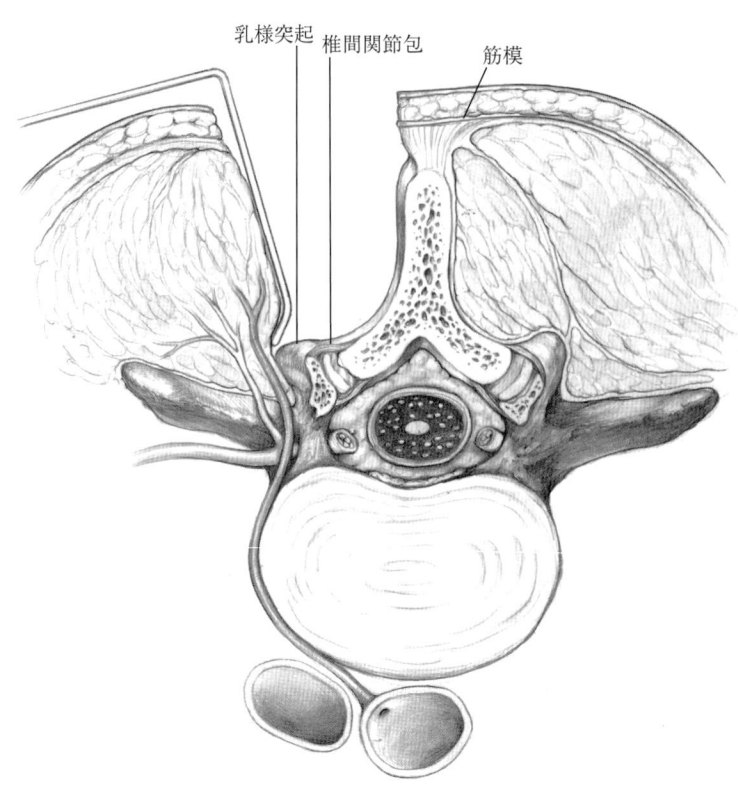

2 後方正中進入による腰仙椎の展開

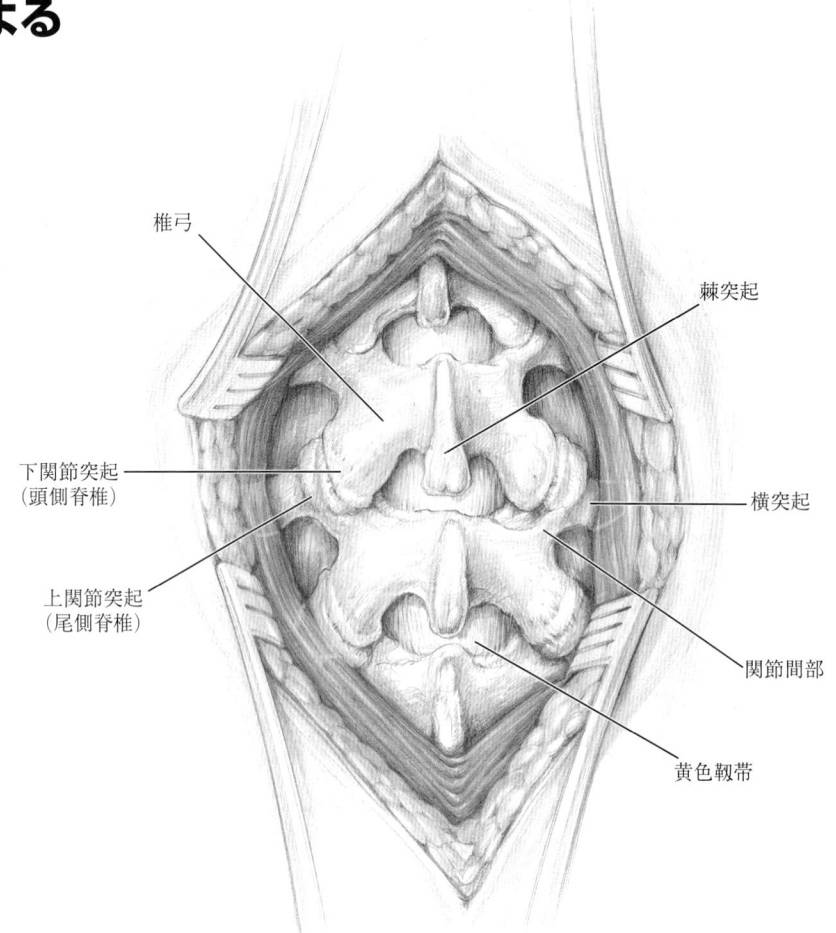

3　仙腸関節の展開

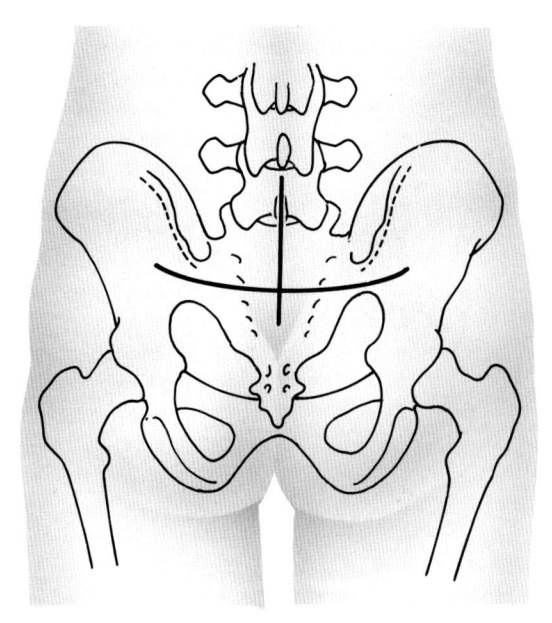

病変の範囲，片側か両側かにより，皮切を選択する．

4　Luque-Galveston法によるロッドまたは腸骨スクリューの刺入法

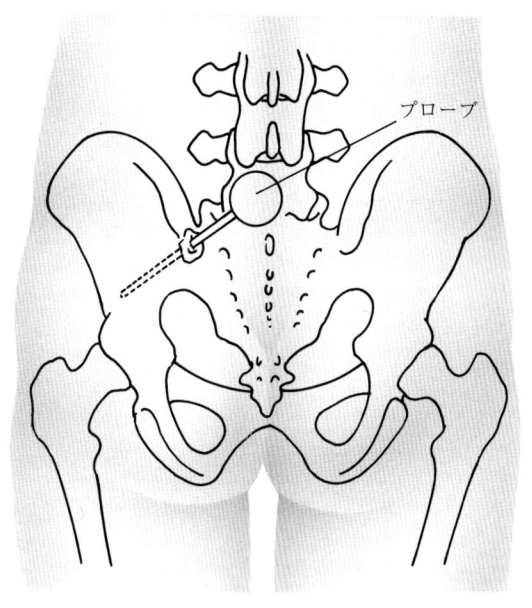

プローブ

S_2の高さで腸骨棘を一部切除し，海綿骨にプローブを鈍的に挿入する．腸骨の内外皮質を突き破らないように股関節臼蓋をめざして刺入する．

5　腰椎の横断面

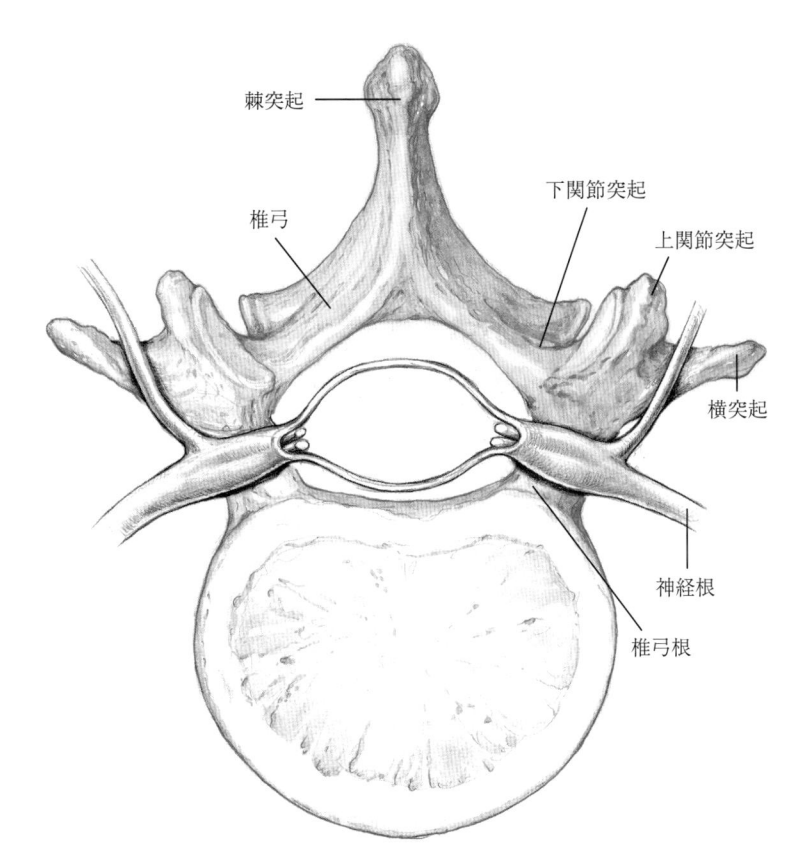

棘突起
椎弓
下関節突起
上関節突起
横突起
神経根
椎弓根

骨，関節要素と硬膜，神経根との関係を示す．脊髄円錐に近い上位腰椎では硬膜，神経根をよけたり圧迫することはできない．

6 腰椎椎間板ヘルニアに対する片側部分椎弓切除術(黄色靱帯の切除)

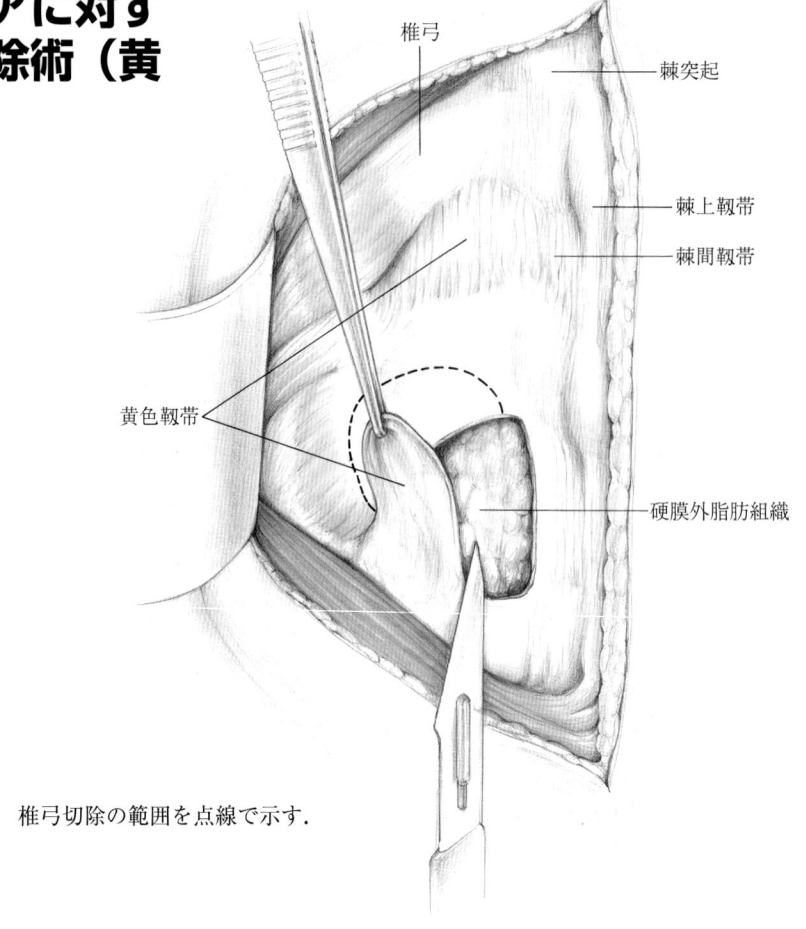

椎弓切除の範囲を点線で示す.

- 椎弓
- 棘突起
- 棘上靱帯
- 棘間靱帯
- 黄色靱帯
- 硬膜外脂肪組織

7 腰椎椎間板ヘルニアに対する片側部分椎弓切除術(椎間板の展開)

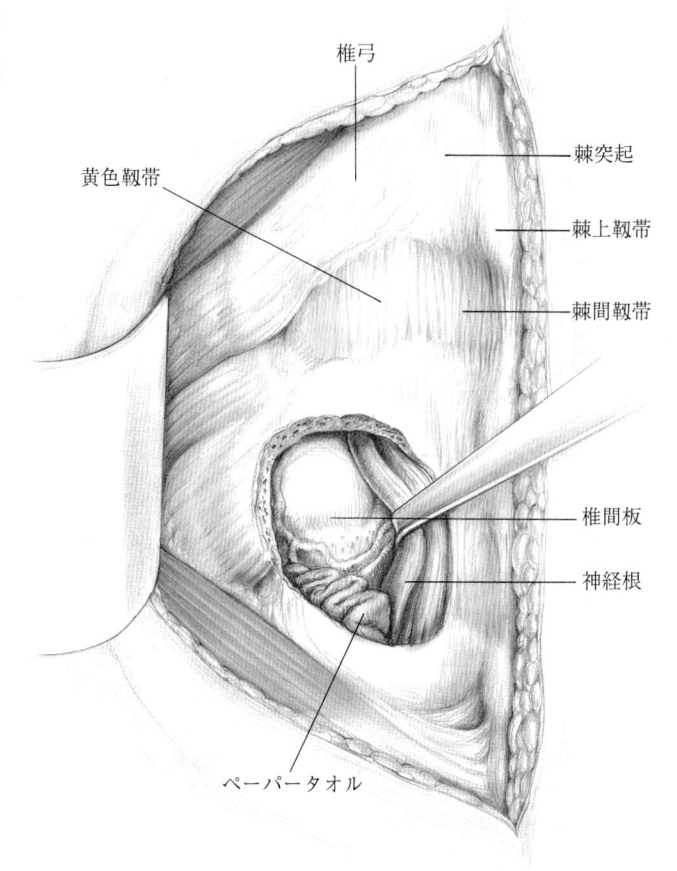

- 椎弓
- 棘突起
- 棘上靱帯
- 棘間靱帯
- 黄色靱帯
- 椎間板
- 神経根
- ペーパータオル

8 腰椎外側椎間板ヘルニアに対する傍正中進入法（横断面）

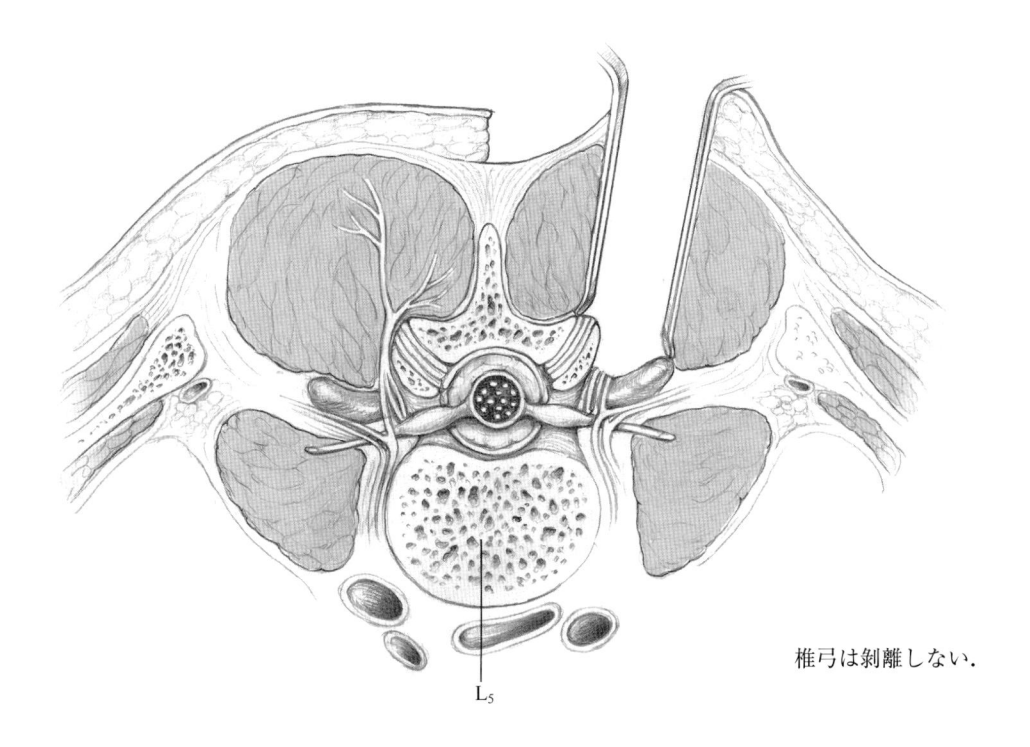

椎弓は剝離しない．

L₅

9 傍正中進入法による腰椎外側椎間板ヘルニア（L₄/₅）の展開

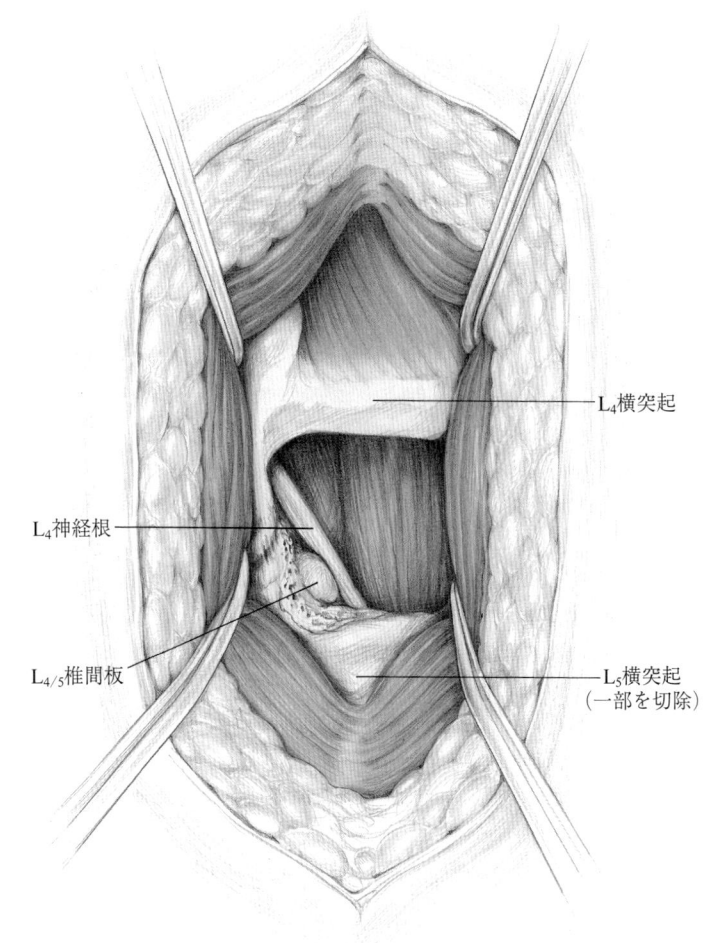

- L₄横突起
- L₄神経根
- L₄/₅椎間板
- L₅横突起（一部を切除）

通常は正中縦切開で進入するが，限局した部位の展開には，皮切を目立ちにくくするため横切開し，筋膜以降の進入を縦方向に行うこともある．腰椎外側椎間板ヘルニアなどでは正中切開でなく傍正中進入法を行うこともある．

2．前方進入法

1. 頸　椎

1) 頭蓋頸椎移行部──経口進入法

Transoral Approach to the Cranio-Cervical Junction

長 島 親 男

進入可能範囲

C_1, C_2, 斜台下部.

適応となる疾患

a. 減圧を目的とする場合

大後頭孔，C_1，C_2 レベルで延髄脊髄より腹側に位置する圧迫性病変として以下のような疾患が対象となる．① リウマチ性関節炎，② 結核，③ 頭蓋底陥入症，④ 整復不能な環軸関節脱臼，⑤ 腫瘍，圧迫性病変ではないが ⑥ 椎骨・脳底動脈瘤．

b. 固定を目的とする場合

環軸関節の不安定性を呈する以下のような疾患が対象となる．① 整復可能な環軸関節脱臼，② その他，a にあげた疾患で減圧と同時に固定が必要なもの．

手術の留意点とコツ

① 手術室のセッティング

C アームの X 線装置，テレビスクリーン，手術顕微鏡，麻酔器などを配置する．体位は仰臥位．頸部は軽度後屈位とする．症例によっては頭蓋直達牽引を併用する．口腔粘膜，咽喉粘膜，口唇，鼻尖部を 15 倍希釈のイソジン液（イソジン 20 ml ＋ 滅菌蒸留水 160 ml）で消毒する．

② 気管切開，軟口蓋と口蓋垂の処置

気管切開が必要か不要か，論議のあるところである．必要な場合は，nasotracheal intubation で全身麻酔を行い気管切開をする．不要な場合は orotracheal intubation で全身麻酔を行い，気管チューブは口角の皮膚に絆創膏で固定する．経口法のコツは咽喉後壁を広く露出することである．

このため Fang 法，Nagashima 法，軟口蓋・口蓋垂の正中切開法などがある．Fang 法ではネラトンカテーテルが上口唇や鼻孔部を強く圧迫し，浮腫や粘膜下出血をきたし顔面に醜形を残すことがある．これを避けるために開発したのが Nagashima 法である．正中切開法では手術顕微鏡下に（開口器装着後），口蓋垂から軟口蓋に切開を進め，硬口蓋の後縁に達する．切開縁に糸をかけて左右に開く．Gelpi 開創器をかけると，軟部組織を強く損傷し縫合不全を招くことがあり避けたほうがよい．

③ 開口器の装着と粘膜切開

開口器には Davies，Dingman，Crokard などがあるが，症例に適したものを選択しておく．装着する際，舌鉗子で舌を前方に引き，舌根部が術野を妨げないようにする．

咽喉後壁を粘膜上から触診し，あるいはX線モニターを用いて環椎前弓の前結節（anterior tubercle）を確認する．前結節より上に2cm，下に2.5cmの正中縦切開をおくので，この範囲に20万倍アドレナリン希釈液を粘膜下，椎骨近傍に浸潤させておく．

④ C_1，C_2，斜台下部の露出

焦点距離30cmの対物レンズをつけた顕微鏡下に粘膜，粘膜下層，前縦靱帯，骨膜まで一気に切る．骨膜剝離子と鋏を用いて咽頭収縮筋，頸長筋，頭長筋，骨膜を十分外側まで剝離して，C_1は外側塊外縁近くまで，また軸椎は椎間関節裂隙の側方近くまで露出できる．時に，軟口蓋と口蓋垂の正中線上に切開を加えて二分し，それぞれに糸をかけて側方に引いて斜台部のより良い術野を得る．術野を確保するのにCrokardのretractor systemが便利である．上記軟部組織の側方圧排によりC_1，C_2，斜台下部の展開が十分にできる．

⑤ clivo-odontoid complexの除去，固定，閉創

エアドリルを用いて環椎前結節を中心に約1cm幅の骨窓を作り，正中環軸関節に達し，さらに削除を進めて歯突起後方の環椎横靱帯（transverse atlantal ligament）の横走する線維が現れるのを確認する．X線モニターでエアドリルの位置，歯突起削除の深さや範囲を確認する．確認の後，固定が必要なら骨欠損部にあった移植骨片を腸骨あるいは腓骨から採取し，移植骨が脱転しないように頭蓋を頭側に引っぱりながら移植骨片をきつめに挿入し固定する．この固定は技術的に難しいので，閉創の後で後方固定術を行う向きが多い．手術野を生食でよく洗浄し，咽喉後壁の粘膜を細いナイロン糸で縫合し，特に頭・尾側端をきちんと縫合しておく．軟口蓋と口蓋垂も細いナイロン糸で二層にていねいに縫合する．縫合不全を起こすと食物が鼻腔から出たり構音障害をきたすので要注意である．ナイロン糸は創が治癒すると自然に脱落する．

文 献

1) Fang HSY, Ong GB：Direct anterior approach to the upper cervical spine. J Bone Joint Surg **44A**：1588-1604, 1962.
2) Nagashima C, Akagawa T：A new rolled sponge technique for transoral exposure of C_1 and C_2. Surg Neurol **39**：226-229, 1993.
3) Nagashima C, Kubota S：Craniocervical abnormalities. Neurosurg Review **6**：187-197, 1983.

1　手術室のセッティング

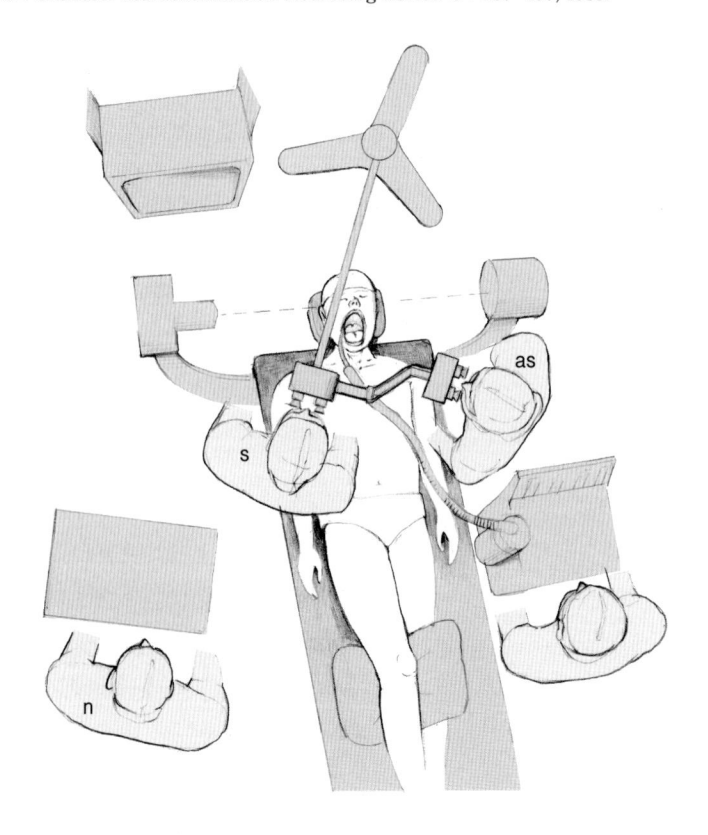

s：術者，as：助手，n：ナース

1) 頭蓋頸椎移行部——経口進入法

2　Fang法

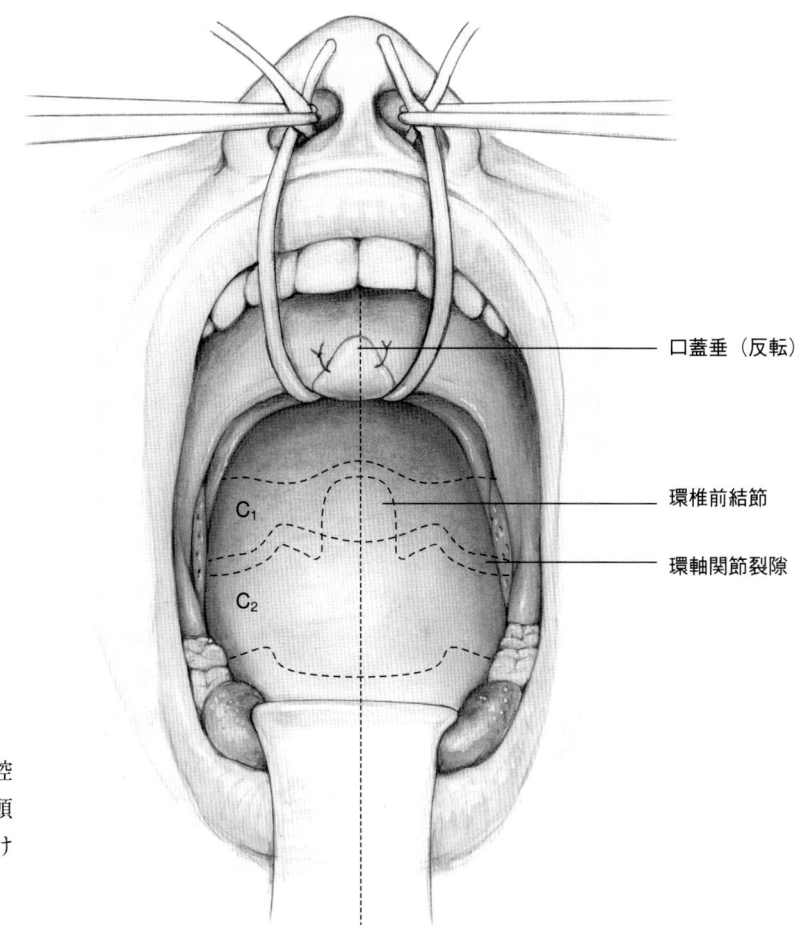

口蓋垂（反転）

環椎前結節

環軸関節裂隙

ネラトンカテーテルを左右の鼻孔より口腔に通し，これを用いて軟口蓋をできるだけ頭側に引き上げて保持する．口蓋垂に糸をかけて反転し軟口蓋に縫着する．

3　Nagashima法-1

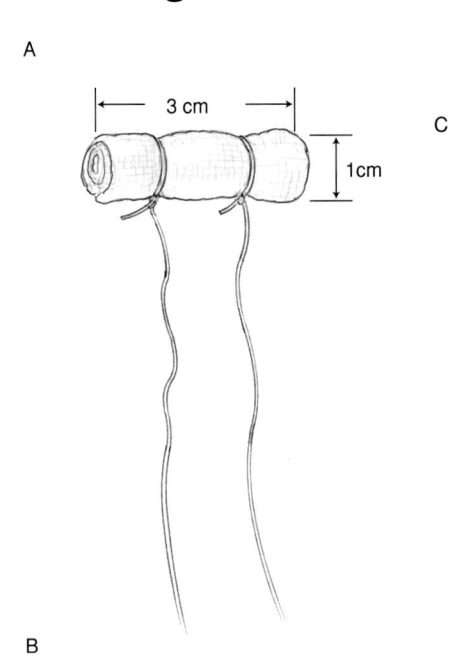

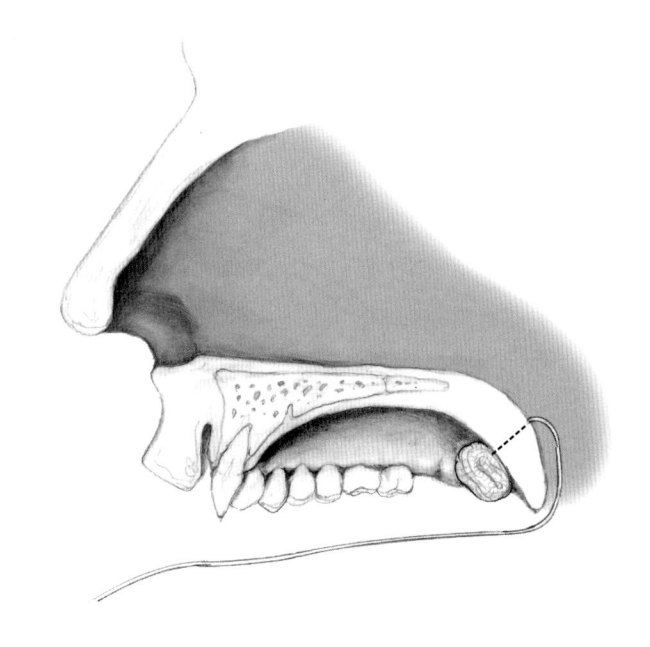

A

3 cm

1 cm

B

2 cm

1 cm

C

ガーゼを円柱状に固く巻いたロールド・スポンジA，Bを使う．Aは軟口蓋挙上に，Bは鼻尖部に使う．Cはロールド・スポンジに結びつけた絹糸を直角に軟口蓋を刺通させて口腔外に出したところ．

31

4 Nagashima法-2

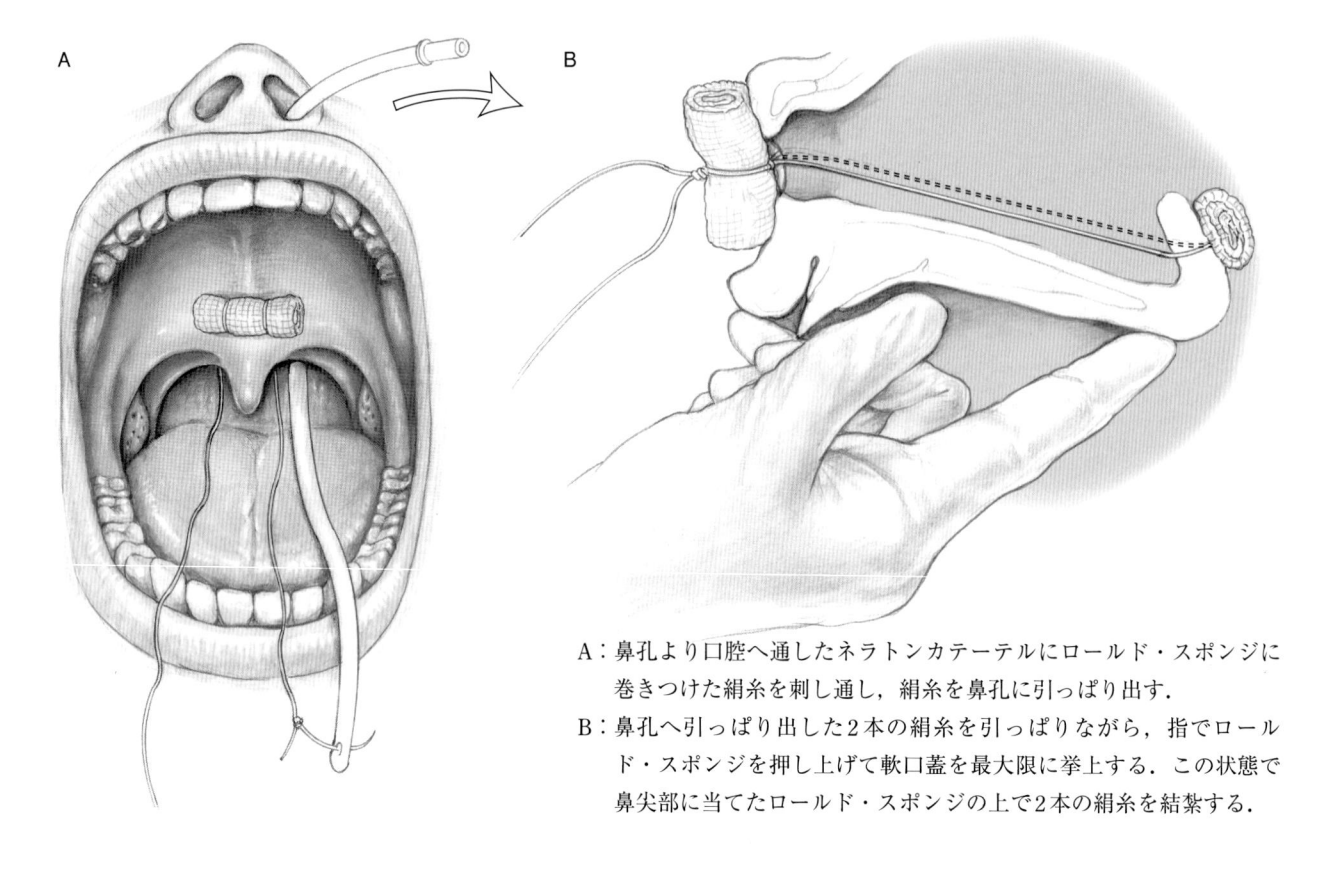

A：鼻孔より口腔へ通したネラトンカテーテルにロールド・スポンジに巻きつけた絹糸を刺し通し，絹糸を鼻孔に引っぱり出す．
B：鼻孔へ引っぱり出した2本の絹糸を引っぱりながら，指でロールド・スポンジを押し上げて軟口蓋を最大限に挙上する．この状態で鼻尖部に当てたロールド・スポンジの上で2本の絹糸を結紮する．

5 Crokardの開口器を使用した図

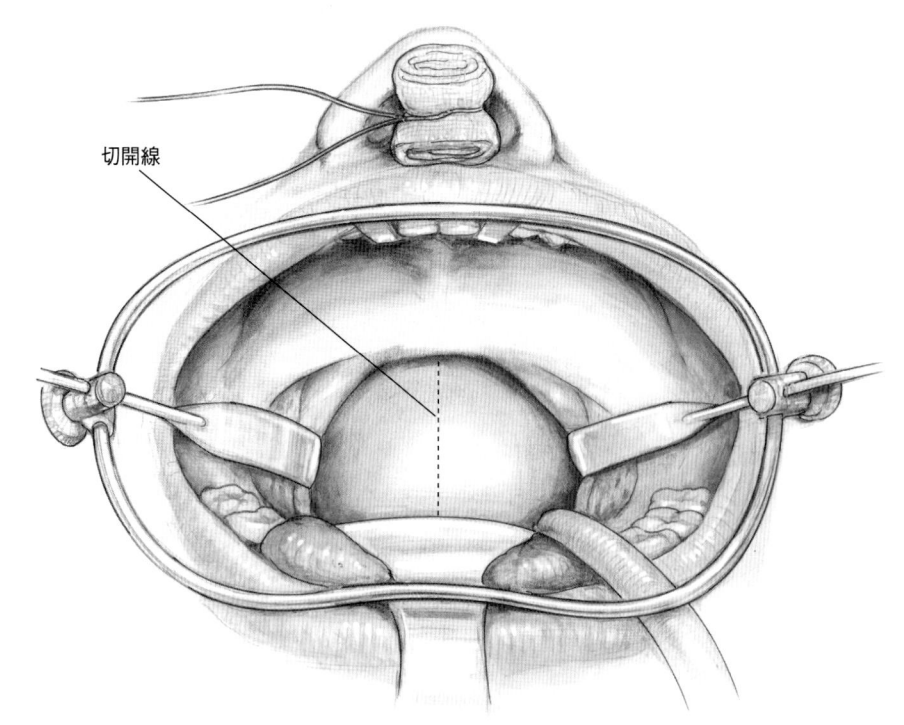

切開線

気管内チューブは舌の左側に寄せ，tongue retractorの外側縁で押さえておく．

1）頭蓋頸椎移行部──経口進入法

6　Crokardのpharyngeal retractorを使用した図

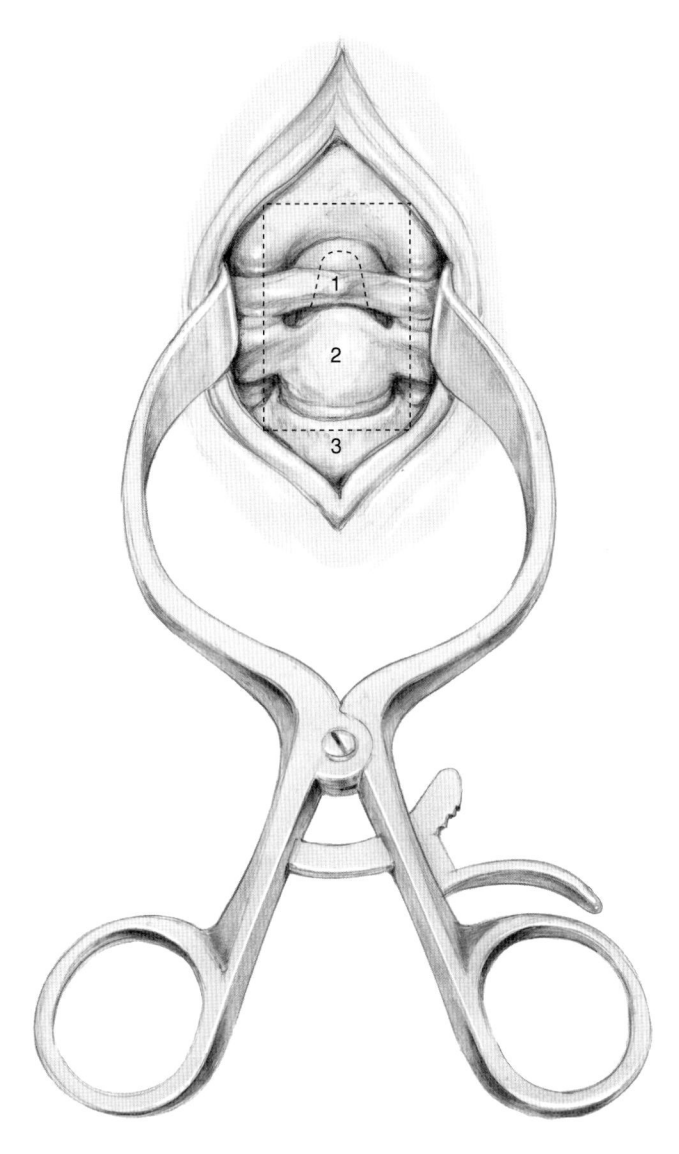

pharyngeal retractorで粘膜や筋層を側方へ圧排し，斜台下縁，環椎前弓，軸椎椎体などを露出している．

2）頭蓋頸椎移行部――側方進入法

The Lateral Approach to the Cranio-Cervical Junction

長 島 親 男

進入可能範囲（経口進入法より広い範囲が得られる）

C_1とC_2．頸静脈孔，後頭顆，斜台下部，大孔周辺などの後頭蓋底．C_3以下中位頸椎の外側部．

適応となる疾患

a．減圧を目的とする場合

経口進入法で述べた疾患以外に，①頸静脈孔腫瘍などの後頭蓋底腫瘍，②Ⅸ，Ⅹ，Ⅺ，Ⅻ脳神経より発生した腫瘍，③大孔周辺の硬膜外・硬膜内腫瘍．

b．固定を目的とする場合

減圧・腫瘍摘出に引き続いて固定が必要なものとして，①リウマチ性関節炎，②後頭骨，C_1，C_2の骨・軟骨腫瘍など．

手術の留意点とコツ

① 体位と皮切

側臥位とし頸部は中立位のまま頭をやや下方に下げてピン頭蓋固定器で頭を固定する．上肢を支持台にのせ肩が邪魔にならぬよう肩を上肢とともに尾側に引っ張った状態でテープで固定する．胸鎖乳突筋（SCM）後縁，乳様突起，イニオン，正中線を通るU字型の皮切をおき，帽状腱膜下層を分けながら皮弁を尾側に反転する．皮切に平行に骨膜を切りSCMの乳様突起および後頭骨への付着部を骨膜とともに剝離し，板状筋，頭長筋，半棘筋などの後頸筋群も骨膜とともに尾側に剝離を進め一塊として反転し，大孔側面を広く露出する．C_1，C_2の椎弓，椎骨動脈（VA），後頭顆を確認した後，S字静脈洞後縁から大孔側面を含めた後頭下開頭を行う．術中の脳幹圧迫を避けるため大孔後縁は正中線を越えて切除したほうがよい．

② 椎骨動脈の転移など

C_1の横突起，後弓，外側塊ならびにC_2横突起に付着する筋群を骨膜下に剝離し，C_2の前根，後根，神経節を確認し前根を切離する．C_1の横突孔を開放してVAを後方に転移する．VA転移後，C_1外側塊の後1/2の削除，後頭顆の後1/2の削除，頸静脈結節（jugular tubercle；JT）の削除により歯突起に達する．

③ 歯突起除去

歯突起は硬膜管に接しており，硬膜管が覆いかぶさっていることもある．その場合はC_2椎弓をたどってC_2椎体と歯突起基部を確認し，硬膜管に不当な圧迫を加えないよう，歯突起の腹側から歯突起の体部や基部を十分削除した後，硬膜外の背側から腹側に向かって歯突起を倒しつつ骨折させて硬膜管から遊離し，残りの歯突起を除去する．

2. 前方進入法

④ 後頭・頸椎固定

C_1外側塊や後頭顆の後1/2の削除であれば，後頭・頸椎固定術は通常，不要である．しかしリウマチなど症例によっては必要であり，その場合は正中皮切を尾側に延長し，体位を換えて行うこともできる．

文　献

1) Tsuzuki N, Asano T, Tanaka H, et al：Postero-lateral approach to the atlas and the axis. J Jpn Orthop Ass **65**：877-884, 1991.
2) 堤　一生，浅野孝雄，茂野　卓，他：大孔および上位頸椎病変に対するHigh Lateral Approach. 脳外**23**：301-309, 1995.
3) 浅野孝雄，長島親男，吉田伸一，他：後頭蓋窩に陥入した歯突起の側方進入法による切除．脊髄外科**11**：159-168, 1997.
4) 高橋　宏：環軸椎高位における頸髄部病変に対する側方進入手術．脊髄外科**12**：11-18, 1998.

1　体位と皮切

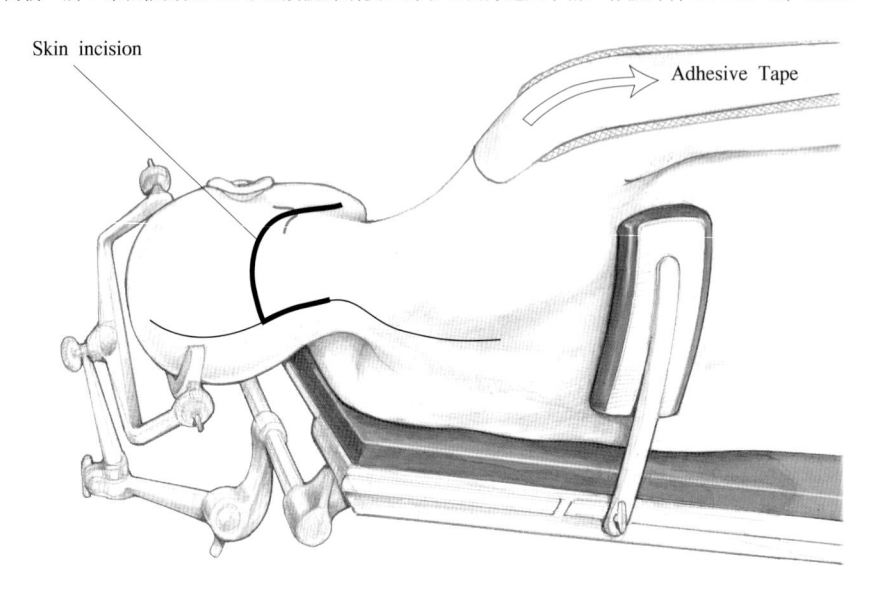

2　後頭下開頭

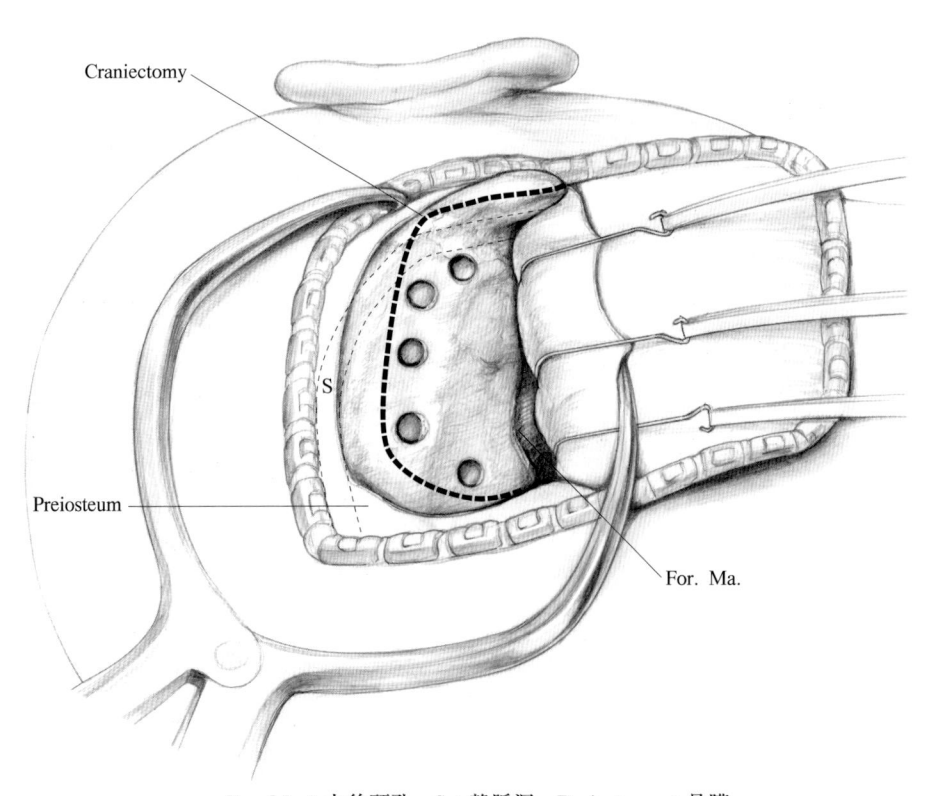

For. Ma.：大後頭孔，S：静脈洞，Periosteum：骨膜

-------は後頭下開頭の範囲を示す．乳様突起の後ろ1/2も除去する．

3 椎骨動脈の転移，C₂前根の切離

ant. ram. C₂：C₂神経根の前根，post. ram. C₂：C₂神経根の後根，C₂ spinal ganglion：C₂神経根の神経節，VA：椎骨動脈

C₂神経根の前根は椎骨動脈の背側→外側→腹側へ走っており，これを切離する．切離しても何ら障害は起こさない．ついで環椎横突起を開放してVAを後方に移動する．この部のVAは椎骨静脈叢によって囲まれており，静脈叢を傷つけないように行う．

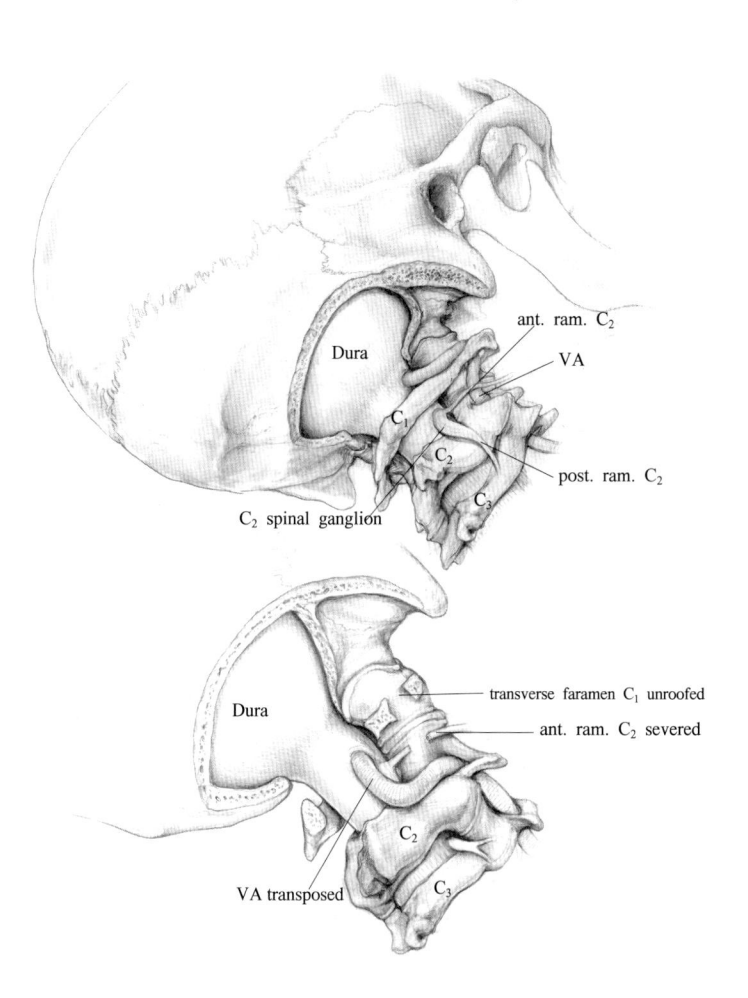

4 C₁外側塊と後頭顆・頸静脈結節などの部分削除

上図は大孔周辺の外科解剖図．破線が削除する範囲．jugular foramen：頸静脈孔，hypoglossal canal：舌下神経管，occipital condyle：後頭顆，condylar canal：後頭顆管，condylar fossa：後頭顆窩，jugular tubercle：頸静脈結節

下図はC₁外側塊と後頭顆・頸静脈結節などの部分削除を行い，硬膜管を注意深く引いて歯突起をみせたところ．椎骨動脈は後方へ転移している．まだ歯突起削除には不十分なので次の**5**の操作を加える．

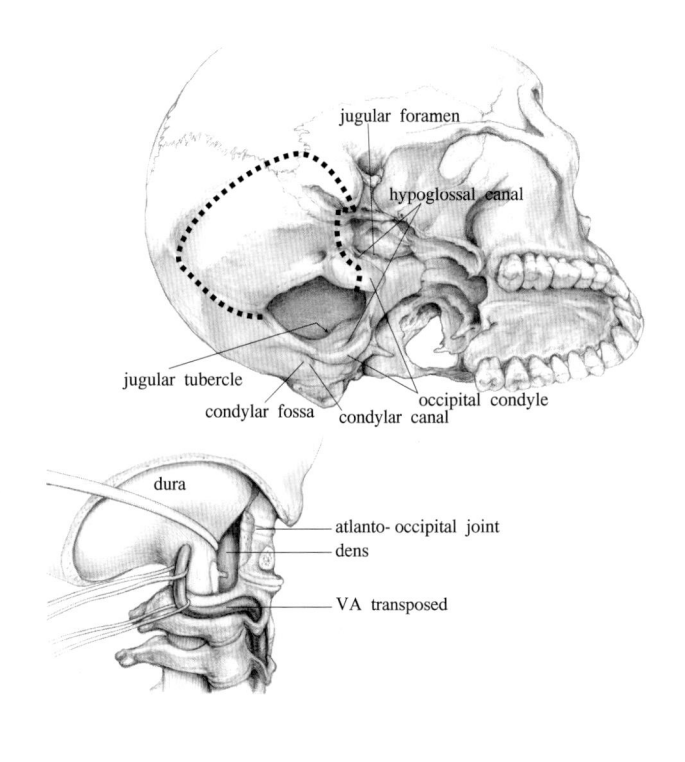

5 歯突起の除去

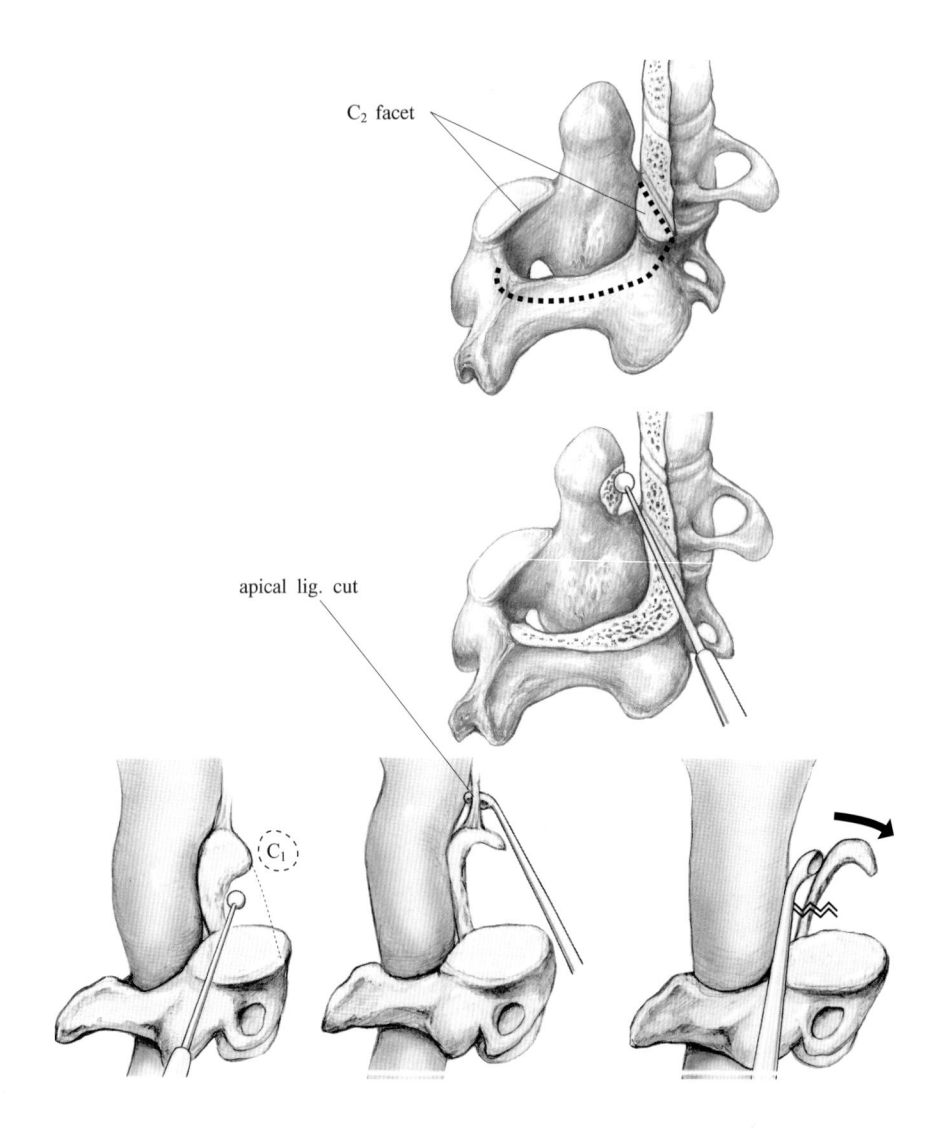

C₂ facet：C₂関節面（外側環軸関節），apical lig. cut：歯尖靱帯が切離される．

4は部分的なC₁外側塊削除なので歯突起の露出が不十分である．そこでC₂関節面の後ろ1/2のfacetectomyとC₂椎弓の上1/2の椎弓削除を破線の範囲に施行する．すると真横から歯突起を視野に入れて，歯突起の腹側から削除ができる．歯突起を骨膜下に露出した後，エアドリルで腹側から時間をかけて削除して，体部から基部を紙のように薄く削る．歯尖靱帯を切る．硬膜との境界に前方曲の鋭匙を入れて歯突起を背→腹側にかけて倒しつつ基部で骨折させる．

3）中下位頸椎

Anterior Approach to Middle and Lower Cervical Spine

平林 洌

進入可能範囲

C_2椎体〜T_1椎体

適応となる疾患

① 頸椎椎間板ヘルニア，② 頸部変形性脊椎症，③ 頸椎後縦靱帯骨化症，④ 頸椎腫瘍（原発性，転移性），⑤ 脊髄腫瘍（砂時計腫），⑥ 脊髄AVM（腹側），⑦ 化膿性脊椎炎

手術術式

前方除圧・固定術→①，②，③　　椎体摘出・固定術→④，⑤，⑥，⑦
前側方除圧術→①，②　　　　　　外側除圧術→②（椎骨動脈不全症候群）
外側摘出術→⑤

手術のコツと留意点

① 頸位

C_2，C_3高位への進入には伸展位もやむをえないが，それ以下では術後の良好なアライメント獲得のためには頸椎中間位が望ましい．項部と手術台との空隙を砂嚢で埋めると安定性が保たれる．

② 皮切高位の決め方

尾側よりも頭側のほうが展開しにくいため，目的とする椎間よりも頭側に偏して皮切しておくほうが結果的に良好な視野が得られる．

③ 進入のコツ

胸鎖乳突筋を覆う頸筋膜を鋭的に切離すると，上下への展開が容易となる．尾側のほうが筋間を分け，椎体に直達しやすいので，まず視野の尾側で鈍的に進入，椎体に到達する．そして表層から順次，頭側方向へ進入路を拡げていくと効率がよい．

その際，筋鉤とエレバトリウムだけで鈍的に筋間を分けていくが，外側へ強く引きすぎると頸動脈鞘を操作する羽目に陥るので，むしろ内側に強く引くように心がけるとよい．内側すぎても甲状腺であり，その誤りにすぐ気づくし，頸動脈鞘を操作するよりも安全だからである．

椎体到着後にどうしても視野の展開を妨げる場合にのみ，上あるいは下甲状腺動・静脈や喉頭神経を必要最小限に切離する．良好な視野を得るために血管，神経の分岐を切離すればするほど，術後の嗄声や嚥下困難を覚悟しなければならないからである．

前縦靱帯を正中で縦切し，骨膜下に剥離することによって，左右への展開はやや不十分となりやすいが，食道の損傷を避けることができ，骨片移植後に縫合することによって，骨癒合に有利な同靱帯からの血行を期待でき，骨片の前方脱転防止にも役立つ．

2. 前方進入法

1 C₃高位水平断面のシェーマ

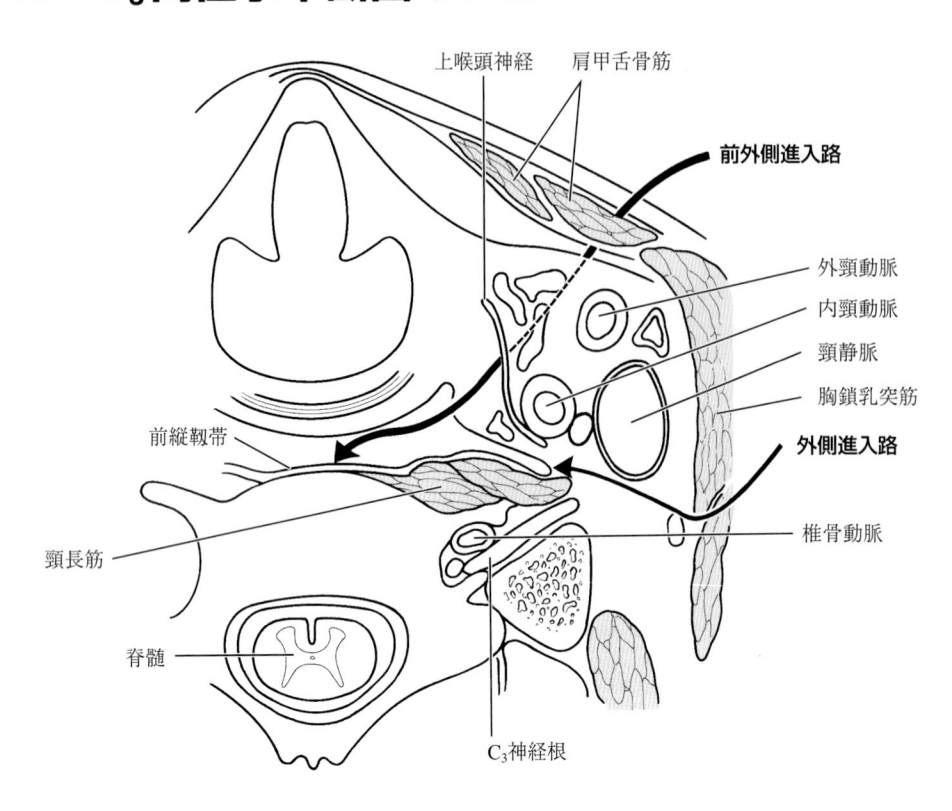

2 C₇高位水平断面のシェーマ

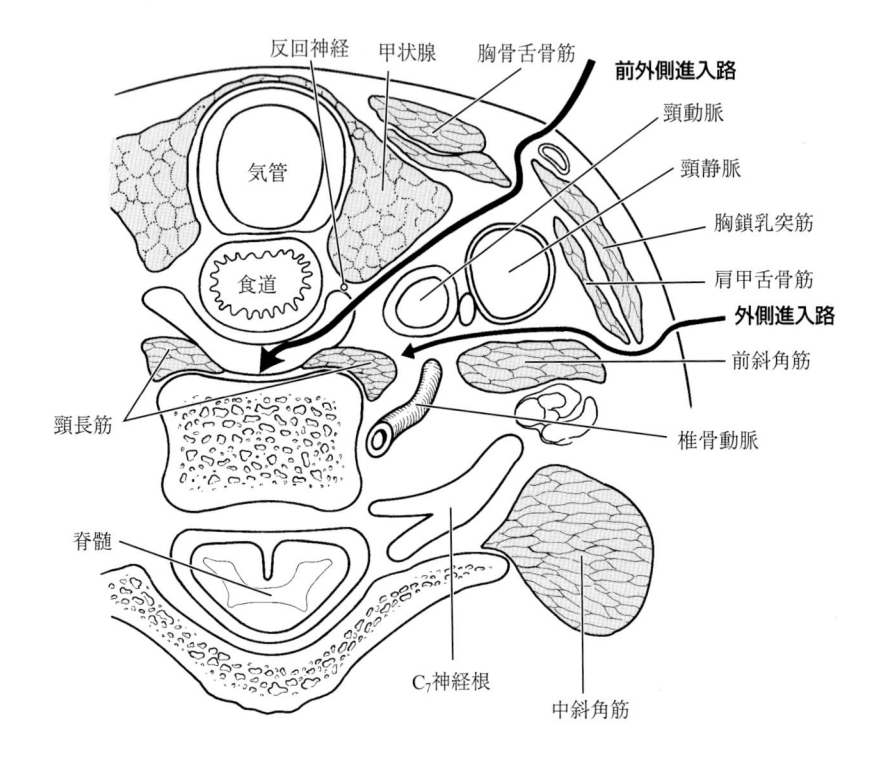

3）中下位頸椎

3　前外側進入路の皮切

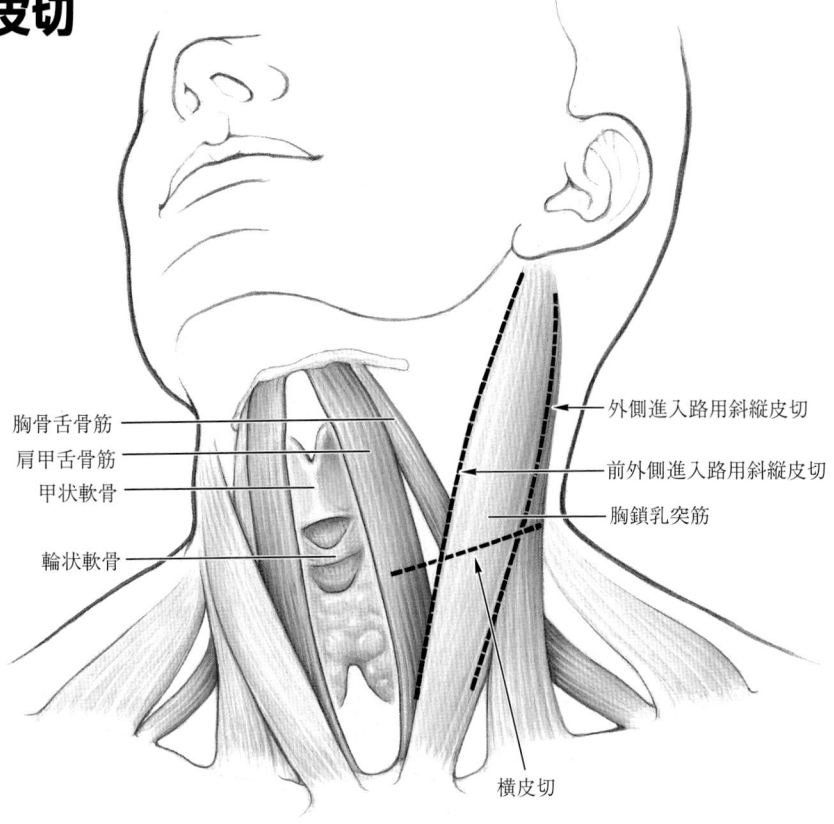

胸骨舌骨筋
肩甲舌骨筋
甲状軟骨
輪状軟骨

外側進入路用斜縦皮切
前外側進入路用斜縦皮切
胸鎖乳突筋

横皮切

　胸鎖乳突筋（sterno-cleido-mastoid）の前縁に沿う斜縦皮切が視野は最も良好である．美容的には皮膚皺壁に沿う横皮切（collar incision）が優れている．高位の指標には，甲状軟骨＝C_4椎体，第1輪状軟骨＝$C_{5/6}$が有用である．病巣高位を中心とするよりは，頭側ぎみとするほうが展開はよい．

4　広頸筋の切離

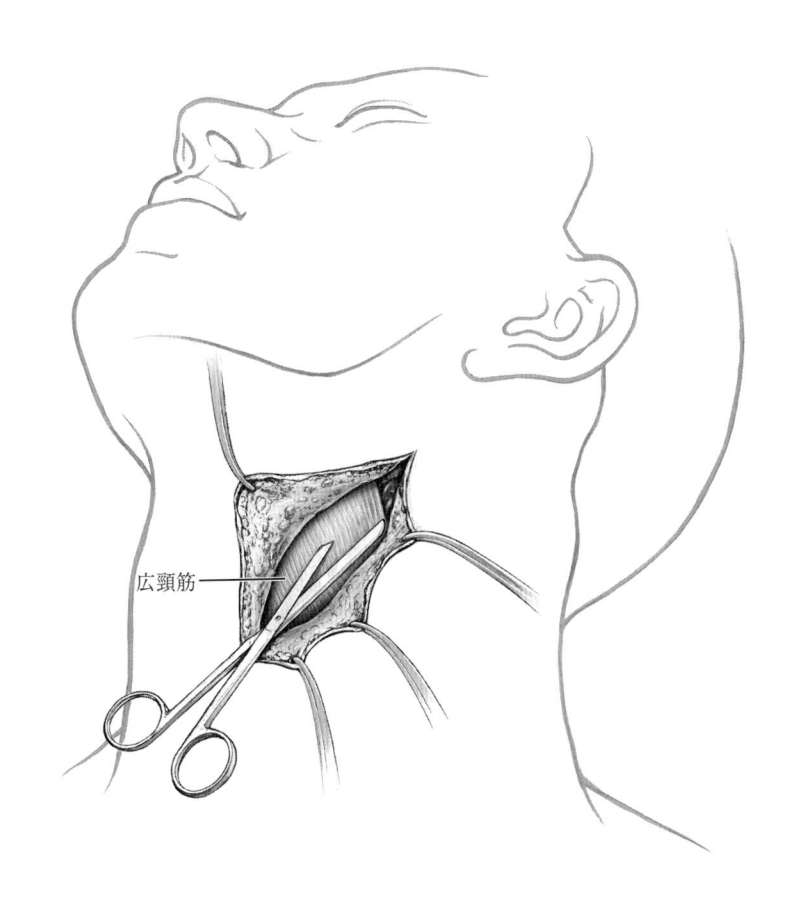

広頸筋

　進入＝広頸筋（platysma）と浅頸筋膜は皮切と同一方向に鋭的に切離する．筋肉の裏面を鋏を用いて鈍的に十分に剝離しておいて鋭的に筋肉の鋏切を進める．

5 筋間の進入

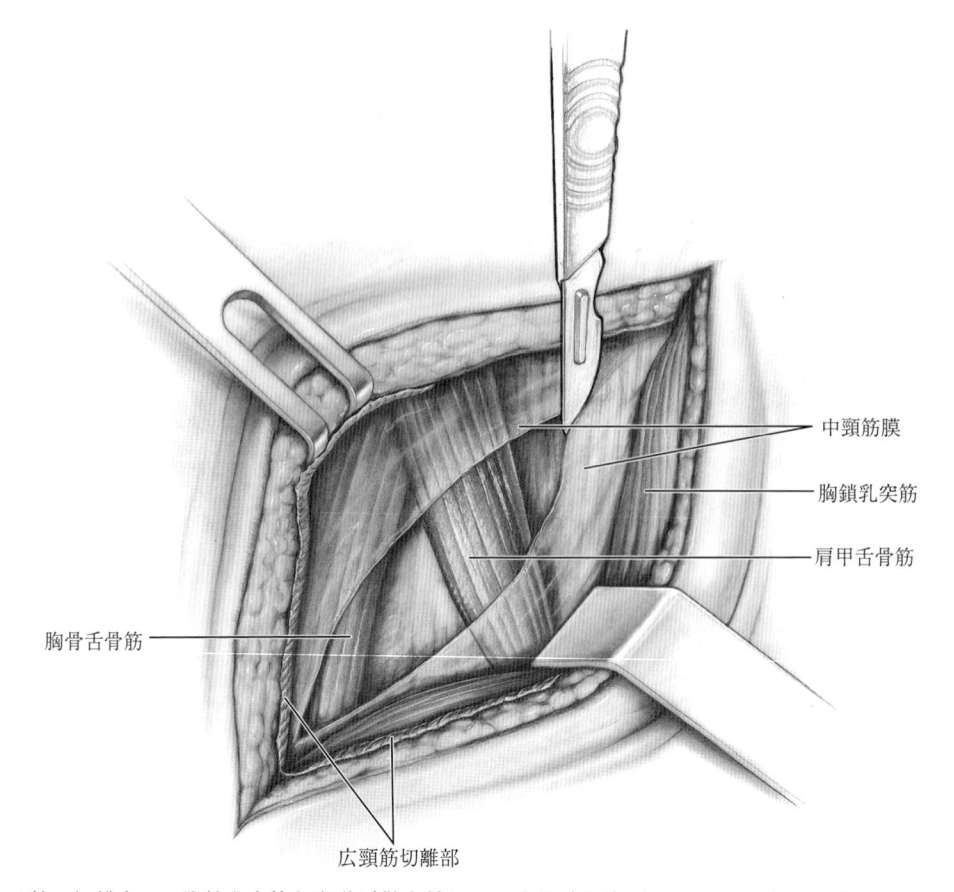

（図中ラベル）
- 中頸筋膜
- 胸鎖乳突筋
- 肩甲舌骨筋
- 胸骨舌骨筋
- 広頸筋切離部

　中頸筋膜をメスまたは鋏で切離する．胸鎖乳突筋と頸動脈鞘を外側に，胸骨舌骨筋（sterno-hyoid）と気管，食道を内側に圧排し，筋間を鈍的に進入し，椎体前縁に達する．その後，頭尾方向に展開を拡大する．その際，$C_{3/4}$高位では下内方へ斜走する上甲状腺動・静脈が，$C_{6/7}$高位では上内方へ斜走する下甲状腺動・静脈が展開を妨げることがあるが，伴走する神経の切断（術後の嗄声や嚥下障害の原因となる）を避けるため，できるだけ温存する．この筋間進入は食道や大血管の損傷を避けるため，すべて筋鉤か，エレバトリウムによる鈍的剥離を原則とする．

6 椎体前面に到達

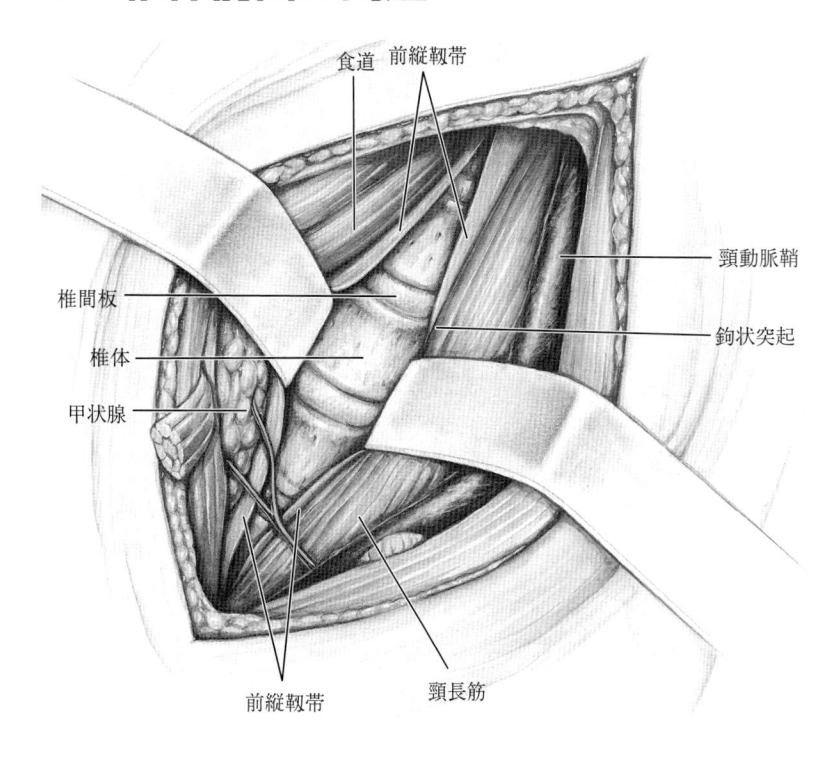

（図中ラベル）
- 食道
- 前縦靱帯
- 頸動脈鞘
- 鉤状突起
- 椎間板
- 椎体
- 甲状腺
- 前縦靱帯
- 頸長筋

　中央にややへこんで前縦靱帯を，その両側に盛り上がった頸長筋をみる．正中部で前縦靱帯を電気メスで縦切し，骨膜下に側方まで剥離し，頸長筋ごと左右へ圧排すると，鉤状突起部までみえる．

3）中下位頸椎

7 外側進入路の皮切と進入

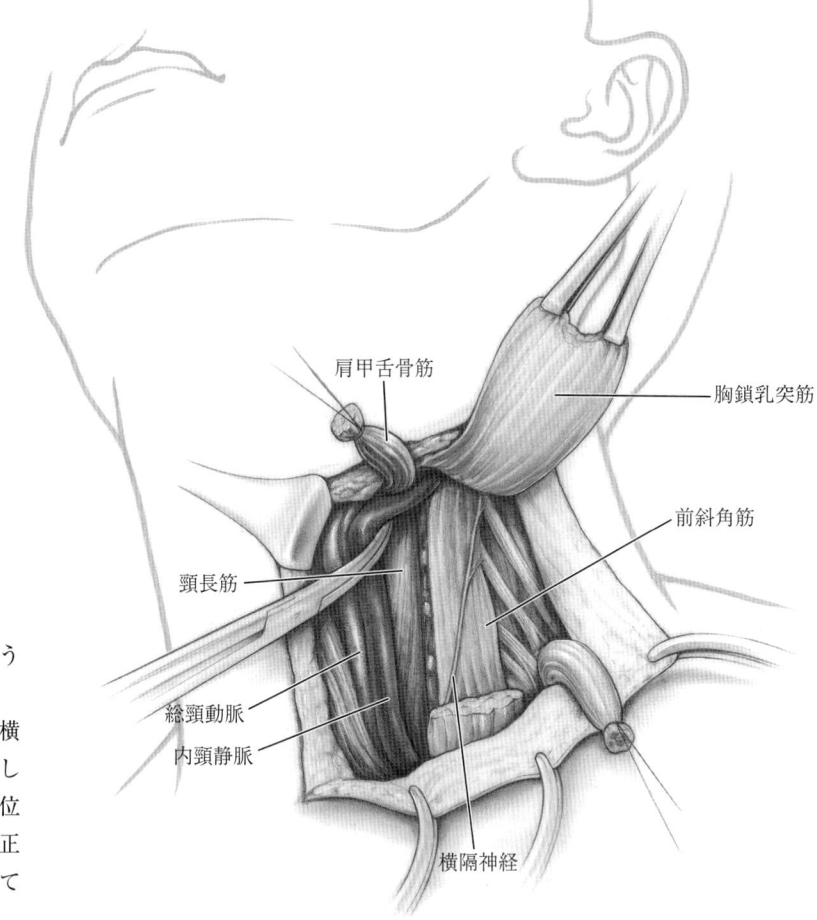

皮切＝胸鎖乳突筋の筋膜中央あたりに沿う斜縦皮切を行う（**3**参照）．

進入＝胸鎖乳突筋後縁を前方に避ける．横走する細かい血管，神経もできるだけ温存しつつ，まず目的とする椎体に到達する．高位をX線で確認後，上下に展開を拡大し，適正視野を確保する．胸鎖乳突筋は必要に応じて中央で切離し，終了時に縫合すればよい．

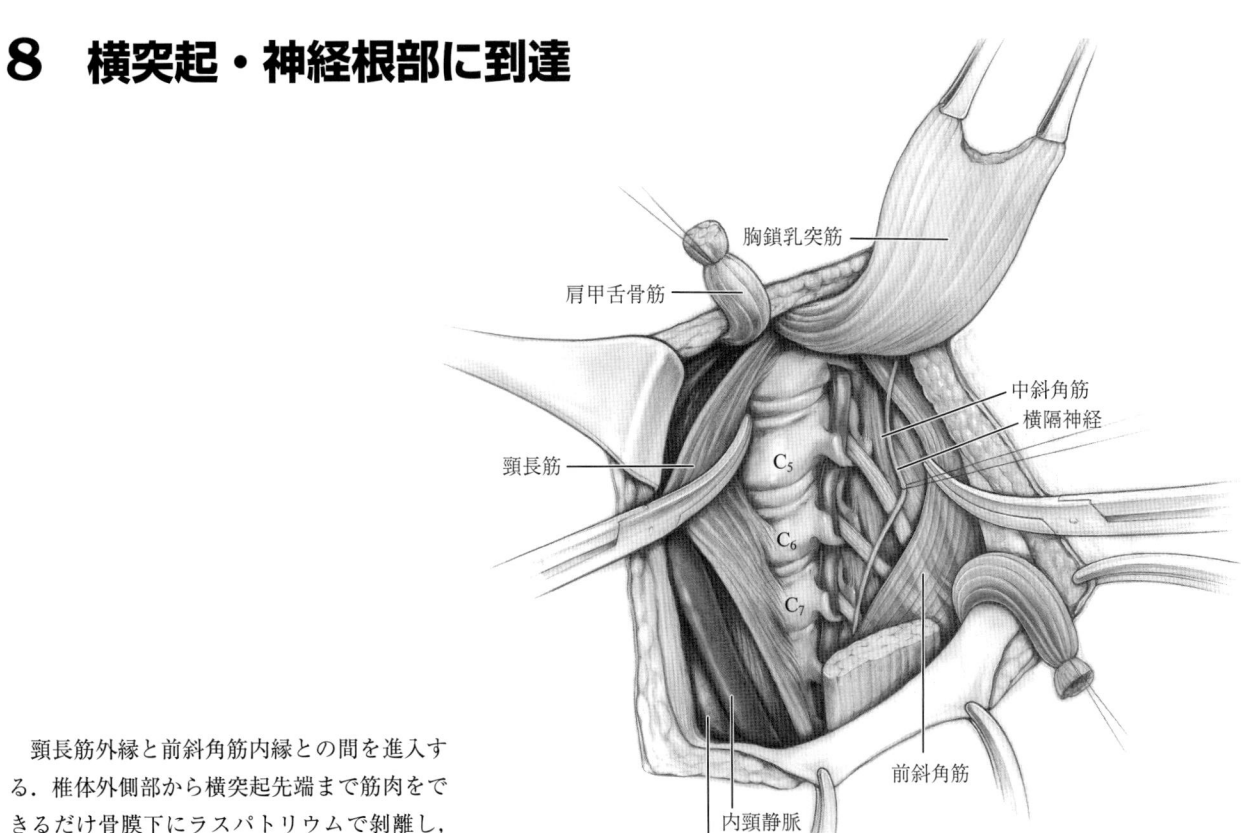

肩甲舌骨筋
胸鎖乳突筋
前斜角筋
頸長筋
総頸動脈
内頸静脈
横隔神経

8 横突起・神経根部に到達

胸鎖乳突筋
肩甲舌骨筋
中斜角筋
横隔神経
頸長筋
C₅
C₆
C₇
前斜角筋
内頸静脈
総頸動脈

頸長筋外縁と前斜角筋内縁との間を進入する．椎体外側部から横突起先端まで筋肉をできるだけ骨膜下にラスパトリウムで剥離し，左右に分ける．

2. 胸　椎

1）頸胸椎移行部

Anterior Approach to the Cervicothoracic Junction

藤 村 祥 一

進入可能範囲

中下位頸椎〜T_3椎体

適応となる疾患

後縦靱帯骨化症，椎間板ヘルニア，脊椎症，脊椎カリエス，化膿性脊椎炎，脊椎腫瘍，脊髄砂時計腫，破裂骨折などの椎体側に病因のある疾患や外傷の前方直達手術．

前方進入法の選択

　胸椎の前方進入法は，手術目的達成上の利点から，開胸による胸膜外あるいは経胸膜進入で椎体に到達する前側方進入法が多用される．しかし，胸郭経路による進入では頭側がT_3までしか到達できないので，頸・胸椎移行部，特にT_1〜T_3への進入は，頸椎前方進入法の下方延長路で進入し，胸骨を正中縦割する前方進入法が用いられる．

　頸胸椎移行部の前方進入法には，胸骨非縦割と胸骨縦割の進入法がある．胸骨非縦割進入法では，尾側はT_2までしか到達できない．一方，胸骨縦割進入法（sternum splitting approach）は，Cauchoix（1957）が初めて脊椎外科に導入したもので，胸骨正中縦割後，左腕頭静脈を結紮切断することによりT_4〜T_5までの到達が可能である．しかし，T_3より尾側の進入は胸郭経路による前側方進入法で達成できるので，T_3より頭側の進入には左腕頭静脈の結紮切断の必要がなく，しかも胸骨柄の縦割のみで達成できる胸骨柄縦割進入法（manubrium splitting approach）を採用している．

手術のコツと留意点

　① 本進入法で上位胸椎を展開する場合には，まず下位頸椎を展開後，上位胸椎へ到達するほうが術野の展開が容易である．

　② 手術高位の確認には，上位胸椎が後弯であるので上位胸椎のX線前後像では誤認しやすく，下位頸椎のX線側面像で確認するほうが間違いない．

　③ 左反回神経は大動脈弓を反回し，また右反回神経は右鎖骨動脈を反回し，それぞれが気管と食道の外側を上行するので，右側進入ではC_7高位で右反回神経が術野を横走し損傷される危険性が高く，左側進入がよい．

　④ 上縦隔内の臓器や組織を損傷しないように，剥離操作はできるだけ鈍的に行い，反回神経麻痺，乳び胸，血胸，気胸などを防止する．

　⑤ 胸骨再建には，術後のMRI撮像を考慮し，しかも締結の強度を調節することができるSonger cable®を用いるとよい．

1　T₃高位の水平断面

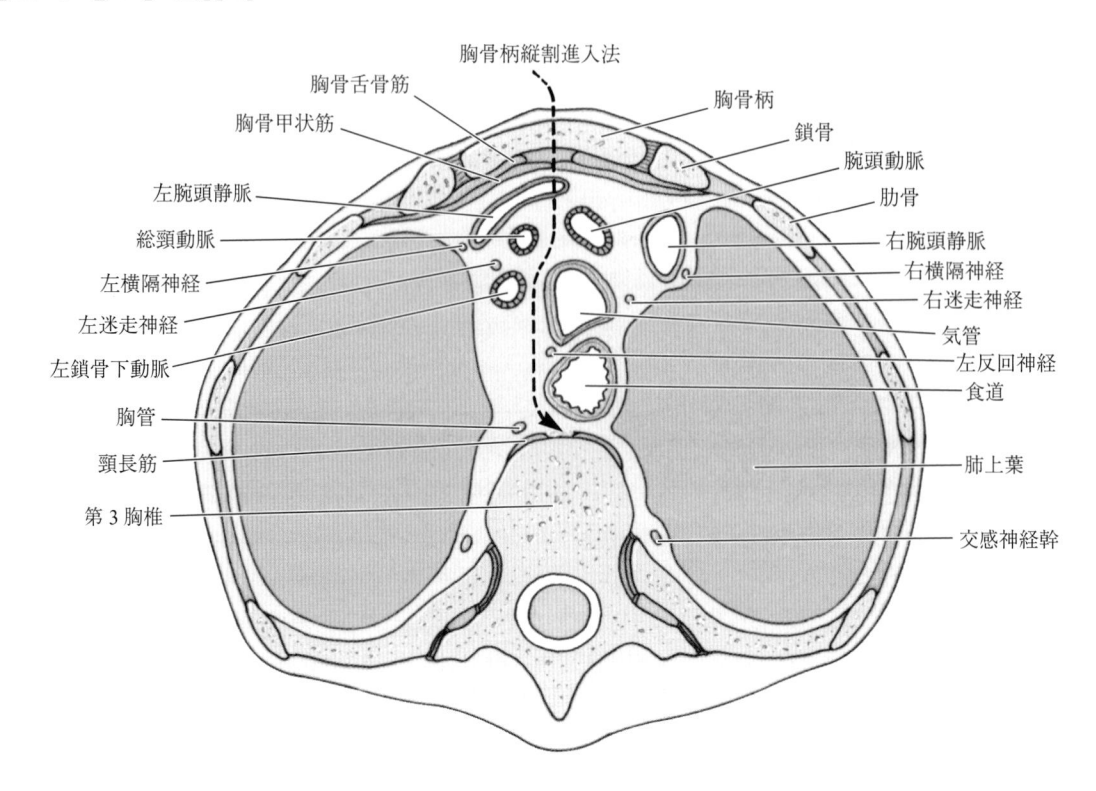

2　頸胸椎移行部の局所解剖

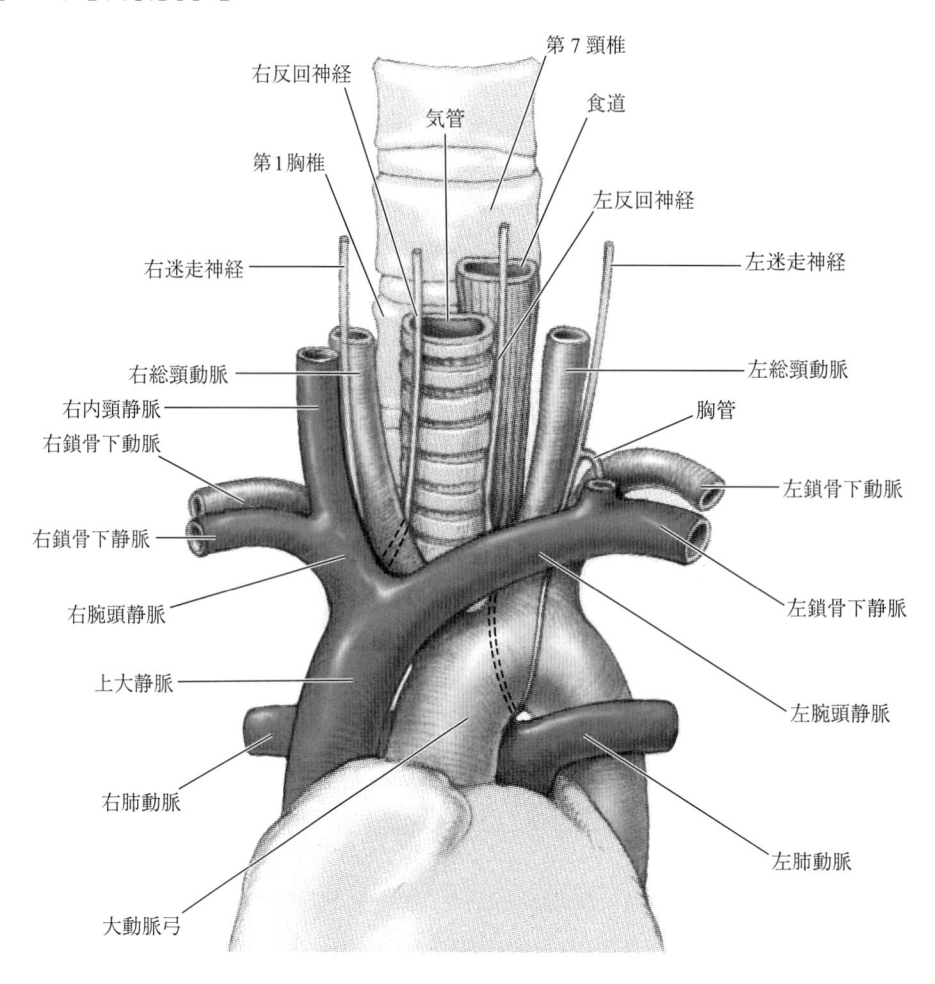

3 胸骨柄縦割進入法の皮切

　左側胸鎖乳突筋の下1/2の前縁に沿う斜縦皮切を延長し，下方は胸骨正中を第3肋骨高位まで達する．

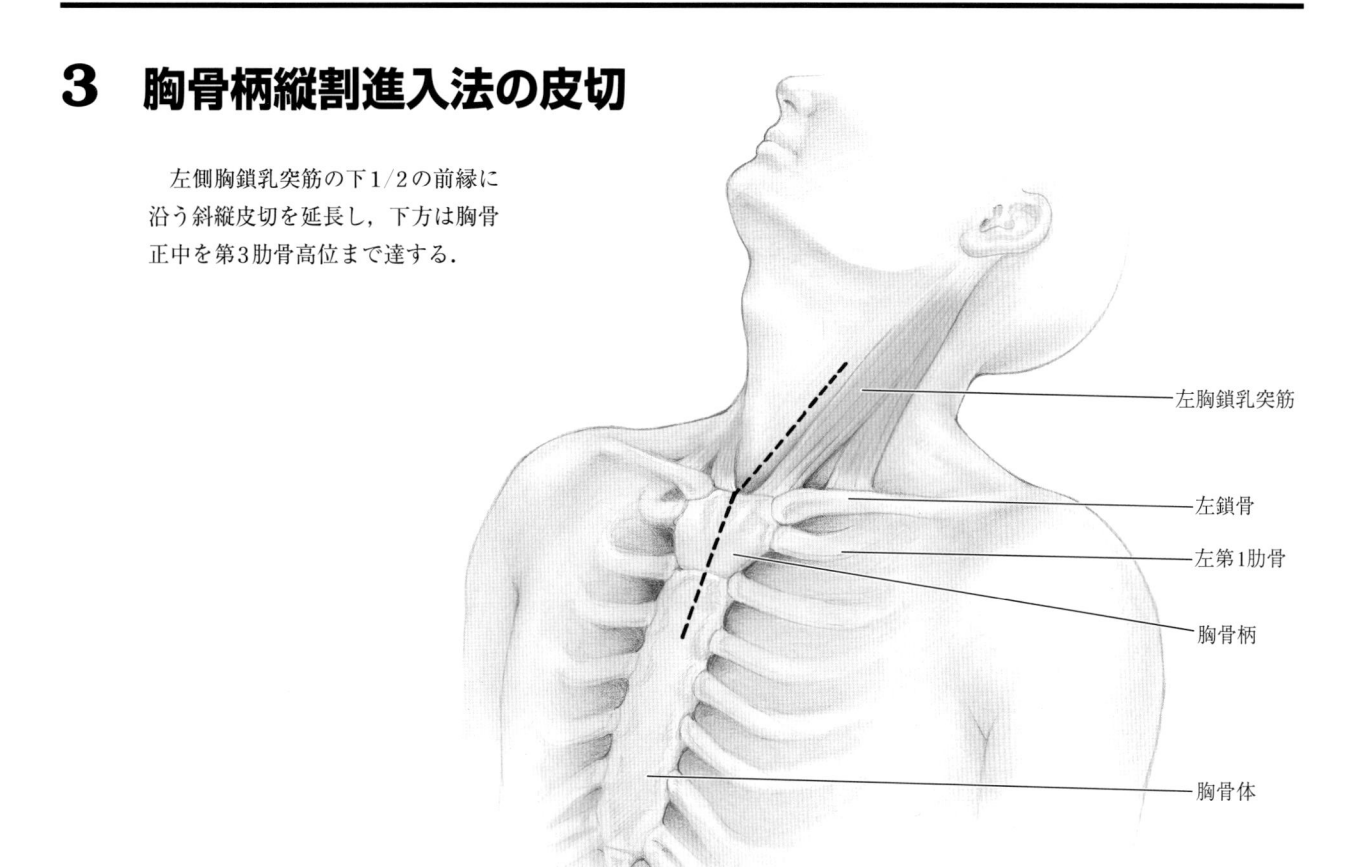

- 左胸鎖乳突筋
- 左鎖骨
- 左第1肋骨
- 胸骨柄
- 胸骨体

4 下位頸椎前面と胸骨柄の展開

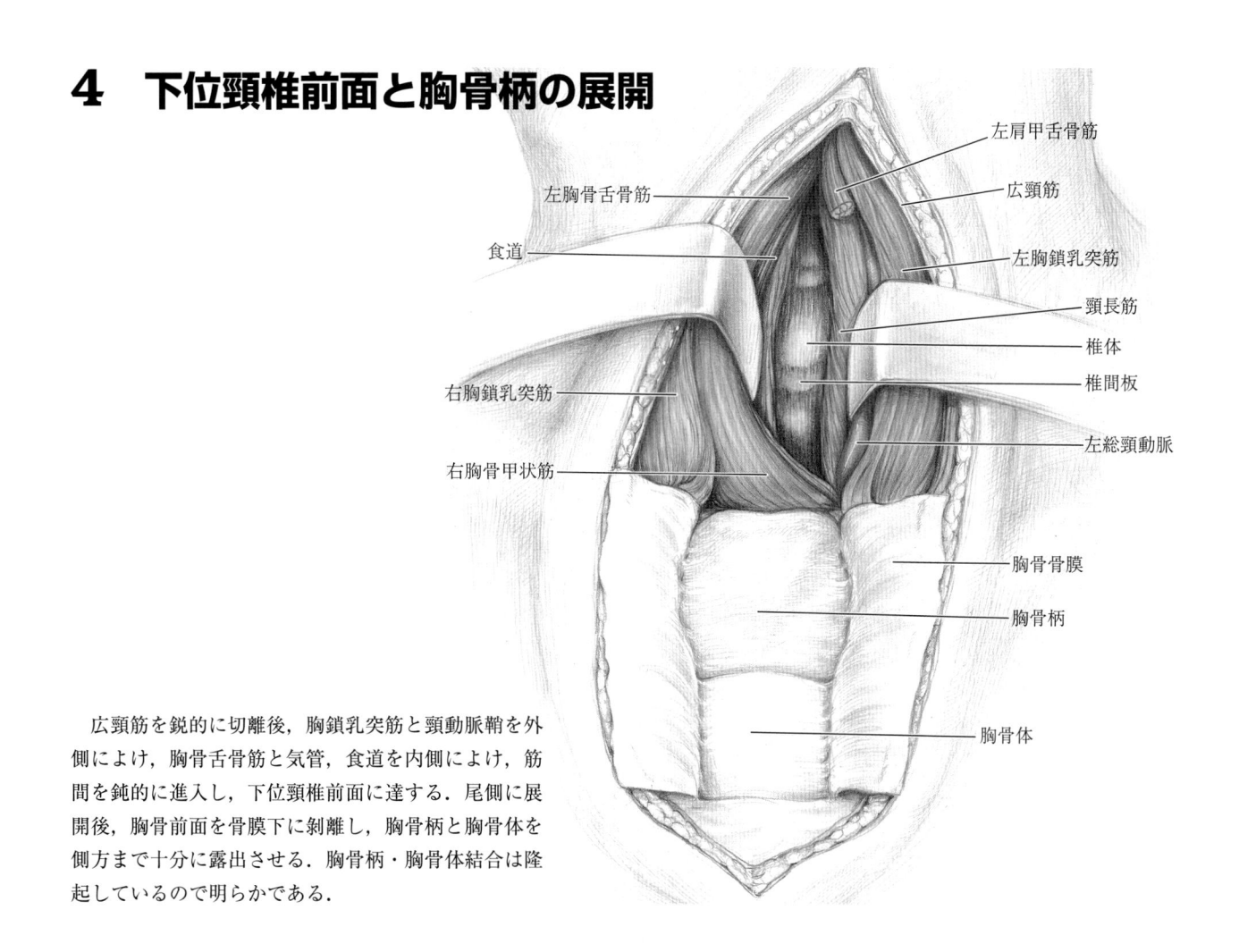

- 左肩甲舌骨筋
- 左胸骨舌骨筋
- 広頸筋
- 食道
- 左胸鎖乳突筋
- 頸長筋
- 椎体
- 右胸鎖乳突筋
- 椎間板
- 右胸骨甲状筋
- 左総頸動脈
- 胸骨骨膜
- 胸骨柄
- 胸骨体

　広頸筋を鋭的に切離後，胸鎖乳突筋と頸動脈鞘を外側によけ，胸骨舌骨筋と気管，食道を内側によけ，筋間を鈍的に進入し，下位頸椎前面に達する．尾側に展開後，胸骨前面を骨膜下に剥離し，胸骨柄と胸骨体を側方まで十分に露出させる．胸骨柄・胸骨体結合は隆起しているので明らかである．

2．前方進入法

5　胸骨柄下面の剥離

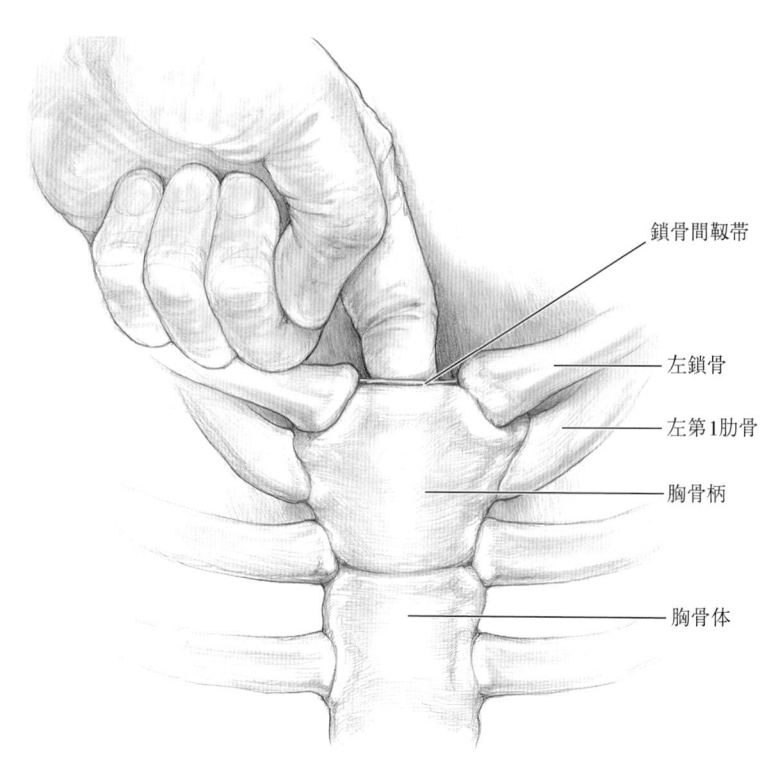

鎖骨間靱帯
左鎖骨
左第1肋骨
胸骨柄
胸骨体

胸骨上縁を横走する鎖骨間靱帯を鋭的に縦切後，胸骨柄下面を指先で鈍的に剥離する．胸骨柄下面は粗結合組織であるので，容易に剥離できる．

6　胸骨柄・胸骨体結合の横割

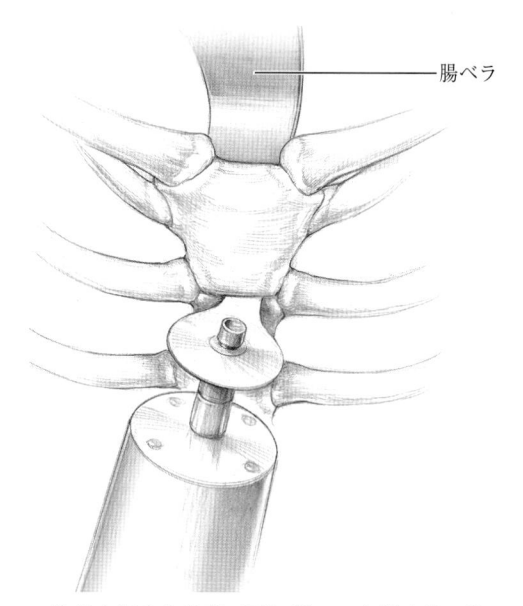

腸ベラ

胸骨上縁から胸骨下面に腸ベラを挿入後，胸骨柄・胸骨体結合をボーンソーと一部ノミを用いて横割する．ボーンソーの操作に際し，胸骨の両側縁を縦走する内胸動静脈を損傷しないように注意を払う．

7　胸骨柄の縦割

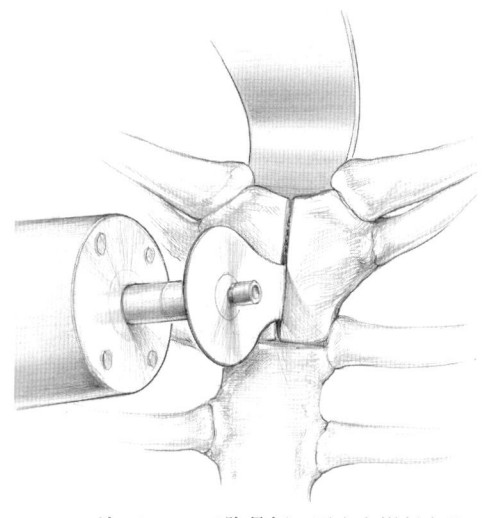

ボーンソーで胸骨柄の正中を縦割する．

1）頸胸椎移行部

8 胸骨柄縦割創の展開

　胸骨柄の縦割創に椎間拡大器を挿入し，徐々に開大する．椎間拡大器から開胸器に換え，胸骨柄下面の粗結合組織を指先で鈍的に剝離しながら開創する．

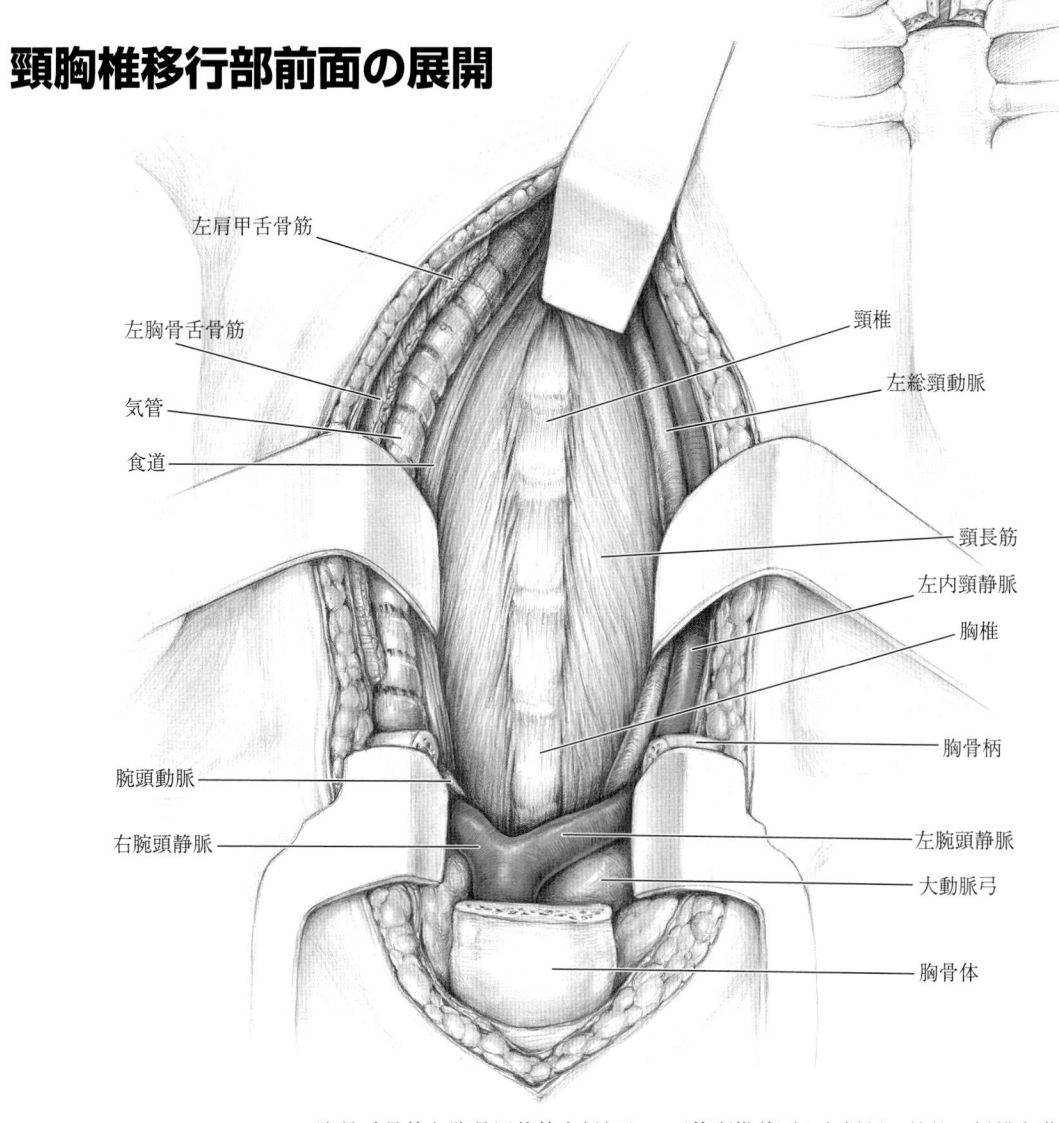

9 頸胸椎移行部前面の展開

左肩甲舌骨筋
左胸骨舌骨筋
気管
食道
腕頭動脈
右腕頭静脈

頸椎
左総頸動脈
頸長筋
左内頸静脈
胸椎
胸骨柄
左腕頭静脈
大動脈弓
胸骨体

　胸骨舌骨筋と胸骨甲状筋を鋭切し，下位頸椎前面より尾側へ鈍的に剝離を進め，気管と食道を右側によけると頸胸椎移行部前面が露出する．さらに尾側へ剝離を進めると，浅層に右尾側から左頭側に向かう左腕頭静脈が現れ，その深層には左総頸動脈と腕頭動脈が合した大動脈弓が現れる．腕頭動静脈を保護しながら尾側に剝離を進めても胸椎後弯のため深く落ち込んでいくので，本進入法の展開はT_3椎体が下限である．

10 胸骨再建

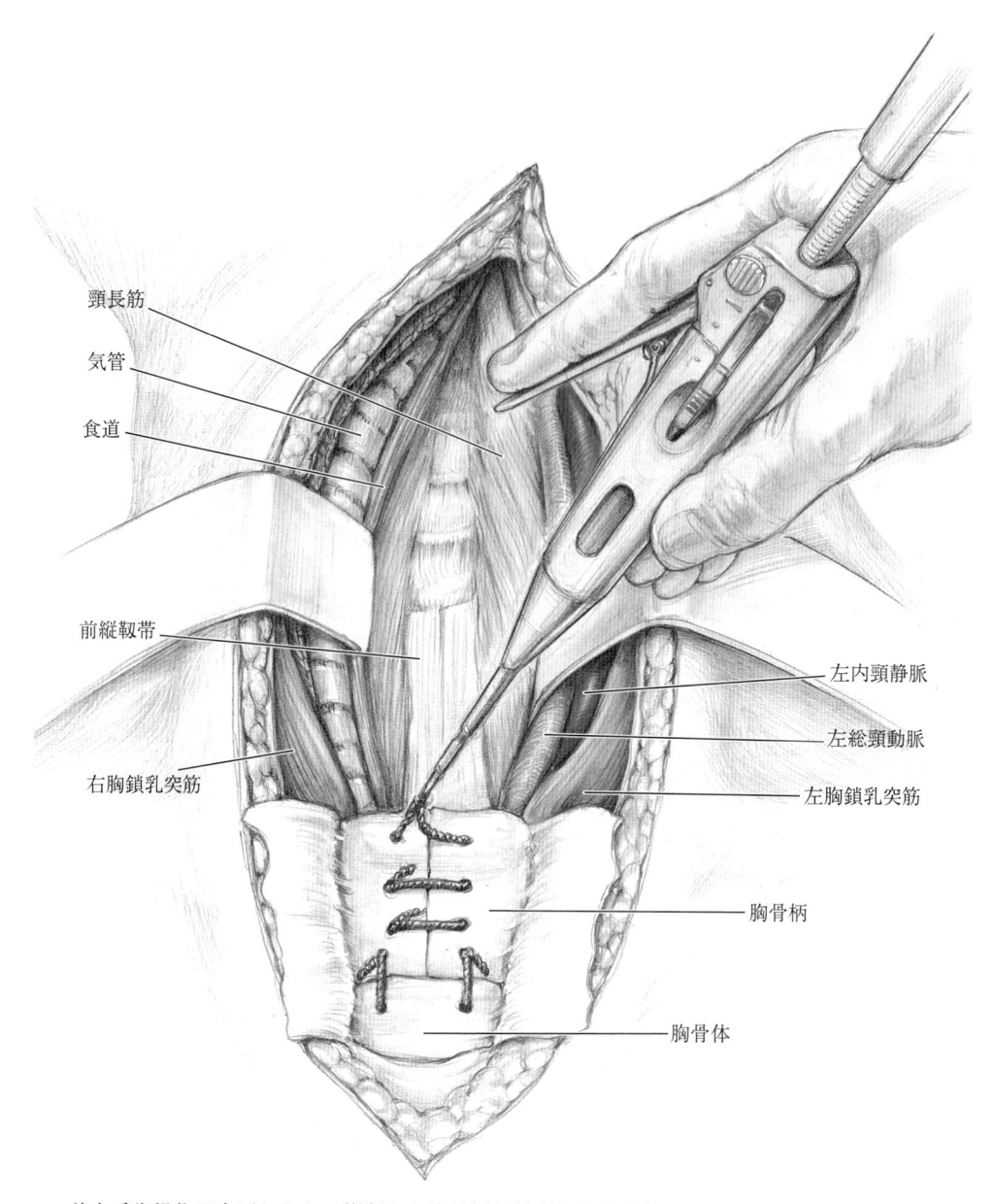

前方手術操作が完了したら，縦割した胸骨柄と横割した胸骨柄・胸骨体結合の再建はチタン合金製ワイヤーで締結する．ワイヤー締結は縦割層に2～3本，横割層に2本用いるとよい．Songer cable® は締結の強度が調節できる．ワイヤー締結端は短く切断し，切断端を胸骨に埋没させ，胸骨骨膜で被包縫合する．

2）中位胸椎

Anterior Approach to the Mid-thoracic Spine

藤 村 祥 一

進入可能範囲

T_3椎体～T_{11}椎体．T_{12}椎体より尾側への到達には横隔膜の処理が必要となる．

適応となる疾患

後縦靱帯骨化症，椎間板ヘルニア，脊椎症，脊椎カリエス，化膿性脊椎炎，脊椎腫瘍，脊髄砂時計腫，脊柱側弯症，脊柱後弯症，椎体骨折などの椎体側に病因のある疾患や外傷の前方直達手術．

中位胸椎椎体の展開

中位胸椎椎体の展開は従来，肋骨横突起切除術（costotransversectomy）ないし，その拡大変法である側方脊椎切除術（lateral rachiotomy）などの後側方進入法が用いられていたが，現在では手術目的達成上の利点から，開胸による胸郭経路で椎体に到達する前方進入法が多用される．開胸は胸膜外進入法（extrapleural approach）あるいは経胸膜進入法（transpleural approach）で行うが，胸膜外進入法は術後管理が容易であるので常用している．

手術のコツと留意点

① 手術体位は，正側臥位をとり，ジャックナイフ型手術台を折り曲げて進入路を伸展する．長時間の側臥位手術では，下側となる腋窩部の圧迫による圧迫性神経麻痺を避けるため，腋窩部に枕を置き圧迫を軽減させておく．T_3～T_6への進入には，進入側の上肢を前上方に牽引して，肩甲骨を頭側に挙上しておく．

② 進入側は，画像検査から病巣破壊や膿瘍などの著明な側，運動麻痺の優位側とする．左右差がなければ，術者が右利きであれば左側進入が操作しやすい．

③ 皮切高位は，T_3～T_6の展開では棘突起列と肩甲骨内縁の中央から肩甲骨下縁に沿う皮切とする．僧帽筋切離は副神経の外枝の損傷を避けるために，できるだけ棘突起側で行う．前鋸筋切離も長胸神経の損傷を避けるために，できるだけ尾側で行う．T_7～T_{11}の展開では進入したい椎体の2椎頭側の肋骨に沿う皮切とする．

④ 肋骨骨膜の剥離は，肋骨縁に付着する外肋間筋の走行が後上方から前上方に向かうので，肋骨上縁では後方から前方へ，肋骨下縁では前方から後方へ進める．

⑤ 胸膜の剥離は，厚い後側方から始め，薄い前方では損傷しやすいので注意深く行う．

⑥ 椎体の操作の際には，肋間動静脈は確実に結紮切離し，交感神経幹は温存に努める．T_3高位では胸管を損傷しないように注意を払う．

⑦ 前方脊髄除圧を行う際には，肋骨頭を切除し，椎体後縁を確認しておく．

1　T₇高位の水平断面

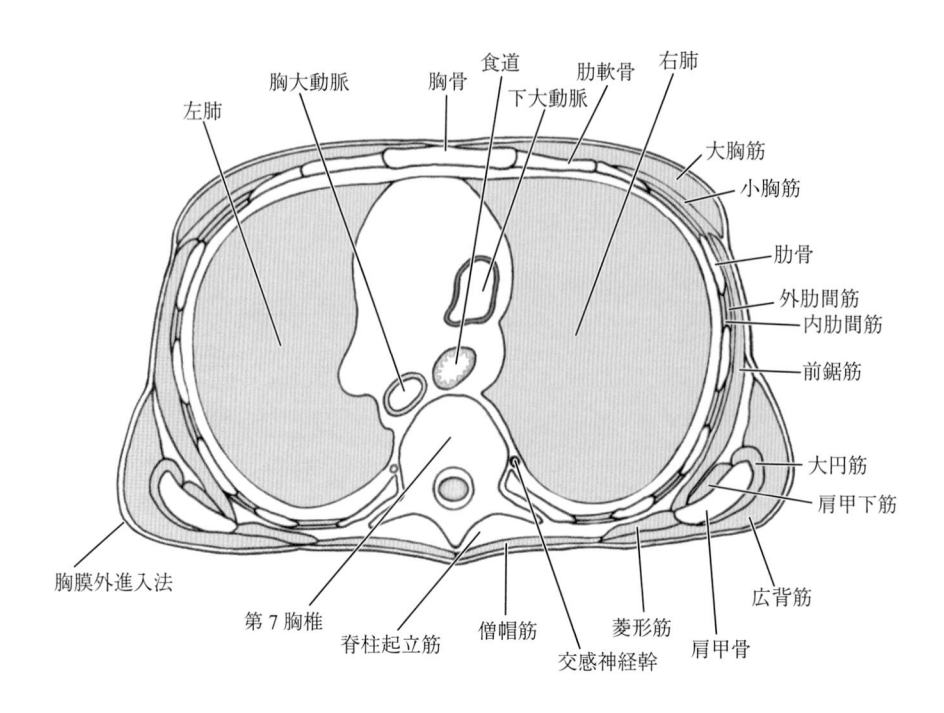

（図：胸大動脈、胸骨、食道、下大動脈、肋軟骨、右肺、大胸筋、小胸筋、肋骨、外肋間筋、内肋間筋、前鋸筋、大円筋、肩甲下筋、広背筋、肩甲骨、左肺、胸膜外進入法、第7胸椎、脊柱起立筋、僧帽筋、菱形筋、交感神経幹）

2　胸郭の正中矢状断面

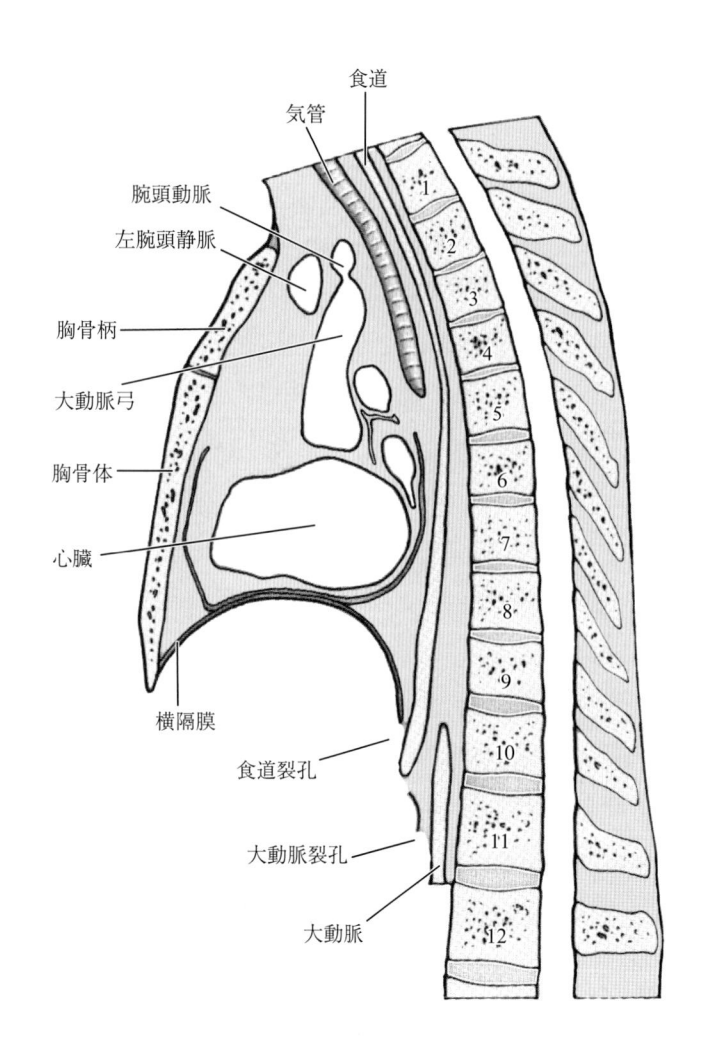

（図：食道、気管、腕頭動脈、左腕頭静脈、胸骨柄、大動脈弓、胸骨体、心臓、横隔膜、食道裂孔、大動脈裂孔、大動脈）

3 胸膜外進入法の手術体位

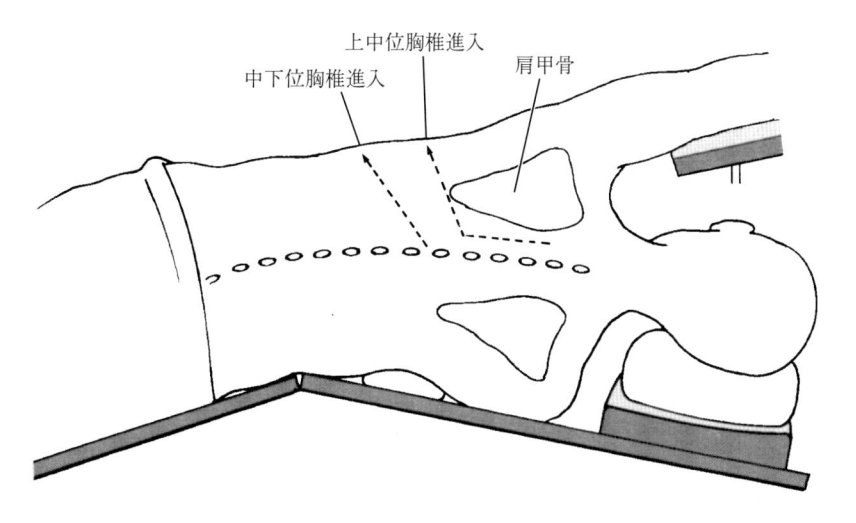

正側臥位をとり，ジャックナイフ型手術台を折り曲げて進入側を伸展する．腋窩部に枕を置き，圧迫を軽減させておく．上位胸椎まで進入する際には，進入側の上肢を前上方に牽引して，肩甲骨を頭側に挙上しておく．

4 胸膜外進入法の皮切と背部の展開

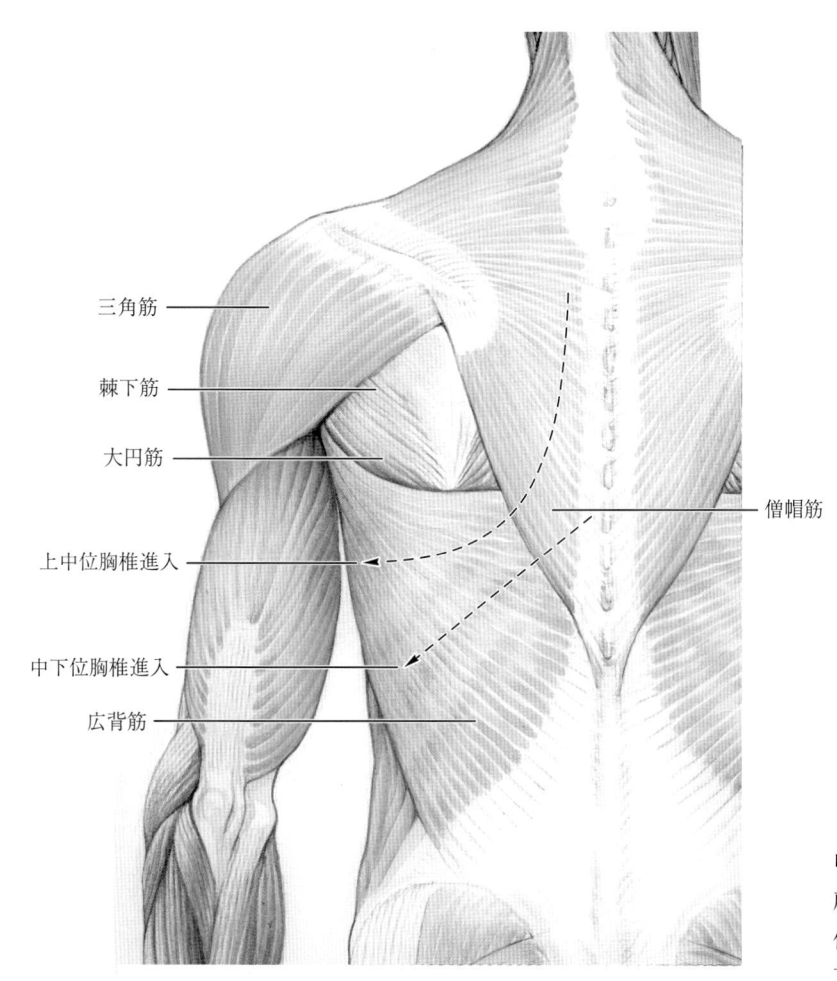

$T_3 \sim T_6$を展開する皮切は，棘突起列と肩甲骨内縁の中央で，第2肋骨高位から始まり，肩甲骨下角直下を回り，前腋窩線まで達する．僧帽筋と広背筋を電気メスで切離し，肩甲骨下角を露出させる．深層の菱形筋と前鋸筋の一部を肩甲骨下角から電気メスで切離後，肩甲骨前面を鈍的に剥離し，肩甲骨を頭側に挙上すると，第1肋骨まで確認できる．$T_7 \sim T_{11}$への到達は，展開したい椎体の2椎体頭側の肋骨に沿う皮切を加える．

5 肋骨の展開

　切除すべき肋骨を露出させ，肋骨骨膜を電気メスで切開し，骨膜下に剥離する．まず肋骨前面を骨膜剥離子で剥離後，側方を弱弯肋骨骨膜剥離子で剥離する．肋骨骨膜の剥離操作は，肋骨上縁では後方から前方へ，肋骨下縁では前方から後方へ進める．

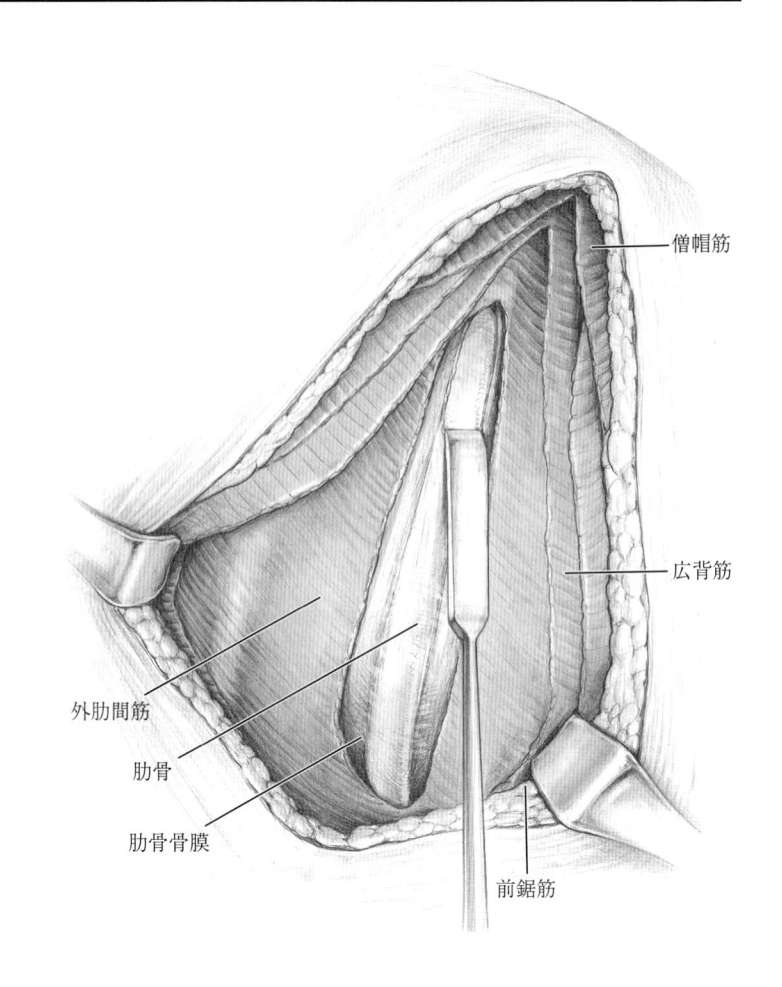

僧帽筋
広背筋
外肋間筋
肋骨
肋骨骨膜
前鋸筋

6 肋骨の切除

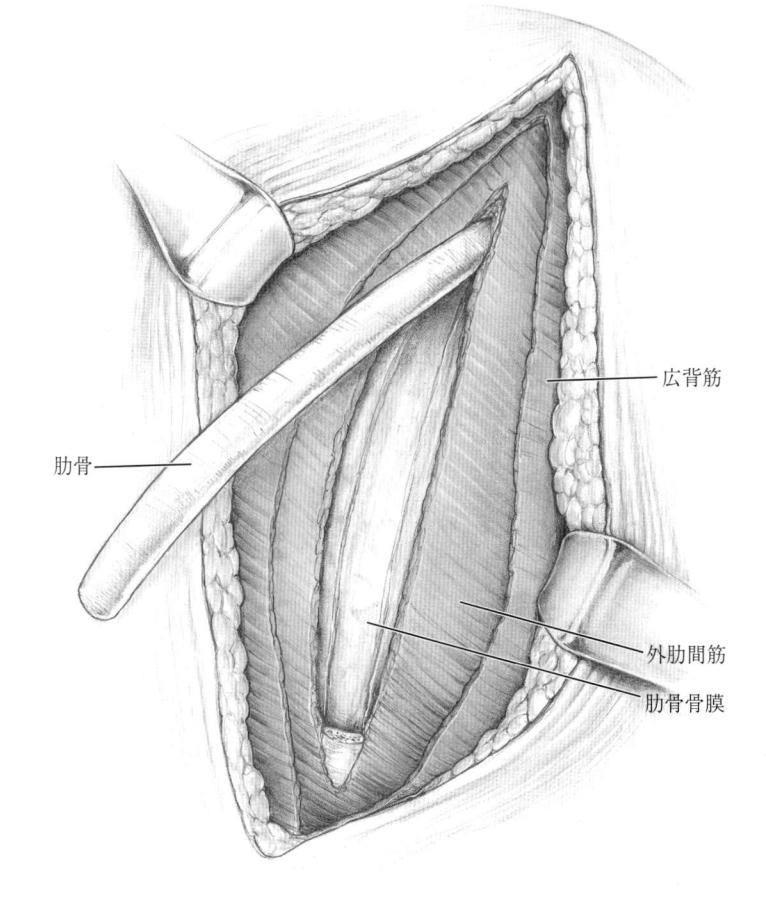

　肋骨骨膜の一部分を肋骨全周にわたり剥離したら，そこから強弯肋骨骨膜剥離子を挿入し，肋骨を持ち上げるようにしながら，肋骨後面の骨膜を剥離する．肋骨剪刀を用い，肋骨角から前腋窩線までの肋骨を切除する．

広背筋
肋骨
外肋間筋
肋骨骨膜

7 胸膜外腔への進入

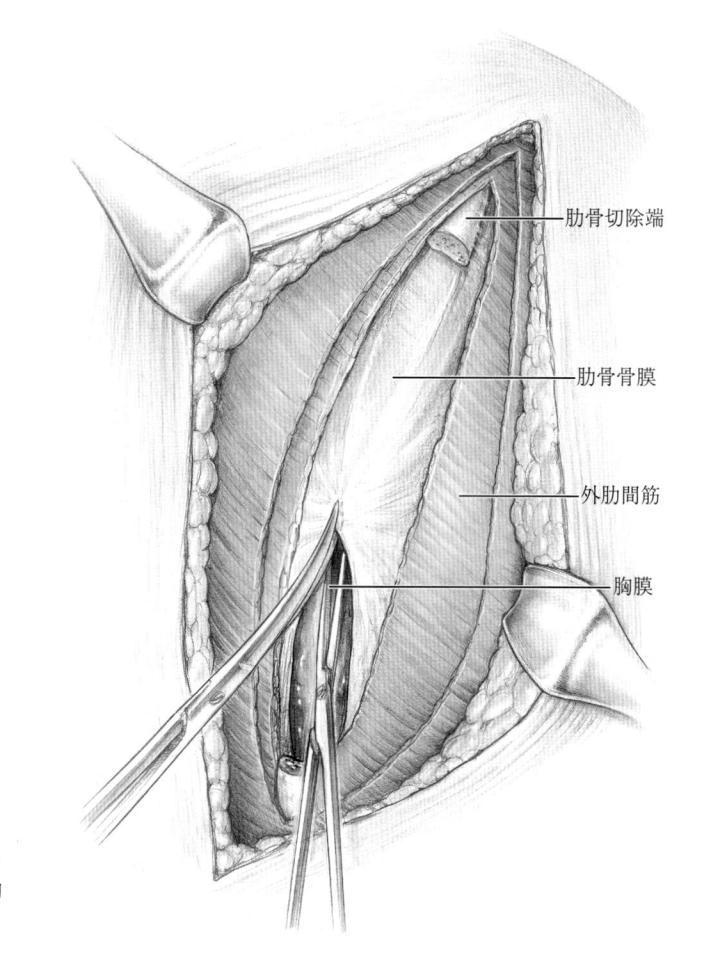

肋骨切除後，肋骨骨膜にメスで小切開を加え，骨膜切開部から先細のケリー止血鉗子で骨膜と胸膜の間を剝離しながら，骨膜の切開を進める．

肋骨切除端
肋骨骨膜
外肋間筋
胸膜

8 胸膜の剝離

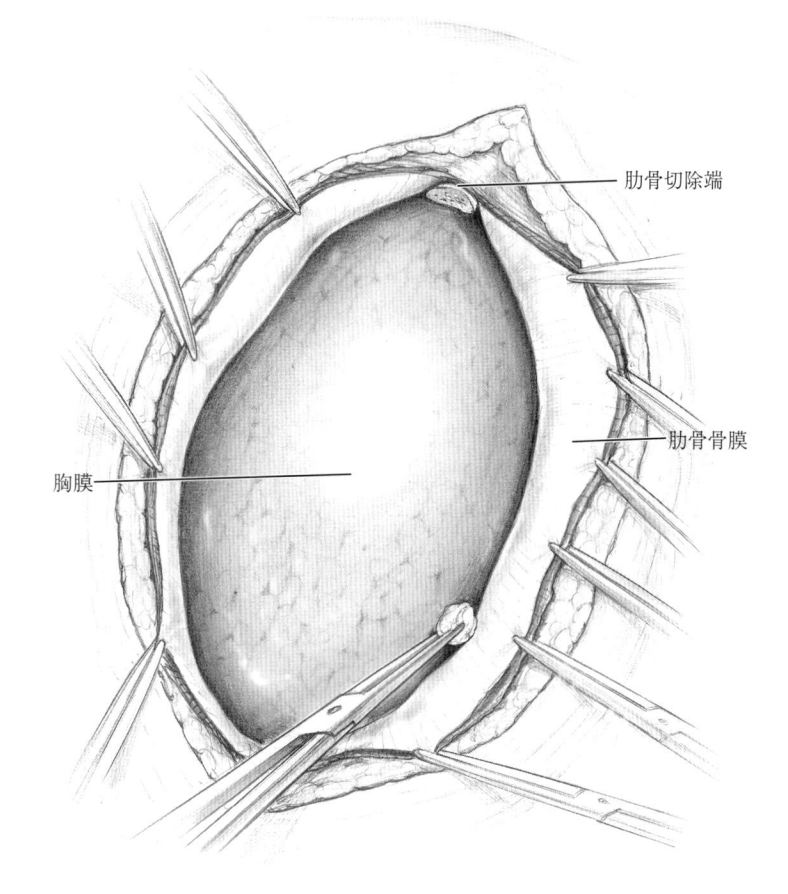

肋骨骨膜切開縁にペアン止血鉗子をかけ，軽く牽引しながら，ツッペルあるいは手指先の腹側で胸膜剝離を進める．上位胸椎への進入では肺尖部まで胸膜を剝離する．

肋骨切除端
肋骨骨膜
胸膜

2. 前方進入法

9　中位胸椎椎体の展開

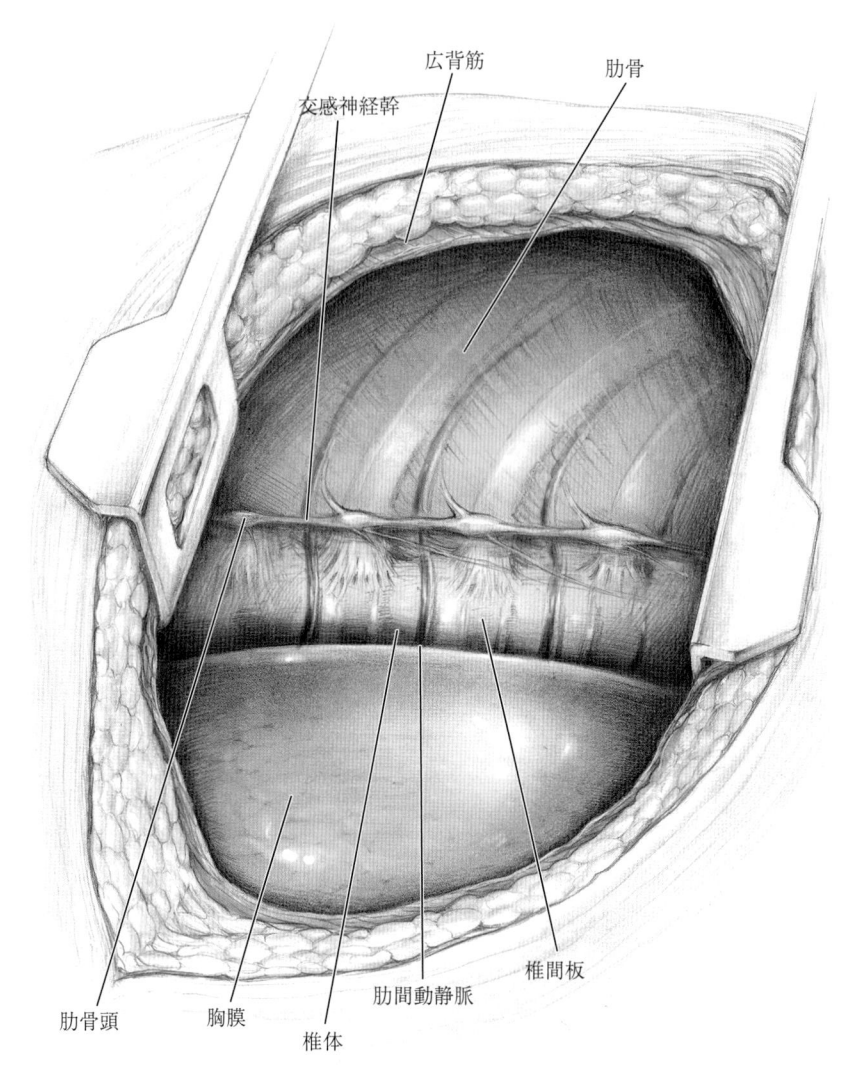

胸膜剥離を十分に行い，開胸器で開創する．椎体部の胸膜を前面から反対側まで鈍的に剥離する．椎体後縁を縦走する交感神経幹は後方へ鈍的に剥離して温存する．胸椎椎体が展開できたら，X線撮影で手術高位を確認した後，病巣の操作にかかる．

3）胸腰椎移行部

Anterior Approach to the Thoracolumbar Junction

藤 村 祥 一

進入可能範囲

T_{11}椎体〜L_2椎体の胸腰椎移行部に対する前方進入法は，胸膜外・腹膜外進入法（extrapleural-extraperitoneal approach）あるいは経胸膜・腹膜外進入法（transpleural-extraperitoneal approach）が用いられるが，術後管理の容易さから，著者は胸膜外・腹膜外進入法を常用している．

本進入法は，横隔膜を切離して胸腔と後腹膜腔を連続して展開し，胸腰椎移行部を中心に椎体へ到達する前方進入法として用いられるが，進入範囲は皮切を延長すれば中位胸椎〜腰仙椎部まで可能である．

適応となる疾患

後縦靱帯骨化症，椎間板ヘルニア，脊椎症，脊椎カリエス，化膿性脊椎炎，脊椎腫瘍，脊髄砂時計腫，脊柱側弯症，脊柱後弯症，椎体骨折などの椎体側に病因のある疾患や外傷の前方直達手術．

手術のコツと留意点

① 手術体位は正側臥位をとり，ジャックナイフ型手術台を折り曲げて進入側を伸展する．

② 横隔膜は左側が低く，肝臓は右側が大きく，下大静脈は右側に位置しているため，左側進入がよい．しかし，脊柱側弯症では凸側から進入する．

③ 筋骨切除高位は，T_{11}より尾側の到達には第9肋骨切除が，またT_{12}より尾側の到達には第10肋骨切除が展開しやすい．侵襲したい椎体より2椎体ないし，それよりも頭側の肋骨を切除するほうが術野の展開がよい．

④ 胸腔側から展開を始め，肋骨胸膜と横隔胸膜を剥離し，横隔膜を十分に露出後，肋骨先端部の肋軟骨を部分切除し，これを突破口として内腹斜筋と腹横筋を切離し，後腹膜腔を展開するとよい．

⑤ 横隔膜の切離は，横隔神経の損傷を避けるため，辺縁部で行う．横隔膜の腰椎部内・外側脚と肋骨部を結紮切離する際，交感神経幹は温存に努め，結紮糸は横隔膜再建時の目印としておく．

⑥ 大腰筋は起始部頭側端がT_{12}椎体と第12肋骨であり，胸腰椎移行部を覆うため，大腰筋の剥離を十分に行う必要がある．大腰筋は前縁から展開し，椎間高位では鋭的に剥離し，また分節動静脈を結紮切離後，椎体後方まで展開する．この際，腰神経叢の腸骨鼠径神経や陰部大腿神経などを損傷しないように努める．

⑦ 横隔膜の再建は，目印とした結紮糸で腰椎部内・外側脚と肋骨部を縫合する．

⑧ 肺を十分に拡張させた後，胸膜外腔と後腹膜腔に吸引ドレーンを留置しておく．もし胸膜損傷があれば，胸膜内腔にも吸引ドレーンを留置しておく．

2．前方進入法

1　横隔膜上面

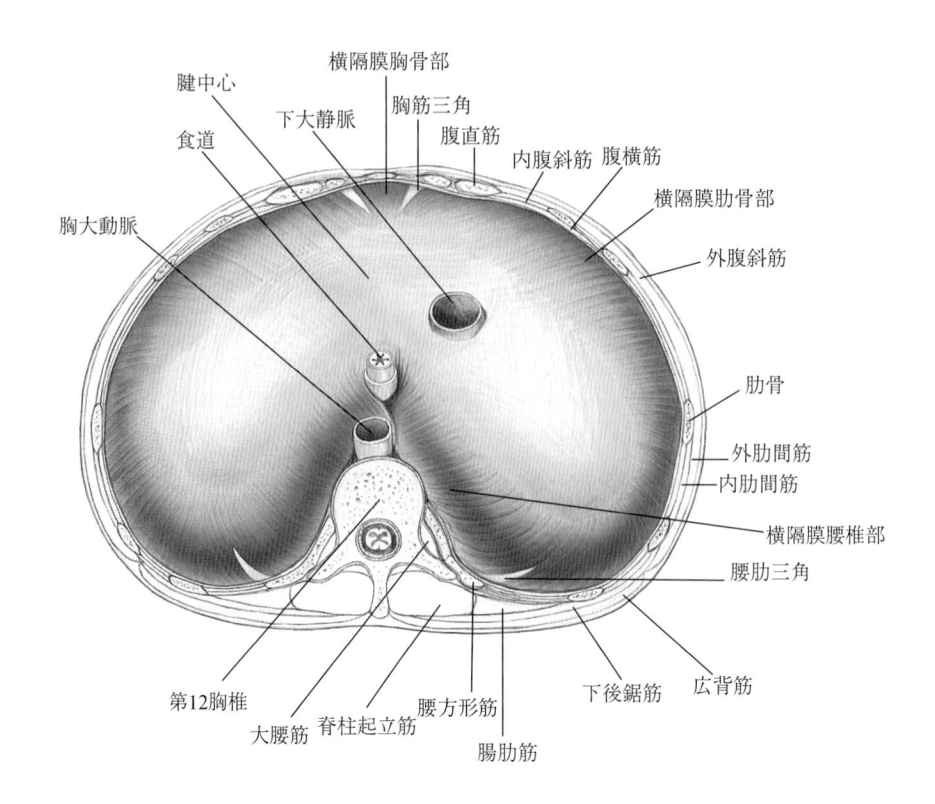

2　横隔膜下面

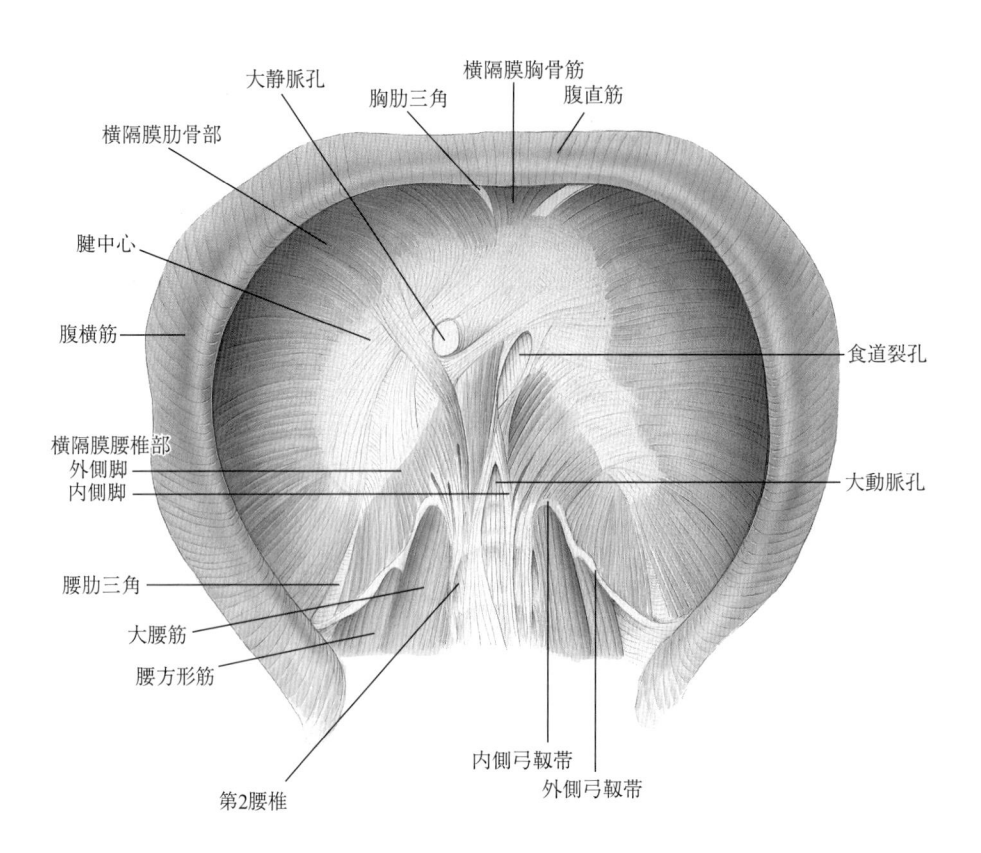

58

3）胸腰椎移行部

3 胸膜外・腹膜外進入法の皮切と展開

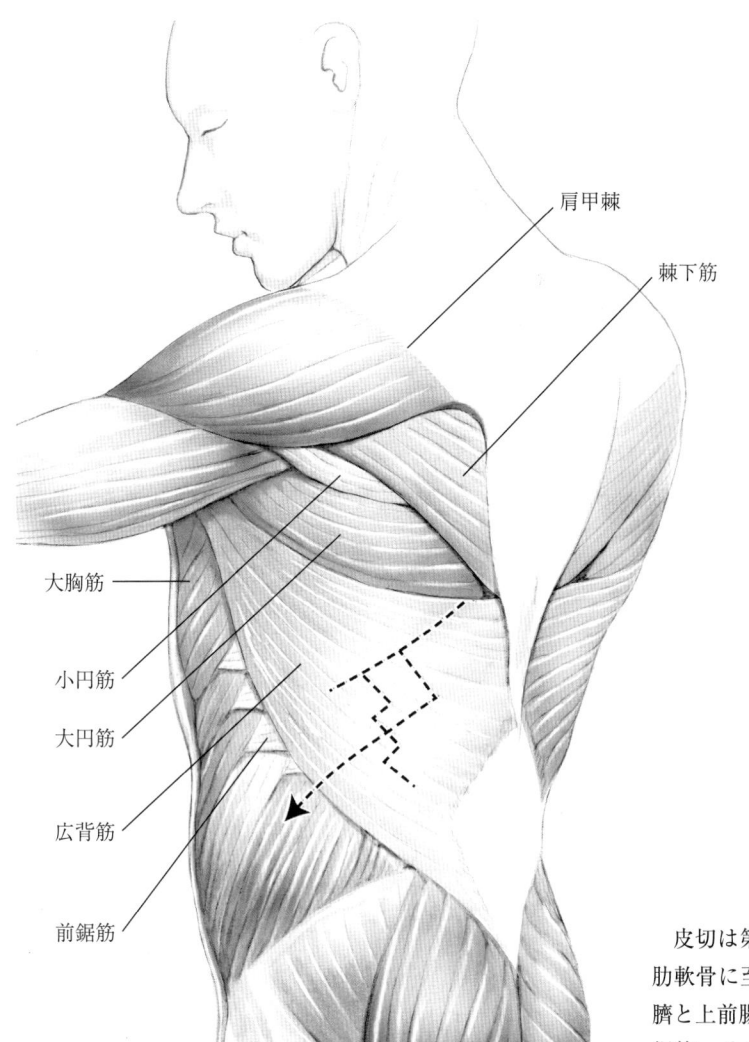

肩甲棘
棘下筋
大胸筋
小円筋
大円筋
広背筋
前鋸筋

皮切は第10肋骨に沿って，仙棘筋外側縁に始まり，肋軟骨に至り，肋骨先端で外腹斜筋線維方向に向け，臍と上前腸骨棘とのほぼ中央に達する．広背筋と下後鋸筋，その前方の外腹斜筋を電気メスで切離し，第10肋骨を露出させる．

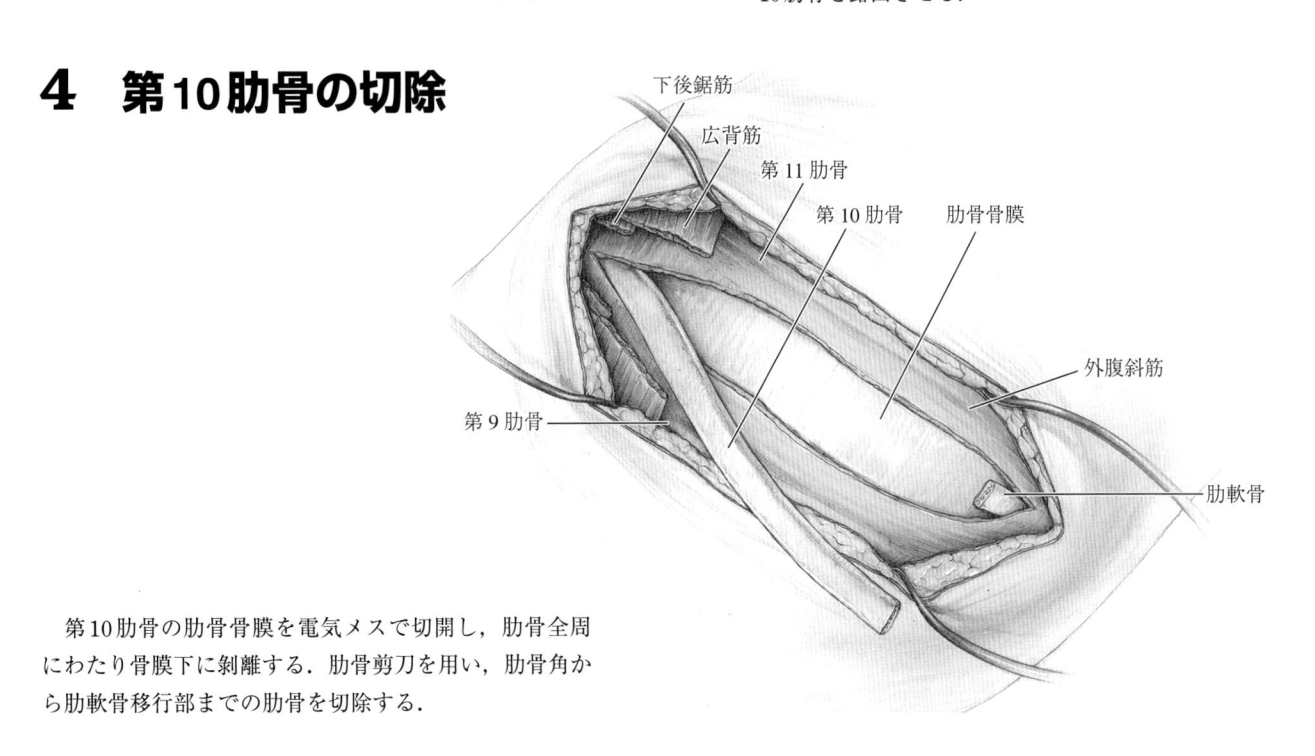

4 第10肋骨の切除

下後鋸筋
広背筋
第11肋骨
第10肋骨
肋骨骨膜
外腹斜筋
第9肋骨
肋軟骨

第10肋骨の肋骨骨膜を電気メスで切開し，肋骨全周にわたり骨膜下に剥離する．肋骨剪刀を用い，肋骨角から肋軟骨移行部までの肋骨を切除する．

5 胸膜の剝離と腹膜外腔への進入

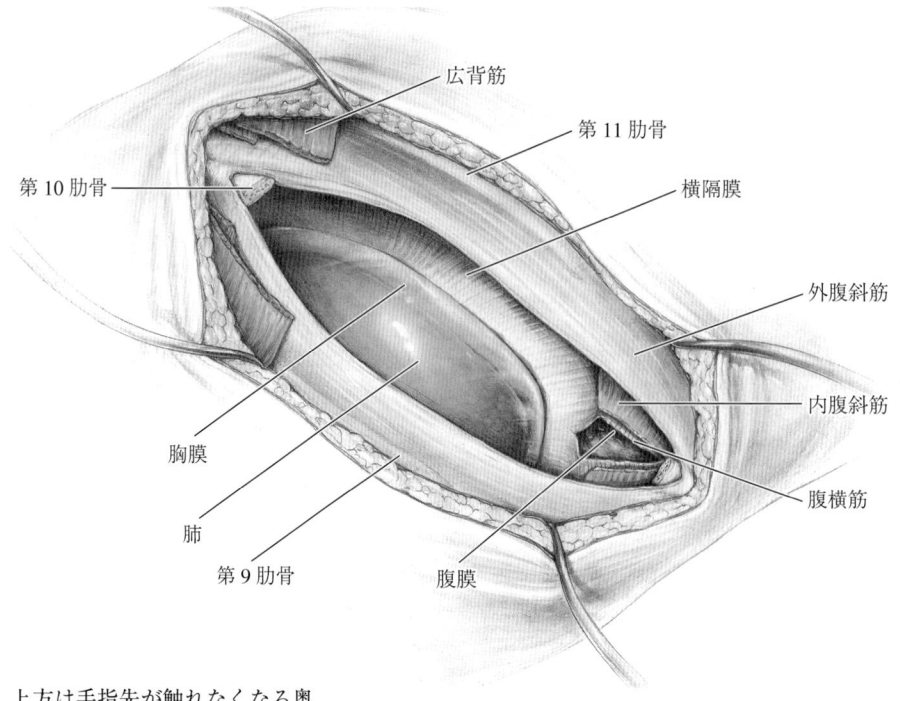

胸腔内の胸膜剝離を十分に行う．上方は手指先が触れなくなる奥まで，後方は胸椎椎体の側方の露出まで肋骨胸膜を剝離し，下方は横隔胸膜を剝離し，横隔膜上面を展開する．ついで肋軟骨を部分切除し，外腹斜筋の一部を鈍的に開き，その下の内腹斜筋，腹横筋，腹横筋筋膜を電気メスで切離すると，腹膜外腔へ進入できる．

6 腹膜外腔の展開

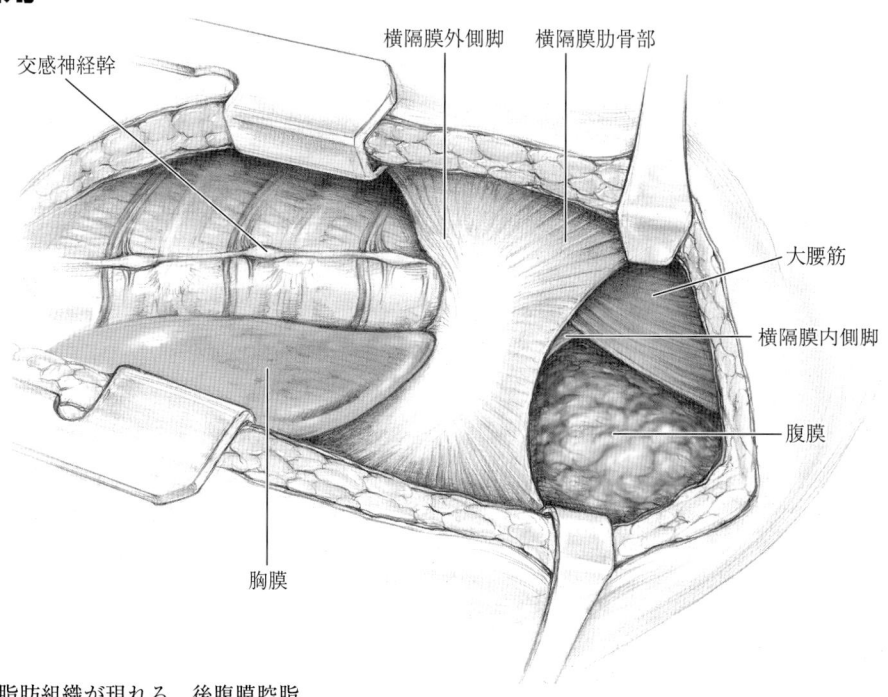

腹膜外腔へ進入すると，後腹膜腔脂肪組織が現れる．後腹膜腔脂肪は腎とともに薄い筋膜様膜で包まれている．後腹膜腔を鈍的に剝離し，腹膜を前方に避けると横隔膜と大腰筋が露出する．この状態で横隔膜が中隔となって胸膜外腔と腹膜外腔が展開される．

7　横隔膜の切離

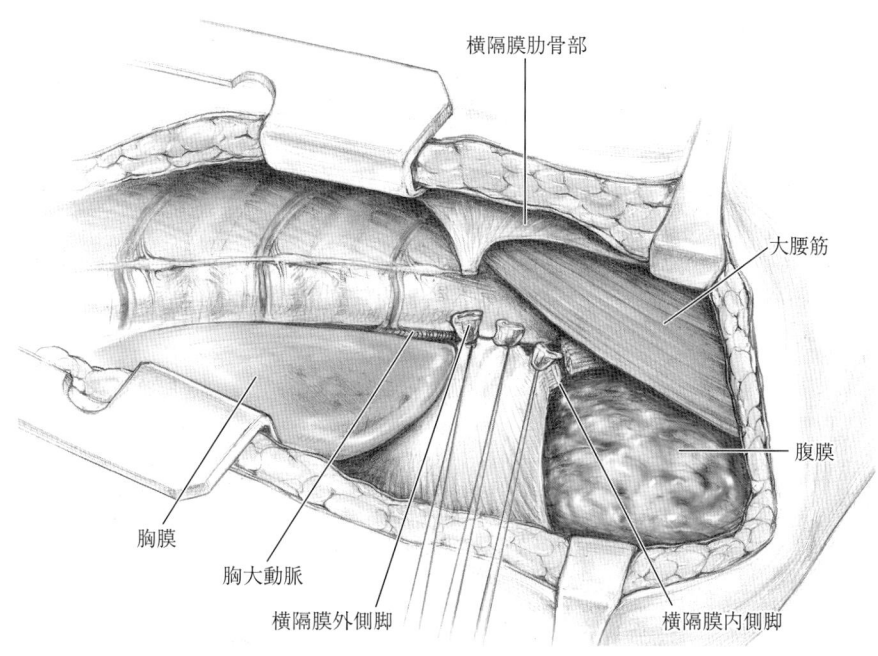

胸膜外腔と腹膜外腔の中隔をなしている横隔膜肋骨部を十分に展開し，肋骨付着部で鋭切する．切離した横隔膜の断端は結紮し，前方へ牽引しておく．ついで横隔膜の後方の外側脚を結紮切離し，外側脚前方で椎体前面に連絡する内側脚も結紮切離する．この状態で胸膜外腔と腹膜外腔は完全に交通する．

8　胸腰椎移行部椎体の展開

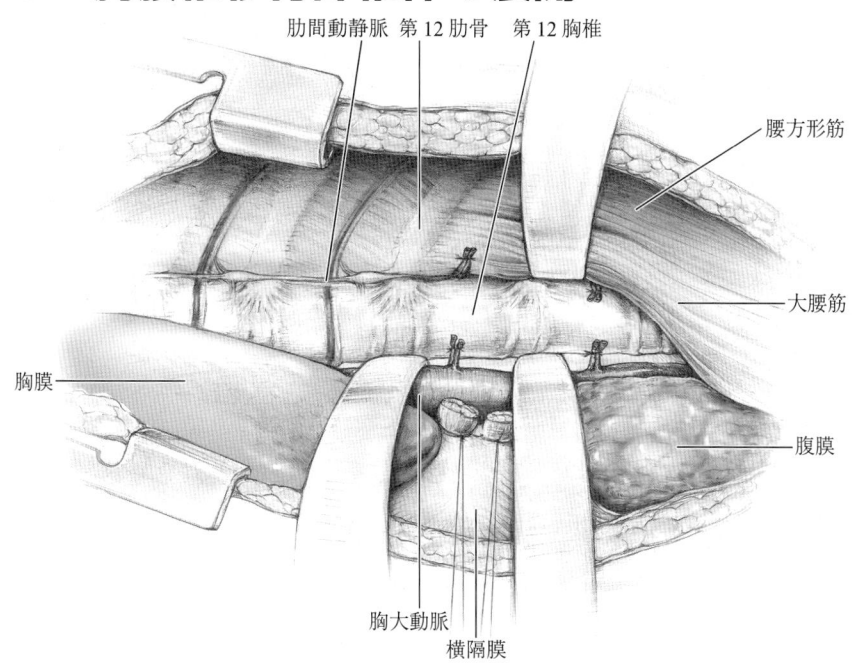

椎体の側方展開には，大腰筋を前縁から後方へ剥離する必要がある．大腰筋の剥離は椎間高位で鋭的に行うと展開が容易である．分節動静脈は結紮切離しておく．

3. 腰仙椎

腰仙椎

Anterior and Antero-lateral Approach to Middle and Lower Lumbar Spine and Lumbosacral Spine

里 見 和 彦

───(進入可能範囲)───────────────────────────────
L_1椎体〜仙椎

───(適応となる疾患)─────────────────────────────
①腰椎椎間板ヘルニア，②腰椎椎間板症，③腰椎変性すべり症，④腰椎分離症（分離すべり症），⑤腰仙椎腫瘍（原発性，転移性），⑥腰仙椎脊椎炎（結核性，化膿性など），⑦腰仙椎外傷（骨折，脱臼）

───(手術術式)─────────────────────────────────
前方固定術→①，②，③，④　　　　前方除圧・固定術→①，⑤，⑥，⑦
椎体摘出・固定術→⑤，⑥，⑦　　　前側方除圧・固定術→①，⑤，⑥，⑦

手術のコツと留意点

① 手術体位と皮切の選択

前側方進入法では健側下の側臥位とし，腰椎部の下に枕を入れ，いわゆるジャックナイフ位とする．その際，術中に容易にX線写真が撮れることと，骨移植時にはジャックナイフ位を水平位に変換できることを確認しておく．皮切は第12肋骨に沿い腸骨の前上腸骨棘の前方に達するように加えるが，やや長めにしたほうが採骨時腸骨上に新しい皮切を加えなくてすむ．

L_5/S間の正中進入法では臍より下の縦皮切でよいが，$L_{4/5}$間では臍上から臍の左を弓状に回る皮切を加える．正中法では，術後の静脈血栓を予防するため，両下肢を弾力包帯で圧迫固定しておく．また，同血栓は左側にできやすいので，腸骨の採取は可能なら右側から行う．なお，すべり症では腰椎の後屈位でより整復位に近づくので，術中に腰部の伸展ができるようにしておくとよい．

② 前側方進入法のコツ

第12肋骨の骨膜剝離後，骨膜を切離するが，中枢部は肋膜に接していることがあるので，同肋膜を損傷しないように注意深く処置することが肝要である．椎体に達するには，腸腰筋を縦に裂いて進入するが，周囲の腸骨鼡径神経や，腸骨下腹神経を損傷しないよう留意する．腸腰筋の前縁から進入するときは，交感神経叢を損傷しやすいので注意が必要である．

③ 正中進入法のコツ

　半環状線より下腹部外側で腹横筋膜を剥離すると，後腹膜外腔に達する．その後腹直筋後鞘と腹膜間を内方まで剥離し，できるだけ内側で後鞘を切離する．$L_{3/4}$間，$L_{4/5}$間の展開では，血管束を左に交感神経叢を右に圧排する．1椎間の処置では，分節腰動静脈は切離しないでも十分に展開できることが多い．各方向ともツッペルを用いて鈍的に剥離するが，椎間板にメスを入れる前に，内側では静脈が確実に剥離されているか確認する必要がある．L_5/S間の展開でも，静脈を確実に剥離しておくことが大切である．いずれの高位の展開においても止血に際しては，交感神経叢を保護する意味からもバイポーラコアギュレーターを用いることが肝要である．

1　手術体位と皮切の選択

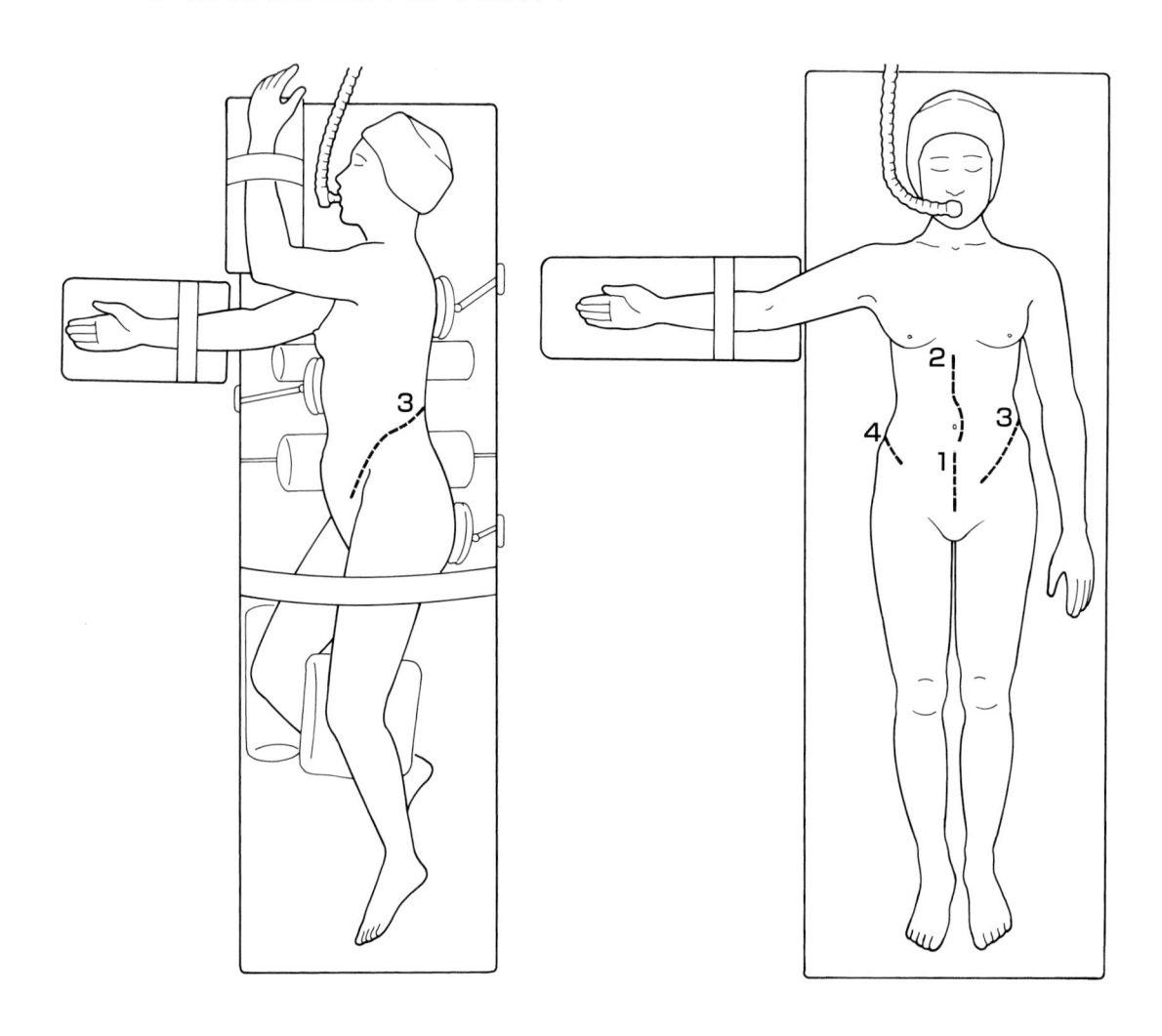

L_5/S間の展開には1を，L_3〜L_5展開には2を，L_1〜L_4展開には3の皮切を用いる．正中法の腸骨採取は原則として右から行う（4）．

2　腹筋の解剖

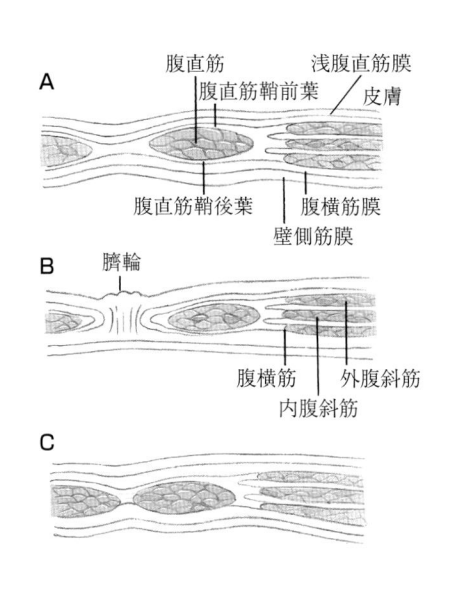

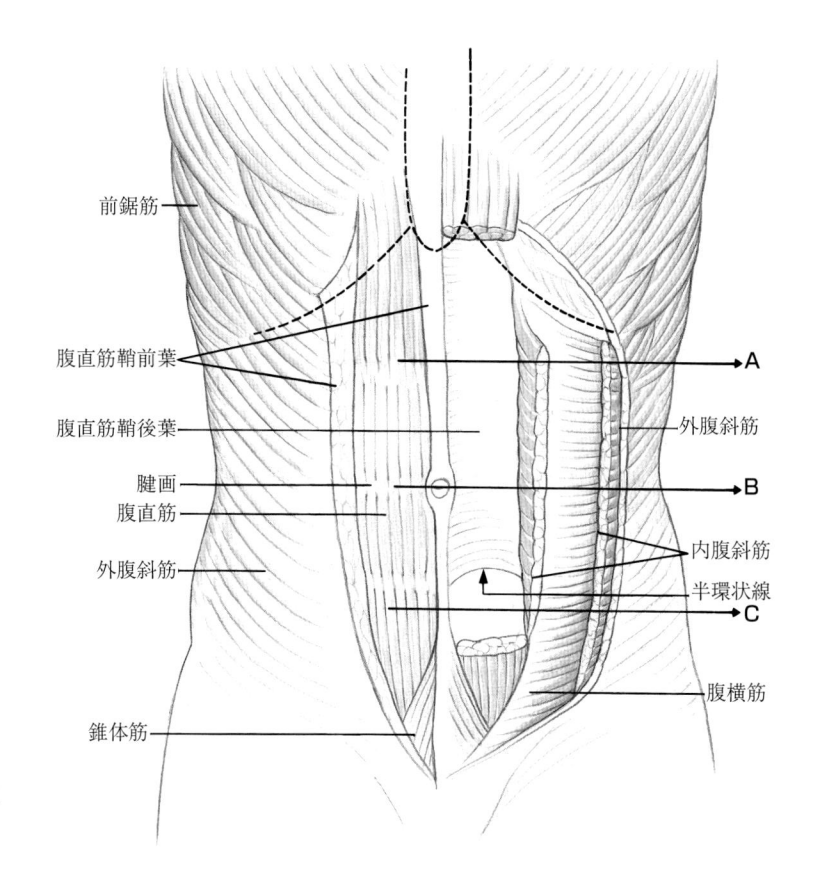

A
- 腹直筋
- 腹直筋鞘前葉
- 浅腹直筋膜
- 皮膚
- 腹直筋鞘後葉
- 腹横筋膜
- 壁側筋膜

B
- 臍輪
- 腹横筋
- 外腹斜筋
- 内腹斜筋

C

（右図ラベル）
- 前鋸筋
- 腹直筋鞘前葉
- 腹直筋鞘後葉
- 腱画
- 腹直筋
- 外腹斜筋
- 錐体筋
- 外腹斜筋
- 内腹斜筋
- 半環状線
- 腹横筋
- →A
- →B
- →C

　腹直筋後鞘（その下端が半環状線）は下腹部にはない．腹横筋膜は非常に薄く，腹膜と区別がつきにくい組織である．

3　腹部の血管と尿管の走行

（ラベル）
- T_{12}
- L_1
- 腎臓
- 精巣（卵巣）静脈
- 精巣（卵巣）動脈
- 総腸骨動脈
- 総腸骨静脈
- 仙椎
- 尿管
- 膀胱

　下腹部では，腹部大動脈は大静脈の左前方に位置している．左右腸骨動静脈の分岐部はL_5椎体高位であることが多いが，個人差がある．交感神経叢は椎体の左側方から総腸骨動静脈の上に広く分布している．後腹膜進入法では，尿管は腹膜について内方に移動するので，普通は確認する必要はない．精巣（卵巣）動静脈は，大血管周囲を剥離しない限り視野には現れない．

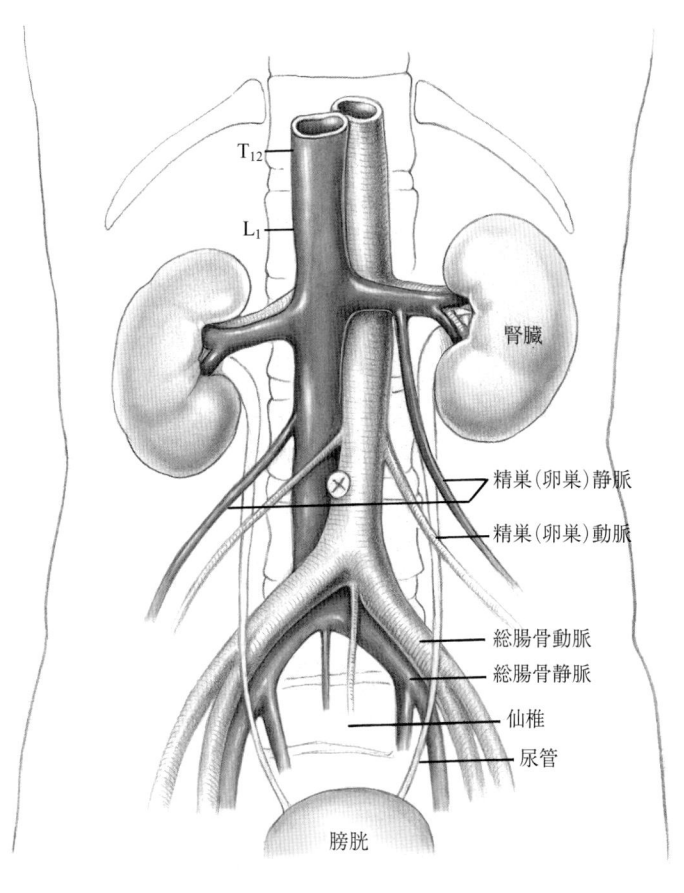

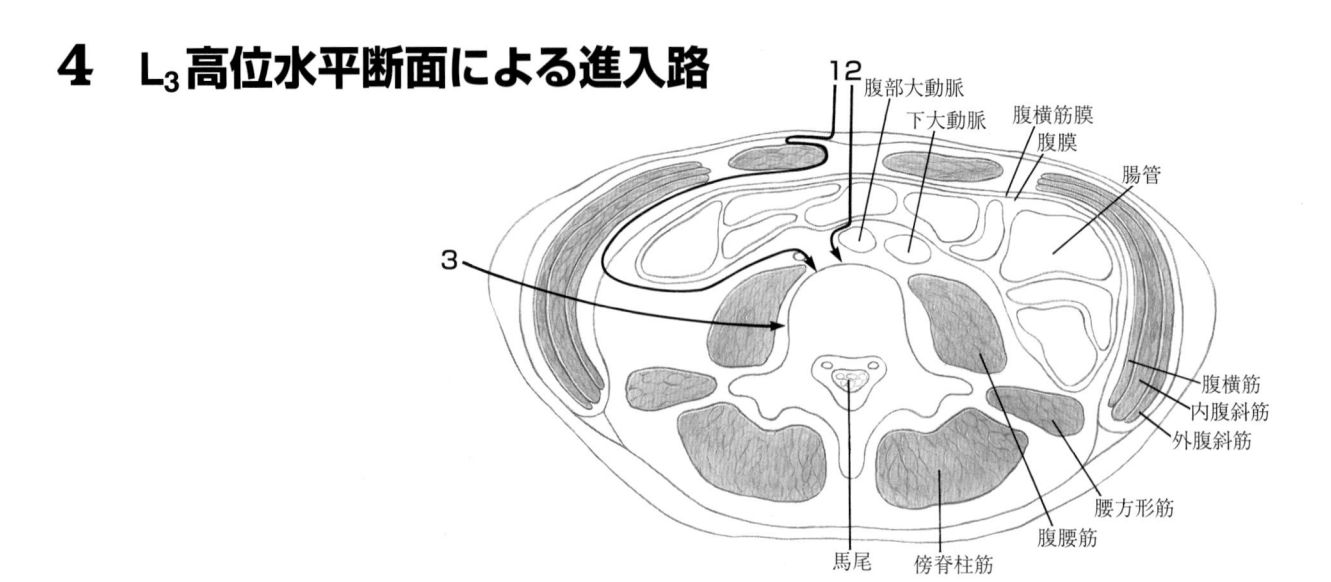

4 L₃高位水平断面による進入路

1：正中腹膜外経路法：腹横筋膜を外方で切離し腹膜外に達する．
2：正中経腹膜路法：腹膜の後壁を血管束の前方で切離する．
3：前側方腹膜外経路法：皮切直下で外・内腹斜筋，腹横筋を切離して後腹膜外腔に達する．腸腰筋の中央を分け，椎体側方に達する．

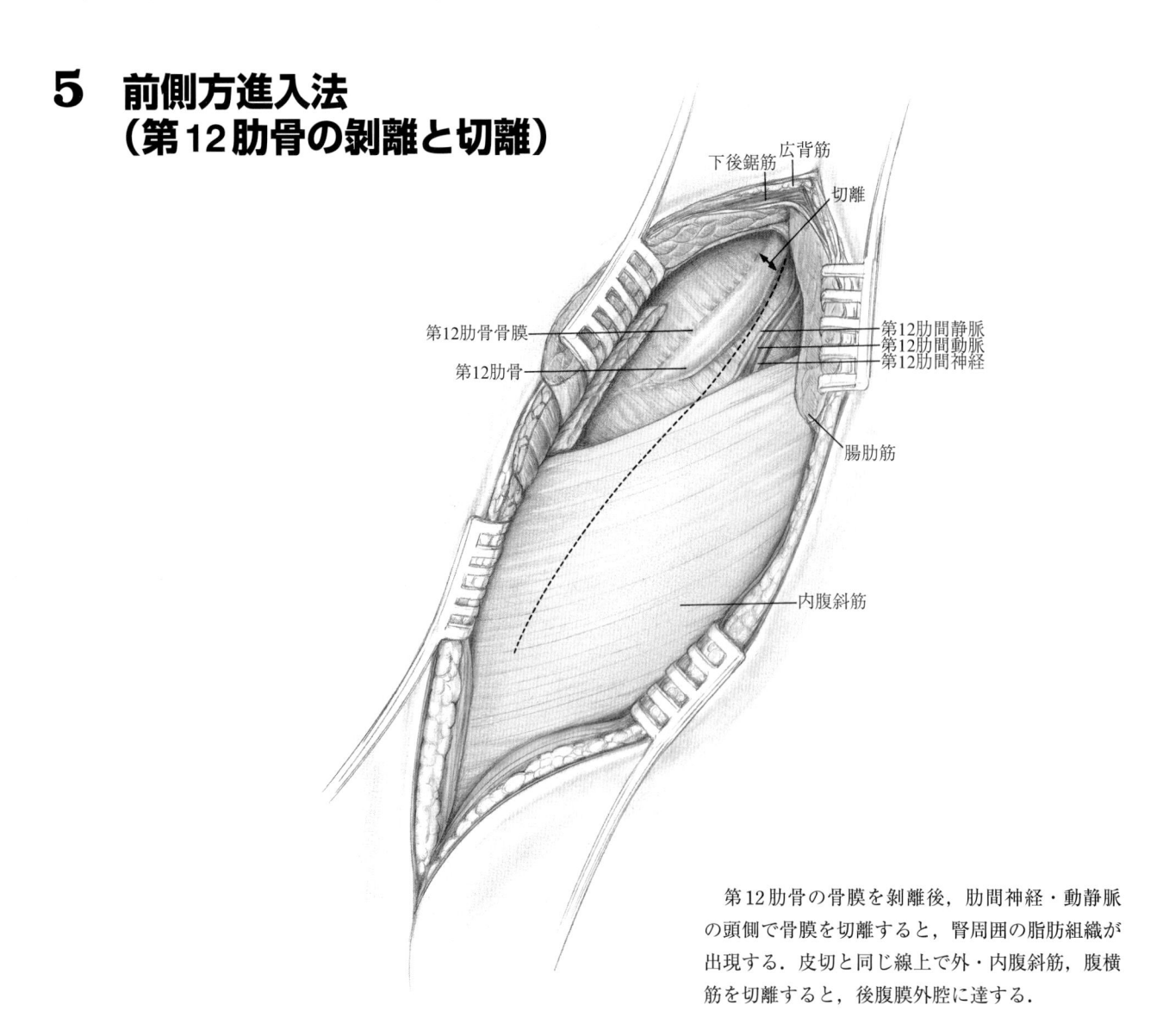

5 前側方進入法（第12肋骨の剥離と切離）

第12肋骨の骨膜を剥離後，肋間神経・動静脈の頭側で骨膜を切離すると，腎周囲の脂肪組織が出現する．皮切と同じ線上で外・内腹斜筋，腹横筋を切離すると，後腹膜外腔に達する．

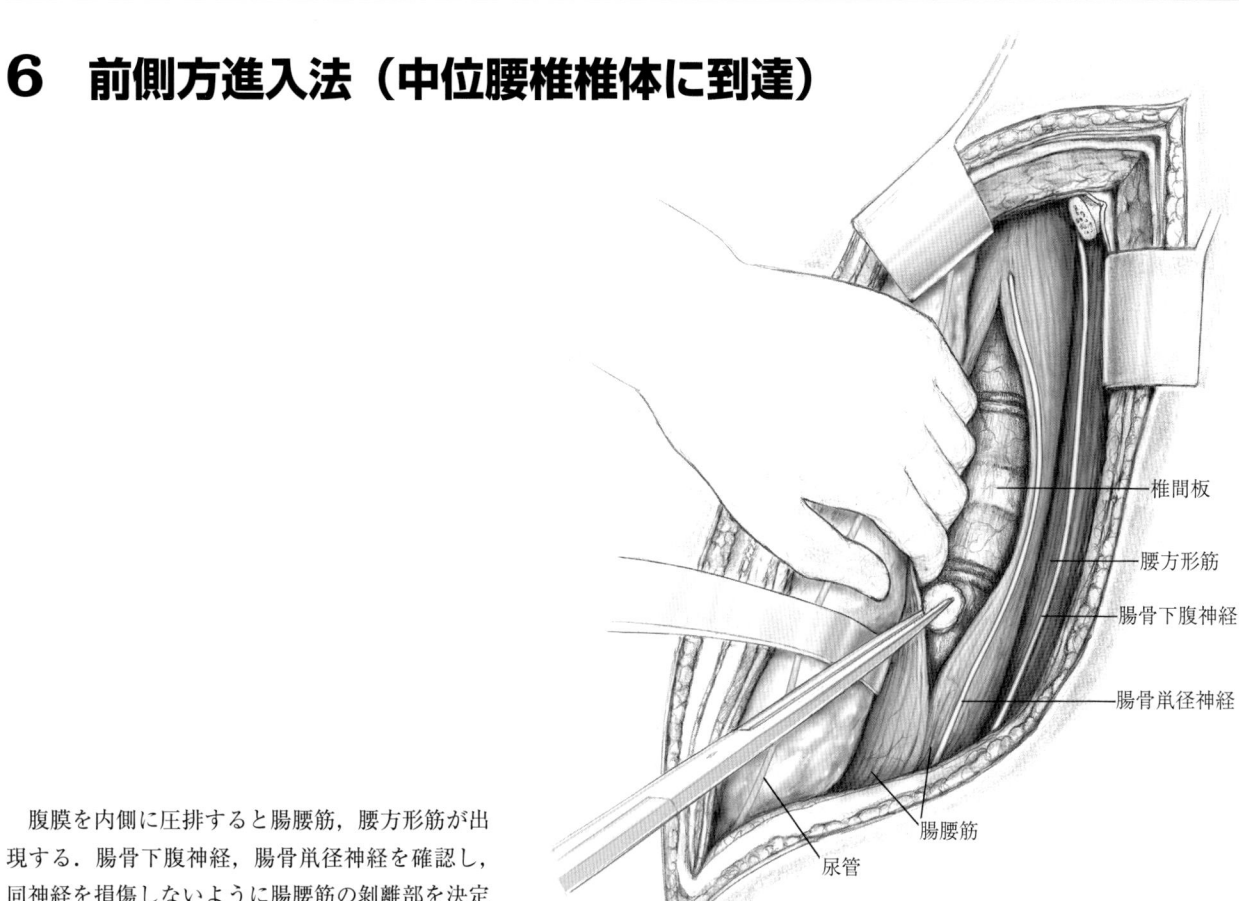

6　前側方進入法（中位腰椎椎体に到達）

腹膜を内側に圧排すると腸腰筋，腰方形筋が出現する．腸骨下腹神経，腸骨鼡径神経を確認し，同神経を損傷しないように腸腰筋の剥離部を決定する．同筋を縦に裂くと腰椎の側方に達し，必要に応じて腰動静脈を結紮切離する．

椎間板
腰方形筋
腸骨下腹神経
腸骨鼡径神経
腸腰筋
尿管

7　正中進入法（腹直筋後鞘の切離）

半環状線の外側のやや下方を剥離すると，腹横筋膜が切離され後腹膜外腔に達する．腸腰筋に達することを確認する．腹直筋後鞘下面から腹膜をツッペルで内方に向かって剥離する．腹膜が剥離されていることを確認しながら後鞘をハサミで少しずつ切離する．なるべく内側で切離したほうが椎体部の展開が容易になるが，あまり内側に行くと腹膜が薄くなり損傷しやすくなる．腹膜を損傷すると腸管が出てくるが，損傷部の周囲を十分に剥離後，腹膜損傷部を縫合すればよい．一連の操作を通じて筋弛緩を十分に効かせ，腹圧が高まらないよう麻酔医の協力が必要である．

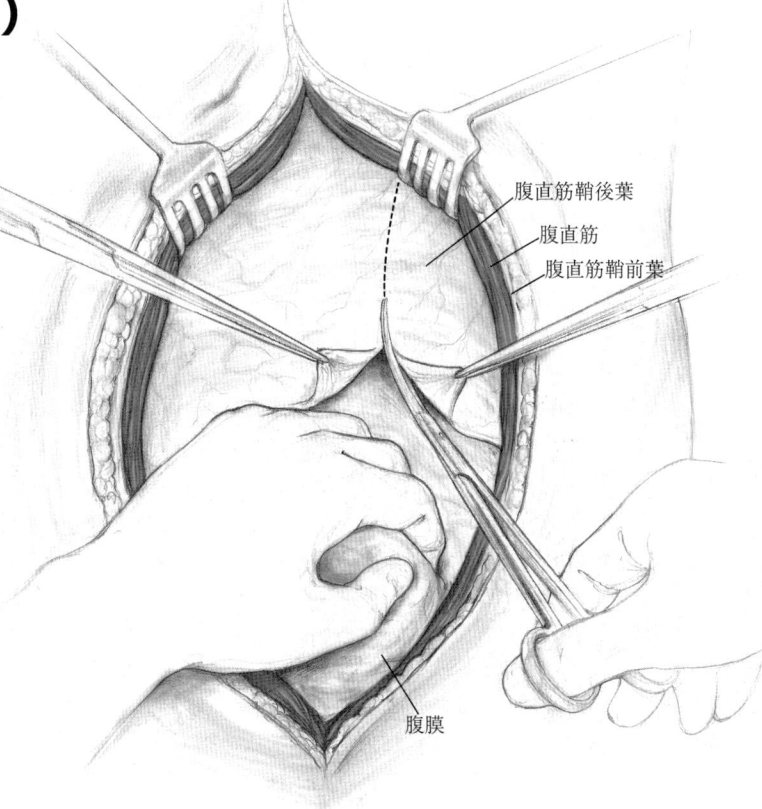

腹直筋鞘後葉
腹直筋
腹直筋鞘前葉
腹膜

8 正中進入法（L₃〜L₅間に到達）

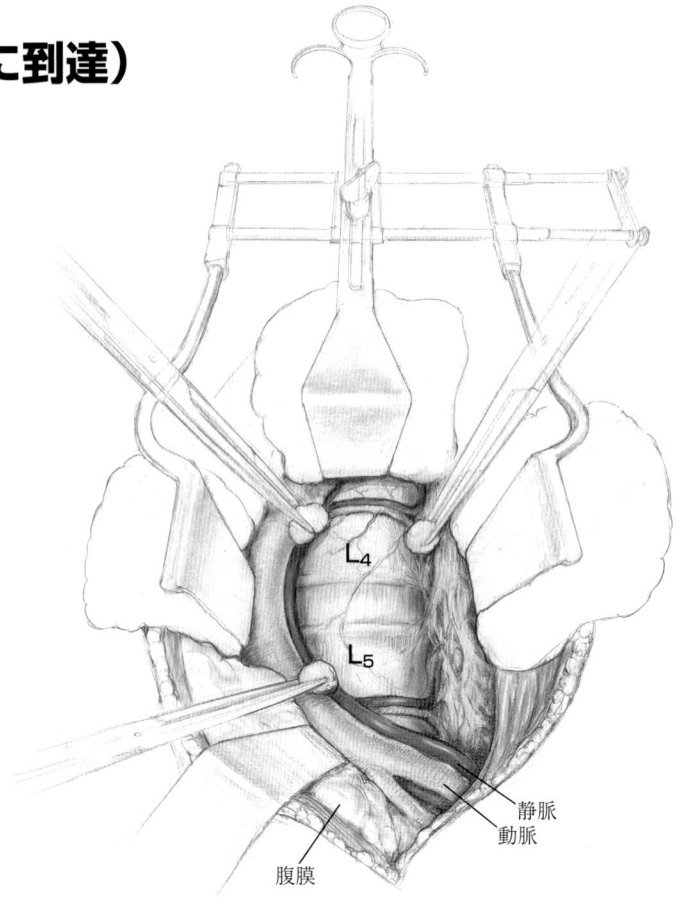

腹部大動脈と腸腰筋の間から椎体側縁に達し，ツッペルを用いて動静脈を内側へ剥離する．外側には交感神経叢があるので椎間板から鈍的に剥離し，外側に圧排し損傷を最小限にするよう努める．L₄/₅間の展開では，左総腸骨静脈が椎間を斜めに走ることが多いので，静脈の緊張をみながら，あまり右方へ圧排しないよう留意する．

静脈
動脈
腹膜

9 正中進入法（L₅/S間に到達）

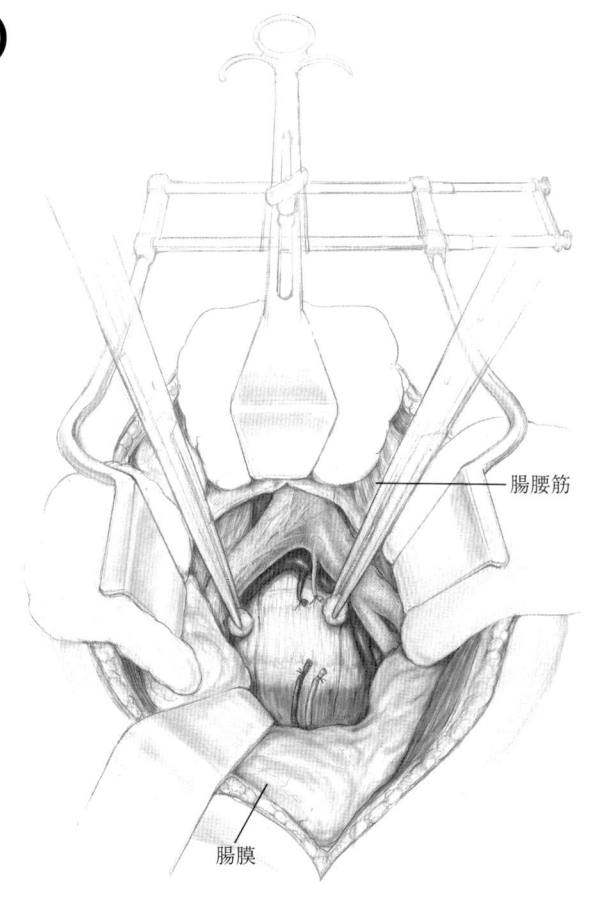

左右総腸骨動静脈分岐部の末梢から椎間に達するが（L₅/S間は仙椎胛部と呼ばれ，前方突出として触知できる），特に静脈と脊椎との剥離に注意を払い，静脈を損傷しないようにつとめる．また椎間前面には交感神経叢が分布しているので，鈍的に剥離し，止血はバイポーラコアギュレーターを用いて行う．すべり症例では椎間が特に狭くなっている．椎間に達するには正中仙骨動静脈を結紮切離する．

腸腰筋
腹膜

3．脊髄進入法

1）後正中溝進入法

Trans-sulcal Approach into the Spinal Cord

三井公彦　清水　曉

手術の留意点とコツ

① 脊髄手術の器械

脊髄内の手術では，脳手術のマイクロ器械よりもさらに小さい道具が必要である．先端0.2mmの双極摂子，0.5～1mm幅の剝離子，微小鉤摂子，最小剪刀などである．軟膜牽引のための眼科用クレンメ鉗子（重さ3g程度）8～10個，綿が脊髄に癒着しないような合成繊維製の糸つき綿，白内障手術用の円刃メス，ビーバーメスなどを用意する．

② 硬膜切開

硬膜の切開は髄外腫瘍などと同様の操作を行う．

③ 脊髄背側の後正中溝の確認

腫大した脊髄では後正中溝の視認は困難である．手術顕微鏡の拡大率を上げ，正常側から観察を始める．両側の後根入口部を指標に正中の見当をつける．脊髄背側の正中に縦方向に走る微細な溝が後正中溝である．後正中溝から出てくる細い溝静脈が良い指標となる．腫大部では溝が消失しても，点々と確認される溝静脈をつたうとかろうじてわかる．腫瘍血管は太い静脈となって必ず後正中溝から導出するので，有力な指標である．

④ 後脊髄静脈の処理

脊髄背側には後脊髄静脈が走行しているので，これを処理する．一般にはこれらの静脈を凝固しているが，後脊髄静脈を凝固していて突然脊髄電位が消失したことがある．以来，脊髄の静脈灌流を維持するために，脊髄上を走行する静脈は可能な限り温存するようにしている．太い静脈で後正中溝と交差しているものは正中上から移動する．太い静脈は外層軟膜と所々で疎に結合しているので，静脈下を剝離すると翻転可能である．やむなく正中上で静脈を切断する場合には，流出経路が残るように切離部位を考える．

⑤ 外層軟膜の切開

外層軟膜の切開は円刃のメスを用いる．マイクロ用のビーバーメス，眼科の白内障のメスなどを用いている．脊髄腫大部から離れた正常脊髄から後正中溝の展開を始める．外層軟膜に小切開を加えると，直下に内層軟膜に覆われた脊髄が確認される．後正中溝に沿って外層軟膜下に剝離子を挿入し，剪刀で切開する．溝静脈はあらかじめ最小の凝固設定で凝固する．吸引管は脊髄を吸引しないように吸引力を低く設定する．

⑥ 後正中溝の展開

後正中溝を展開すると左右の内壁に溝静脈が次々に出現する．この溝静脈を認めると，後正中溝内にある良い指標になる．次の深さに進入するときには，静脈に沿って剝離子を進め，そこから頭尾側方向に剝離を広げる．後正中溝の壁は脳と同じ薄い内層軟膜で形成されている．これを破って脊髄内に入ると，脊髄実質がねとっと剝離子にまとわりつく感じになるので，脊髄内に入ったと分かる．

左右への牽引が不要なときには吊り上げ鉗子をゆるめる．外層軟膜を硬膜に縫合し展開

を維持する方法（stay suture）が推奨されているが，牽引法に比べ自由度が少ないと思う．過度の吊り上げ牽引による後索障害は脊髄電位で観察する限り，ない．左右への展開を維持するために開創部に綿状の小塊をはさむこともよい．

この方法では脊髄実質自体の切開は行われない．したがって，後正中溝の頭尾側方向への展開は，必要最小限にしようと無理するよりも，十分な視野が取れるように展開したほうがかえって脊髄の損傷が少ない．

⑦ 交連部の切開

ここが後正中溝最深部とわかる良い指標はない．なんとなく剥離しにくくなったところが交連部と思われ，脊髄生検はここで行う．さらに切離を進めると前正中裂に入り，前正中中隔が出現する．前正中中隔の先端からは中心血管が脊髄に分岐するので，損傷しないようにする．中心動脈と静脈はペアになって中隔膜に覆われているので，索状に触れる．

⑧ 腫瘍境界の剥離

正常側脊髄から後正中溝に進入すると，溝静脈が太くなり，数が増えてくる．これらは腫瘍静脈であり，まもなく褐色のグリオーシスにあたる．これを剥離すると腫瘍境界が出てくる．境界面には中心静脈関連と思われる腫瘍血管が走行している．周囲の剥離を繰り返すと腫瘍の頭尾側端に索状組織が出現する．前正中中隔である．

⑨ 前正中中隔

前正中中隔からは中心動脈が脊髄に流入している．これは同時に腫瘍の栄養血管でもある．中隔からの出血に対し，中隔を奥まで凝固すると中心血管まで凝固する恐れがある．前正中中隔自体を切離すると中心血管を切断することになるので，脊髄血行が絶たれることになる．

腫瘍摘出後に前正中裂内に中隔が隠れていると，脊髄前方実質が多く残っていることを示す指標である．他方，中隔が前正中裂から出ていると，残った脊髄実質が少ないということになり，予後を推察する指標となる．前方軟膜が露出すると予後不良である．

⑩ 後正中溝の再手術

左右の軟膜を縫合し後正中溝を合わせている場合の再手術では，後正中溝はグリオーシスで埋まっているので，剥離子での展開は容易である．再手術は躊躇しないほうがよい．

後正中溝を展開したままの症例で再手術する場合には，表面はグリオーシスで被われていて，一見オリエンテーションが得られない．しかし，正常側から後正中溝を展開し，溝静脈，前正中中隔を指標にすれば術野のオリエンテーションは可能である．

文　献

1) 小山素麿：脊髄・神経根のマイクロサージャーリー．南江堂，p 198, 2000.
2) 三井公彦：脊髄後正中中隔進入法の検討．脳神経外科 **15**：1273-1280, 1986.
3) Zhang Z, et al：The microvasculature of the spinal cord in the human adult. Neuropathology **17**：32-42, 1997.

1 脊髄軟膜血管の解剖

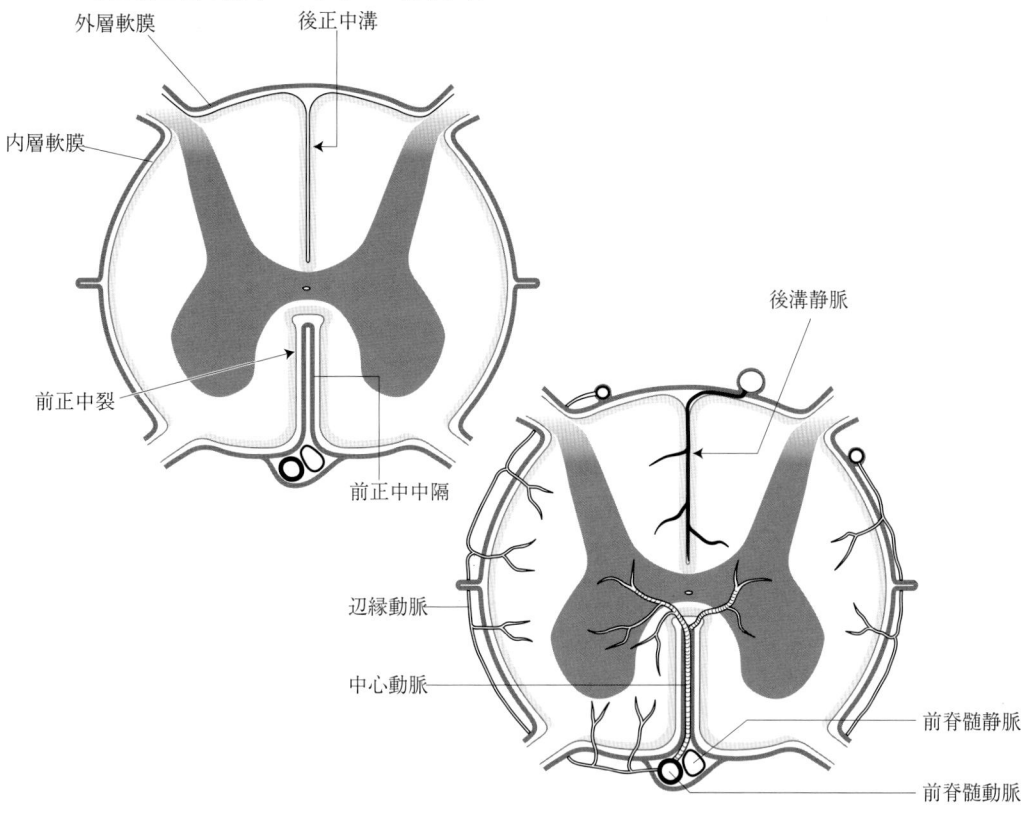

後正中溝進入法は，後正中溝を左右に展開するため脊髄実質の切開がない．また，内層軟膜，溝静脈，交連部，前正中裂などの解剖学的指標により，髄内での位置確認が可能である．

2 後正中溝の見分け方

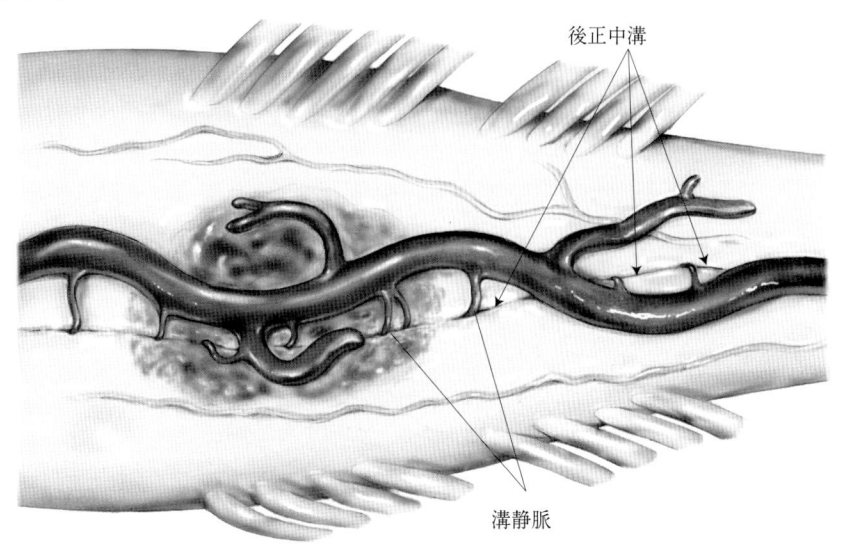

腫瘍が脊髄内の左右に偏在していると，後正中溝の走行も左右に偏向しているので注意する．頸髄では後正中溝の1〜2mm側方に中間溝があって，後索を二分している．

3　後脊髄静脈の処理

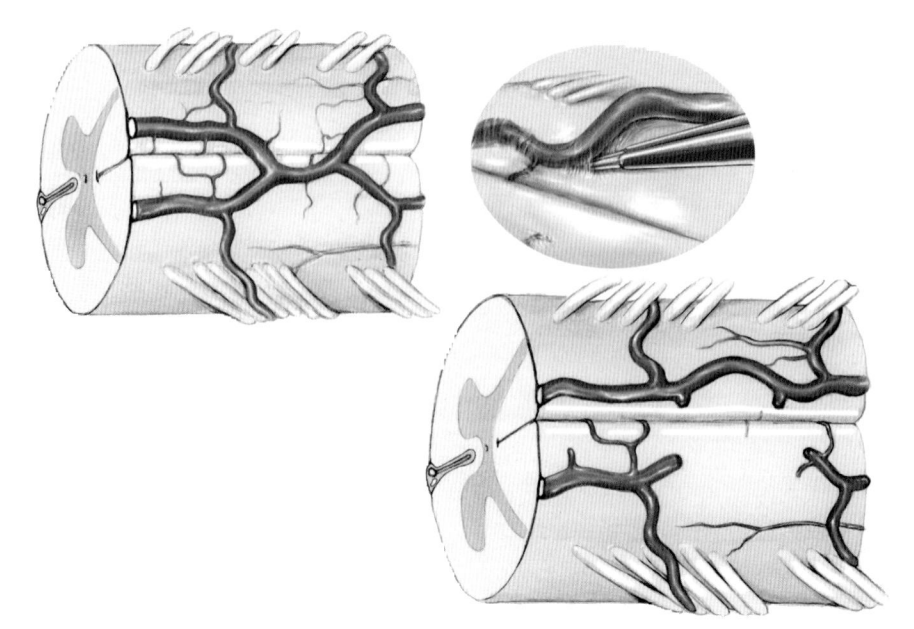

脊髄の静脈灌流を維持するために，脊髄上を走行する静脈は可能な限り温存する．やむなく正中上で静脈を切断する場合には，流出経路が残るように切離部位を考える．

4　後正中溝の展開

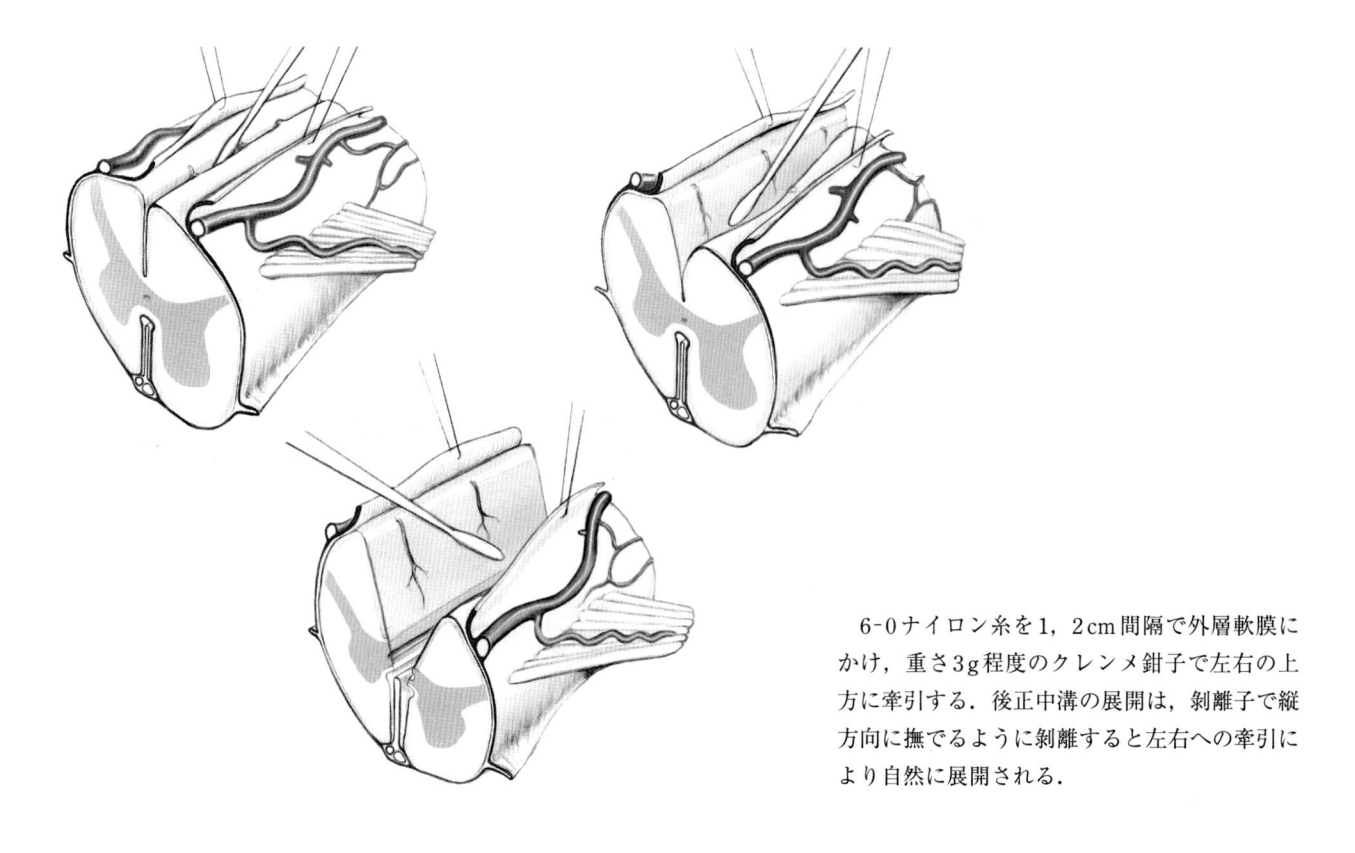

6-0ナイロン糸を1，2cm間隔で外層軟膜にかけ，重さ3g程度のクレンメ鉗子で左右の上方に牽引する．後正中溝の展開は，剥離子で縦方向に撫でるように剥離すると左右への牽引により自然に展開される．

5　髄内腫瘍の分離

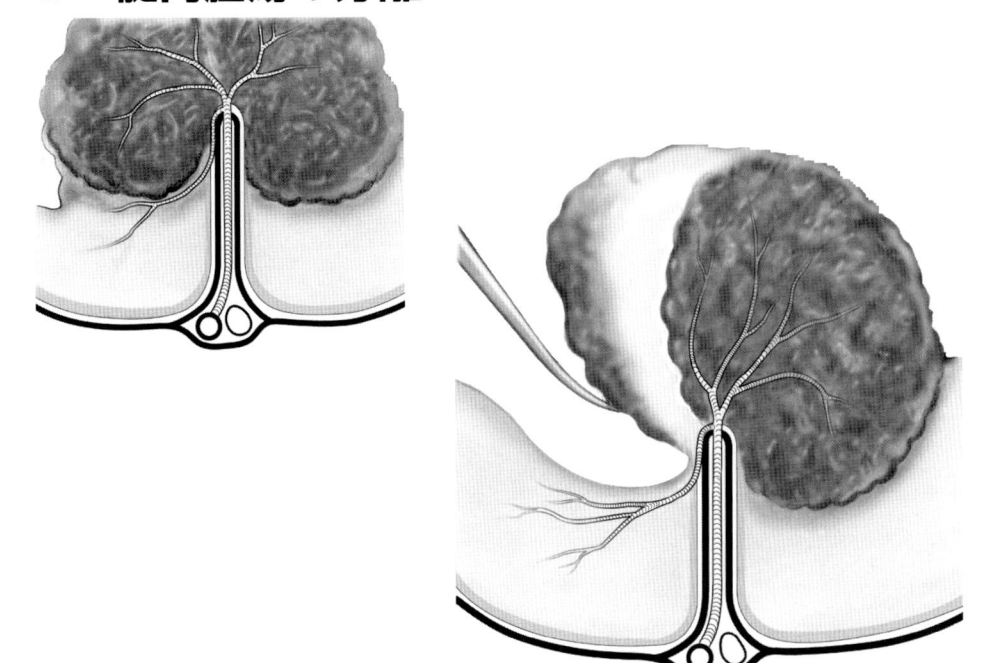

正常側脊髄から後正中溝に進入すると，腫瘍静脈が太くなり数も増えてくる．まもなく褐色のグリオーシスにあたり，これを剝離すると腫瘍境界が出てくる．

6　腫瘍血管の離断と脊髄血管の温存

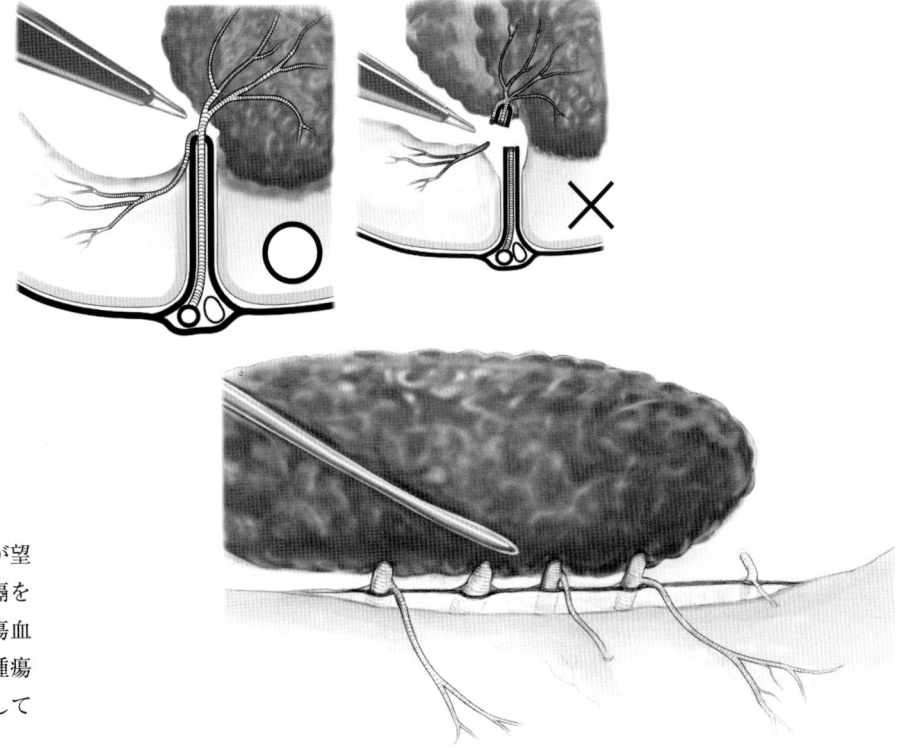

腫瘍血管のみ凝固切離することが望ましいが，通常，腫瘍は前正中中隔を巻き込んで発育しているため，腫瘍血管と脊髄血管の分離はできない．腫瘍を上方に牽引し，腫瘍中隔を剝離して腫瘍ぎりぎりで凝固切開する．

7　脊髄血管の離断

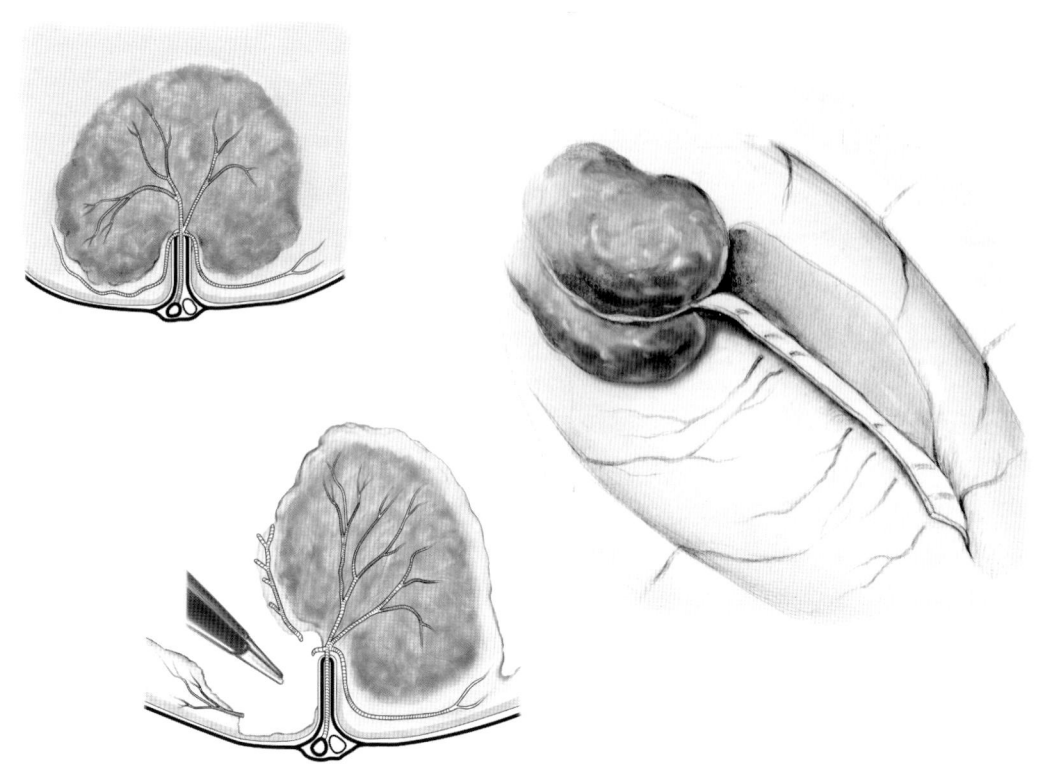

脊髄前方の軟膜が露出すると脊髄血管が切除されることになり，予後不良の危険信号である．

2）DREZ進入法

Dorsal Root Entry Zone Approach to the Spinal Cord

高橋　宏

適応となる疾患

　DREZはdorsal root entry zoneの略である．その範囲は① 後根糸中枢部，② Lissauer tract，③ 後角のRexed Ⅰ～Ⅴ層であるとされる．痛みの線維（細径線維）は末梢神経内では分散して走行し，脊髄内においてもさまざまの経路を上行する．しかしDREZである後根糸中枢部においては，これらの線維がいったん腹外側に集束する．この部をねらって効率的に痛み線維を破壊することがDREZ-otomyの目的の一つとなる．同時に痛覚に対し興奮性に働く後角後部，Lissauer tract内側の破壊も行う．また本術式では後根糸の後索側（内側）に存在するlemniscal fiber（痛覚を抑制する）の保存も目指している．本術式は元来髄節性頑痛が適応であるが，DREZ近傍の髄内腫瘍においても応用価値が高い．

DREZ進入による上位胸髄右側に存在する上衣腫の摘出

　本例ではT_1~T_3椎弓切除を行い，閉創に際し棘突起・棘間靱帯を再建した．十分な止血後，硬膜を開き左右傍脊柱筋層に縫合固定した．続いてくも膜を開け左右の硬膜に小クリップで固定する．脊髄背面を観察すると右胸髄部後根糸が術野正中部より出て，右椎間孔に向かっている．すなわち腫瘍が主として右脊髄に存在しているため，脊髄の右から左への回旋が起こり右DREZが術野正中に位置している．後正中裂は左側にシフトし正中経由の手術は困難である．また右DREZ周辺の軟膜は変色しており，直下の腫瘍の存在を示唆している．そこでまず尾側のT_4後根を福島プローベにてそっと上内側に引きつつ後根に接してそのすぐ外側軟膜を，薄刃のくも膜ナイフまたはマイクロ剪刀にて切開し，DREZを低出力でバイポーラにて凝固する．本操作を全範囲で後根外側および後外側溝に行いDREZをゆっくりと開く．最尾側では空洞が開きその頭側に腫瘍が出現した．脊髄の回旋のため，ほぼ正中進入と同じ視野が得られ，右側はもちろん，正中から左側寄りに存在する腫瘍も十分に視野に入った．後は通常の上衣腫手術の術式に従い腫瘍をほぼ全摘出した．

文　献
1) Sindou M：Microsurgical DREZotomy. *In*：Operative Neurosurgical Techniques, 4th Ed Vol 2, ed by Schmidek HH and Sweet WH, Grune Stratton, New York, pp 2445-2459, 2000.

3. 脊髄進入法

1

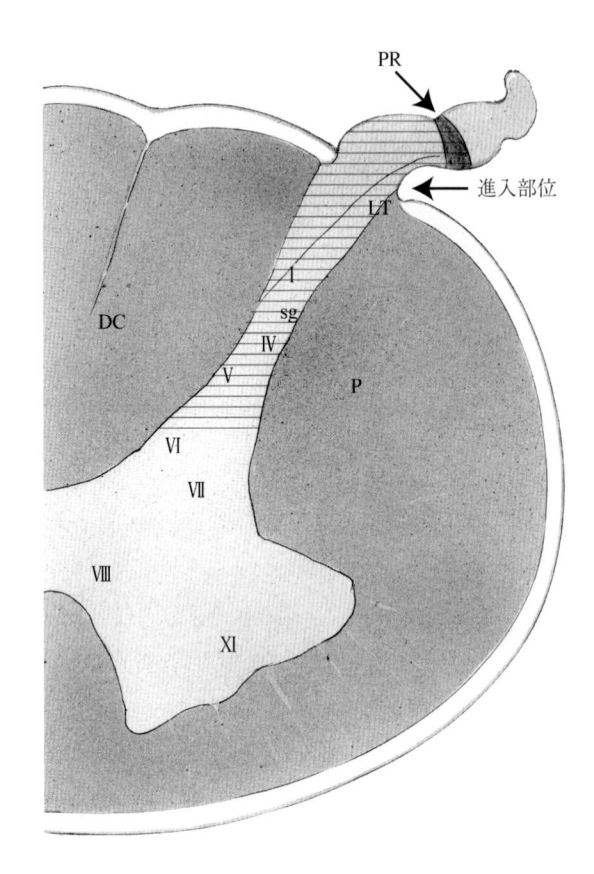

斜線：DREZotomyの部位
PR：pial ring
DC：後索
LT：Lissauer tract
Ⅰ：Ⅰ層
sg：膠様質
Ⅳ：Ⅳ層
Ⅴ：Ⅴ層
Ⅵ：Ⅵ層
P：錐体路

痛みの線維は後根糸の外腹側から脊髄に入る．後根外側の切開進入では痛覚線維とmyotatic fiberを犠牲にするが，痛覚を抑制するlemniscal fiberは保存される．

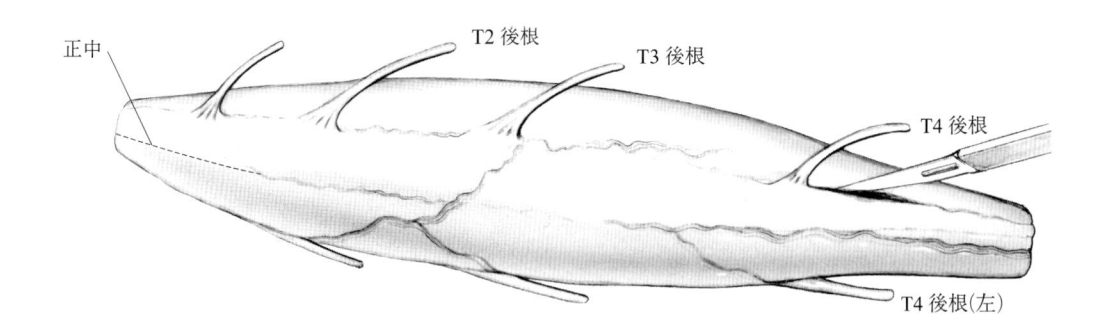

2

右$T_{1/2}$〜T_4高位に存在する上衣腫．脊髄の右から左への回旋のため，ほぼ正中に右後根が認められた．そこで，後根外側切開によりDREZに進入する．

2）DREZ進入法

3

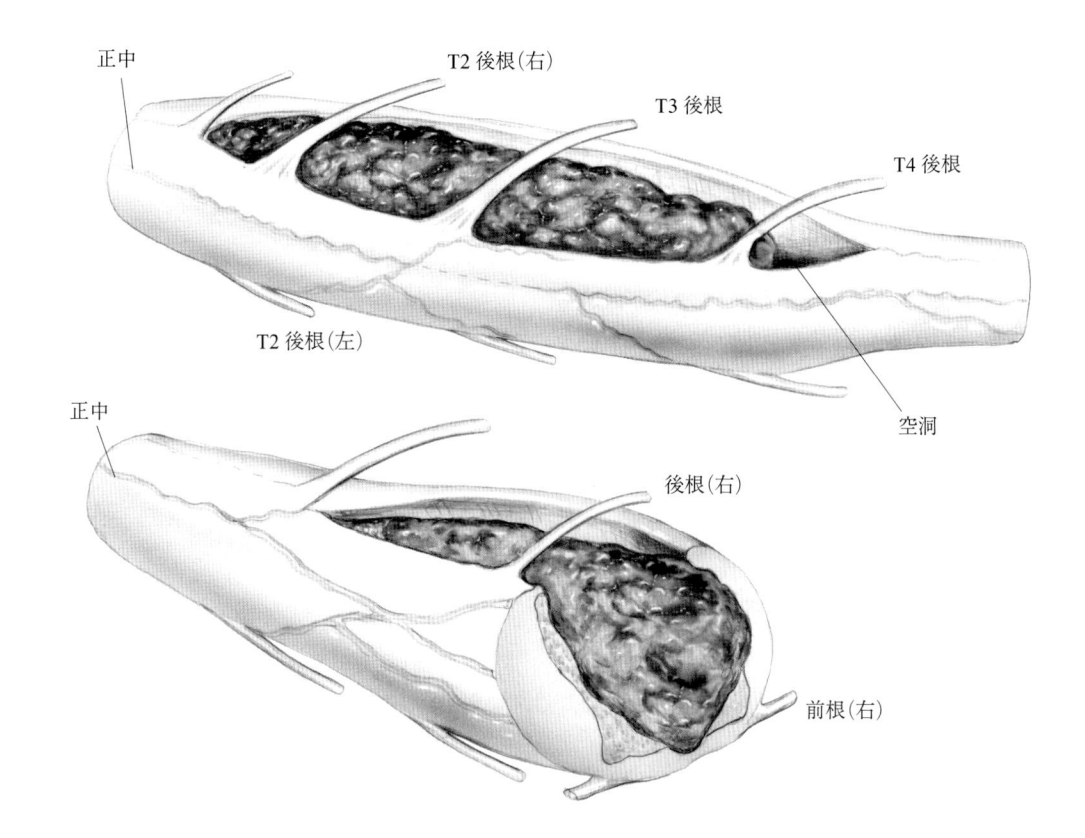

脊髄を開くと術野下部に空洞があり，その頭側に腫瘍が存在する．

II．脊椎手術

1．後方除圧・固定術

1. 頸　椎

1) 大後頭孔，上位頸椎部後方除圧および後頭・頸椎間固定術（Luqueロッドによる）

Posterior Decompression of the Upper Cervical Spine and Occipito-cervical Fusion using a Luque Rod

戸山芳昭

適応となる疾患

　大後頭孔〜上位頸椎部で以下のような外傷や疾患により脊柱管が狭窄し，後頭部〜頸部の局所症状や神経麻痺を伴う例，また，症状は軽度であるが画像所見で高度の脊椎不安定性を認める例やRA垂直脱臼進行例などに適応される．つまり本法は，外傷では歯突起骨折などによる整復不能な環軸関節脱臼やその他の陳旧性環軸関節脱臼骨折例などが，疾患では転移性腫瘍，RAなどの炎症やos odontoideum，Down症候群などの先天奇形に伴う整復困難な環軸関節脱臼，Arnold-Chiari奇形に伴う脊髄空洞症，環椎頭蓋癒合症などの上位頸椎奇形に伴う大後頭孔狭窄例などが，さらに一部の頭蓋底嵌入症などが適応となる．ただし，Chiari奇形や脊髄腫瘍では除圧や腫瘍摘出後に固定術を併用することは少ない．

手術の留意点とコツ

　後頭骨〜上位頸椎部への後方進入法と椎弓切除時の留意点については，Ⅰ章1-1-1）を参照されたいが，特に展開時には椎骨動脈と$C_{1/2}$外側の硬膜外静脈叢の損傷に注意する必要がある．

　除圧が終了したら後頭・頸椎間固定術に移る．本稿では後頭骨とC_2，C_3間のrectangular Luqueロッドによる後方固定術（short fusion）を紹介するが，転移性腫瘍やムチランス型ないし垂直脱臼型RAの場合には，Fan-shapedロッド（鈴木式）やRansford loopを用いた後頭・頸胸椎間固定術（long fusion）を適応することも多い．以下にLuqueロッドによる後頭・頸椎間後方固定術施行時の留意点を列記するが，使用するインストゥルメントには術後MRI撮像可能なチタン製を使用するとよい．

① 後頭骨ワイヤリング

　後頭骨の開窓はサージエアトームで行う．頭蓋では硬膜外脂肪組織がなく，頭蓋骨と硬膜は密に接しているため，その損傷に注意する．頭蓋骨の皮質内板に達したらダイアモンドバーを用い，決してスティールバーで行わないことが肝要である．小穴が開いたら薄刃ケリソンで5〜8mm大に開窓する．脳外科用クラニオトームを使用しても便利である．

② 頸椎椎弓下ワイヤリング

　C_2，C_3椎弓下ワイヤリングをLuque法と同様に慎重に行う．使用するワイヤーにはチタン製AtlasケーブルないしSongerワイヤーが便利である．

③ ロッドの装着

後頭骨と頸椎椎弓に適合するような角度に調節する．この後頭・頸椎間固定角度は中間位から軽度前屈位がよく，特に long fusion では留意すべき点である．

④ 骨移植法

転移性腫瘍やムチランス型RA例には骨セメントを使用するが，一般的には自家腸骨移植を原則とする．腸骨後方から後頭・頸椎間固定角度に適合する場所を選び，腸骨の2/3層を採取する．後頭骨中央部に骨溝を作製し，ここに移植骨をはめ込む．各ワイヤリングの残り部分を利用して，この移植骨を強く圧着固定し，さらに海綿骨細片を充填する．

1 後頭骨下縁と環椎後弓の切除

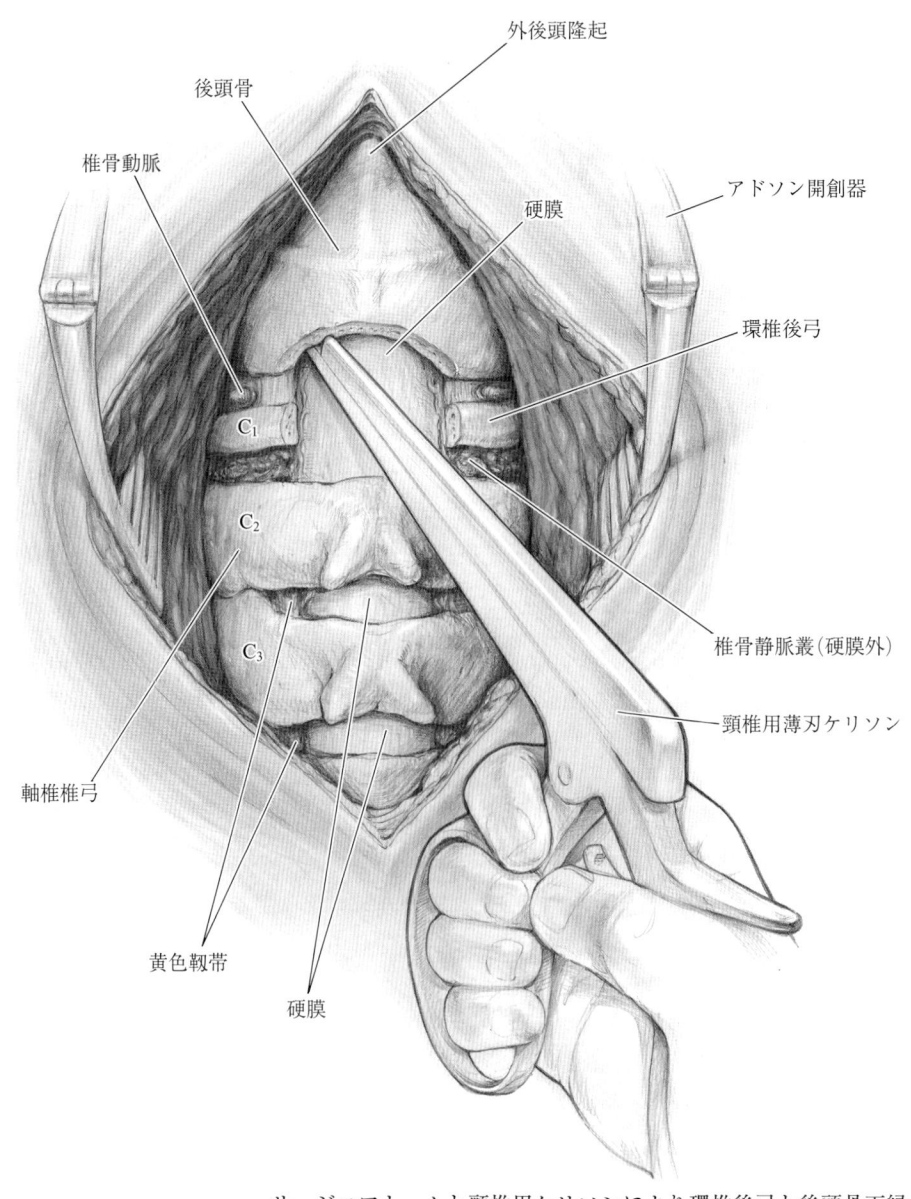

サージエアトームと頸椎用ケリソンにより環椎後弓と後頭骨下縁を切除し，大後頭孔〜上位頸椎部の後方除圧を行う．Chiari奇形の場合には，後頭骨を広範囲に除圧する必要がある．

2　後頭骨と椎弓へのワイヤリング操作

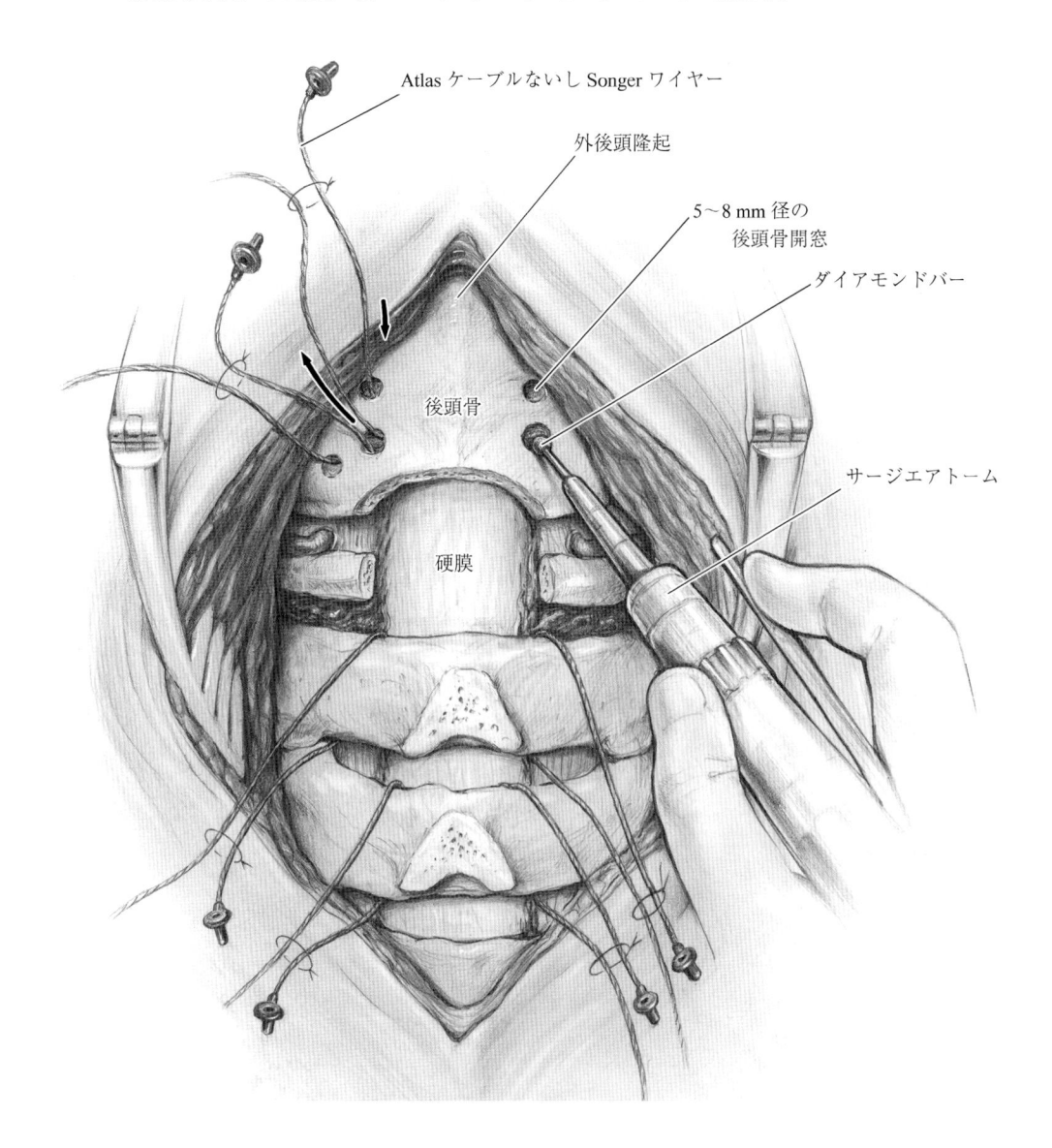

図中ラベル：
- Atlas ケーブルないし Songer ワイヤー
- 外後頭隆起
- 5〜8 mm 径の後頭骨開窓
- ダイアモンドバー
- 後頭骨
- サージエアトーム
- 硬膜

C_2，C_3 椎弓下ワイヤリングは，通常の Luque 法に準じて黄色靱帯を切除し慎重に行う．後頭骨への開窓はサージエアトームを用いて小穴を作製する．開窓は外後頭隆起より尾側で正中やや外側部に行い，横静脈洞と上矢状静脈洞が位置する外後頭隆起周辺には決して穿孔してはならない．これらを損傷すると止血不能な大出血をきたすこともある．また，頭蓋では骨と硬膜とが密に接しているため，皮質内板に達したらダイアモンドバーを使用し，その後は薄刃ケリソンで開窓して硬膜損傷にも十分注意する．硬膜は損傷しても閉創時にボーンワックスや Gelfoam® で蓋をしておけば問題はないが，ワイヤーが硬膜内に挿入されるため，好ましいことではない．後頭骨への固定力に不安のある場合には，さらに大後頭孔を通すワイヤリングを追加するとよい．

1. 後方除圧・固定術

3 Luqueロッドの装着

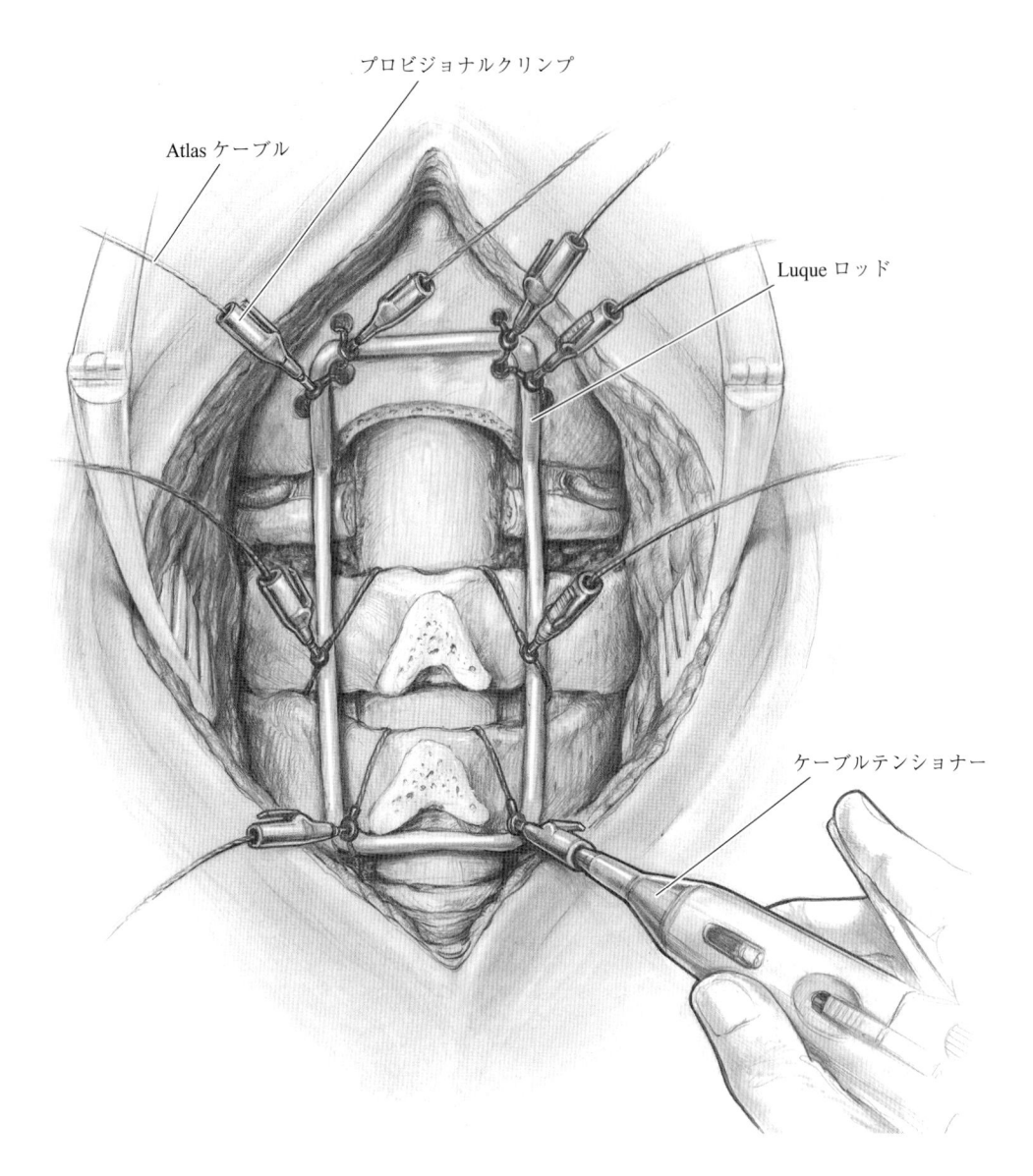

プロビジョナルクリンプ

Atlasケーブル

Luqueロッド

ケーブルテンショナー

　ワイヤーをケーブルテンショナーでLuqueロッドにプロビジョナルクリンプを用い仮固定する．その際，必ず術中に側面X線撮影を行い，ロッドを適した後頭・頸椎間固定角度に合わせ弯曲させておく．ロッドが後頭骨や頸椎によく適合し，固定角度も問題ないことをX線上で確認してから，ケーブルクリンパーでワイヤーを本固定する．

1) 大後頭孔，上位頸椎部後方除圧および後頭・頸椎間固定術（Luqueロッドによる）

4 骨移植母床の作製

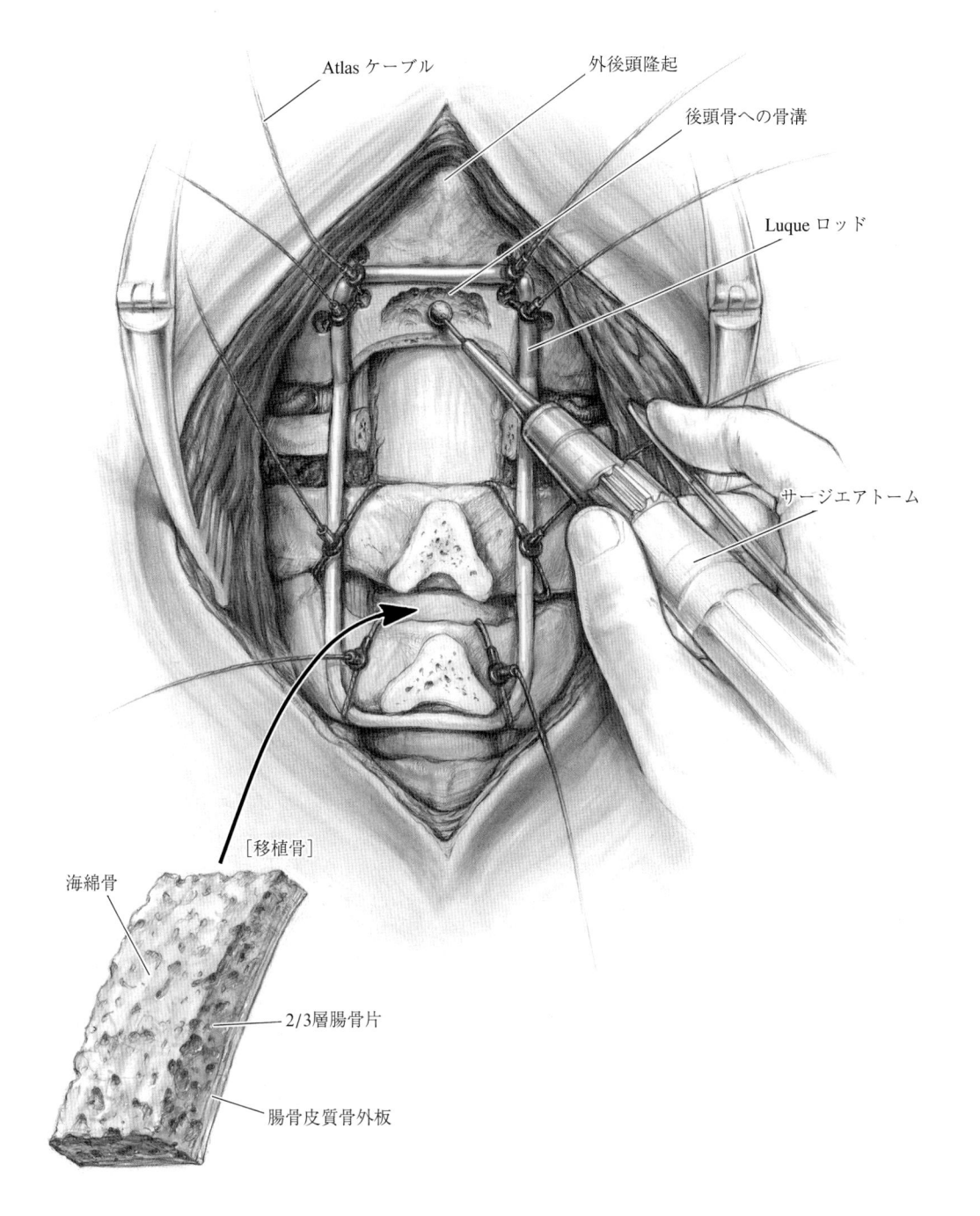

Atlasケーブル
外後頭隆起
後頭骨への骨溝
Luqueロッド
サージエアトーム

[移植骨]
海綿骨
2/3層腸骨片
腸骨皮質骨外板

サージエアトームで後頭骨正中部の皮質外板を削り込み移植母床を作製する．さらに頸椎部も棘突起基部から椎弓，椎間関節部まで十分にデコルチケーションを行う．骨移植として，後方から腸骨稜と皮質骨外板付きの2/3層腸骨片，および多量の海綿骨細片を採取する．

87

1. 後方除圧・固定術

5 骨移植-1（腸骨片移植）

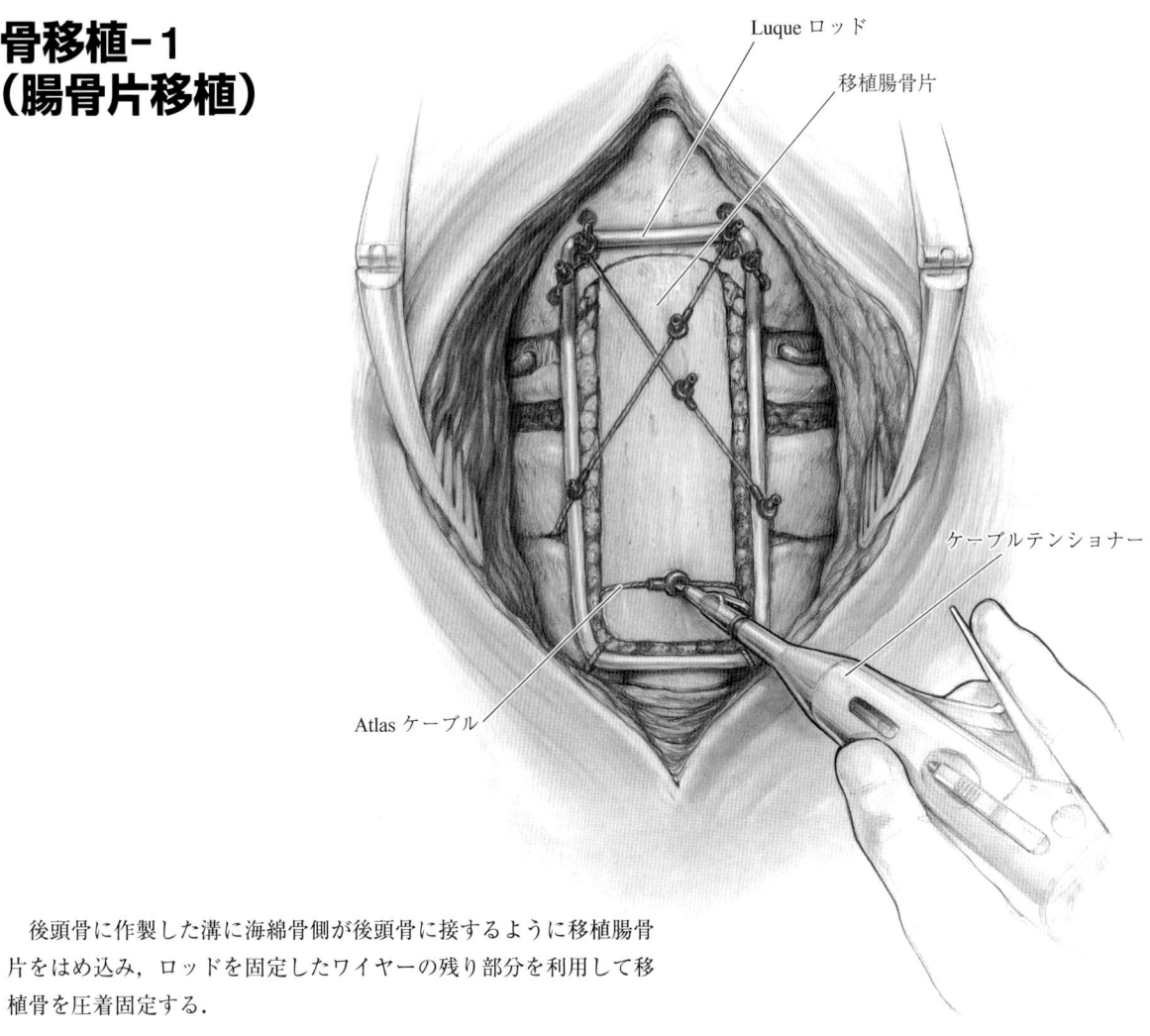

（図中ラベル：Luque ロッド／移植腸骨片／ケーブルテンショナー／Atlas ケーブル）

後頭骨に作製した溝に海綿骨側が後頭骨に接するように移植腸骨片をはめ込み，ロッドを固定したワイヤーの残り部分を利用して移植骨を圧着固定する．

6 骨移植-2（海綿骨細片の充填）

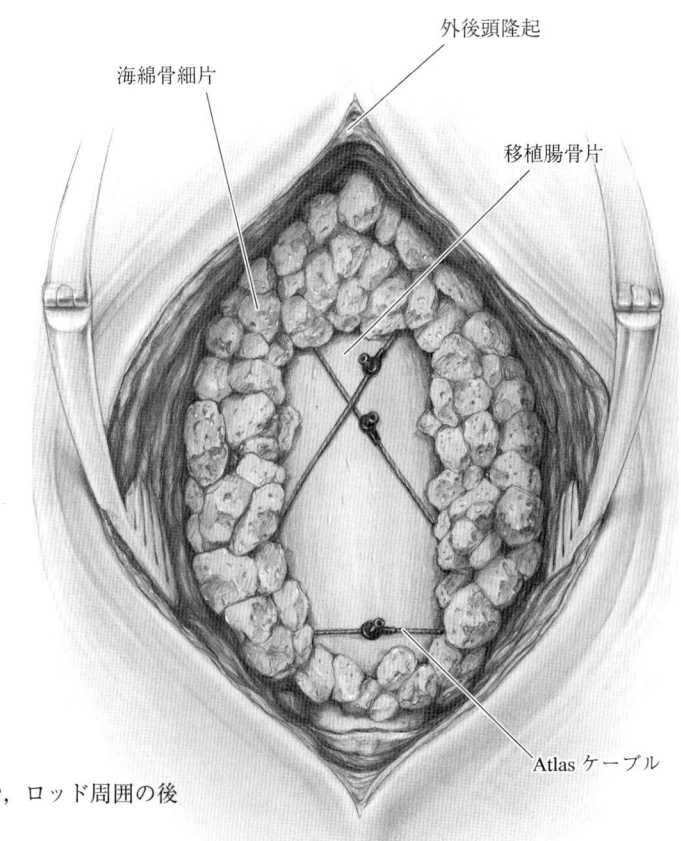

（図中ラベル：外後頭隆起／海綿骨細片／移植腸骨片／Atlas ケーブル）

さらに採取した海綿骨細片を，$C_{2/3}$椎間関節や，ロッド周囲の後頭骨と頸椎椎弓上に充填する．

88

2）環軸椎後方固定術──Magerl＋Brooks法

Posterior Atlanto-axial Fusion：Magerl and Brooks Technique

戸山芳昭　千葉一裕
松本守雄　小川　潤

適応となる疾患

　歯突起骨折後の偽関節や外傷性環軸関節脱臼，慢性関節リウマチ（RA）やos odontoideum, Down症候群などの先天奇形に伴う環軸関節脱臼で，術前ないし術中に整復可能な症例が適応となる．RAによる歯突起の骨折や高度破壊例，ないしos odontoideumのように歯突起が分離している例では，環軸椎が多方向に高度の不安定性を有するため，本法の最もよい適応である．

手術の留意点とコツ

① 手術体位とX線透視法

　本法は確実にスクリューを外側環軸関節内に貫通させることが大切である．このため，X線透視で歯突起と外側環軸関節が2方向から鮮明に撮影できるように，あらかじめセットしておく．これを可能にするには，特に正面で障害なく撮影可能な頭蓋固定器を選択すること（チタン製MayfieldやキャッチャーⅠマスク，L型の頭蓋固定器などを使用するとよい），および口腔内に包帯をつめて開口位にしておくことである．

② 環椎後弓下の展開

　小ラスパトリウムを使用し，環椎後弓下を骨膜下に剝離する．操作時には布鉗子で軸椎棘突起をつかみ，助手がこれを前方に押しつけて整復位を保持し，残余脊柱管前後径（SAC）を13mm以上確保してから剝離を行うと安全である．剝離を終えたら，デシャンを用いてワイヤーを誘導するための縫合糸を椎弓下に通しておく．

③ Magerl法-1（軸椎椎弓根の展開とスクリュー刺入路の作製）

　軸椎椎弓上縁を硬膜外静脈叢の損傷に注意しながら外側まで慎重に展開した後，さぐり棒で軸椎椎弓根内縁を脊柱管内から触知してスクリュー刺入時の指標とする．これにより，外側環軸関節を直接展開することなくスクリュー刺入が安全，確実に行える．まずエアトームで刺入部に小孔を開け，自家考案の頚椎用椎弓根プローブでX線透視下に確実なスクリュー刺入路を作製する．

④ Magerl法-2（ガイドワイヤー刺入とスクリュー固定）

　使用するスクリューは歯突起骨折とMagerl用に開発したチタン製cannulatedスクリュー（長さ36～46mm，2mm間隔，内径1.5mm-外径2.6mm，尖端ねじ山長12mm-ねじ山外径4.0mm）がよい．まずガイドワイヤーをX線透視下で正確に外側環軸関節内を貫通させ，環椎前弓中央を目標に刺入を進める．この際，軸椎棘突起をはさんだ布鉗子を用いて，助手が脱臼の整復と環軸椎間至適固定角度を保持する．至適角度は20°である．また，症例によりガイドワイヤーの刺入角度が深く手技に難渋することもあるが，環軸椎間角度を調節することで容易となる．ガイドワイヤーが正確に刺入されたことをX線透視で確認した後，適した長さのスクリューで固定する．

1. 後方除圧・固定術

⑤ Brooks法（骨移植とワイヤリング）

使用するワイヤーはチタン製Atlas doubleケーブルないしSongerワイヤーがよい．ワイヤリングは先に椎弓下に通しておいた縫合糸を利用して行う．椎弓をサージエアトームでデコルチケーションした後，移植骨を椎弓間にはめ込み，ワイヤー固定器で固定する．

著者らは最近チタン製のメッシュケージを考案し，椎弓間スペーサーとして使用している（J Neurosurgery, Vol 96, No 1, pp.127-130, 2002を参照）．

1 環軸椎部の展開

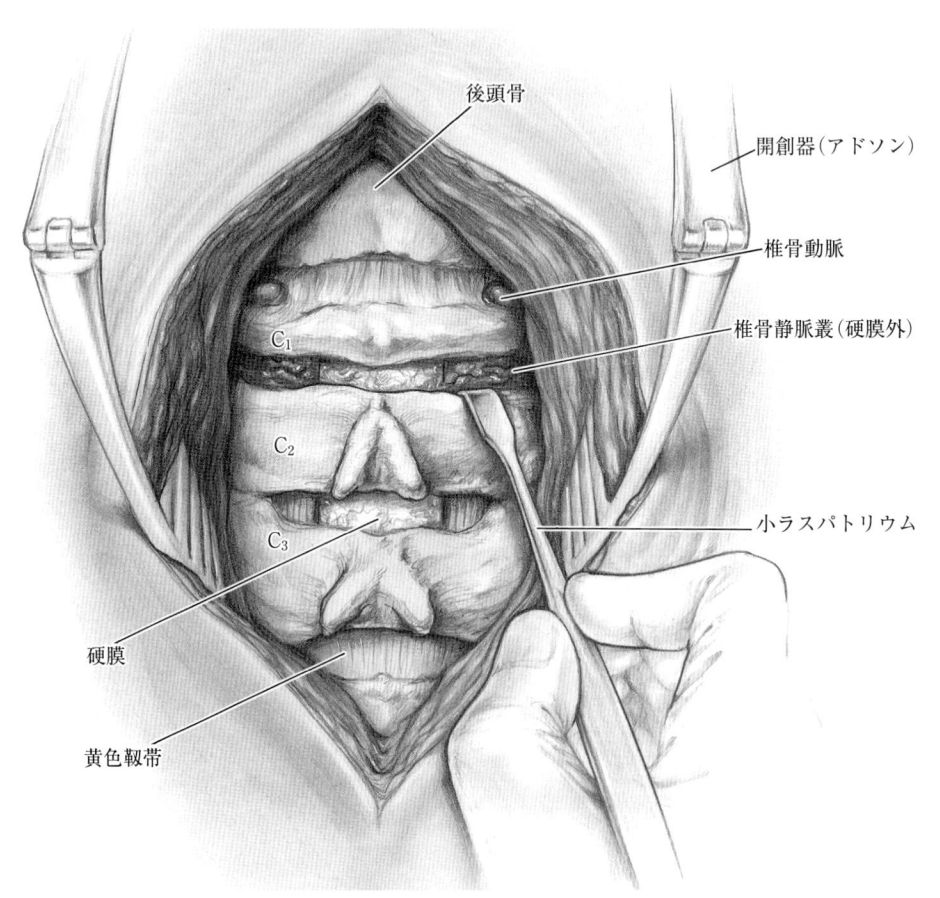

環軸椎部の展開では，小ラスパトリウムやプッシャーなどを使用し，外側部にある硬膜外静脈叢や椎骨動脈の損傷に十分注意して剝離を進める．

2）環軸椎後方固定術 Magerl＋Brooks法

2　椎弓下へのワイヤー誘導用縫合糸の挿入

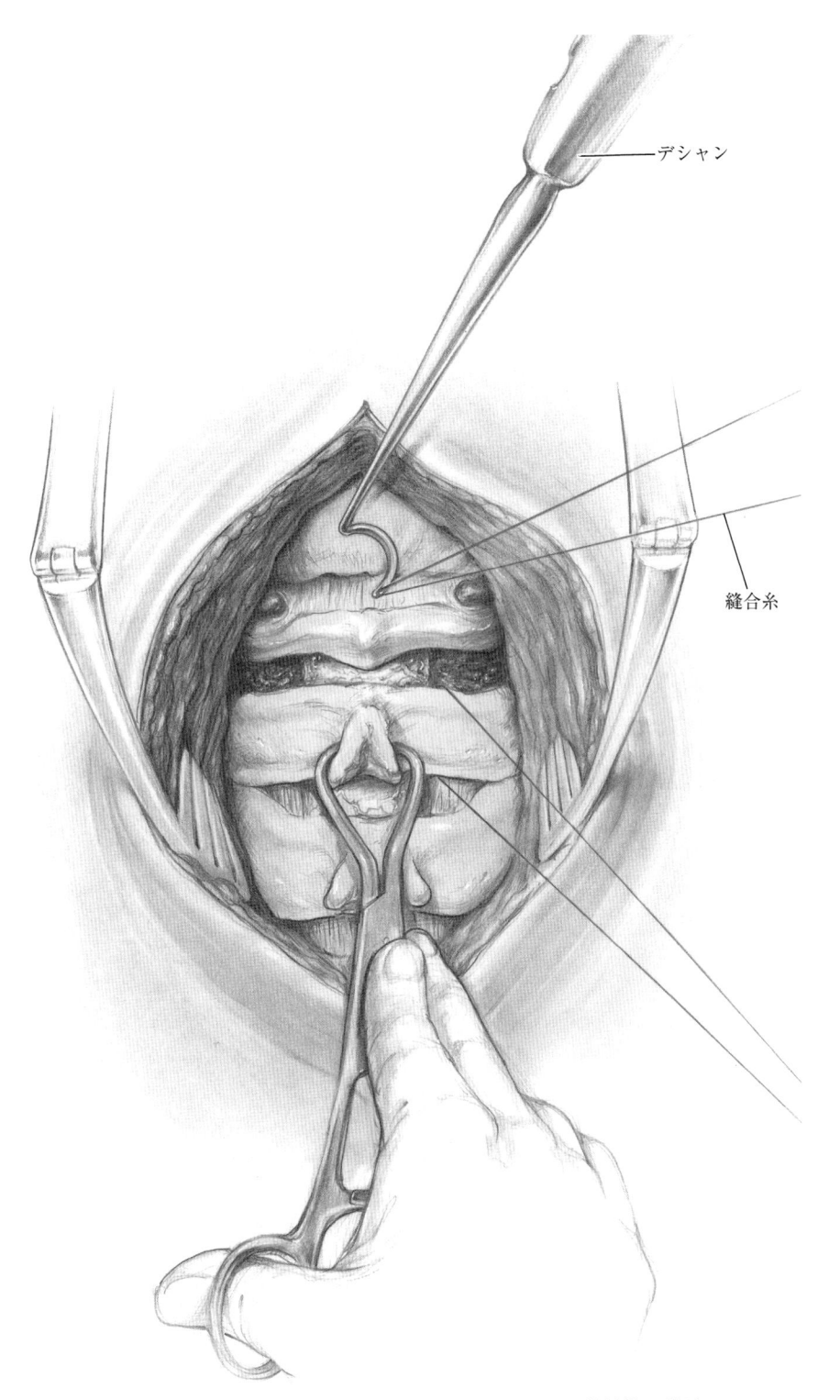

デシャン

縫合糸

環軸椎の椎弓下に，ワイヤー誘導用縫合糸をデシャンであらかじめ通しておく．環椎のワイヤリング時には，必ず軸椎棘突起にはさんだ布鉗子を助手が前方へ押し込み，脱臼を整復位にした位置で操作することが神経合併症発生の予防につながる．

91

3 軸椎椎弓根内縁の確認とスクリュー刺入路の作製

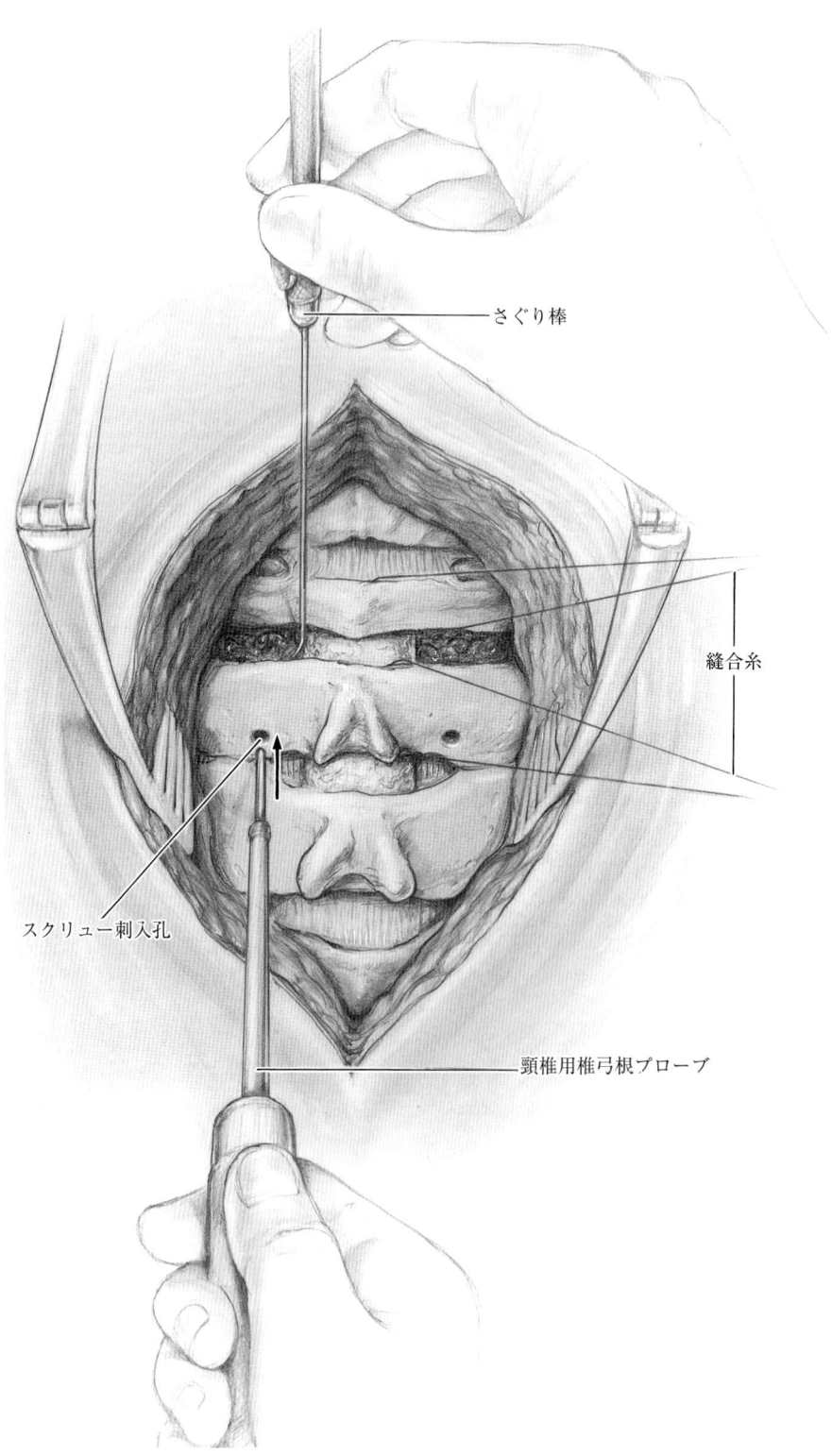

さぐり棒

縫合糸

スクリュー刺入孔

頸椎用椎弓根プローブ

さぐり棒を軸椎椎弓下上縁に引っかけ，これを外側に向かって進めると椎弓根内縁が触知できる．これがスクリュー刺入時の指標となり，外側環軸関節を展開することなく安全，確実にガイドワイヤーを椎弓根内に刺入できる．まず，さぐり棒よりやや外側で下関節突起尾側部にサージエアトームで小孔を開ける．次いで，頸椎用椎弓根プローブを用いX線透視下にスクリュー刺入路を作製する．

4 ガイドワイヤーの刺入とcannulatedスクリューによる外側環軸関節固定

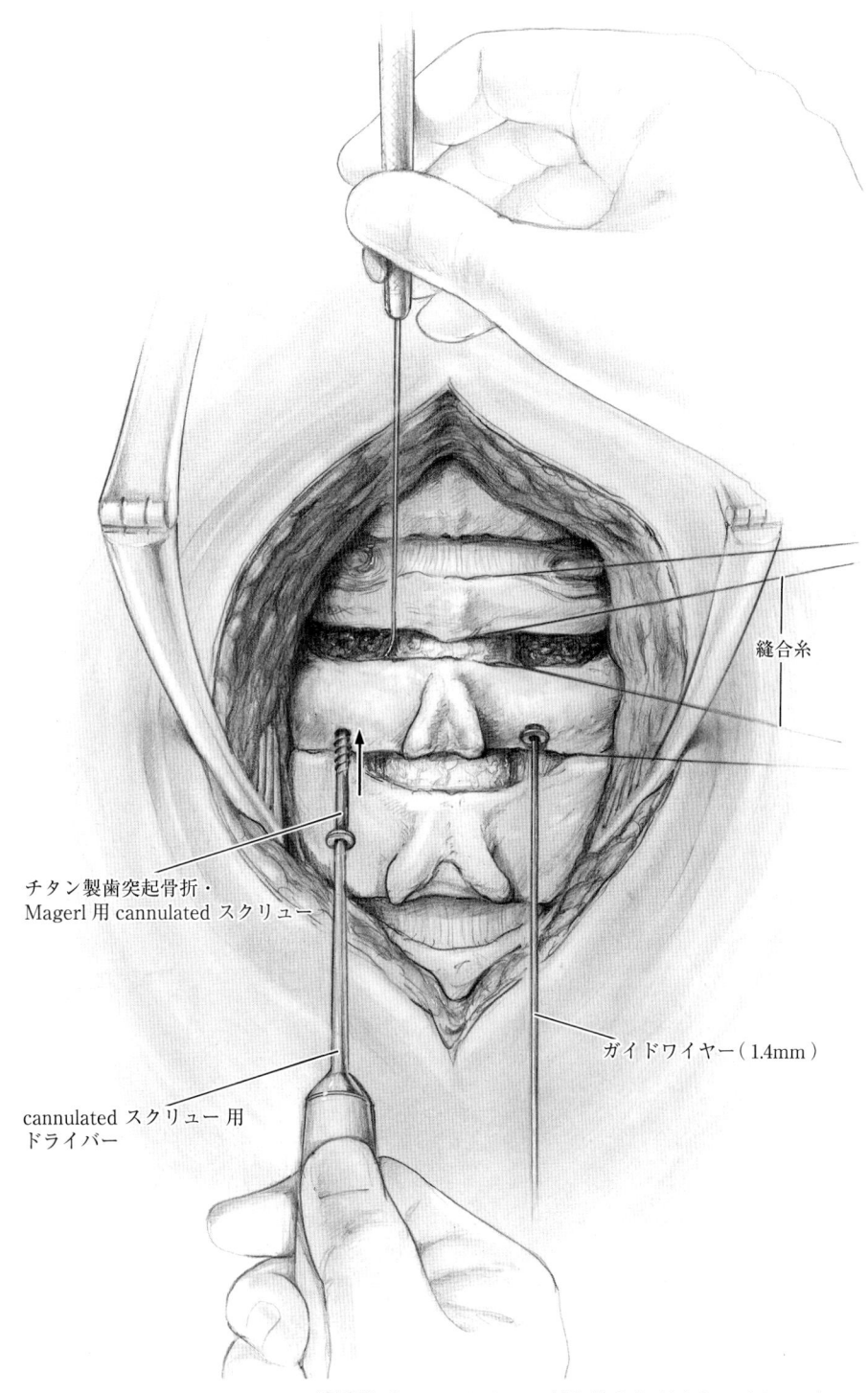

縫合糸

チタン製歯突起骨折・
Magerl用cannulatedスクリュー

ガイドワイヤー（1.4mm）

cannulatedスクリュー用
ドライバー

　X線透視下に，スクリュー刺入路からガイドワイヤー（1.4mm径，先端10mmねじ加工）を刺入し，指標として軸椎椎弓根内縁に立てたさぐり棒のやや外側で，正中線と平行に環椎前弓中央をねらって進める．両側にこのガイドワイヤーを刺入後，透視を正面像に切り替えて，確実に外側環軸関節を貫通し，環椎外側塊まで刺入されていることを必ず確認する．このガイドワイヤーを利用して，適した長さのチタン製cannulatedスクリューを側面透視下に刺入する．

1. 後方除圧・固定術

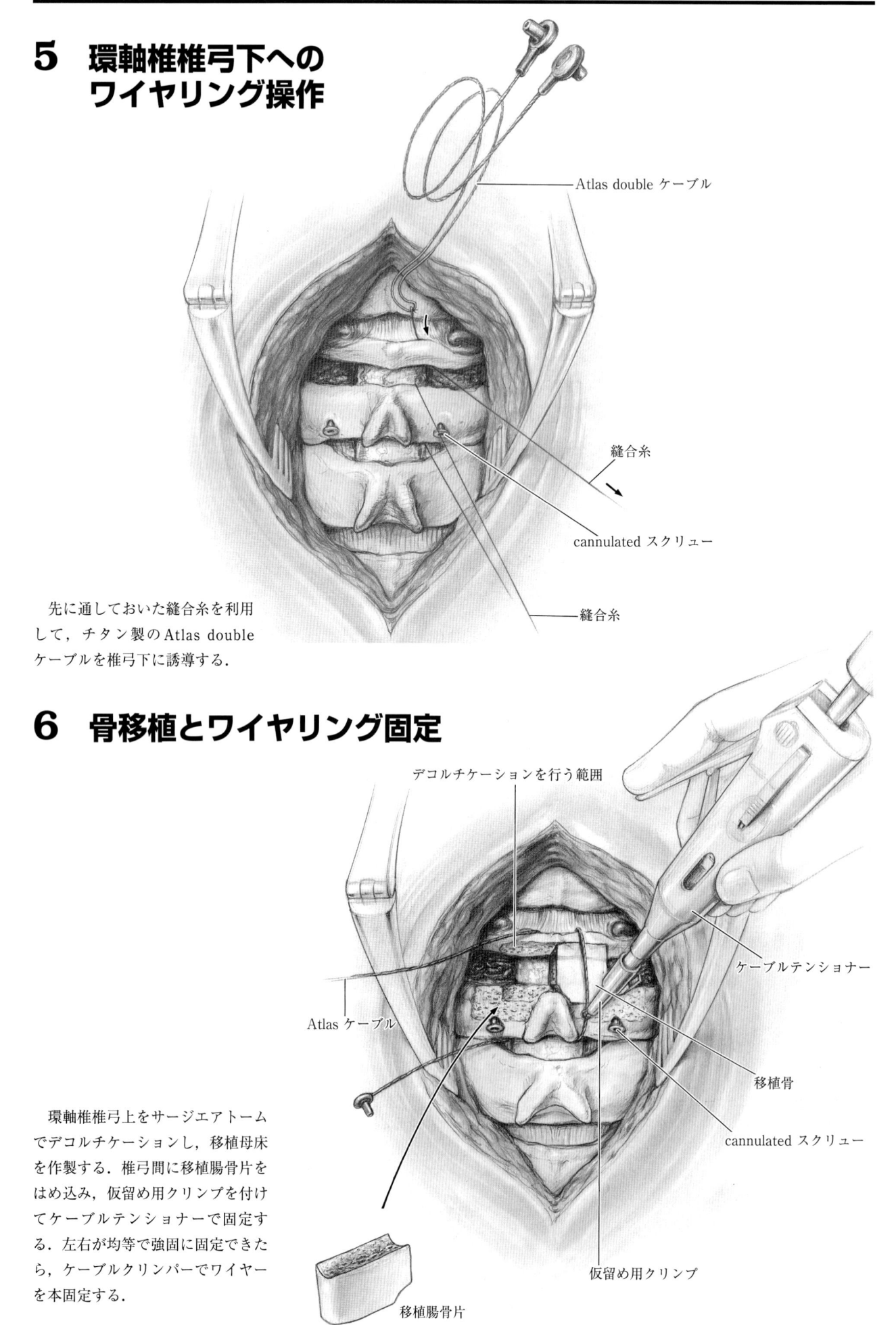

5　環軸椎椎弓下への
　　ワイヤリング操作

- Atlas double ケーブル
- 縫合糸
- cannulated スクリュー
- 縫合糸

先に通しておいた縫合糸を利用して，チタン製のAtlas doubleケーブルを椎弓下に誘導する．

6　骨移植とワイヤリング固定

- デコルチケーションを行う範囲
- ケーブルテンショナー
- Atlas ケーブル
- 移植骨
- cannulated スクリュー
- 仮留め用クリンプ
- 移植腸骨片

環軸椎椎弓上をサージエアトームでデコルチケーションし，移植母床を作製する．椎弓間に移植腸骨片をはめ込み，仮留め用クリンプを付けてケーブルテンショナーで固定する．左右が均等で強固に固定できたら，ケーブルクリンパーでワイヤーを本固定する．

2）環軸椎後方固定術 Magerl＋Brooks法

7 海綿骨細片の充填

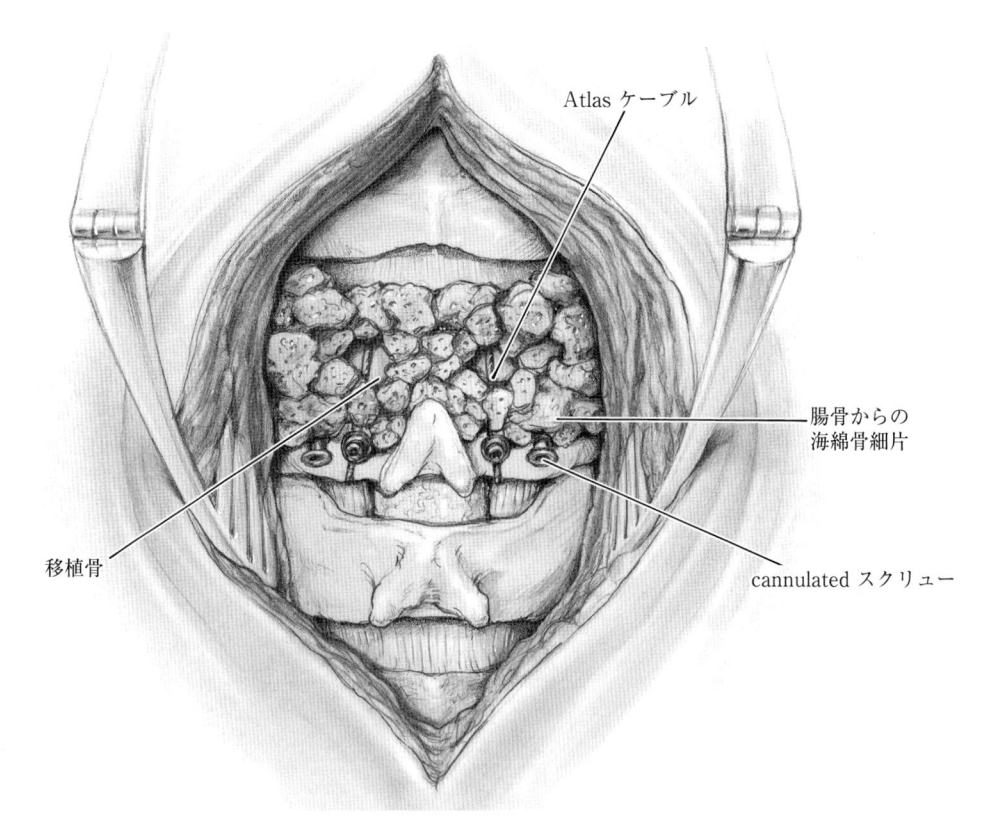

Atlas ケーブル

腸骨からの
海綿骨細片

移植骨

cannulated スクリュー

海綿骨細片を移植骨周囲や環軸椎椎弓上に充填し終了する．閉創時には，軸椎棘突起に付着している筋群を元の位置へ縫合する．

3）片側椎弓切除術，関節突起切除術，ヘルニア摘出術，片開き式脊柱管拡大術

Hemilaminectomy, Facetectomy, Foraminotomy, Herniotomy,
Open-door Expansive Laminoplasty

平林　洌

適応となる疾患

頸椎症性脊髄・神経根症（頸部椎間板ヘルニア，頸部脊椎症，頸椎後縦靱帯骨化症・黄色靱帯骨化症），頸髄空洞症，頸髄腫瘍

手術の留意点とコツ

① 脊髄・神経根の愛護

適当な段階からのエアドリリングと手術用顕微鏡の導入，それらの操作の習熟が必要である．さらに吸引と止血という硬膜外出血対策の習熟も不可欠といえる．

② 椎弓切除術

硬膜管の圧迫状態が強い時には，椎弓切除の断端縁による脊髄への局所的な圧迫を避けるため，極力 total en-bloc に切除する．

頸髄砂時計腫の摘出や脊髄空洞症のシャント造設に用いる片側椎弓切除では，棘突起基部まで十分に切除することが1つのコツである．

③ 関節突起切除術

椎間関節の外側半分は温存する．内側半分だけで神経根の後方除圧，あるいは前方除圧（ヘルニア・骨棘切除）は可能だからであり，術後の不安定性を防止するためでもある．

④ ヘルニア摘出術

神経根を極力愛護的に扱い，強い圧排を避けねばならない．そのため頸椎の前屈を中間位に戻し，テーピングによる肩甲骨の下垂位強制も避ける．

神経根周囲からの静脈性出血にはオキシセルなどによる圧迫止血で対処する．

⑤ 片開き式脊柱管拡大術

棘上・棘間靱帯をつけたまま，棘突起を温存する．隣接棘突起と靱帯で連結している最尾側椎弓（通常 C_7）の開大が不十分とならないように，隣接棘突起（通常 T_1）の基部を骨切りしておく．

椎弓を徐々に拡大する open 操作以降は，頸椎をそれまでの前屈位から中間位に戻して行う．頸椎の前弯を維持・増強し，左右項筋の縫合を容易にするためである．

頭尾端の黄色靱帯の蝶番側半分は切除しない．開大の妨げにならないし，むしろ蝶番の脱転防止に有効だからである．

1. 後方除圧・固定術

1 片側椎弓切除術（C₅〜C₇，左側椎弓）(hemilaminectomy)

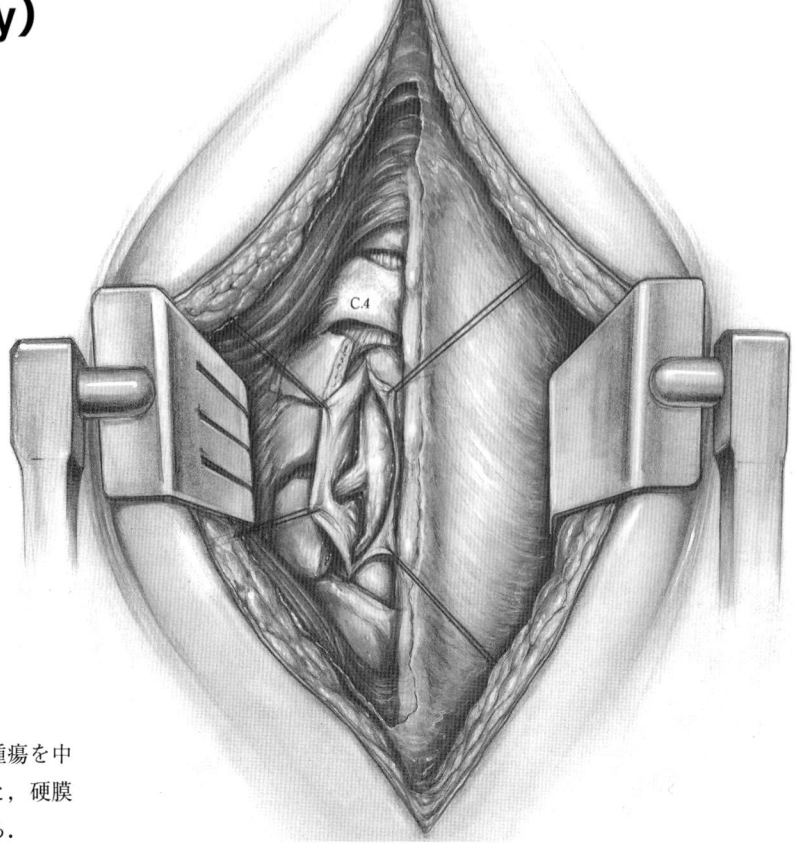

片（左）側の筋層のみ椎弓から剥離する．腫瘍を中心に最低，上下半椎弓ずつの椎弓を切除すると，硬膜管の縦切，腫瘍の摘出，硬膜縫合が可能となる．

2 関節突起切除術 (facetectomy, foraminotomy)

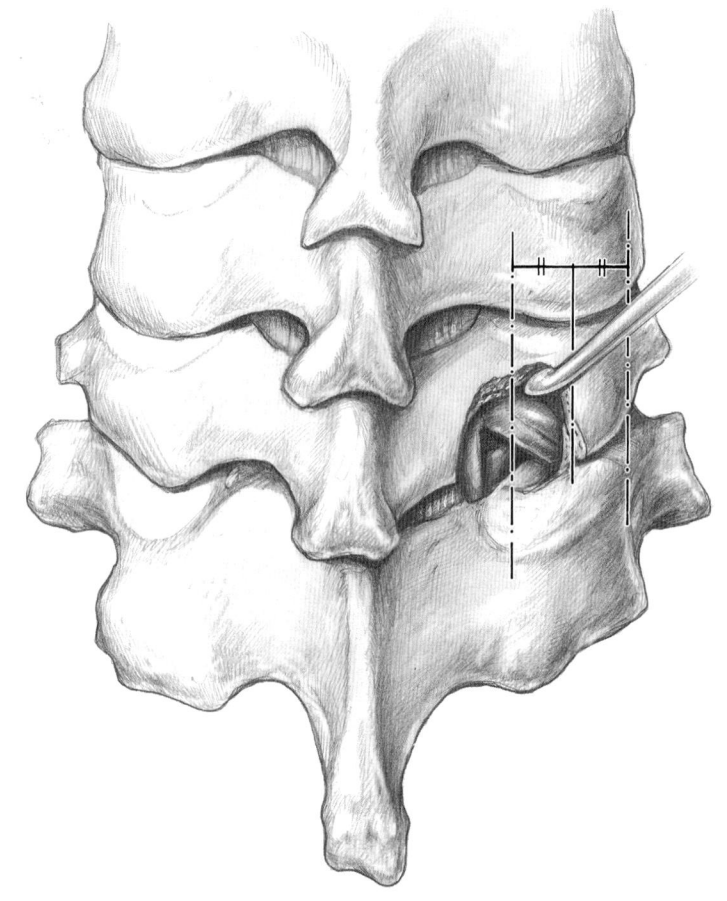

下関節突起を中心に，ドリリングにて穿孔，菲薄化した後，ケリソンで咬除していく．神経根周囲からの静脈性の出血には，Avitene®などの充填で対処する．椎間関節の内側半分の切除で除圧は完遂される．

3 ヘルニア摘出術
（herniotomy）

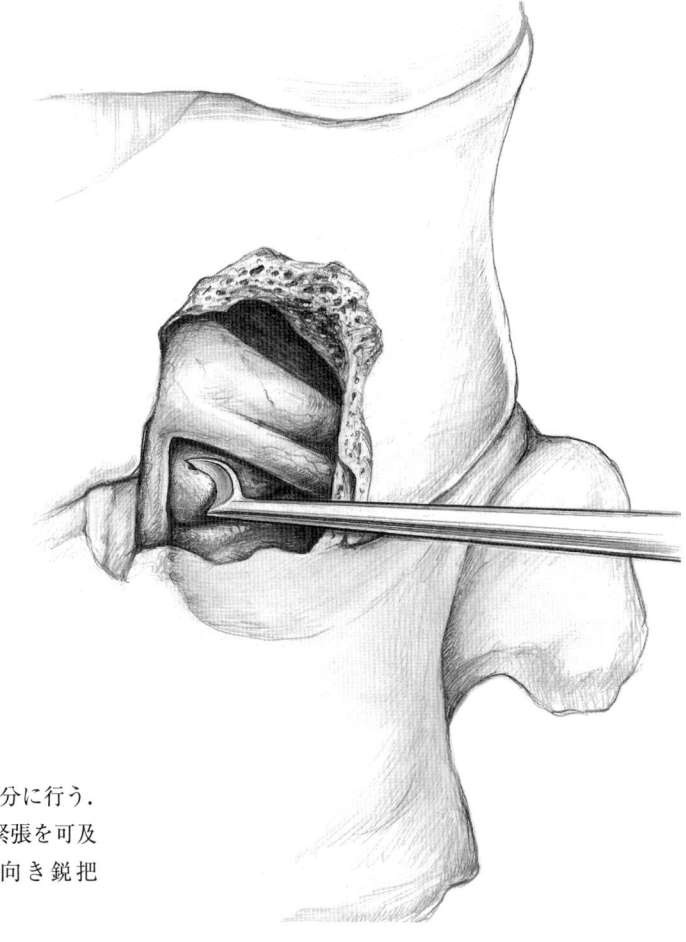

　Facetectomyを，神経根を中心に頭尾・左右方向とも十分に行う．頭位を中間位に戻し，上肢の引き下げも弛めて神経根の緊張を可及的に減少させる．神経根を愛護的によけつつ，逆向き鋭把（Epstein）で根直下の椎間板ヘルニアと骨棘を切除する．

4 片開き式脊柱管拡大術
（open-door expansive laminoplasty）
1）open-side完成後，蝶番のドリリング

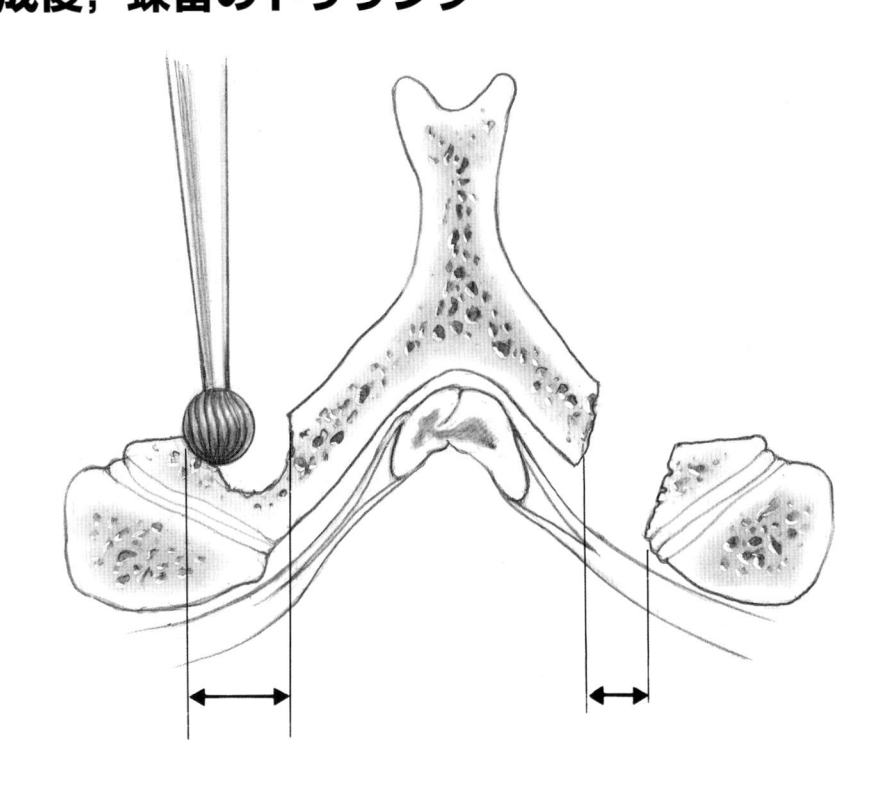

　Open sideをカッティングバーとダイアモンドバーによるドリリング，およびケリソン操作で完成させた後，蝶番用の側溝作製にとりかかる．蝶番の折損を避けるためである．蝶番側溝はopen側溝よりやや外側，やや幅広とする．十分に開大するためである．

1. 後方除圧・固定術

4-2) 蝶番のドリリング中，open度のチェック

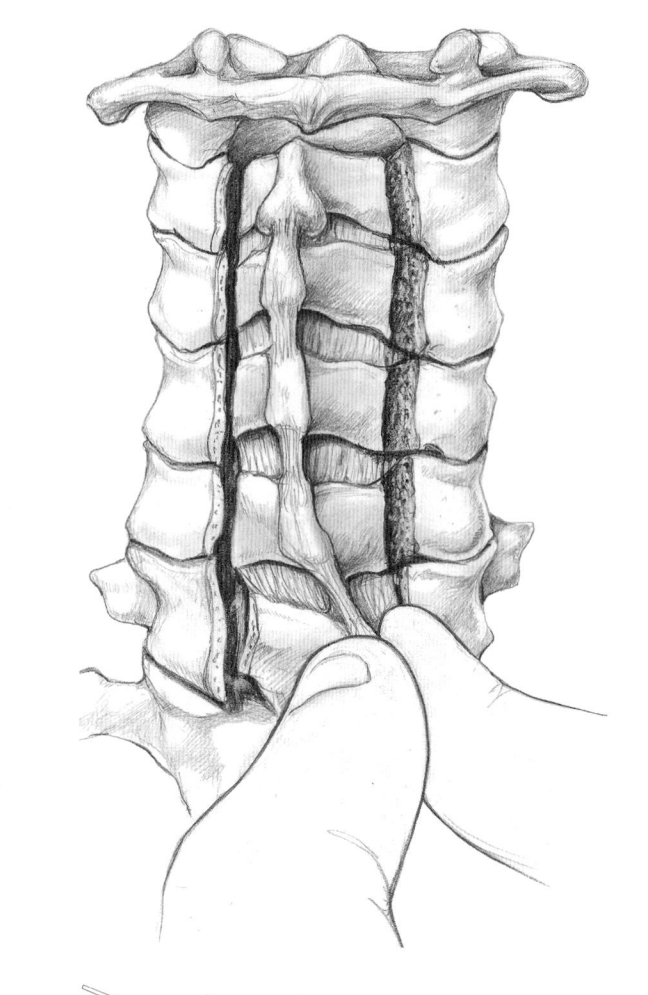

　蝶番用側溝をドリリングしていく過程で，随時open操作を試み，その抵抗によって蝶番としての完成度をチェックする．ドリリング不足による開大困難とドリリング過剰による蝶番の脱落を避けるためである．

4-3) 蝶番完成後，再閉鎖防止用の絹糸通し

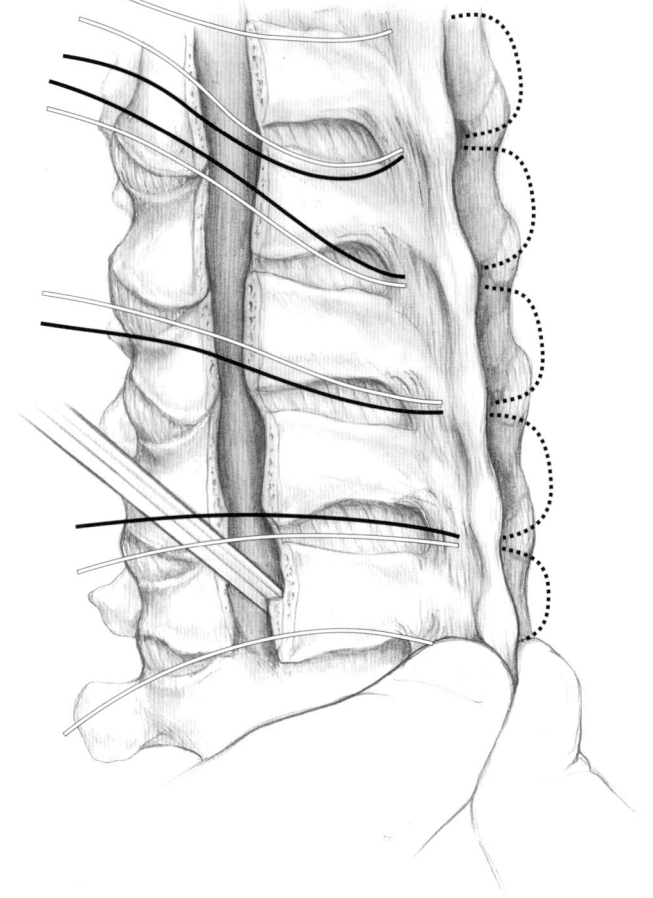

　蝶番として適当な抵抗と判断したら，再閉鎖防止用の絹糸を，まず椎間関節包に前額面上に通す．これによりanchoring forceがかなり強いものとなる．次いで棘間を通して結紮に備える．その際，白糸と黒糸を交互に使うと隣接する椎弓ごとの糸の区別が容易となり，棘間通しも2本同時に行えて便利である．

4-4) 線維性索を切離しながらのopen操作

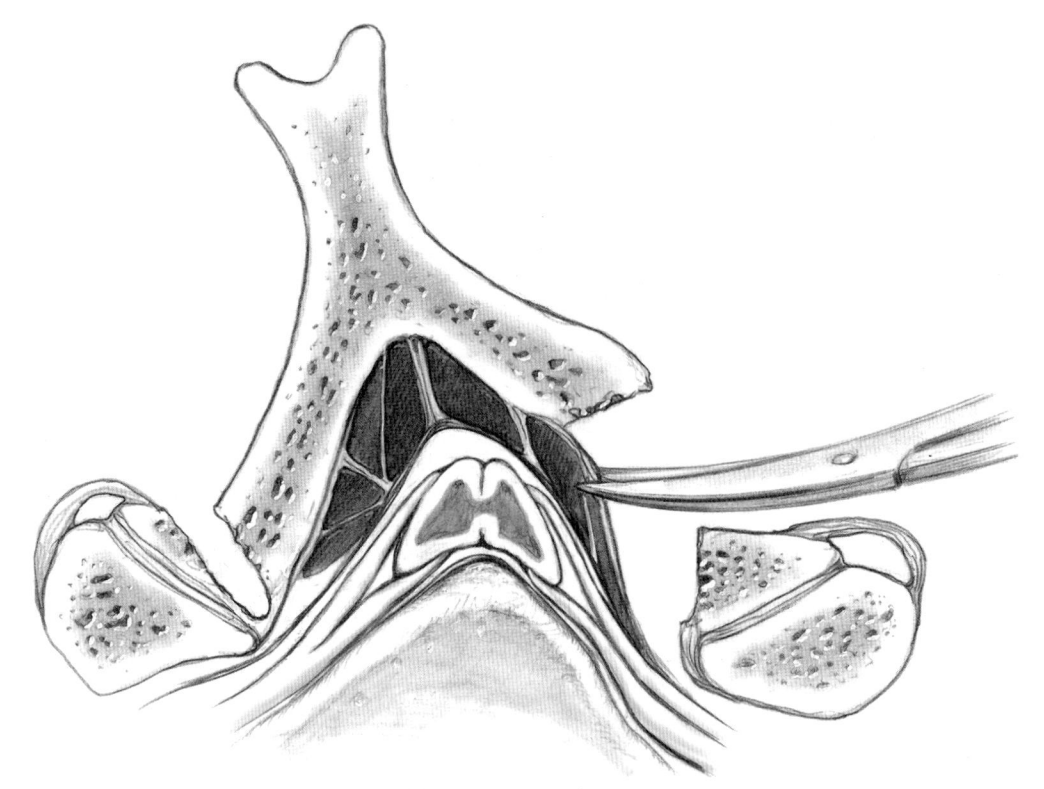

最後にopen操作を各椎弓断端を持ち上げつつ徐々に行うが、その際、硬膜管を絞扼する線維性索や黄色靱帯を鋏切する。1カ所だけで持ち上げると蝶番が折損し、脱落の原因となりやすい．

4）中下位頸椎後方固定術

Posterior Fusion for the Middle and Lower Cervical Spine

朝 妻 孝 仁

適応となる疾患

①頸椎腫瘍：転移性頸椎腫瘍の頻度が高い．②頸髄腫瘍：骨破壊を伴うもの，あるいは腫瘍摘出時に後方要素の破壊を余儀なくされる砂時計腫など．③頸椎損傷：脱臼骨折など．④RA頸椎．⑤破壊性脊椎関節症．⑥アテトーゼ型脳性麻痺に伴う頸髄症．⑦その他：椎弓切除術後変形，神経線維腫症などに起因する頸椎後弯変形などである．

それぞれの病態に応じたインストゥルメンテーションの選択が必要である．特に椎弓が温存されていない例では外側塊スクリュー・プレート固定あるいは椎弓根スクリュー・プレート固定の適応となる，また前方固定術の併用が必要な場合もある．

手術の留意点とコツ

① 体位および展開

通常，全身麻酔下で腹臥位とし，Mayfield型頭蓋固定装置で頭部をやや前屈位に固定，約20～30°head upとする．頭部の固定にはキャッチャーマスクを用いてもよい．加刀前に20万倍ボスミン生理食塩水を皮下，筋層および椎弓の骨膜下に浸潤させておく．頸椎後方の展開については，ここでは省略するが，骨膜下に剥離することが重要である．頭尾方向は固定範囲の上下1椎弓まで，外側は外側関節縁まで十分展開する．次に固定範囲の椎間関節包も含めて，軟部組織をパンチ，鋭匙などで十分切除する．

② 骨移植法

適切な骨移植の手技を習得することは，固定術を行うにあたって不可欠である．頸椎後方の骨移植法には，椎間関節固定，棘突起間固定，椎弓間固定などの方法があるが，いずれにしても良好な移植母床の作製と十分量の移植骨による骨移植が必要である．移植骨は，腸骨後方から半層骨片あるいは骨細片を採骨する．例外として，悪性骨腫瘍（特に転移性頸椎腫瘍），高齢者のRA頸椎では，骨移植の代わりに即時固定性のある骨セメントを用いることが多い．

③ 後方インストゥルメンテーションの方法

中下位頸椎に対するインストゥルメンテーションのうち棘突起間を固定するものとして棘突起ワイヤリング，アリゲータープレートなど，椎弓下にワイヤーを通し，固定するものとしてLuque SSI，外側塊にスクリューを刺入し，プレートで固定するものとしてRoy-Camilleプレート，AO Reconstructionプレート，AXIS Fixation System, Universal BoneプレートSystemなど，椎弓根にスクリューを刺入し，プレートで固定するものとして，Steffeeプレート，椎弓あるいは椎間関節にフックをかけ，ロッドなどで固定するSpine System, APOFIX Fixation Deviceなどがある．本稿では頸椎外側塊スクリュー・プレート固定（Roy-Camille），Luque SSI，棘突起ワイヤリング法について解説する．

1 頸椎外側塊スクリュー・プレート固定（Roy-Camille）法
1）スクリューの刺入

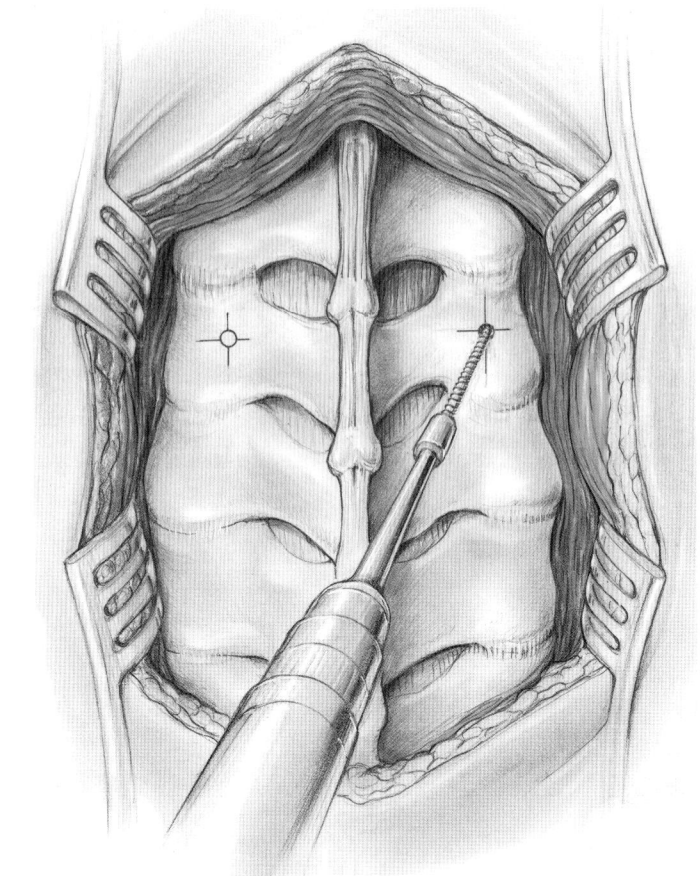

　外側塊の上下1/2の点をスクリュー刺入部とし，オウルで皮質に小孔を開ける．次に2.5mm径，15mm長のストッパー付きドリルを用いて約15°外側（C_3〜C_7），頭尾方向は脊椎の軸に対して垂直に向けてドリリングする．タップは行わず，セルフタッピングとする．ただし最近では，外側塊の中心より1mm内側から20〜30°外側に，10〜20°頭側に向けて刺入する方法が推奨されている．

1-2）移植母床の作製と骨移植

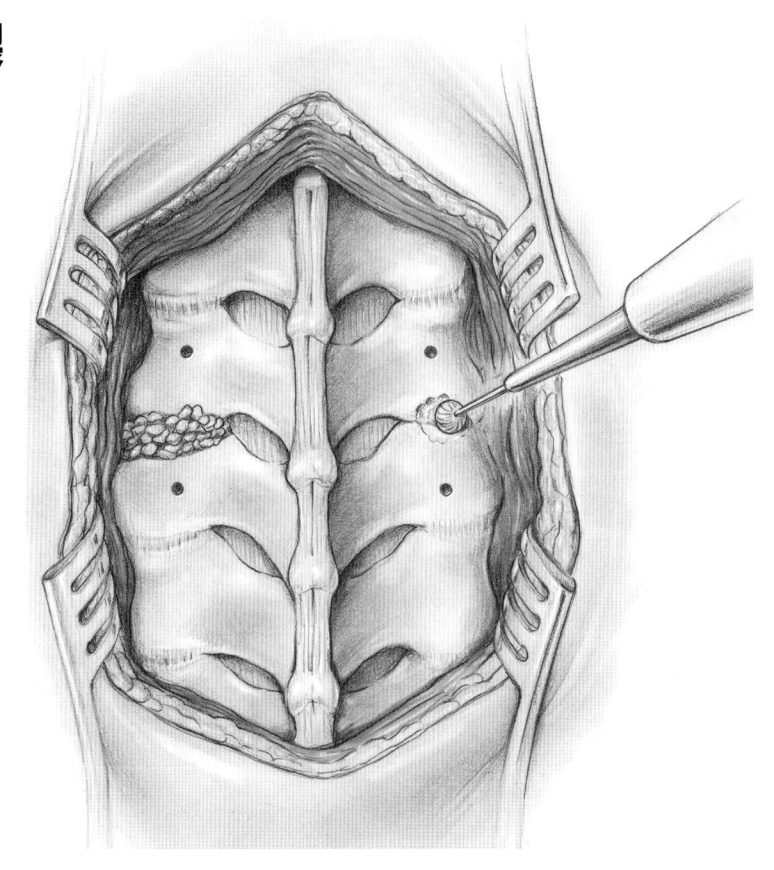

　エアドリルを用いて椎間関節，椎弓のデコルチケーションを行う．プレート設置に先立ち椎間関節部には骨細片を充填しておく．

1-3）骨移植とスクリュー，プレートの設置

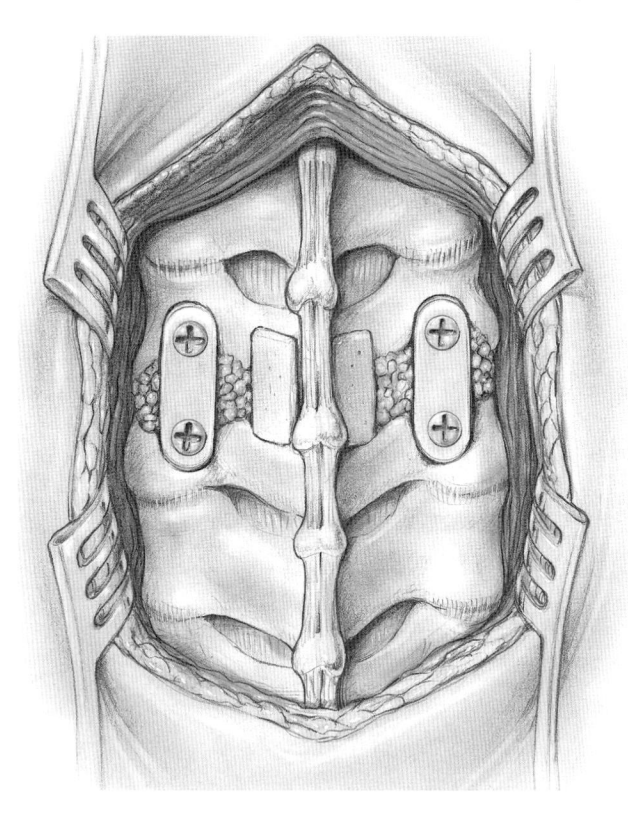

プレートに必要なcontourをつけた後，3.5mm径のスクリューで固定する．さらに必要に応じて半層腸骨片を移植する．

2　Luque SSI法　　1）椎弓下ワイヤリング

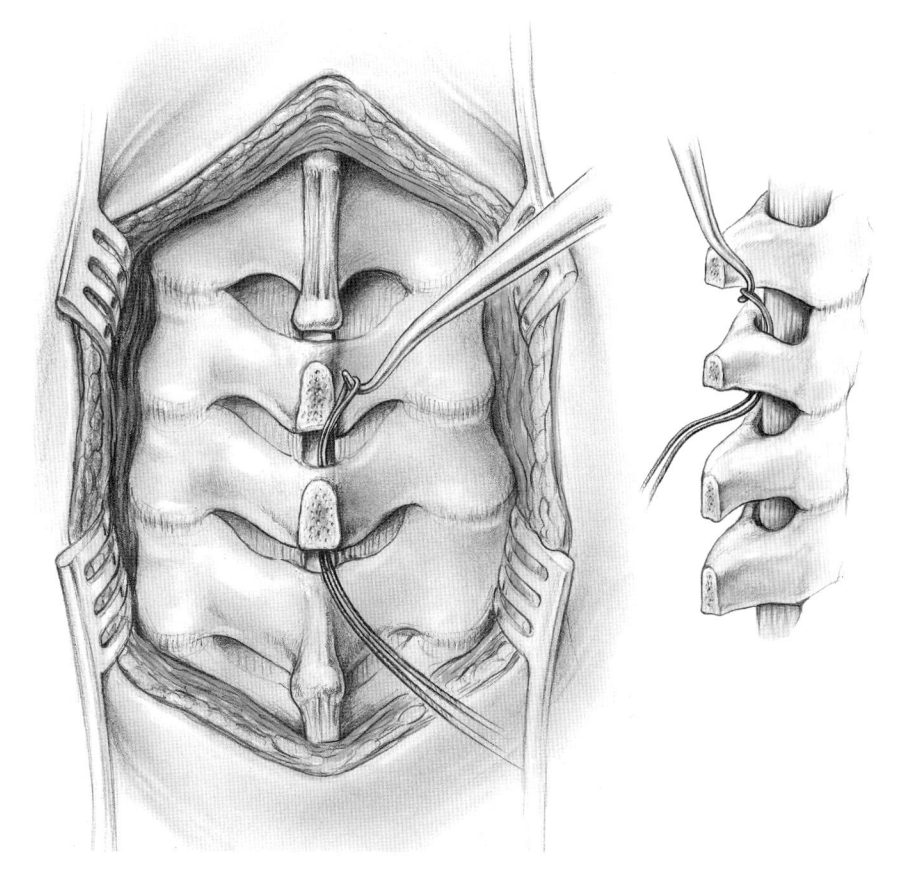

棘突起先端，棘上，棘間靱帯をリュウエルで切除した後，パンチ，ケリソンを用いて正中部の黄色靱帯切除を行う．その際，棘突起間にスプレッダーをかけ棘間を開大すると操作しやすい．二重ワイヤー（著者は操作性のよいSonger cable®を使用している）に適切なcontourをつけ椎弓下に通した後，ワイヤーレトリーバーを用いて引き出す．

1. 後方除圧・固定術

2-2）ロッドの設置とワイヤー締結

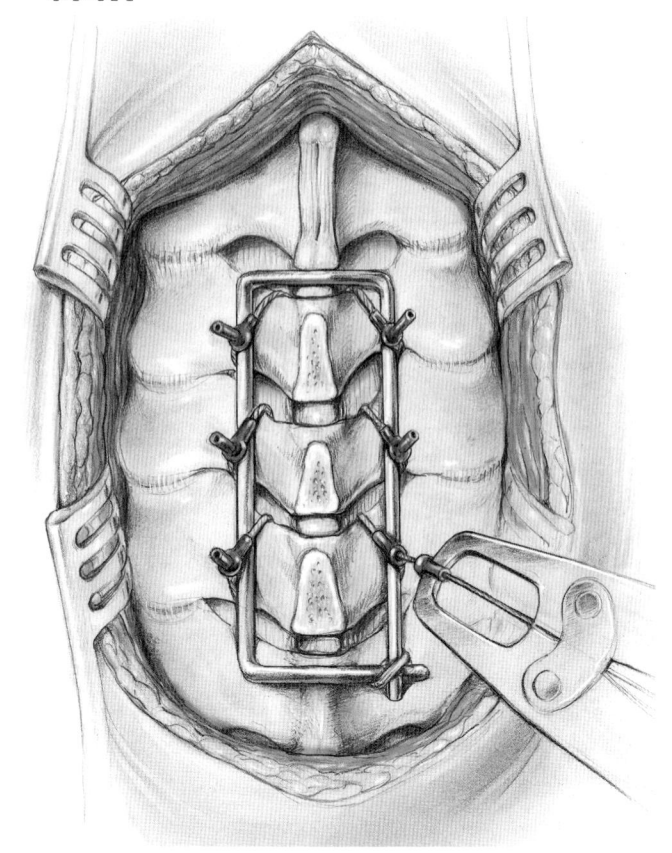

適切な長さに切り，矩形に曲げたロッドにcontourをつけ設置した後，左右に振り分けたワイヤーをテンショナー・クリンパーとトルク・スクリュードライバーを用いて順次締結する．クリンプを2つずつ用いることにより，締め直しが可能である．

3　棘突起ワイヤリング法　　1）ワイヤーと移植骨の設置

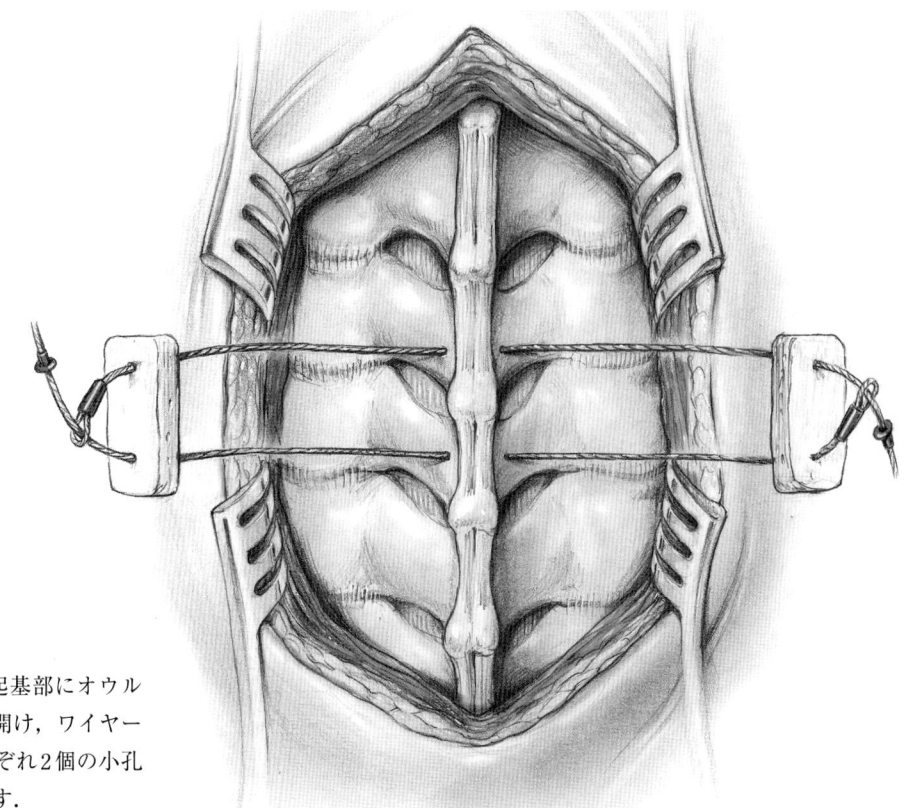

Songer cable®を用いる．棘突起基部にオウルあるいはエアドリルなどで小孔を開け，ワイヤーを2本通した後，移植骨にもそれぞれ2個の小孔を開け，ワイヤーとクリンプを通す．

3-2）ワイヤーの締結と椎間関節への骨移植

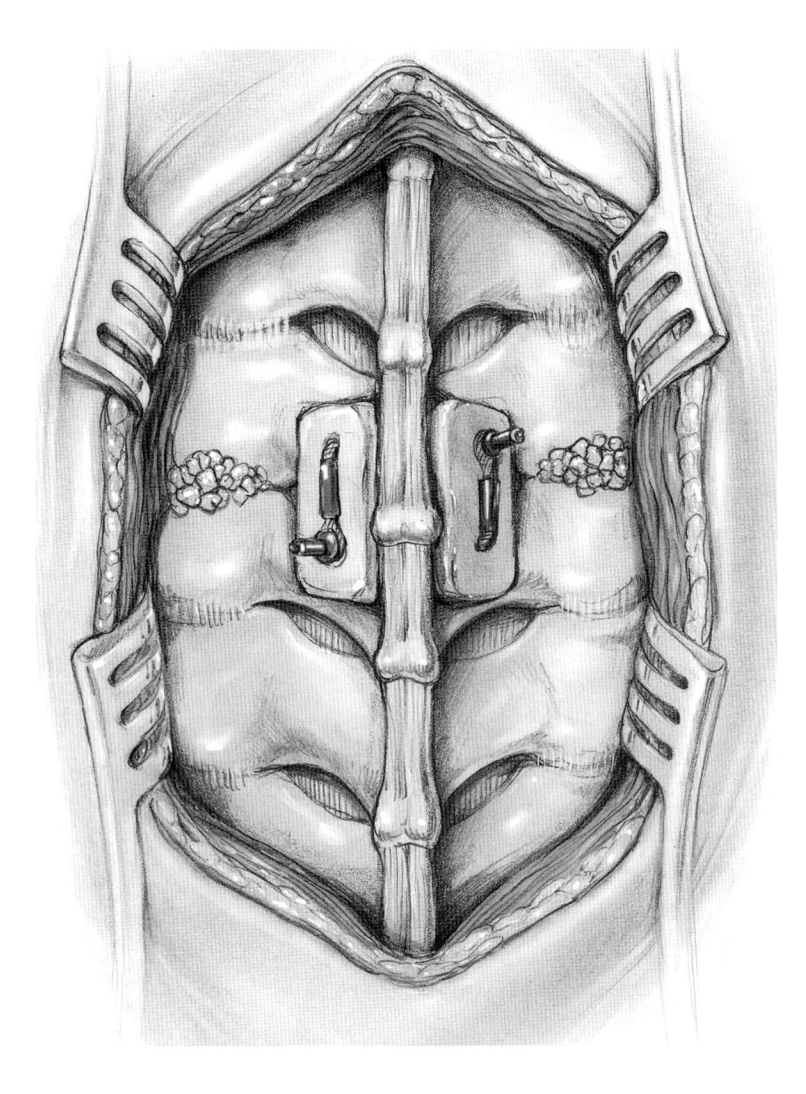

テンショナー・クリンパーとトルク・スクリュードライバーを用いてワイヤーを締結する．移植母床はあらかじめデコルチケーションを行っておく．さらに必要に応じて椎間関節にも骨移植を行うとよい．

2. 胸　椎

1）胸椎部椎弓切除術

Laminectomy for the Thoracic Spine

川原範夫　　富田勝郎

進入可能範囲

T_1椎体〜T_{12}椎体まで全胸椎が適応可能である．

適応となる疾患

後方からの後方除圧，硬膜内操作などを要する疾患が適応となる．

手術の留意点とコツ

棘突起剪刀もしくは大きなレントゲン・ラスキン骨鉗子（リュウエル骨鉗子）などにて棘突起を基部から切除し，椎弓間の黄色靱帯を露出する．胸椎部の棘突起は屋根瓦状に重なり合っているため，椎弓切除を予定した最頭側椎弓の直上の棘突起まで切除する必要がある．胸椎部は椎間関節面の約1/2が脊柱管の後壁となっているため，脊柱管の後面全体を開放するには，椎間関節の内側約1/2を切除する必要がある．

① ケリソン鉗子を用いた椎弓切除術

薄い剥離子を用いて黄色靱帯を椎弓尾側縁から剥離した後，椎弓を尾側方向から頭側に向かってケリソン鉗子を用いて切除する．椎弓が厚くてケリソン鉗子が使えない時は，Luer骨鉗子などで椎弓を薄くするか，もしくはエアドリルを用いて椎弓の後面の皮質および海綿骨を削開してから，ケリソン鉗子で椎弓を切除する．残った黄色靱帯を椎間板鉗子ケリソン鉗子などを用いて切除する．もしくは黄色靱帯をまず切除し，硬膜を確認した後に椎弓を切除してもよい．黄色靱帯の正中には線維の分かれ目があるため，マイクロラスパトリウムでその分かれ目を確認したうえで，小さなケリソンを挿入し黄色靱帯を切除する．また，硬膜外腔の脂肪組織を温存しながらここまでの操作を行うと出血が少ない．

② エアトームを用いた一塊とした椎弓切除術

径が約3mmのスチールバーをエアトームに装着し，椎弓切除範囲の左右の椎間関節の内側1/2の部に骨溝を削り込み，これをメルクマールとする．まず椎弓および椎間関節内側部のメルクマールまでの背側骨皮質および海綿骨をスチールバーで削り，腹側骨皮質のみとする．予定切除椎弓の頭・尾側の黄色靱帯を切除し，硬膜管の確認をする．次に，削った椎弓の左右を，ダイアモンドバーにてさらに薄くしながら1椎弓ずつ切離する．骨性の連続がないことを粘膜剥離子で確認した後，尾側の椎弓を持ち上げながら，小剪刀やケリソン鉗子を用いて左右の黄色靱帯を切離していくと，椎弓は順々に浮き上がってくる．椎弓内面と硬膜管が癒着している場合は，粘膜剥離子を用いて慎重に剥離を行う．

③ 注意点と問題点

脊柱管後外側の椎弓切除時に硬膜外静脈叢からの出血に悩まされることが多い．出血対

策としては腹圧が十分に抜ける体位を取ること，血圧が高すぎないようにすることが大切である．また出血した場合は双極止血鉗子で止血を行うが，不可能な場合は，オキシセルコットンやGelfoam®などを椎弓と硬膜の間に少量挿入し，タンポナーデ止血を行う．

④黄色靱帯骨化症の場合

断層X線，CTなどを用いて，術前に正確に黄色靱帯の形態，位置を把握しておく必要がある．まずエアトームを用いてできるだけ薄く椎弓を削開する．病変部以外の部分から椎弓切除を行い，硬膜を確認する．後縦靱帯骨化を伴わず黄色靱帯骨化だけで脊髄症状を呈している場合は，ほとんどの例で硬膜と癒着しており，さらに硬膜自体が骨化していることが多い．このような症例の骨化の摘出に際しては，癒着を慎重に剥離するか，もしくは癒着部の硬膜を骨化巣と一緒に切除する．

1 棘突起切除の範囲

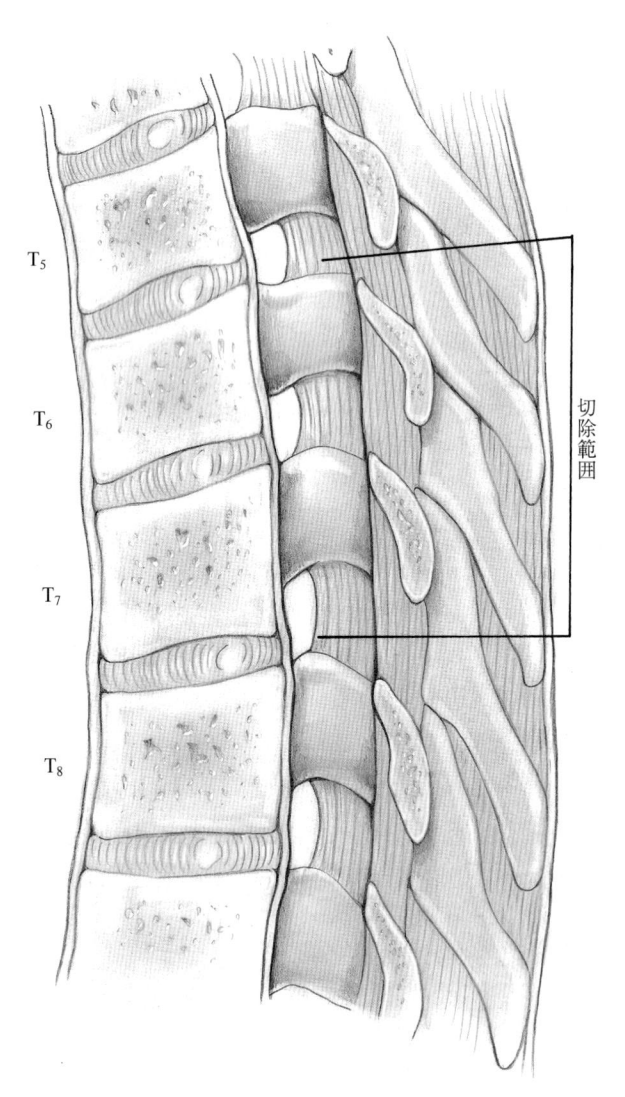

胸椎部の棘突起は屋根瓦状に重なり合っているため，椎弓切除を予定した最頭側椎弓の直上の棘突起まで切除する必要がある．

2 椎弓切除の範囲

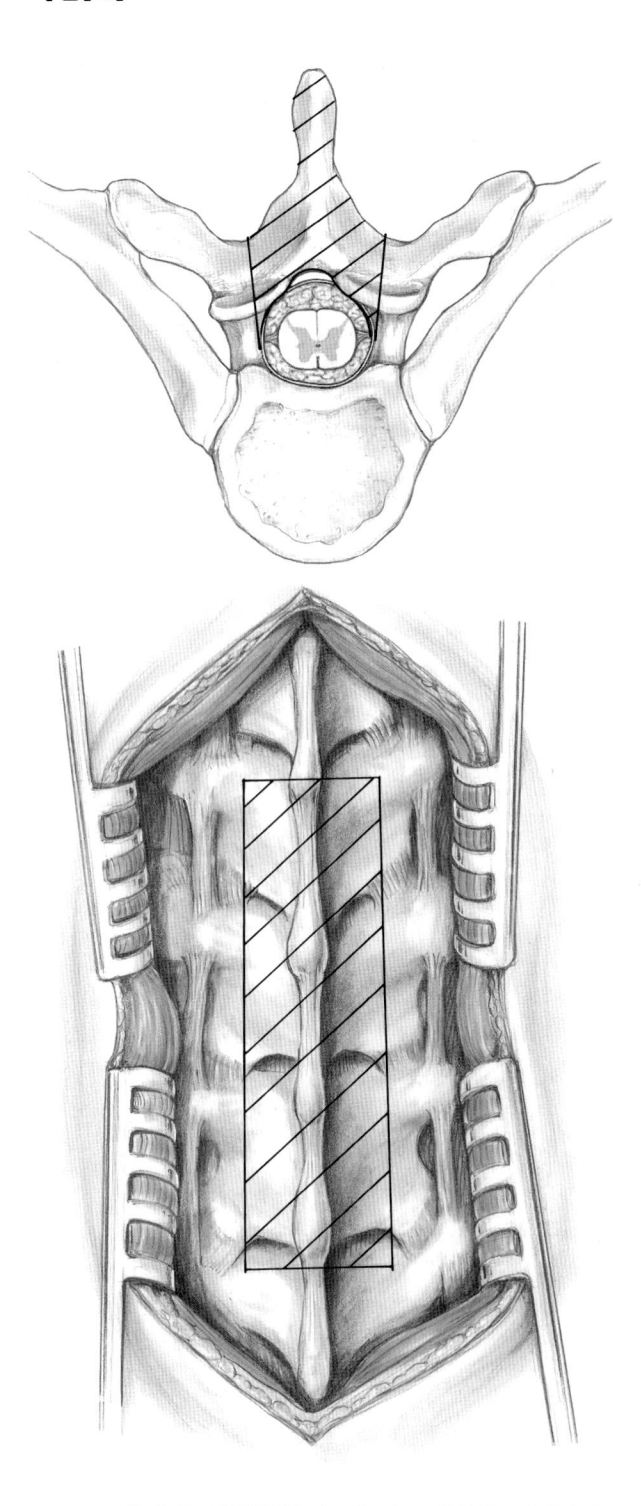

　胸椎部は椎間関節面の約1/2が脊柱管の後壁となっているため，脊柱管の後面全体を開放するためには椎間関節の内側約1/2を切除する必要がある．

3 ケリソン鉗子を用いた椎弓切除

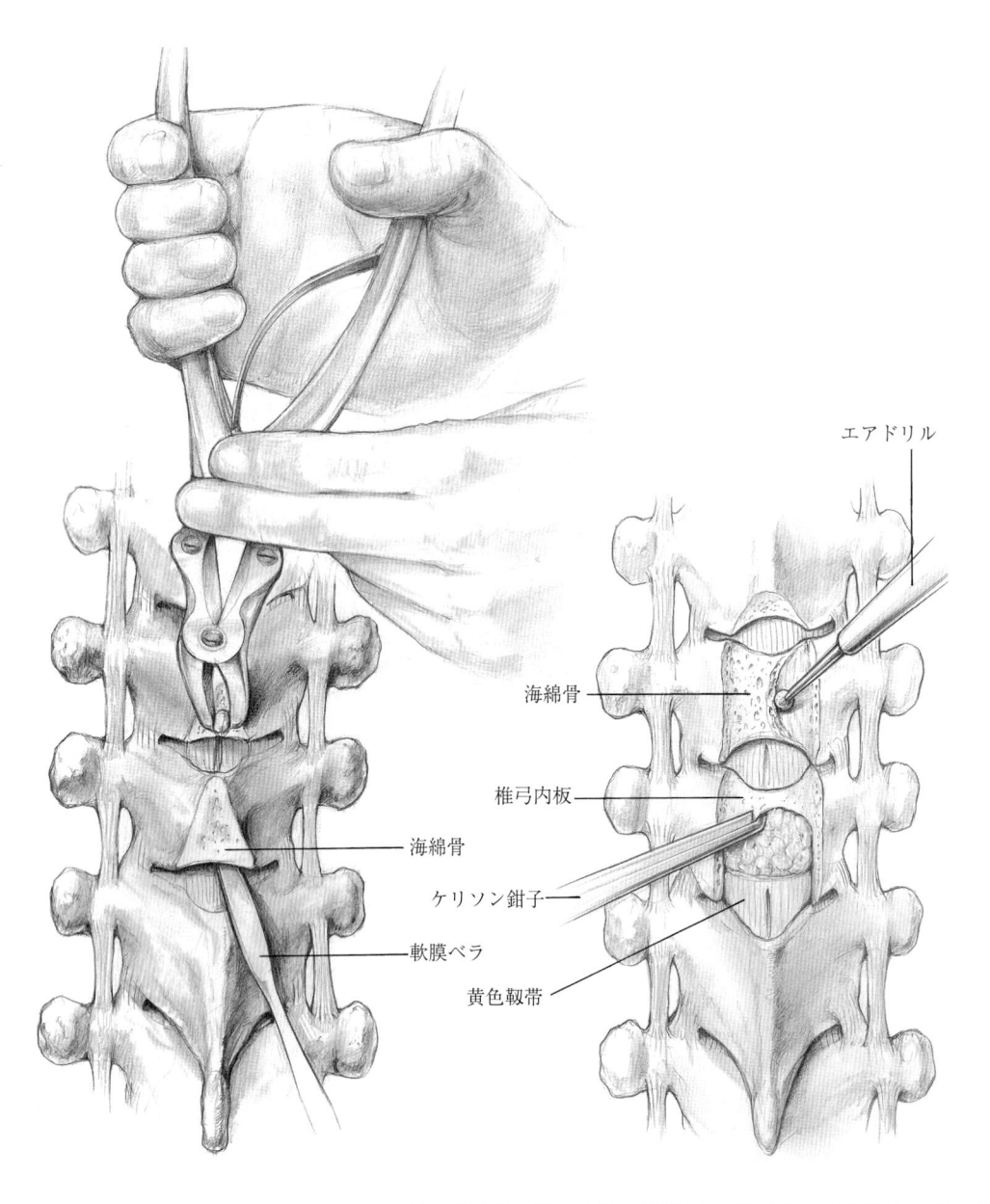

(図ラベル左側: 海綿骨, 軟膜ベラ)
(図ラベル右側: エアドリル, 海綿骨, 椎弓内板, ケリソン鉗子, 黄色靱帯)

　薄い剝離子を用いて黄色靱帯を椎弓尾側縁から剝離した後，椎弓を尾側方向から頭側に向かってケリソン鉗子を用いて切除する．椎弓が厚くてケリソン鉗子が使えない時は，リュウエル骨鉗子などで椎弓を薄くするか，もしくはエアドリルを用いて椎弓の後面の皮質および海綿骨を削開してから，ケリソン鉗子で椎弓を切除する．

1）胸椎部椎弓切除術

4 黄色靱帯の切除法

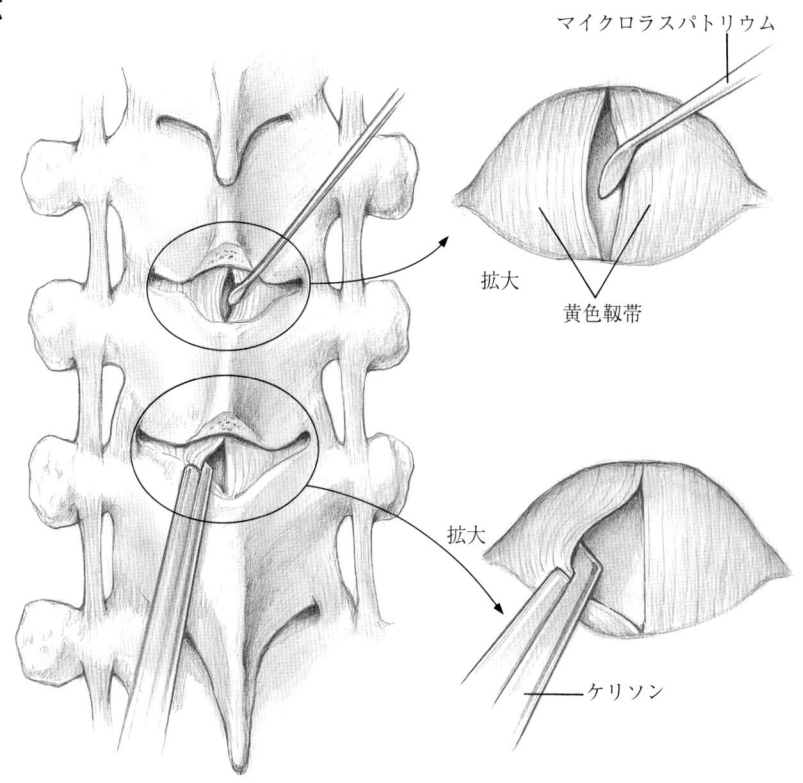

側弯症の手術におけるsublaminarワイヤリングもしくはフック装着のために黄色靱帯切除が必要なことがある．レントゲン・ラスキン骨鉗子（リュウエル骨鉗子）などにて棘突起を基部から切離し，椎弓間の黄色靱帯を露出する．黄色靱帯の正中には線維の分かれ目があるため，マイクロラスパトリウムでその分かれ目を確認したうえで，小さなケリソンを挿入し黄色靱帯を切除する．

マイクロラスパトリウム
拡大
黄色靱帯
拡大
ケリソン

5 エアトームを用いた一塊とした椎弓切除

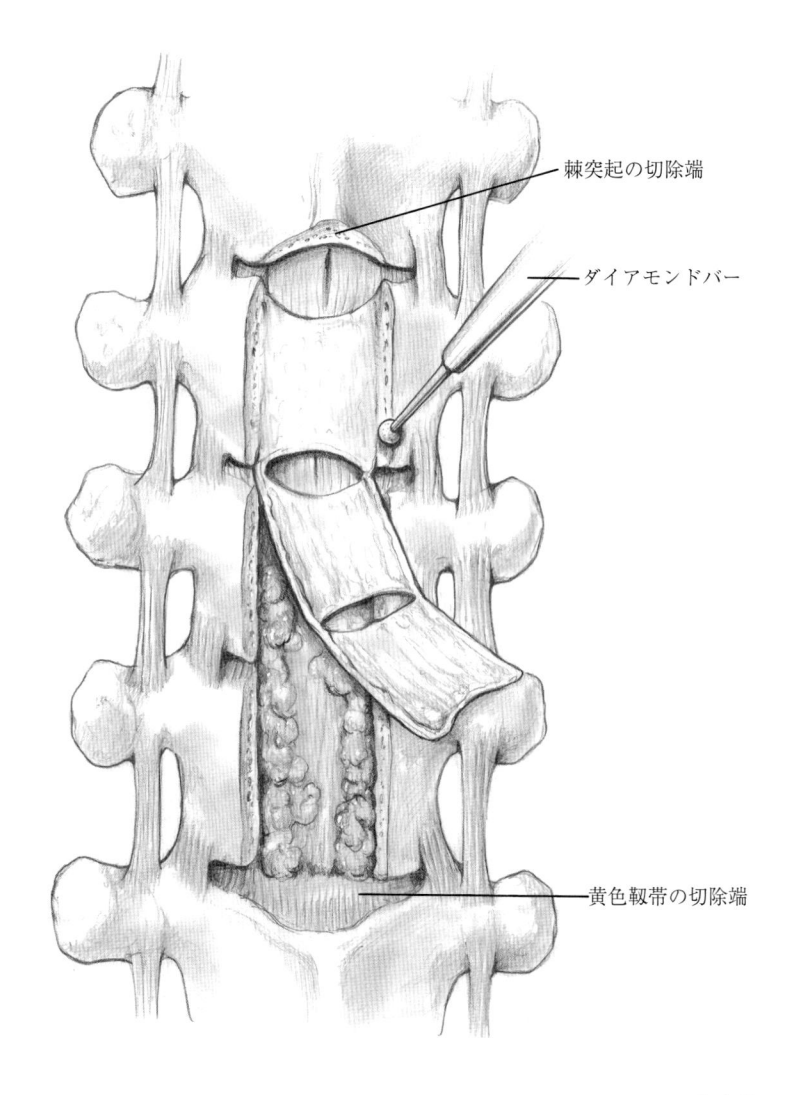

背側骨皮質および海綿骨をスチールバーで削除し，腹側骨皮質のみとする．予定切除椎弓の頭・尾側の黄色靱帯を切除し，硬膜管の確認をする．次に，削除した椎弓の左右を，ダイアモンドバーにてさらに薄くしながら1椎弓ずつ切離する．骨性の連続がないことを粘膜剝離子で確認した後，尾側の椎弓を持ち上げながら，小剪刀やケリソン鉗子を用いて左右の黄色靱帯を切離していくと，椎弓は順々に浮き上がってくる．

棘突起の切除端
ダイアモンドバー
黄色靱帯の切除端

1. 後方除圧・固定術

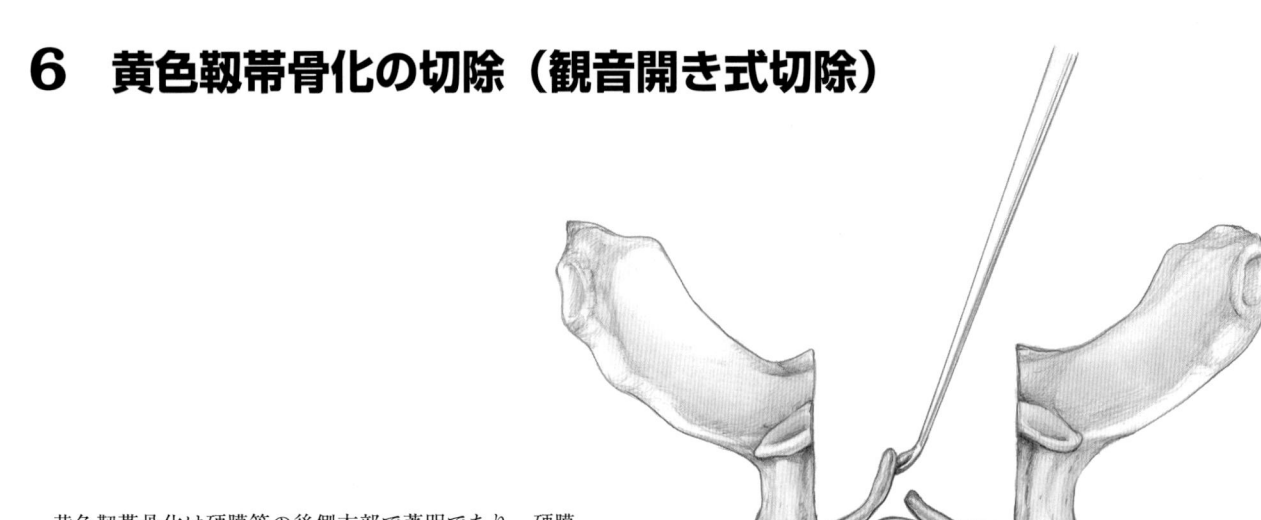

6 黄色靱帯骨化の切除（観音開き式切除）

　黄色靱帯骨化は硬膜管の後側方部で著明であり，硬膜と癒着していることが多い．それに比べ正中部での硬膜癒着はないか，あっても軽いことが多い．このような場合には，まず1～2mm径のダイアモンドバーにて薄くなった椎弓の正中を縦割する．次いで側方を縦に削除し，脊柱管側縁まで切離する．ここで遊離された片側椎弓片の縁を細い有鉤子で持ち上げ，直視下で確認しながら，先細のCooper尖刃あるいは尖刃刀で癒着部の骨化側を鋭的に切離し，椎弓内板と骨化巣を一塊として切除する．

7 黄色靱帯骨化の切除（シーソーアクション）

　骨化巣を一塊として切除する場合は，いわゆるシーソーアクション（Baba H, et al, 1993）に注意する必要がある．骨化病変が硬膜に強く癒着しているような場合には，骨化巣の一方の縁を持ち上げて癒着に対する処置を行う際に，他側の縁で脊髄を押さえ脊髄障害を起こすことがある（a）．これを防ぐためには第1助手と一緒に有鉤ピンセットにて骨化部を持ち上げて脊髄から離し，上下左右の剥離しやすいところから癒着を剥離するのがよい（b）．

8　黄色靱帯骨化の切除　（ダイアモンドバーを用いた薄切による骨化切除）

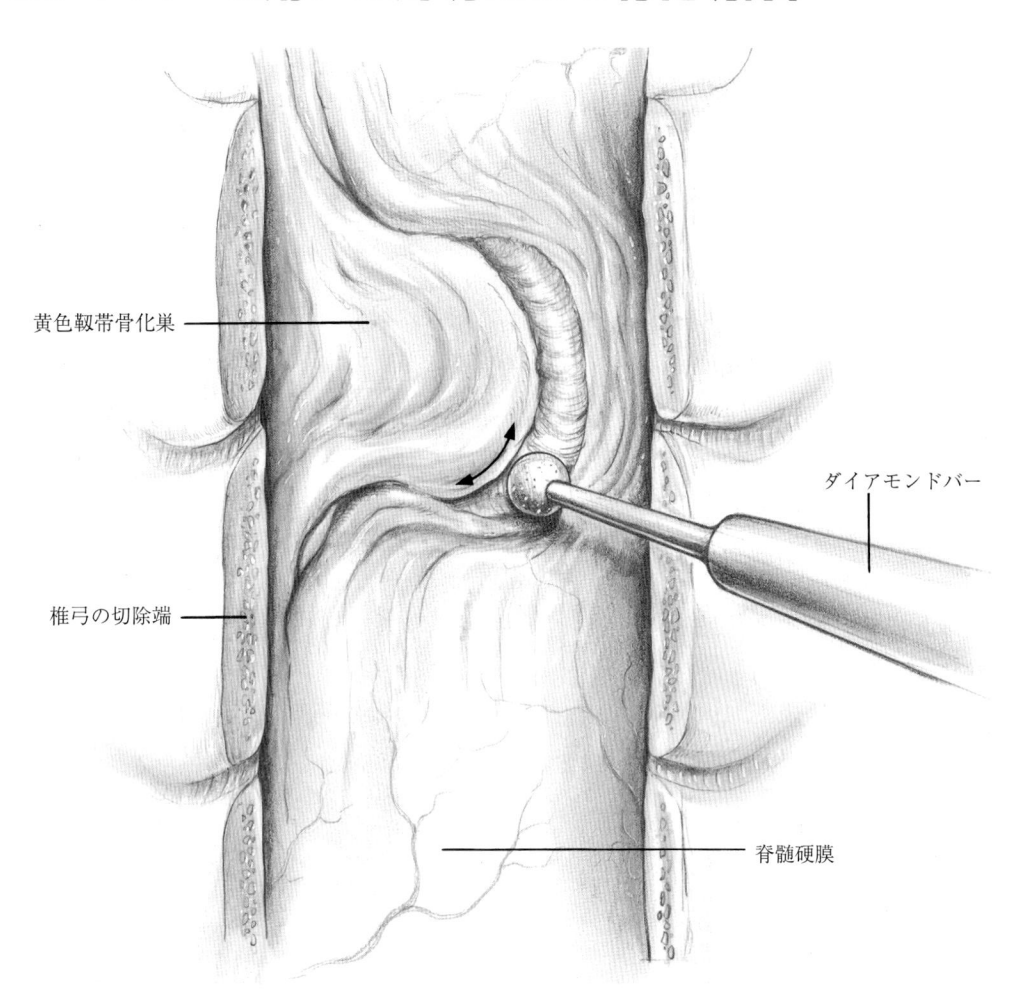

黄色靱帯骨化巣

椎弓の切除端

ダイアモンドバー

脊髄硬膜

　大きく骨化が進展している場合は，骨化巣を一塊として切除することは脊髄に対して危険である．この場合は骨化巣以外の椎弓切除を行い，半島状になった骨化巣を径1〜2mmのダイアモンドバーにて，周辺からあたかも波によって半島が浸食されるように，ていねいに少しずつ削除する．ここで半島の基部を先に切離して島状にしてしまうと，ダイアモンドバーで削ることができなくなる．そこで無理に骨化切除操作を加えると，前述のシーソーアクションが起こる．

2）後方より椎体部展開・椎体後方固定術（肋骨・横突起切除，椎体間骨移植術）

川原範夫　富田勝郎

適応となる疾患

外傷（脊椎破裂骨折，脱臼骨折など），脊柱変形（局所後弯症，局所後側弯症，強直性脊椎炎など），脊椎腫瘍など．

後方アプローチで変形矯正，椎体間固定，前方支柱再建などを必要とする疾患が適応となる．

手術の留意点とコツ

馬尾レベルである腰椎高位では硬膜管をある程度圧排しても神経麻痺をきたさずに椎間板もしくは椎体後面を露出することが可能であるが，脊髄レベルである胸椎では硬膜管を圧排すると脊髄麻痺をきたす恐れがあるため，椎体もしくは椎間板後面に到達しその処置を行うためには椎間関節，もしくは椎弓根，肋骨頭を切除してアプローチする必要がある．本稿では，胸椎の角状後弯症に対する骨切矯正術を例に手術方法を述べる．

腹圧がかからないようにHall frameなどを用いた腹臥位をとり背側正中切開で進入する．まず目的椎体高位を中心にその頭尾側2～3椎弓を横突起先端まで展開する．目的椎体高位の頭尾側の2～3椎骨にペディクルスクリューを刺入する．目的椎体の頭側椎弓の下関節突起，目的椎体の椎弓（椎弓根を含める）および尾側の椎弓の上関節突起を切除して目的椎体の後面を展開するとともに，脊髄の後方側方を除圧・露出させる．必要であれば肋骨頭を切除する（肋骨・横突起切除）．片側のペディクルスクリューにロッドを固定し（temporaryロッド），脊柱の安定性を確保する．さらに他側の頭尾側に短いcorrectionロッドを装着しておく．椎間板，椎体を脊髄の側方から切除し，脊髄前方の除圧を行う（脊髄全周除圧）．椎体を楔状に切除する．肋骨の骨膜，壁側胸膜を剥離し，分節動脈もしくは脊髄枝は病態に応じて結紮する．椎体を楔状に切除する．

頭尾側のcorrectionロッドをロッドホルダーで把持したうえでtemporaryロッドの固定を少しゆるめる．全周除圧された脊髄の状態を直視下に観察しながら頭尾側のcorrectionロッドにてこの力を加えて徐々に注意深く脊柱の矯正操作を行う．これに随伴するようにtemporaryロッドにも助手が矯正を加える．前縦靱帯を回転中心としたclosing correctionを基本とするが脊髄がたるみはじめた時点（約30～35°）で回転中心を脊髄付近に切り換え，前方のopening correctionを続ける（closing-opening correction osteotomy）．良好な脊柱の矯正位が得られたところでpermanentロッドに入れ替えて固定する．

移植骨もしくは人工椎体挿入

矯正により生じた椎体間のギャップに腸骨などの自家strut-boneを挿入し，後方インス

1. 後方除圧・固定術

トゥルメンテーション頭側のロッド結合スクリューを少しゆるめ，compression deviceを用いて圧迫固定する．再建には自家骨を充填したMOSSケージなどを用いてもよい．

脊柱の短縮矯正操作や，人工椎体の圧迫固定などには脊柱の短縮にともなう脊髄障害が危惧される．一般に脊髄が垂れ下がったり，硬膜のバックリングが起こる前までは脊髄は安全である．それ以上に脊柱短縮が必要な場合，もしくは癒着などで硬膜が瘢痕で硬くなっている場合には硬膜を開いて脊髄を直接見ながら脊柱の短縮を必要とする場合がある．

文 献
1) Norio Kawahara, Katsuro Tomita, Hisatoshi Baba, Tadayoshi Kobayashi, Takuya Fujita, Hideki Murakami：Closing-opening wedge osteotomy to correct angular kyphotic deformity by a single posterior approach. Spine **26**：391-402, 2001.

1 椎弓切除・肋骨・横突起切除

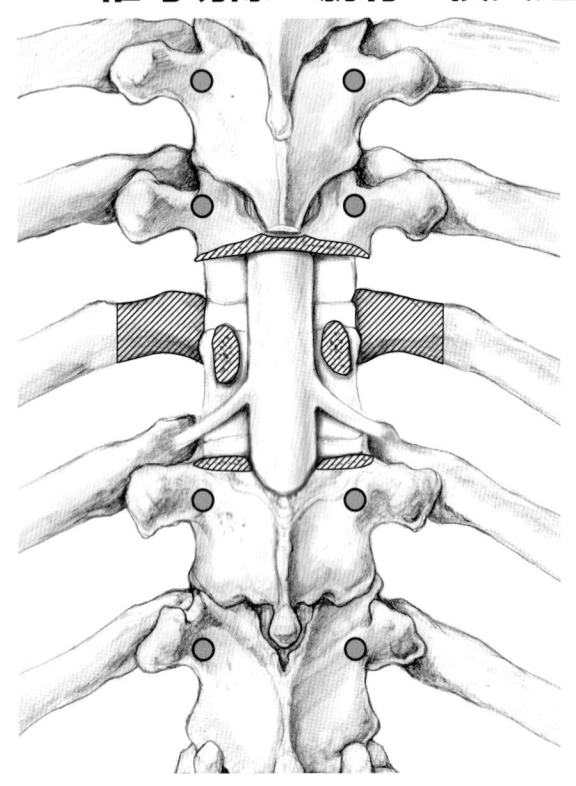

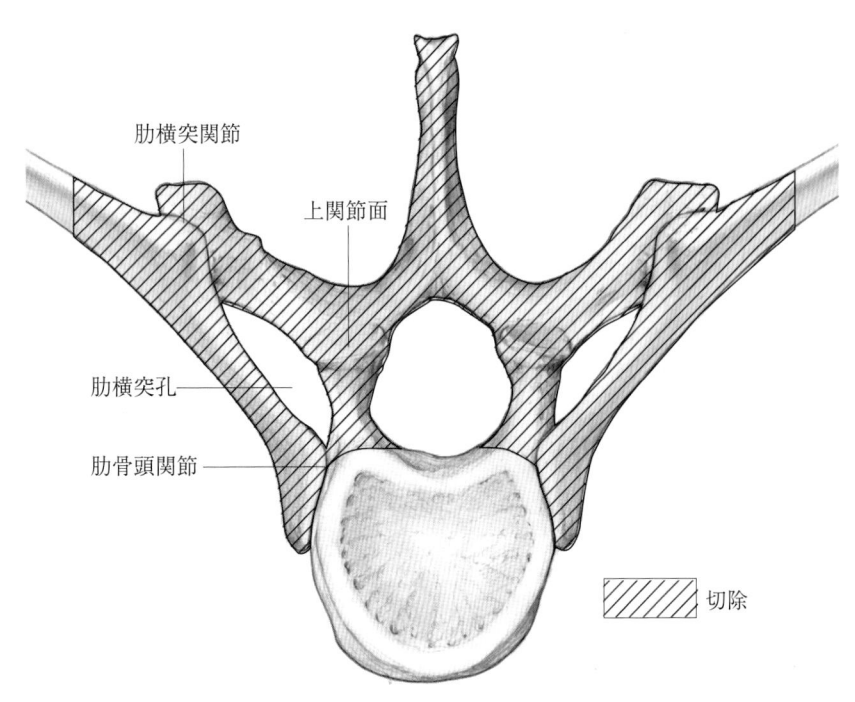

肋横突関節
上関節面
肋横突孔
肋骨頭関節

////// 切除

目的椎体の頭側椎弓の下関節突起，目的椎体の椎弓（椎弓根を含める）および尾側の椎弓の上関節突起を切除して目的椎体の後面を展開するとともに，脊髄の後方側方を除圧・露出させる．必要であれば肋骨頭を切除する（肋骨・横突起切除）．

2 脊髄全周除圧

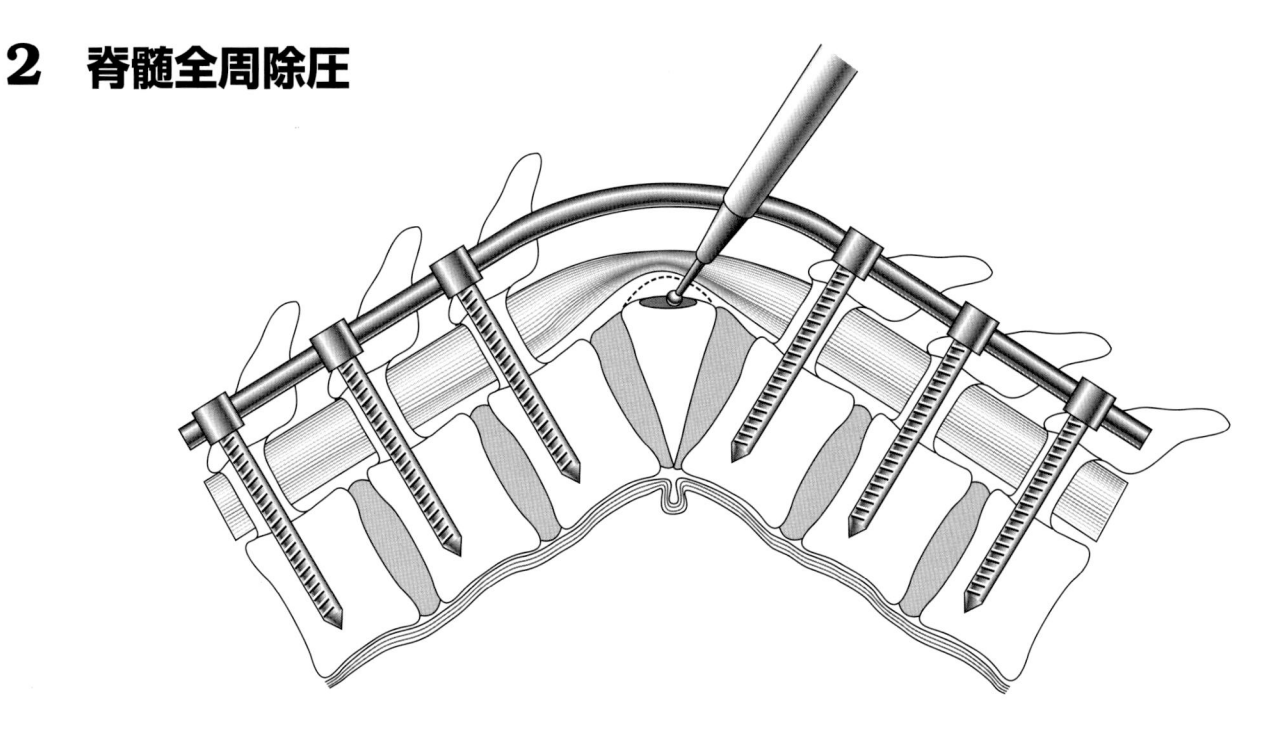

片側の椎弓根スクリューにロッドを固定し（temporaryロッド），脊柱の安定性を確保する．
椎間板，椎体を脊髄の側方から切除し，脊髄前方の除圧を行う（脊髄全周除圧）．

3 後弯の矯正操作

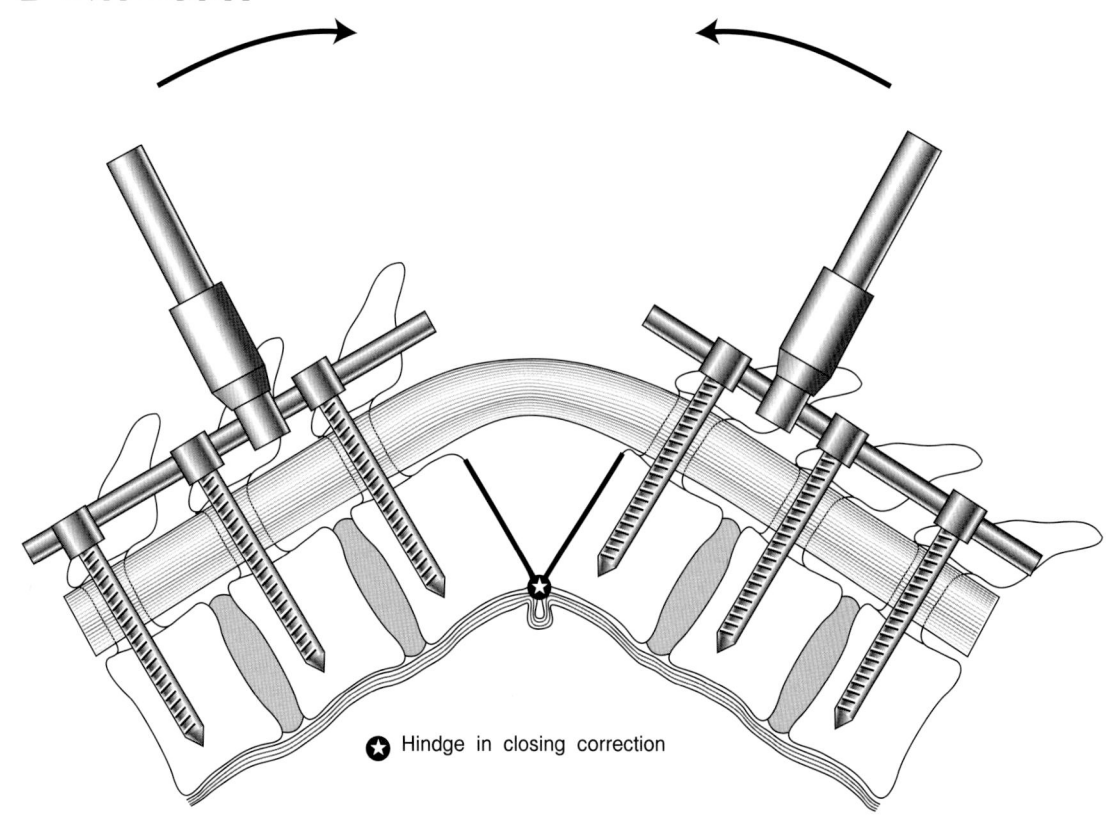

★ Hindge in closing correction

1. 後方除圧・固定術

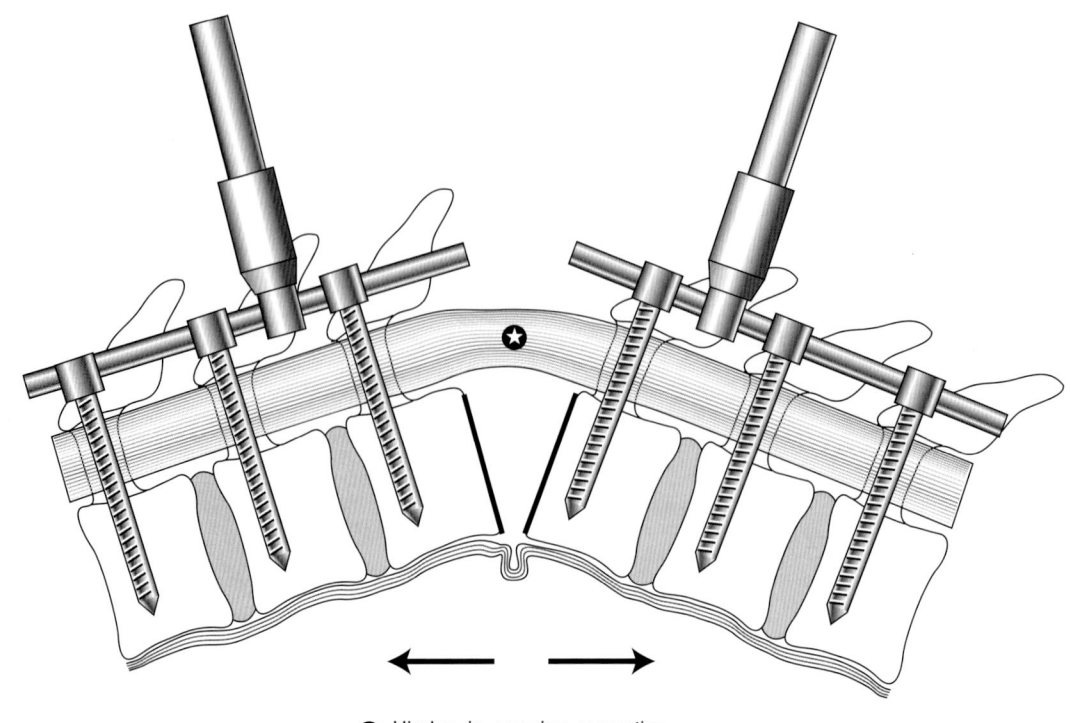

⭐ Hindge in opening correction

　全周除圧された脊髄の状態を直視下に観察しながら頭尾側のcorrectionロッドにレバーアームの力を加えて徐々に注意深く脊柱の矯正操作を行う．これに随伴するようにtemporaryロッドにも助手が矯正を加える．前縦靱帯を回転中心としたclosing correctionを基本とするが脊髄がたるみはじめた時点（約30〜35°）で回転中心を脊髄付近に切り換え，前方のopening correctionを続ける（closing-opening correction osteotomy）．良好な脊柱の矯正位が得られたところでpermanentロッドに入れ替えて固定する．

4 脊柱再建

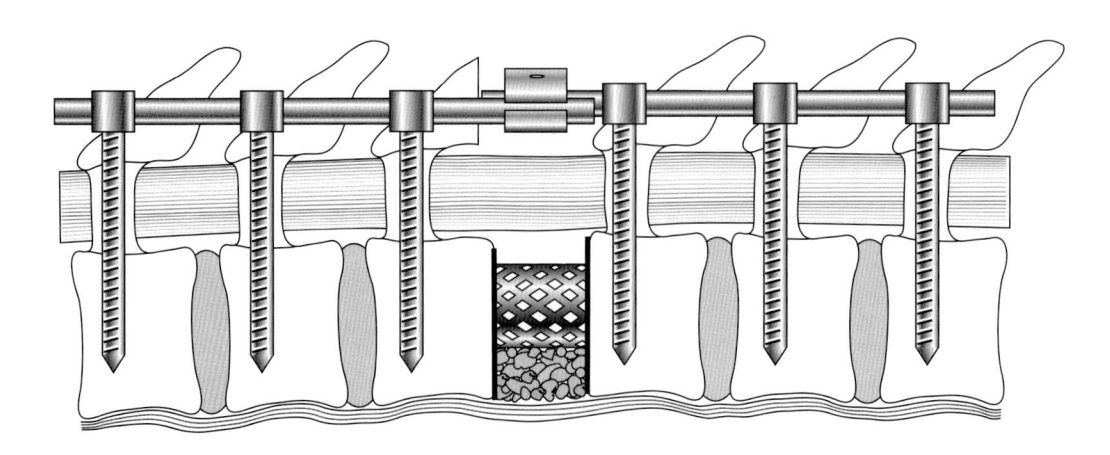

　矯正により生じた椎体間のギャップに腸骨などの自家strut-boneを挿入し，後方インストゥルメンテーション頭側のロッド結合スクリューを少しゆるめ，compression deviceを用いて圧迫固定する．再建には自家骨を充填したMOSSケージなどを用いてもよい．

5 前方移植骨を支点とする矯正法

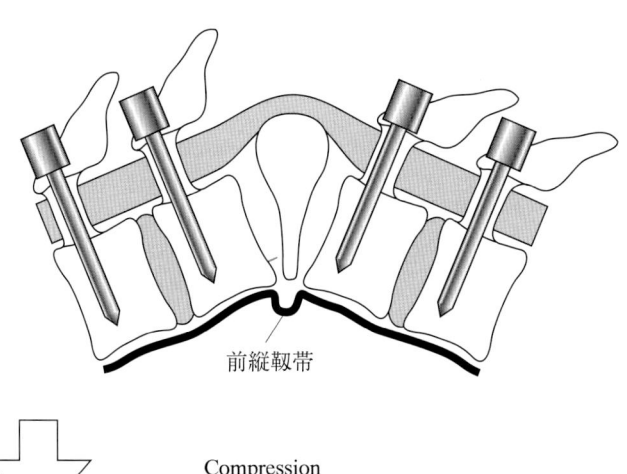

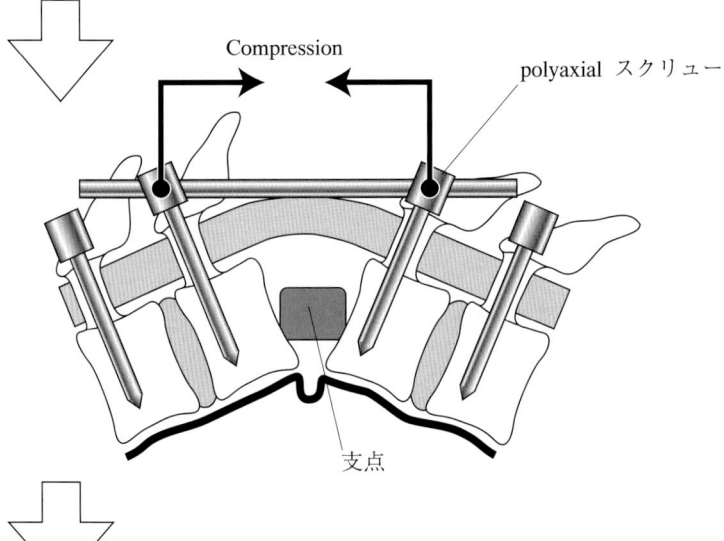

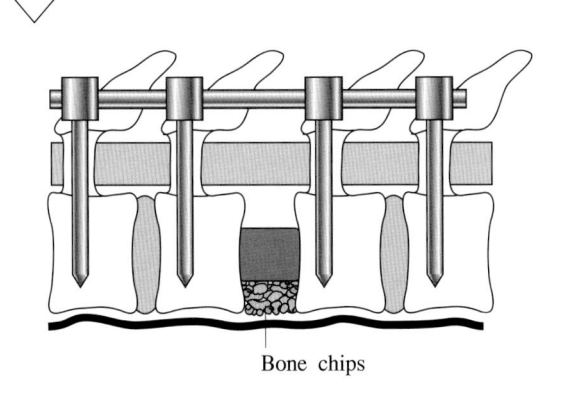

前縦靭帯

Compression
polyaxial スクリュー
支点

Bone chips

　あらかじめ移植骨を椎体間に挿入し，頭尾側のスクリューヘッド間にcompression forceを加えることによって椎体間移植骨を支点として矯正，脊柱再建を行う．この矯正方法も基本的にはclosing-opening correctionである．

3）胸椎後方固定術――rod & wire法
Posterior Spinal Instrumentation for Thoracic Spine-Rod & Wire Method

鈴木信正

適応となる疾患

　2本のLロッドとsublaminarワイヤリングを用いたLuque原法はもはや過去の手術法であるが，四角形のロッドをsublaminarワイヤリングで固定する方法は，現在でもときに必要な手術法である．頸椎へのインストゥルメンテーションは現在でも簡便な方法はなく，ここに述べるrod & wire法は手技が簡単であり，上位胸椎の外傷，または腫瘍性病変に対して頸椎から胸椎にかけて固定を行う場合に特に有用である．

手術の留意点とコツ

① 手術器具

　本手術に専用の器具はないが，手術を円滑に行うためには，通称ジェットタイトナーと呼ばれるワイヤー締結器，バイスグリップ，ロッドベンダー，T型ロッドプッシャー，フレンチベンダー，などが必要である．

② ロッドの形状

　より強い安定性を得るために，ロッドを四角形とする．Lロッドを折り曲げ四角形にすることはきわめて煩瑣である．市販のUロッドの一方の下端を折り曲げ四角形とするのが最も簡単である．径5mmと径6mmの2種のロッドがあるが，5mmロッドを通常使用する．ロッドにはフレンチベンダーで前弯，後弯の生理的弯曲をつける．

③ Sublaminarワイヤリングの一般的手技

　ワイヤーは径1.22mmと0.97mmの2種がある．ロッドの上下端には径0.97mmのダブルワイヤーを2本ずつ用いる．頸椎が上端となる時はシングルワイヤーを用いる．それ以外は径1.22mmのシングルワイヤーを用いる．シングルワイヤーを1本ずつ挿入する方法と，ダブルワイヤーを挿入した後に両端を切断してシングルワイヤーとする2つの方法がある．ワイヤー挿入では，まず大きめのリュウエルを用いて，棘突起の一部を含めて棘間靱帯を切除する．胸椎部の棘突起は下方に垂れ下がる格好であり，椎弓間部をめがけてリュウエルを垂直にあて切除を行う．黄色靱帯もリュウエルで正中部の縦裂が出るまで咬除する．胸椎部黄色靱帯切除では，硬膜外腔に近づいたら小型のネズミ歯リュウエルを用いるとよい．硬膜外脂肪組織に達したらケリソンを用いて切除を進める．

④ 棘突起ワイヤリング

　必要に応じて棘突起ワイヤリングを行う．市販のボタン付きワイヤーを使用するのが簡単であるが，胸椎部では著者の方法も有用である．

⑤ 骨セメントでの補強

　rod & wire法は垂直荷重に対する固定性が弱く，実際には上下運動があることが確認されている．ワイヤー断裂を防ぐためロッドとワイヤーの間の空隙をなくさねばならない．骨移植をする場合は移植骨を，腫瘍に対する手術ではmethylmethacrylateをこの空隙に十分充填し補強とする．

1. 後方除圧・固定術

1 手術器具

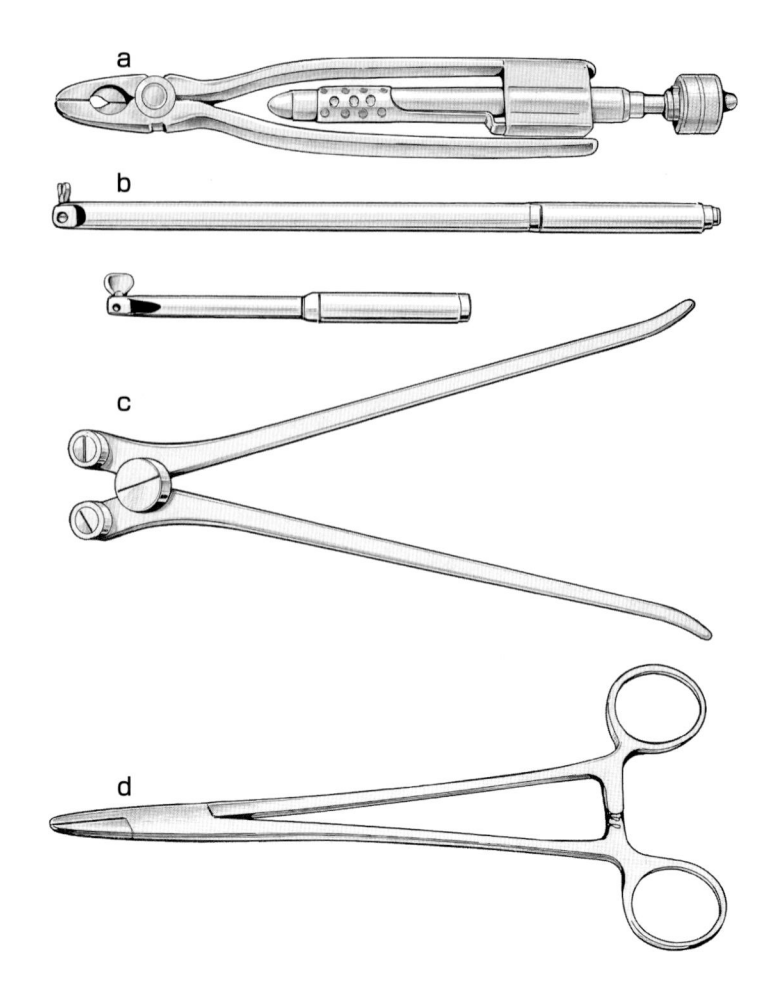

a：ジェットタイトナー
b：ロッドベンダー
c：フレンチベンダー
d：深部持針器

2 ロッドの成型

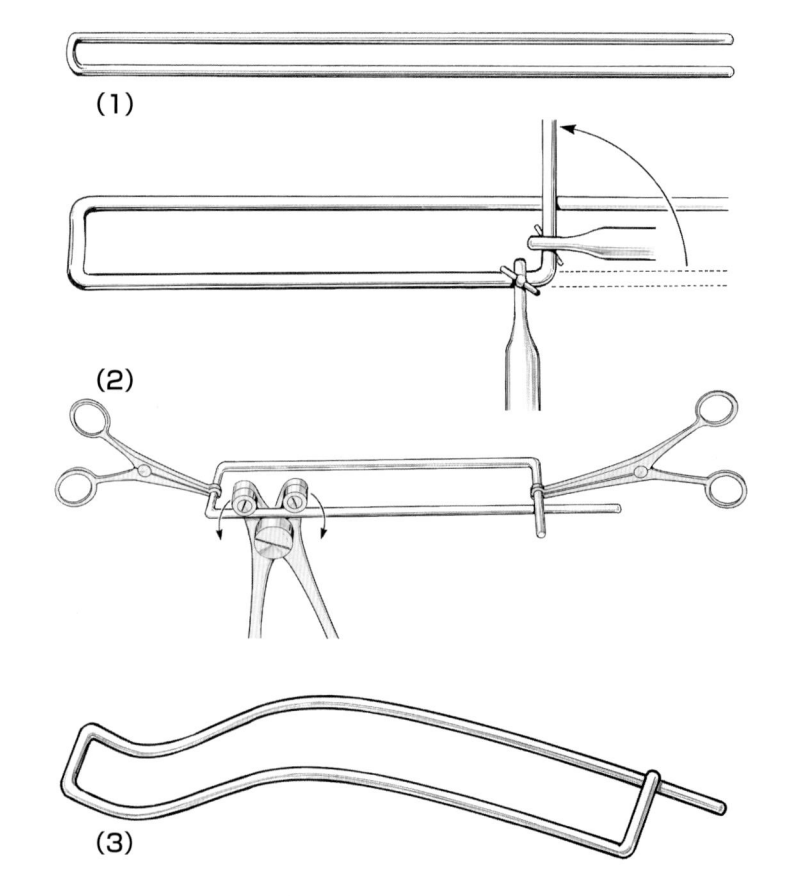

(1) Uロッドはステンレス製とチタン製の2種が入手可能である．
(2) Uロッドの下端をベンダーで折り曲げ四角形とする．
(3) ロッドに生理的弯曲の形状をつける．この操作はフレンチベンダーを用いるのがよい．この際，弯曲が矢状面上になるよう，助手はロッドクランプでロッドの横棒部をしっかり把持する．

3-a) Sublaminarワイヤリングの手技

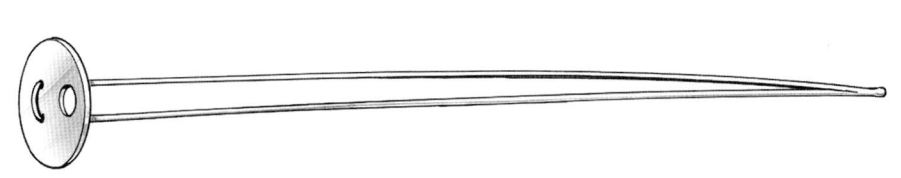

a）ワイヤー

　現在，ダブルワイヤー，シングルワイヤーともに径1.19mmのものしか入手できない．ボタン付きワイヤーは径0.91mmのダブルワイヤーである．頸椎部では径1.19mmのシングルワイヤーかケーブルを用いる．チタン製ケーブルは必ず径1.24mmの製品を使用するべきである．1.02mmのチタン製ケーブルも市販されているが，断裂の恐れが高い．固定の中間部では，ダブルワイヤーを挿入した後に両端を切断してシングルワイヤーとする．

3-b) Sublaminarワイヤリングの手技

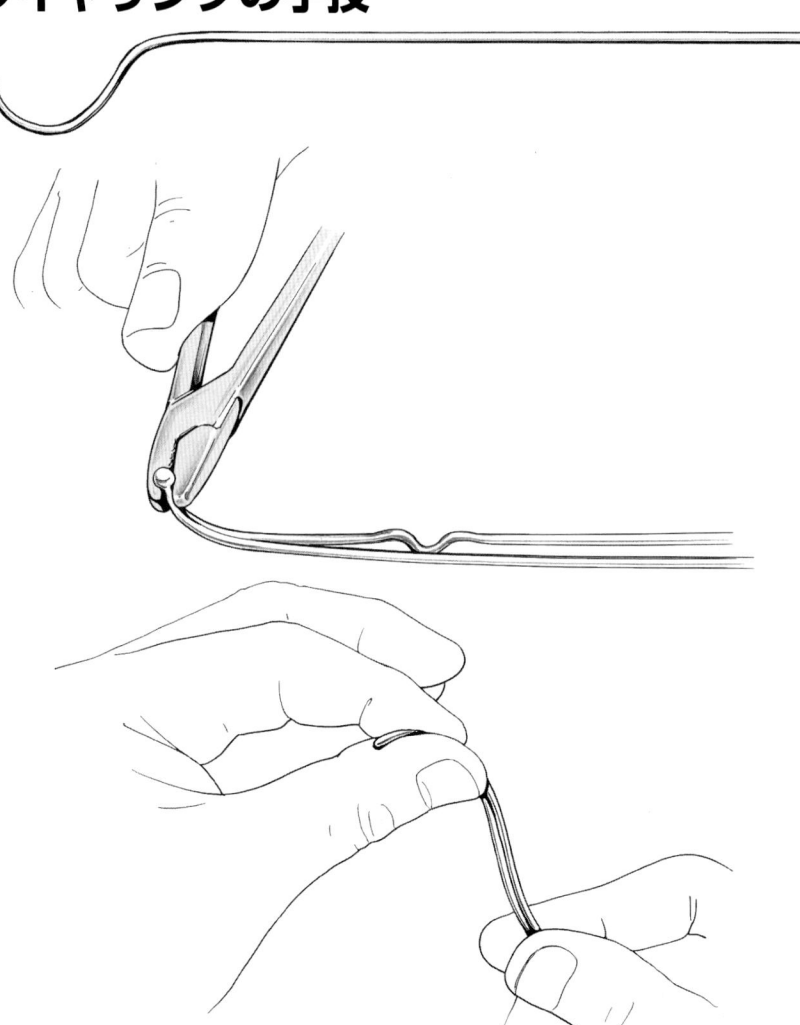

b）ワイヤー成型

　ワイヤーは先端が球状となった部分を椎弓の上下の幅を直径とする半円とする．まず，深部持針器でワイヤー先端を約45〜60°ほど強く曲げる．これがワイヤー挿入を容易にするコツである．頸椎部ではこの曲げる程度を少なくする．それから拇指掌側面で半円状に形作っていく．

1. 後方除圧・固定術

3-c) Sublaminarワイヤリングの手技

c) ワイヤー挿入手技

ワイヤーは，通常，手に持って椎弓の腹側面をなぞるように静かに挿入する．その際，決して術野で下方，すなわち腹側に強く押すようなことをしてはならない．通常，尾側から頭側に向けて挿入するが，場合によってはその逆のほうがやりやすい部位もある．椎弓下を通って先端の頭がみえたら深部持針器を用いてワイヤーを引き出し (1)，椎弓に巻き付けるように仮止めをする (2)．これは，他の操作の時，誤ってワイヤーが脊柱管内に落ち込むことを防ぐ意味で重要である．

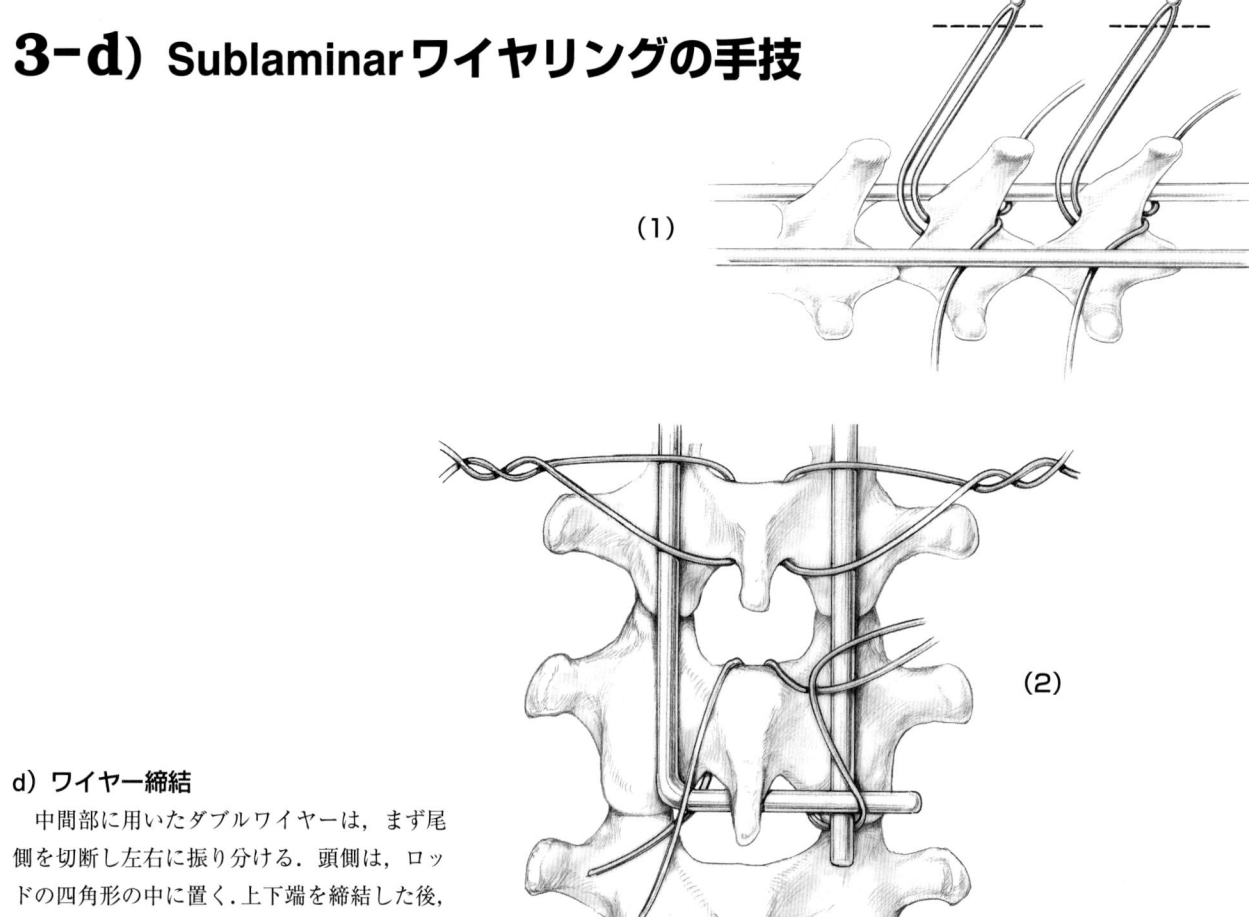

3-d) Sublaminarワイヤリングの手技

d) ワイヤー締結

中間部に用いたダブルワイヤーは，まず尾側を切断し左右に振り分ける．頭側は，ロッドの四角形の中に置く．上下端を締結した後，ダブルワイヤー頭側を切断しそれぞれ締結していく (1)．下端の，ロッドの交差部ではカシメになるように締結する (2)．

4 棘突起ワイヤリング

(1) ボタンワイヤー
(2) 著者の方法

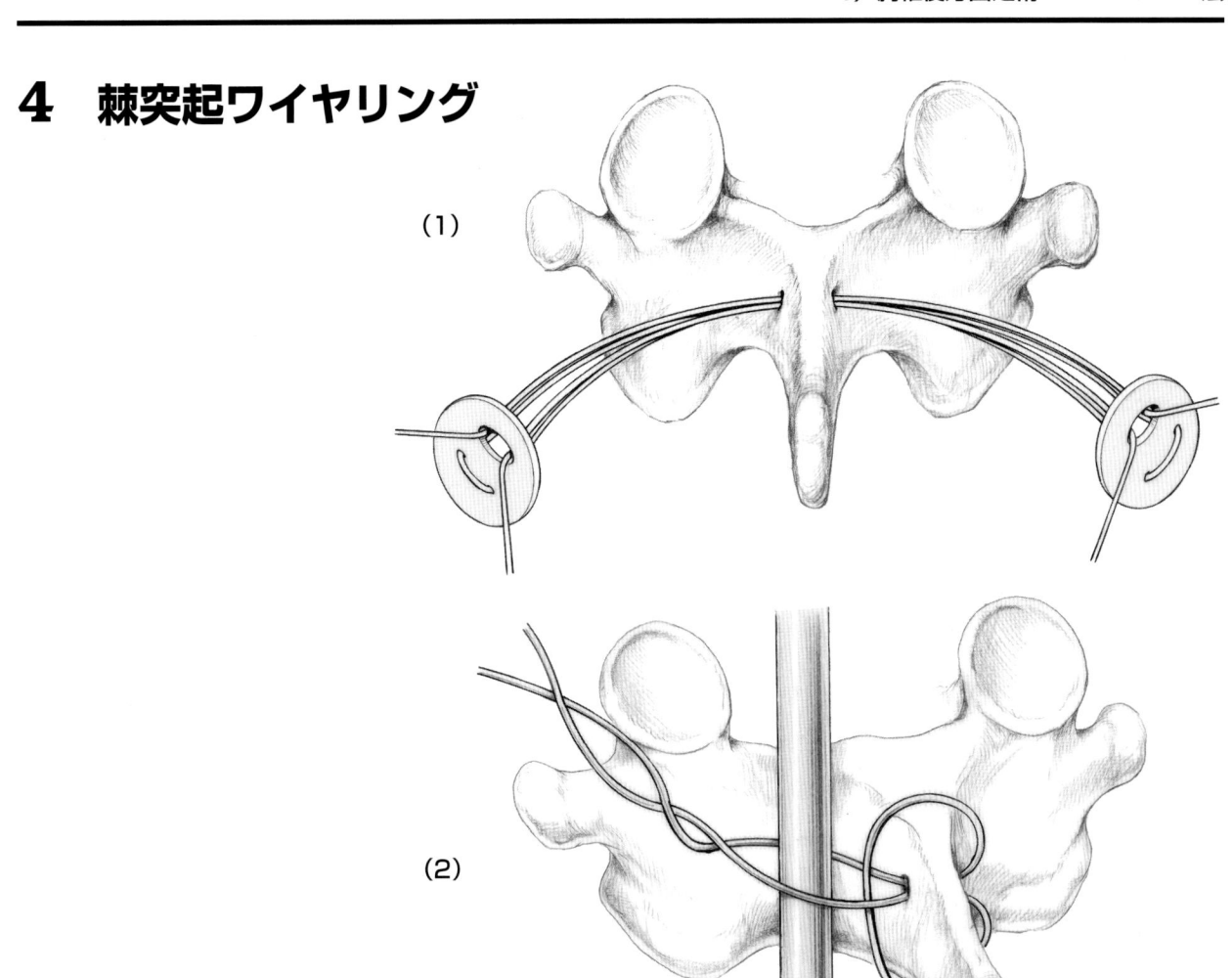

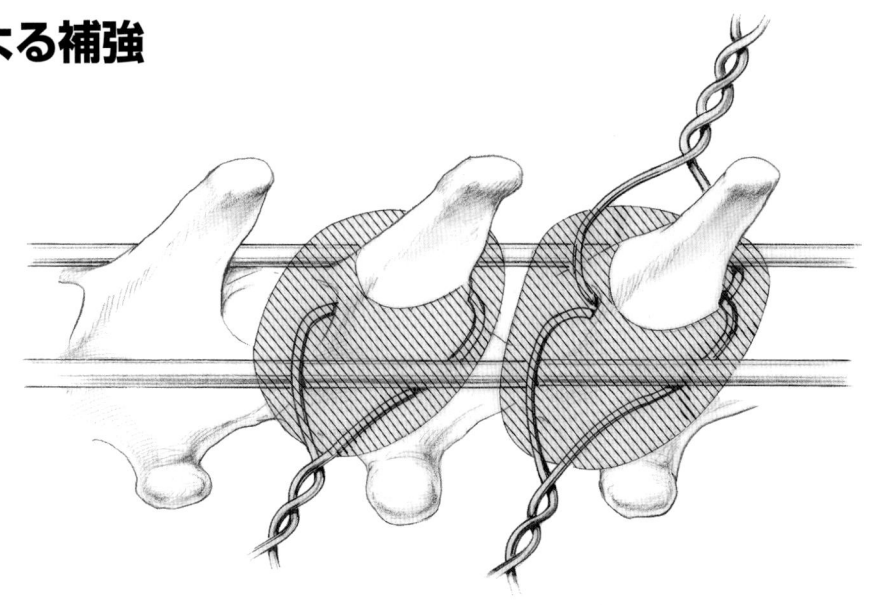

5 骨セメントによる補強

Methylmethacrylateをワイヤーとロッド，椎弓の間に生じた空隙に満たし，かつ左右を結合するように用いる．これにより，垂直荷重によるワイヤーへの負担が軽減される．

1. 後方除圧・固定術

6 四角形のロッドとワイヤーによる脊椎固定

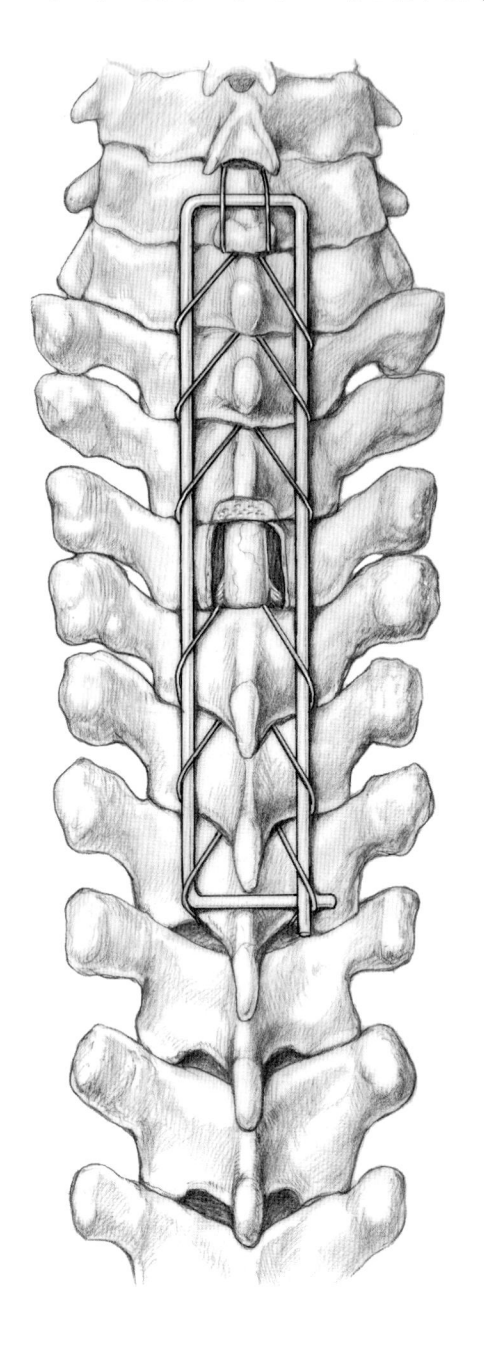

最後に，ロッドが十分に棘突起を挟むよう，最下端の1椎弓上位にtransverseワイヤリングを行う．

3. 腰　椎

1）腰椎後方進入椎体間固定術
Posterior Lumbar Interbody Fusion：*PLIF*

細江英夫　　清水克時

(適応となる疾患)

　変性すべり症，分離すべり症，腰部脊柱管狭窄症などの変性疾患の中で，神経除圧に加え強固な脊椎固定が必要と判断される場合に適応がある．また，変性側弯症で神経除圧に矯正を加える場合や，初回腰椎手術後の経過不良例に対する再手術として固定術が必要な場合にも適した術式である．

手術の留意点とコツ
① 展開
　体位は腹臥位とする．支持台の上で腹部の圧迫が除去され，膝関節を十分に屈曲させて坐骨神経を弛緩させるようにするのが要点である．

② 除圧操作（椎弓切除・椎間関節切除・椎間板切除）
　椎弓切除，椎間孔開放術などの除圧操作をノミ，ボーンソー，エアトームなどを使用して行う．通常，椎間関節は内側のみの切除を行っているが，必要に応じ追加する．ここで手術用顕微鏡またはルーペを使用し硬膜外静脈叢の血管を双極凝固器で十分止血することが，その後の椎間板切除・除圧確認を容易に遂行するために重要である．
　椎間板操作は硬膜，神経根をPLIF用神経根レトラクターなどで左右にやさしくよける．通常は正中までよけうるが，必要最小限で最小時間にすますよう心がけることが一過性の神経麻痺を生じさせないために重要である．まずメスで後方線維輪・後縦靱帯を切除した後，髄核鉗子，鋭匙鉗子などを用いる．ついで鋭匙（秋田大式リング鋭匙，三角鋭匙を多用する），ラスプなどにより椎体軟骨板をていねいに切除し，軟骨下骨を露出させる．軟骨下骨皮質はできるだけ残し，椎間スペーサーが椎体の海綿骨にめりこまないように注意する．

③ 椎間スペーサーの挿入
　通常，左右に2個の椎間スペーサーとその間に成型した自家摘出棘突起，椎弓を打ち込むが，それに先立ち，椎間スペーサートライアルを両側に挿入し側面X線にて確認しておく，一側のトライアルを除去し1個目のスペーサーを打ち込むと矯正位が維持できるので，硬膜を圧迫しない程度の深さまで挿入したら，硬膜を反対側によけて自家骨と2個目のスペーサーを打ち込む．左右のスペーサーと移植骨がいずれも椎体縁よりも深くなるように挿入する．

④ 脊椎インストゥルメンテーション
　ペディクル・スクリューによる脊椎固定を追加する．

1 硬膜外静脈叢の凝固止血

椎弓切除・内側椎間関節切除後,顕微鏡下に硬膜外の脂肪とその中にある静脈叢を双極凝固器（バイポーラ）にてていねいに止血していく.硬膜,神経根,椎間板,椎体がそれぞれ分離され,その後の手技が容易となる.側方への除圧は必要に応じ追加する.

2 椎間板切除

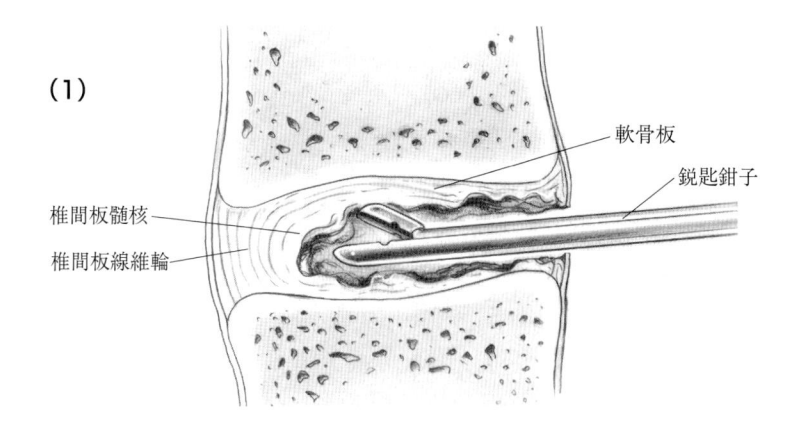

硬膜を左右によけながらメス,次いで各種大きさの鋭匙鉗子にて髄核,線維輪を切除していく.椎間板狭小化が高度な場合には椎間を広げるためスプレッダーを使用したり,椎間板リーマーにて鉗子入口部を作製する(1).軟骨板（軟骨性終板）や後方中央部線維輪を鋭匙（秋田大式リング鋭匙,三角鋭匙を多用する）にてていねいに切除する.この操作を前方や外側まで十分に行い,椎体終板の軟骨下骨皮質を広範囲に露出させる(2).

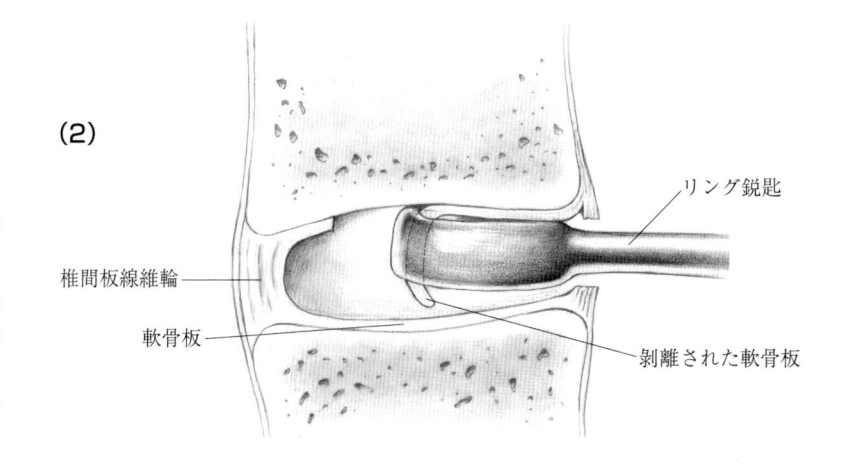

1）腰椎後方進入椎体間固定術

3 移植母床作製

椎間板ラスプ（直・反）を使用することにより露出させた軟骨下骨（骨性終板）を平坦化し，よりよい移植母床を作製する．このラスプやスパイナルエレベーターの操作により椎間板腔が自然に開大し，軟部組織のゆるみが獲得される．ラスプの大きさは，小さいサイズから始め挿入時の抵抗が適当な時点で止めると，軟骨下骨皮質の削り込みが最小限に抑えられる．また，後方椎体隅角部の骨棘が残存している場合は切除する．両側に椎間スペーサーのトライアルを挿入し，側面X線にて確認する．

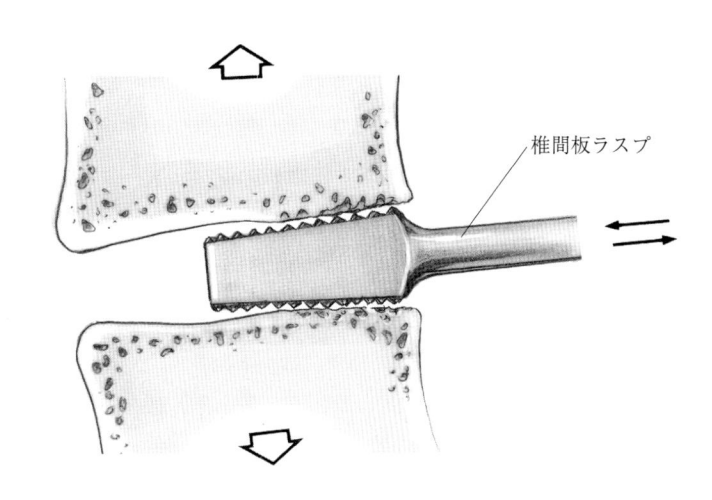

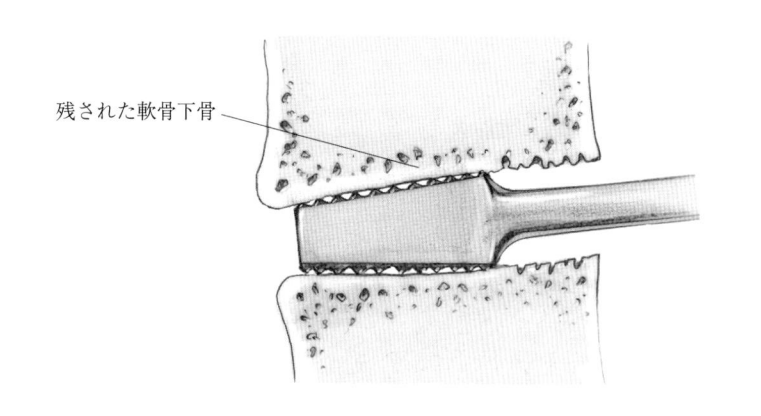

4-1）椎間スペーサー挿入

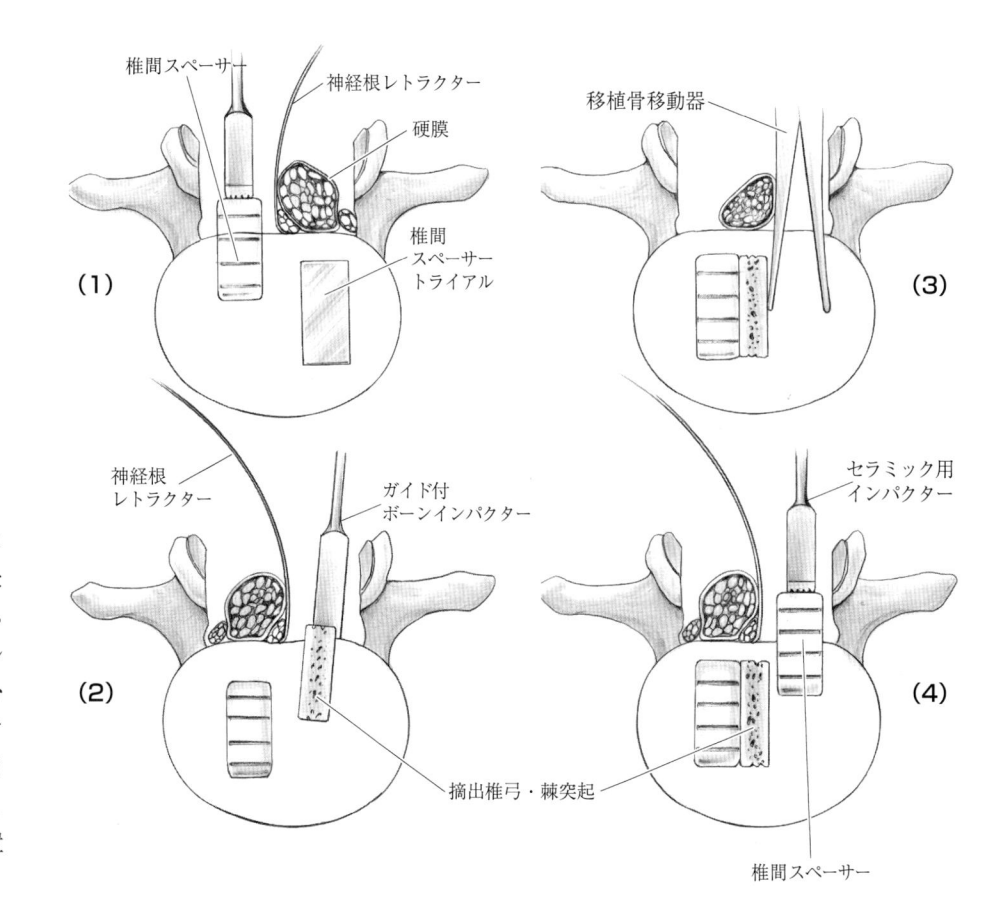

通常，左右に2個の椎間スペーサー，その間に成型した自家摘出棘突起，椎弓を打ち込む．まず一側のトライアルを除去し1個目を打ち込む（1）．次いで他側のトライアルを除去し，自家骨と2個目を打ち込む（2〜4）．この時，移植骨移動器により挿入位置を調整する．

4-2）椎間スペーサー挿入

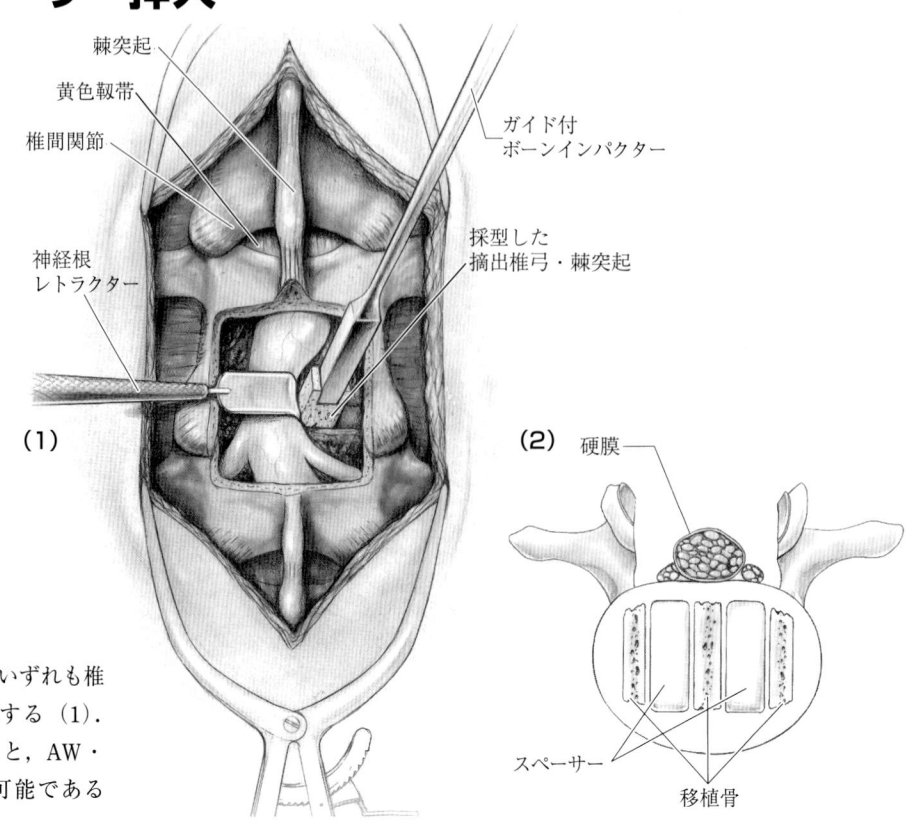

左右のスペーサーと移植骨が，いずれも椎体縁よりも深くなるように挿入する（1）．外側椎間板を十分に切除しておくと，AW・GCスペーサーの外側にも植骨可能である（2）．

5 ペディクル・スクリューによる脊椎固定

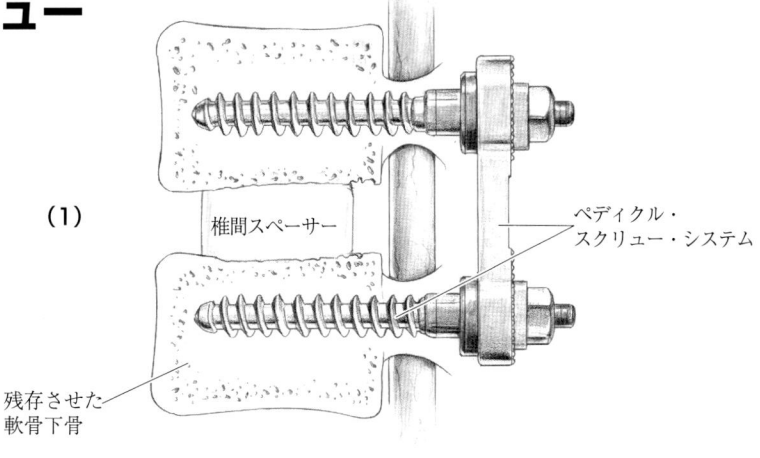

頭側のペディクル・スクリューを設置する際，近接の椎間関節を損傷しないよう注意が必要である（1）．$L_{4/5}$やL_5/Sでは，前弯を作るため楔状のスペーサーを用いるほうがよい．また，椎弓切除により露出した硬膜の背側に脂肪を移植する（2）．

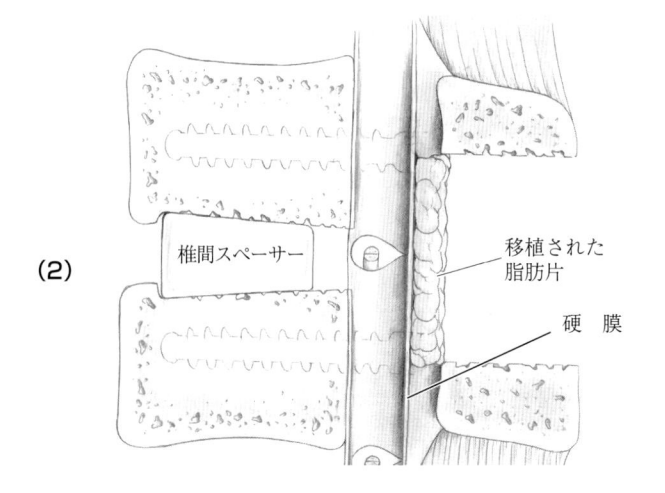

2）椎弓切除，椎弓開窓，椎間孔部除圧術

Laminectomy, Fenestration, Unroofing

細 江 英 夫　　清 水 克 時

適応となる疾患

　後方除圧が必要な疾患あるいは後方からの脊柱管内操作が必要な疾患：腰部脊柱管狭窄症，腰椎椎間板ヘルニア，馬尾腫瘍，脊椎腫瘍，椎弓骨折を伴う脱臼骨折，硬膜外膿瘍など．腰椎手術の最も基本となる手技である．

手術の留意点とコツ

　体位は腹臥位とし，支持台（Hall，自作のSt. Justine型 four-poster frame）の上で腹部の圧迫がないことを確認する．傍脊柱筋の展開は，Cobbエレベーター，骨膜剝離子，電気メスなどを用いて行う．電気メスを用いて剝離を進める方法は，長い手術操作による出血量を少なくするのに役立つ．

① 椎弓切除

　椎弓・棘突起から骨膜下にていねいに傍脊柱筋を剝離する．椎弓・棘突起に残存した軟部組織は鋭匙・骨膜剝離子などで除去し，また，椎弓の上下縁は黄色靱帯を鋭匙を用いて剝離するようにして同定しておく．椎弓の上縁・下縁・外縁・椎間関節をはっきりと識別できるようにすることが，正しい椎弓切除線を決めるのに重要である．

　椎弓切除は，ノミ，ボーンソー，エアトーム，超音波メスなどを使用して行う．切除線は椎弓外縁から7mm以上離し，上下の椎間関節包の内側を通る線とする．左右の切除線は平行ではなく通常頭側が狭くなる．最初から大きく切除しすぎて椎間関節や関節突起間部を破壊することのないよう注意する．必要なら切除を追加していく．側弯症で椎体が回旋している場合には，ノミの方向を術前CTや術中椎弓の形態などで判断する．

　腰部脊柱管狭窄症では，肥厚した椎間関節のために切除線は内側寄りになる．また，通常椎間関節部の肥厚した黄色靱帯や骨棘を切除するため内側椎間関節切除を追加する．脊髄腫瘍切除では棘上・棘間靱帯・棘突起を温存できる片側椎弓切除で可能な場合もある．

② 椎弓開窓

　椎弓間を広げる術式で主に椎間板ヘルニアの手術（Love法，顕微鏡下髄核摘出術）に使用する．腰部脊柱管狭窄症などにも応用可能である．

③ 椎間孔部除圧術

　内側椎間関節切除により関節部黄色靱帯を除去すれば外側陥凹，椎間孔入口部は除圧できているが，症例（外側型腰椎椎間板ヘルニアなど）によって神経根に沿って椎弓外側部をエアトームなどで切除していく（unroofing）．完全にunroofingした場合，脂肪移植・骨移植を追加する．

　椎間孔最外側部の除圧は，椎弓外側から尾側の椎間関節外側部をエアトームで掘削して行う．

1. 後方除圧・固定術

1 ノミによる椎弓切除

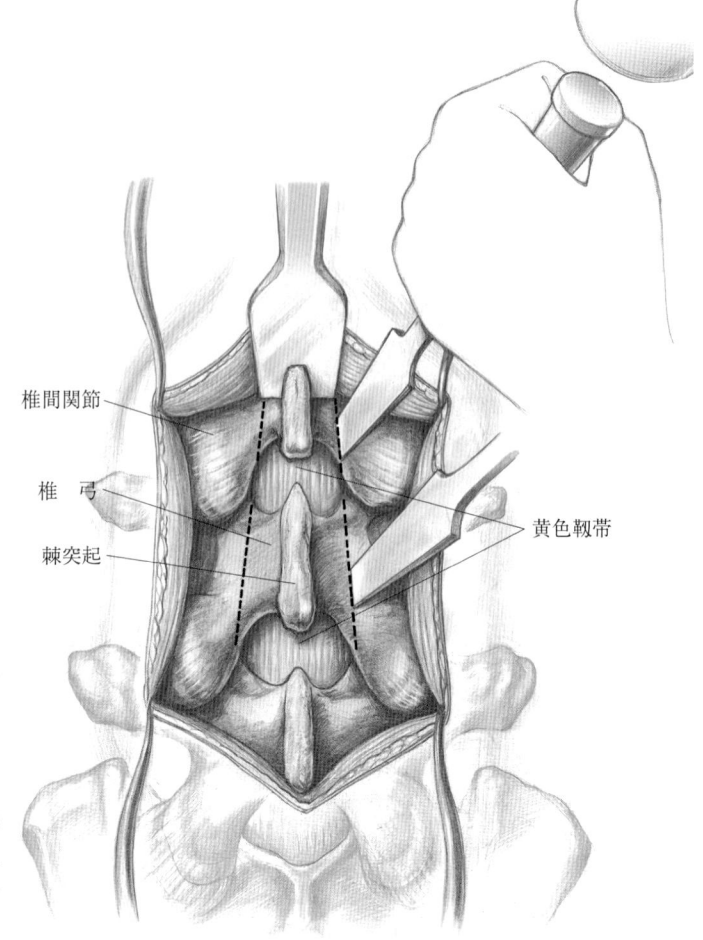

片刃ノミチーゼルにて，関節を損傷しないよう，分離症を作らないよう縦方向に切除ラインを作製する．その後，両刃ノミオステオトームにて尾側よりカットしていく．ハンマーで叩く際にノミを持つ手を背側皮膚の上に置き背側方向に力を加え，切るというより割るという感覚が重要である．腰部脊柱管狭窄症などでは頭尾側の椎弓も部分切除することにより椎弓間の黄色靱帯を効率的に除去できる．

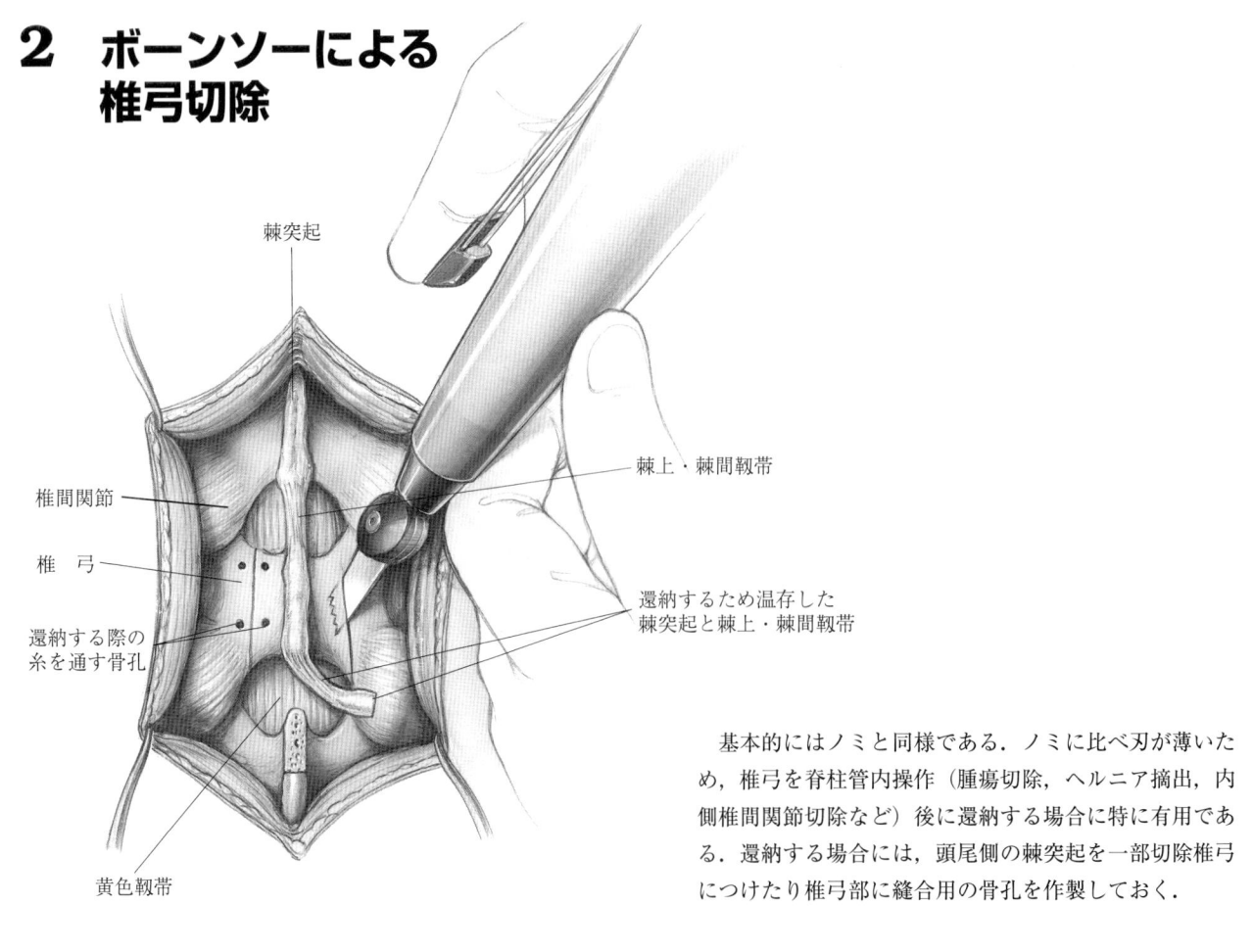

2 ボーンソーによる椎弓切除

基本的にはノミと同様である．ノミに比べ刃が薄いため，椎弓を脊柱管内操作（腫瘍切除，ヘルニア摘出，内側椎間関節切除など）後に還納する場合に特に有用である．還納する場合には，頭尾側の棘突起を一部切除椎弓につけたり椎弓部に縫合用の骨孔を作製しておく．

2) 椎弓切除，椎弓開窓，椎間孔部除圧術

3 Trumpet laminectomy（medial facetectomy）

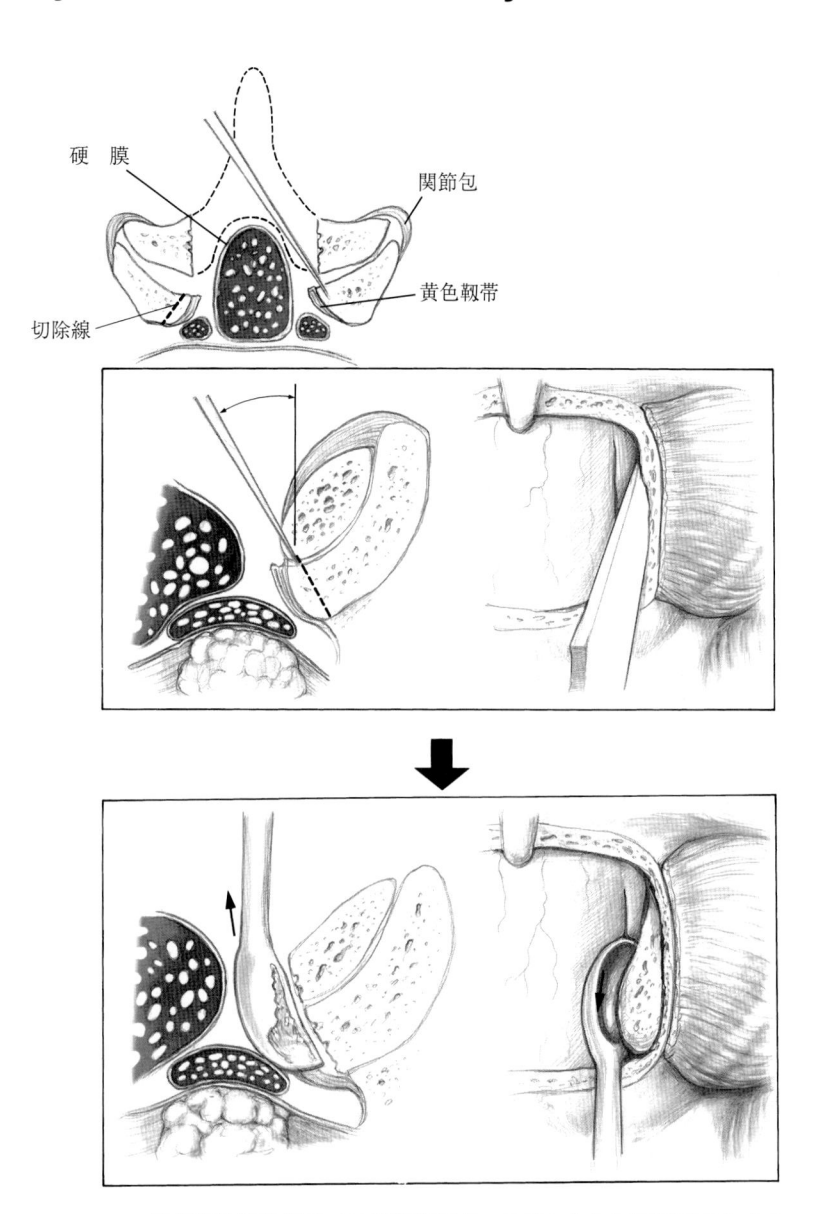

硬膜　関節包　黄色靱帯　切除線

　腰部脊柱管狭窄症では椎間関節部の骨棘や黄色靱帯肥厚が主病変であることが多く，この手技により外側陥凹狭窄部，椎間孔入口部の除圧が行える．薄刃のノミにて斜めに切れ込みを入れた後で，鋭匙などで骨片とそれに付着する黄色靱帯を除去する．

1. 後方除圧・固定術

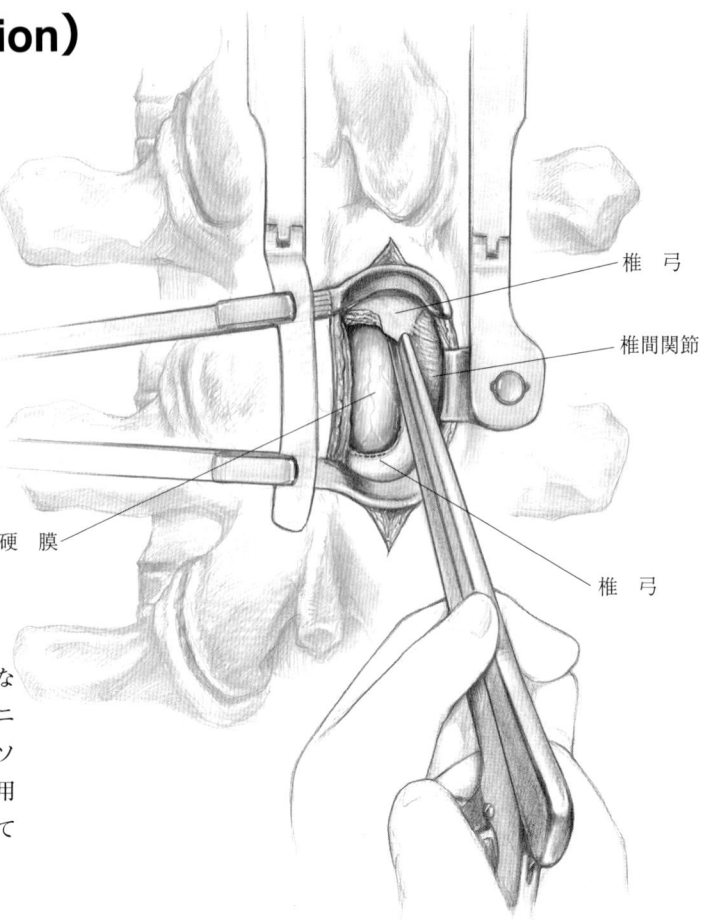

4 椎弓開窓術 (fenestration)

椎間板ヘルニア（Love法，顕微鏡下髄核摘出術）などに対して行われる手技である．椎間板の位置やヘルニアの位置を想定しながら切除範囲を決め，ノミ，ケリソン，エアトームなどで切除する．1カ所の開窓には専用開創器（Casper）と顕微鏡を使用すると侵襲が少なくてよい．

椎弓
椎間関節
硬膜
椎弓

5 椎間孔部除圧術
1) unroofing

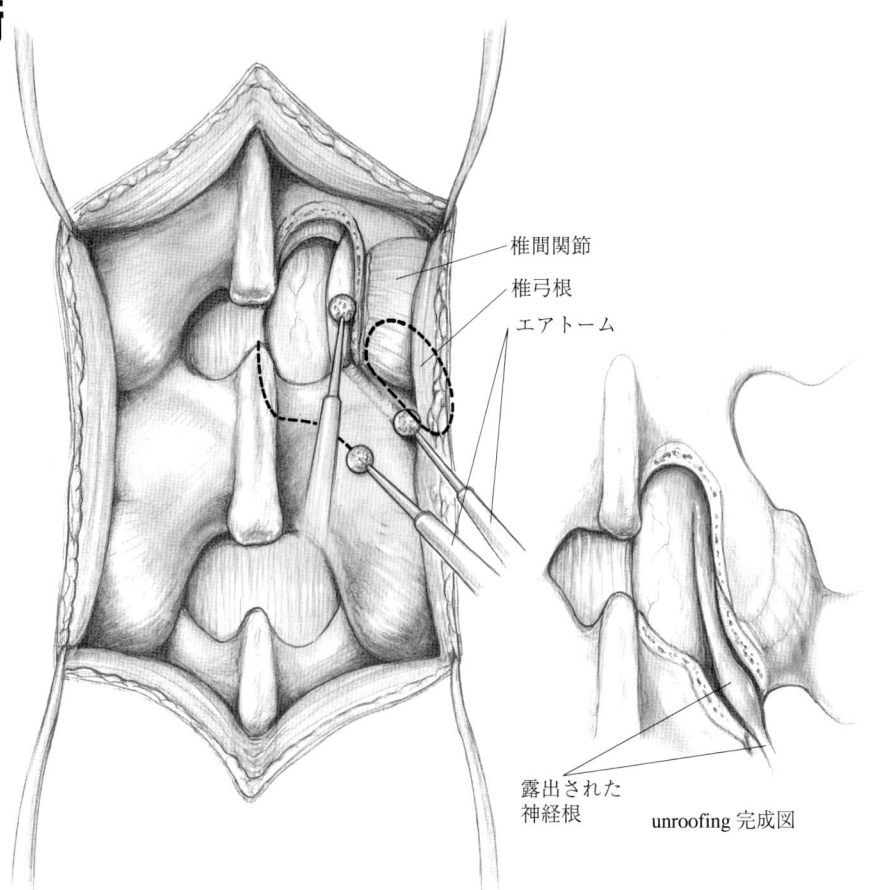

椎間孔内ヘルニアなどの場合に神経根に沿って椎弓をエアトームなどで切除していく術式である．完全にunroofingした場合，脂肪移植・骨移植を追加する．

椎間関節
椎弓根
エアトーム
露出された神経根
unroofing 完成図

5-2) 椎間孔部除圧術

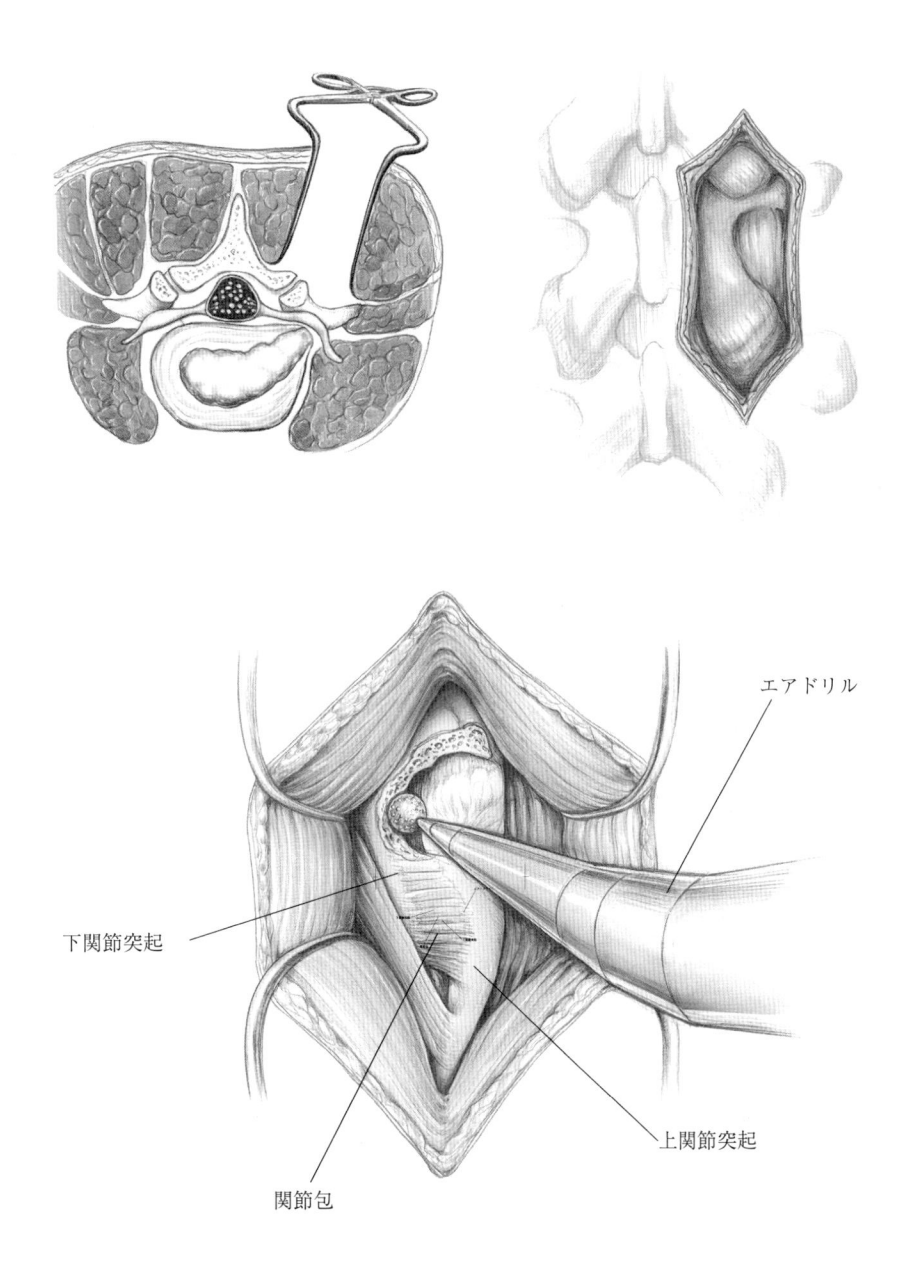

椎間孔外ヘルニアなどの場合に椎弓外側から尾側の椎間関節外側部を切除する術式である．

3）腰仙椎後・側方固定術とPLIF
Surgical Technique of Lumbar Postero-lateral Fusion and PLIF

鈴木信正

適応となる疾患

腰椎変性疾患においては，① 日常生活において著しく支障が大きい腰・下肢痛，知覚麻痺，運動麻痺，② 歩行障害が著明，③ 神経因性膀胱，などの症状があり，それらに対して神経根ブロックまたは硬膜外ブロックが無効あるいは効果が持続しない時に手術適応となる．脊椎すべり症，不安定腰椎，高度の椎間板変性を伴う椎間板ヘルニア，除圧により不安定性が増す場合，などが脊椎固定術の適応である．PLIFは，すべり椎間，L_5-S_1，椎間板変性が高度，不安定性が大きい，などの病態に対して行う．

手術の留意点とコツ

近年，インストゥルメンテーションの普及が著しいが，腰椎変性疾患に対する脊椎固定術の目的は強固な骨癒合を得ることにある．Fusion techniqueをおろそかにしてインストゥルメンテーションを行う，あるいはインストゥルメンテーションによって固定性が十分と考えることは論外である．脊椎固定術においては，骨移植の母床作製と骨移植の手技が基本中の基本である．

① 展開

仙棘筋の剝離は，できる限り骨膜下に行う．外側は，横突起先端まで十分に展開する．その際，脊髄神経後枝を損傷しないよう細心の注意を要する．出血を少なくするため，軟部組織が付着したままデコルチケーションを行い，展開するのもよい．

② 後・側方固定の母床作製

後・側方固定では骨移植の範囲が問題となる．後・側方固定は決して横突起間固定を意味するものではない．椎間関節固定（facet fusion）が最も重要であるといってよい．椎弓切除術を施行した後では母床となりうる範囲は小さい．しかし，後方固定術はfacet fusionにありともいえる．椎間関節の全切除はやむをえない時に限るべきである．骨移植の母床は，脊椎後方要素のすべてと考える．

③ 骨移植

横突起間には，短冊状の骨片を置き，さらに多量のbone chipを置く．Facet fusionにはブロック状の海面骨骨片を用いる．椎間関節を全切除した場合は，椎間孔の屋根を作るように骨片を成形し，移植する．棘突起，椎弓が残存するならば，Hibbs法に準じたdecorticationと骨移植を行う．

④ PLIFの母床作製

PLIFの母床は，十分に前方まで深く作ることを要する．高齢者の多椎間固定では，時間の節約のため著者は気動式リーマーを使用することもあるが，鉗子と軟骨板剝離子，鋭匙，平ノミで母床を作製するのが原則である．軟骨板剝離は，まず，椎体後縁を斜めに少し落とし，軟骨と皮質の境界を見て，そこから軟骨板剝離子で前方に剝離を進める．椎体

の解剖をよく把握し，剥離を進める際に剥離子の先端で椎体の前方隆起を触知することがコツである．骨終板は，鋭匙で十分に郭清する．

⑤ PLIFの骨移植

移植骨の圧潰防止，採取骨量の低減を目的とし，自家腸骨と椎体間スペーサーを1個用いるPLIF sandwich法を行う．椎体間スペーサーは，hydroxyapatite製かcarbon fiber製を用いる．骨癒合の判定を容易にするには，スペーサーの後方にも半層骨片を移植するのがよい．そのためにもスペーサーの奥行きは20～22mmのものを使用すべきである．

1　展　開

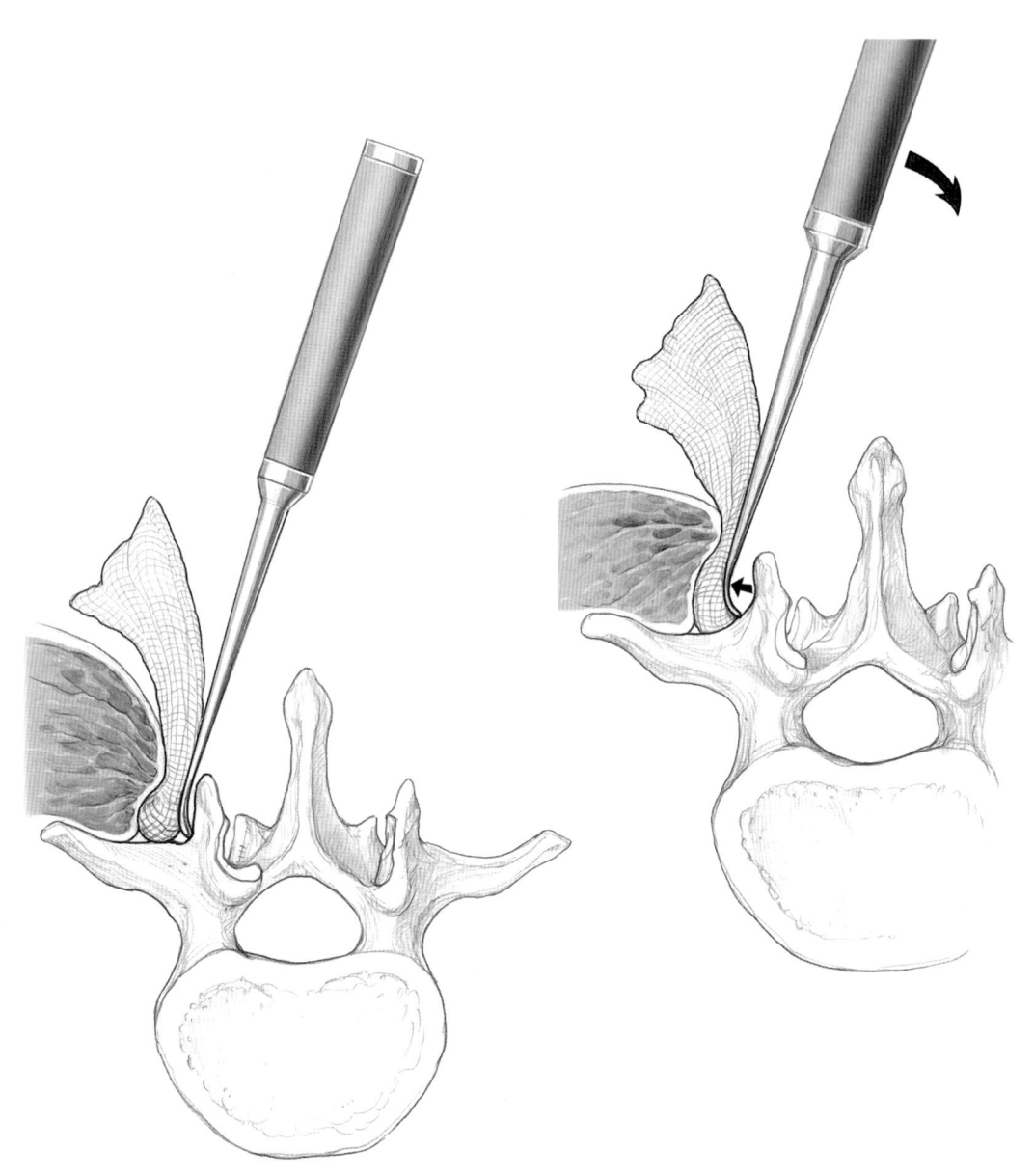

椎間関節より外側に向かっては，横突起上をガーゼを用いて鈍的に剥離を始め，さらにHarringtonレベーターで横突起先端まで十分に展開する．

2-1) 後・側方固定の母床作製

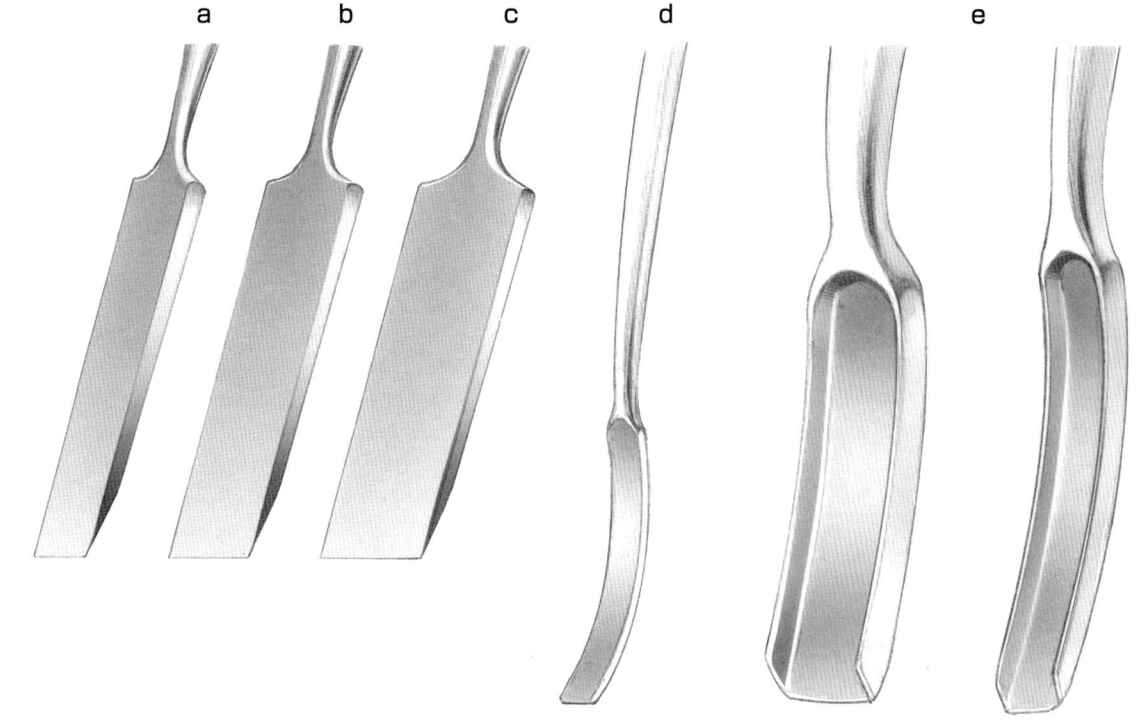

各種ノミ
　a, b, c：10mm, 15mm, 20mm 平ノミ（薄刃オステオトーム）．d：弱弯ノミ．e：脊椎ガウジ．

2-2) 後・側方固定の母床作製

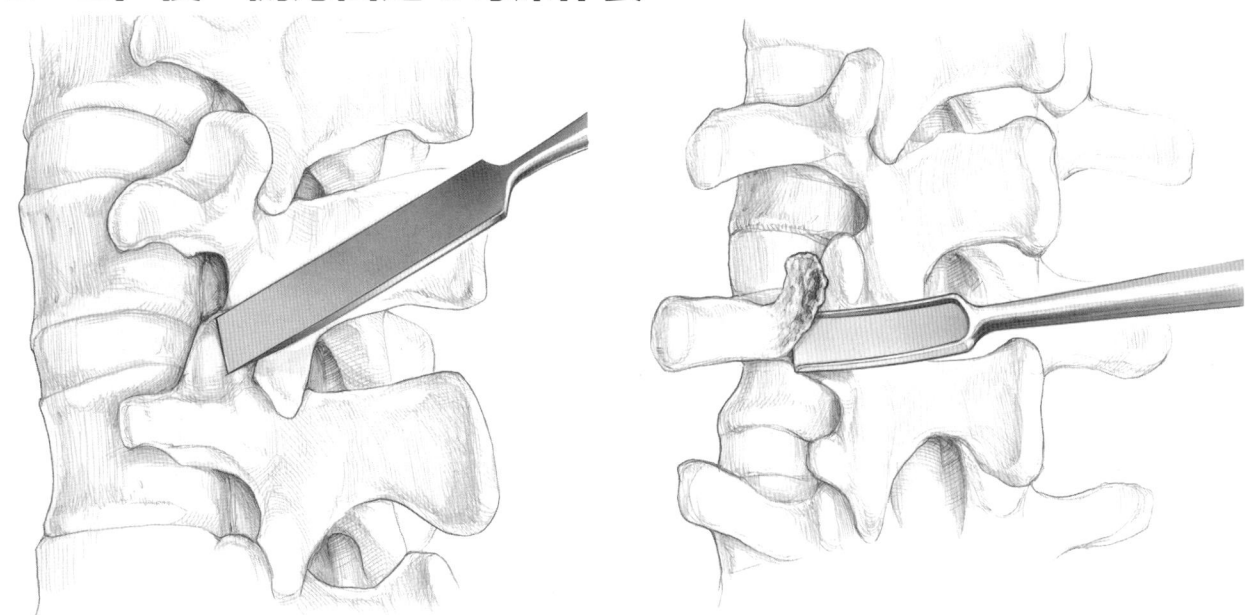

　骨移植母床は，横突起から椎間関節，pars articularis の外側にわたる．この部のデコルチケーションを行うには，まず，上関節突起外側を平ノミで始め，ついで曲ノミで横突起に進める．そして，下関節突起と pars articularis 外側から上位の横突起に進める．デコルチケーションをした骨片は翻転し，横突起間に架橋するように置く．

2-3) 後・側方固定の母床作製（仙骨部）

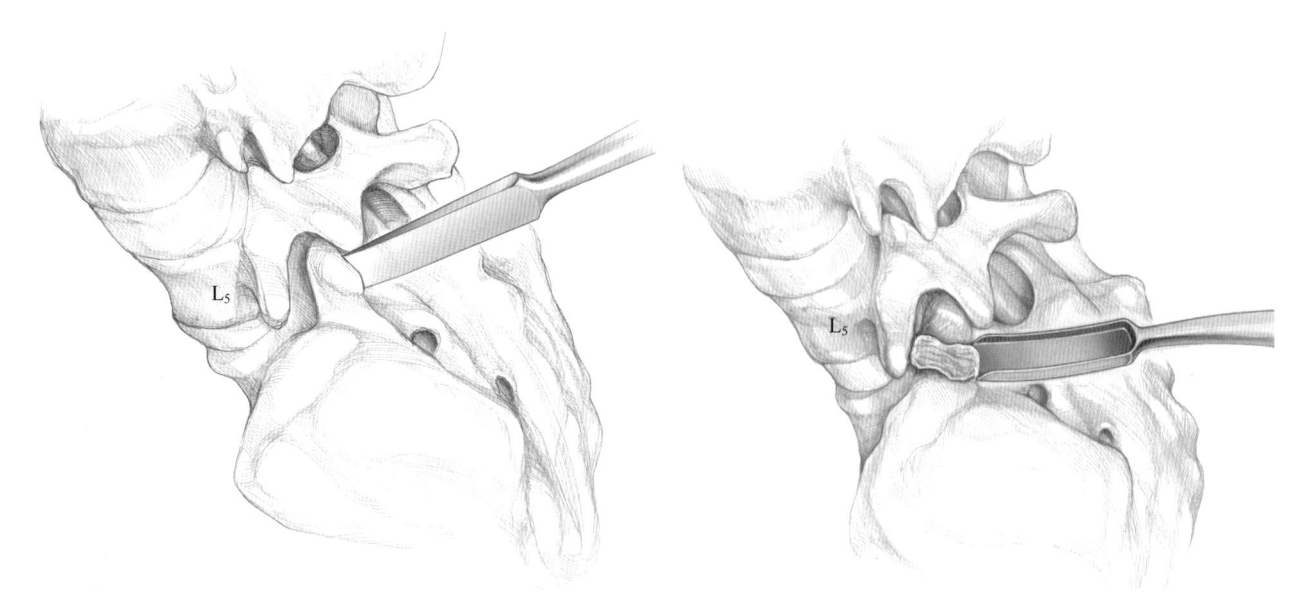

仙骨部のデコルチケーション．L_5-S_1間の固定では仙骨翼のデコルチケーションを同様に行うが，十分に広く行う．この部は剥離に際して出血しやすいので，無理に広く展開せず，軟部が付着したままデコルチケーションを行うとよい．皮質は翻転し，文字通り骨移植の母床とする．

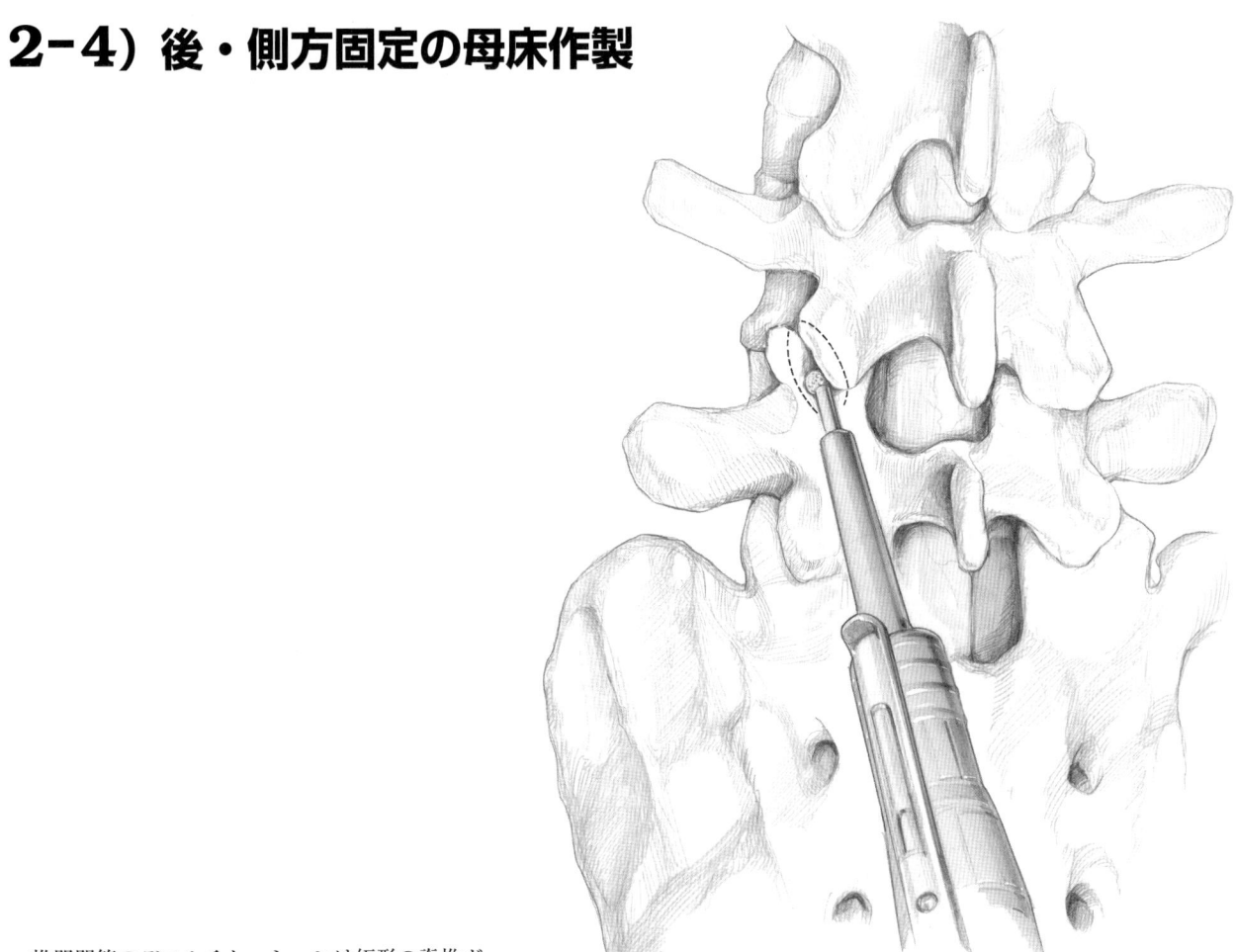

2-4) 後・側方固定の母床作製

椎間関節のデコルチケーションは矩形の脊椎ガウジを用いるか，エアトームで行う．

3-1) 骨移植

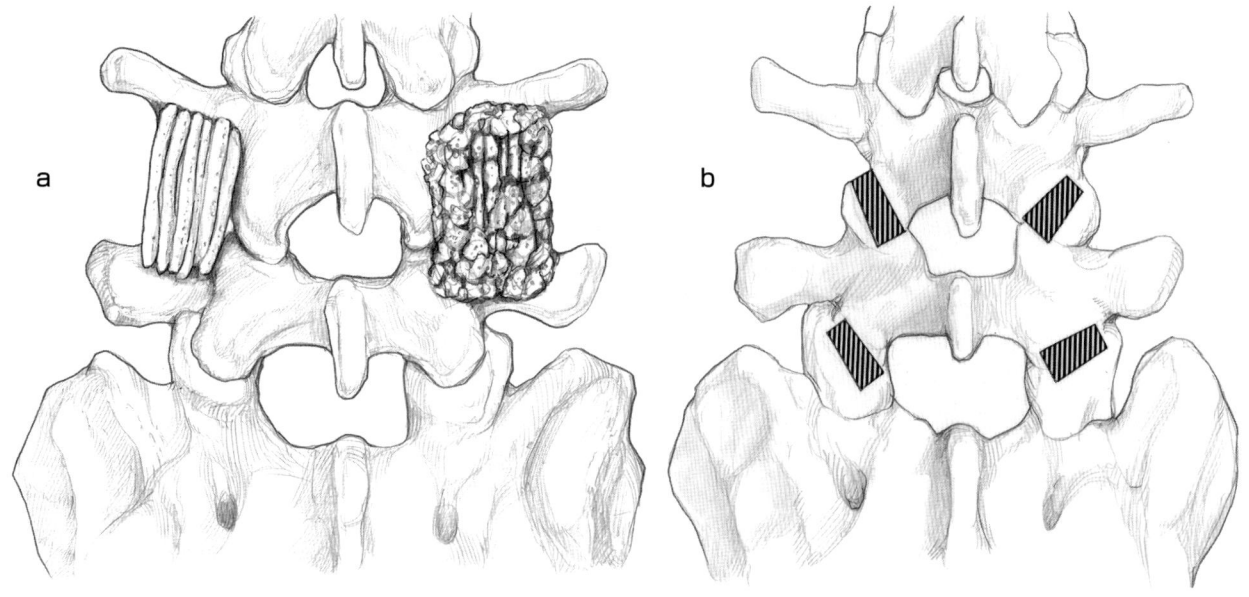

a：横突起間の骨移植
　① 横突起間には，短冊状の骨片を置く．
　② さらに多量のbone chipをその上に置く．
b：Facet fusionにはブロック状の海面骨骨片を用いる．

3-2) 骨移植

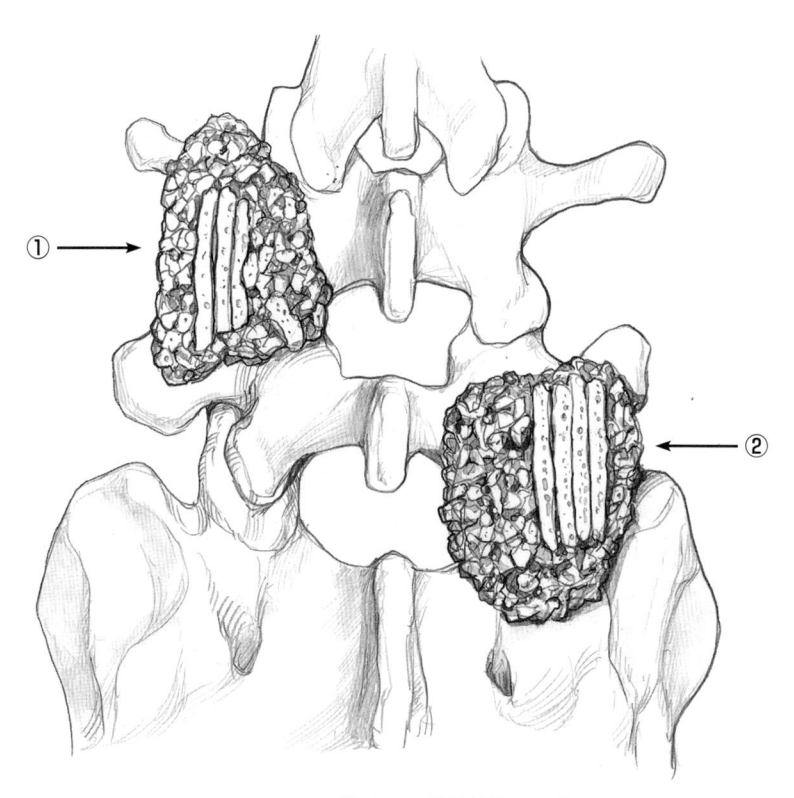

① L_{4-5}の骨移植範囲．② L_5-S_1の骨移植範囲．

4-1) PLIFの母床作製

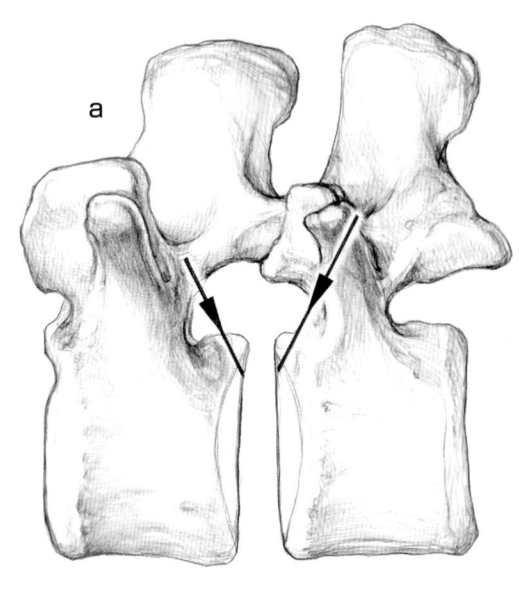

a：軟骨板切除は，まず椎体後縁を平ノミで斜めに落とし，軟骨板と骨皮質の境界を見る．
b：ついで軟骨板剥離子で十分に前方まで剥離し，鉗子で摘出する．

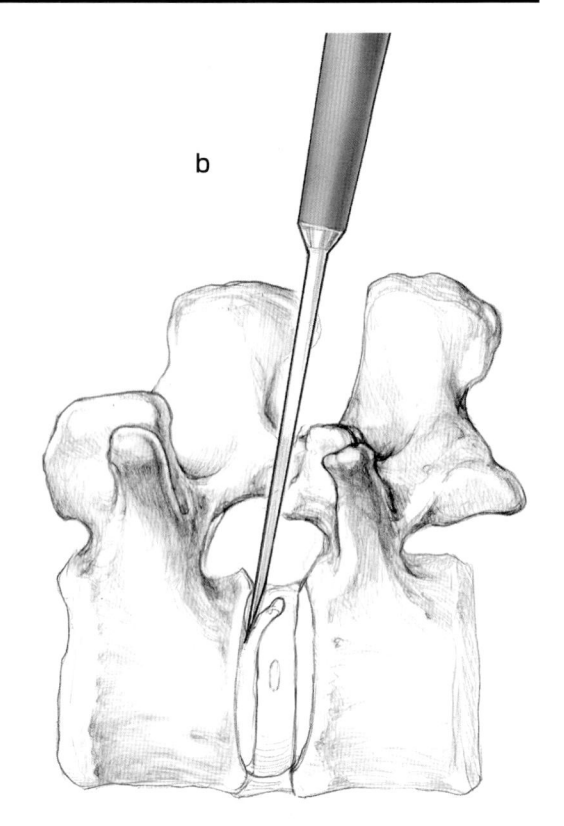

4-2) PLIFの母床作製

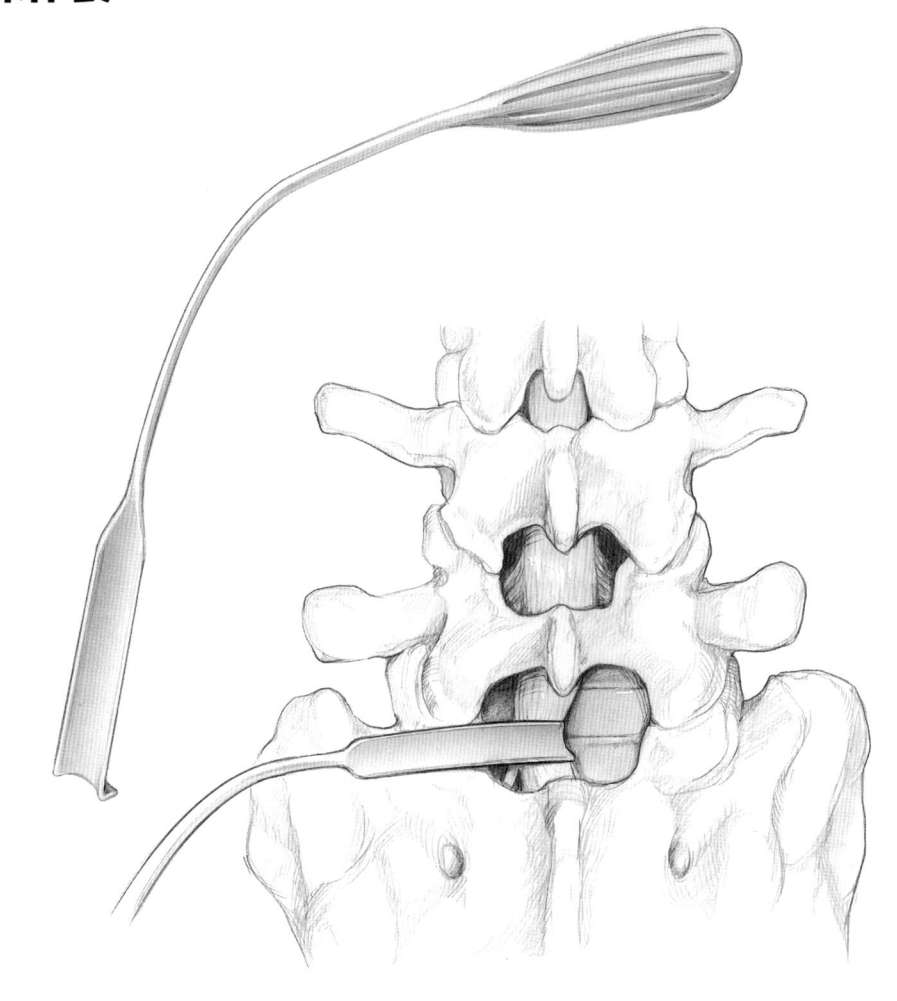

　椎体間の操作中は，神経根を損傷せぬよう1/3円形の神経根レトラクターで神経根と硬膜管を保護する．このレトラクターを用いれば，硬膜管を正中よりさらにやや外側にまで安全によせることができる．したがって，椎間関節を切除することなしに十分な視野が得られる．

5-1) PLIFの骨移植

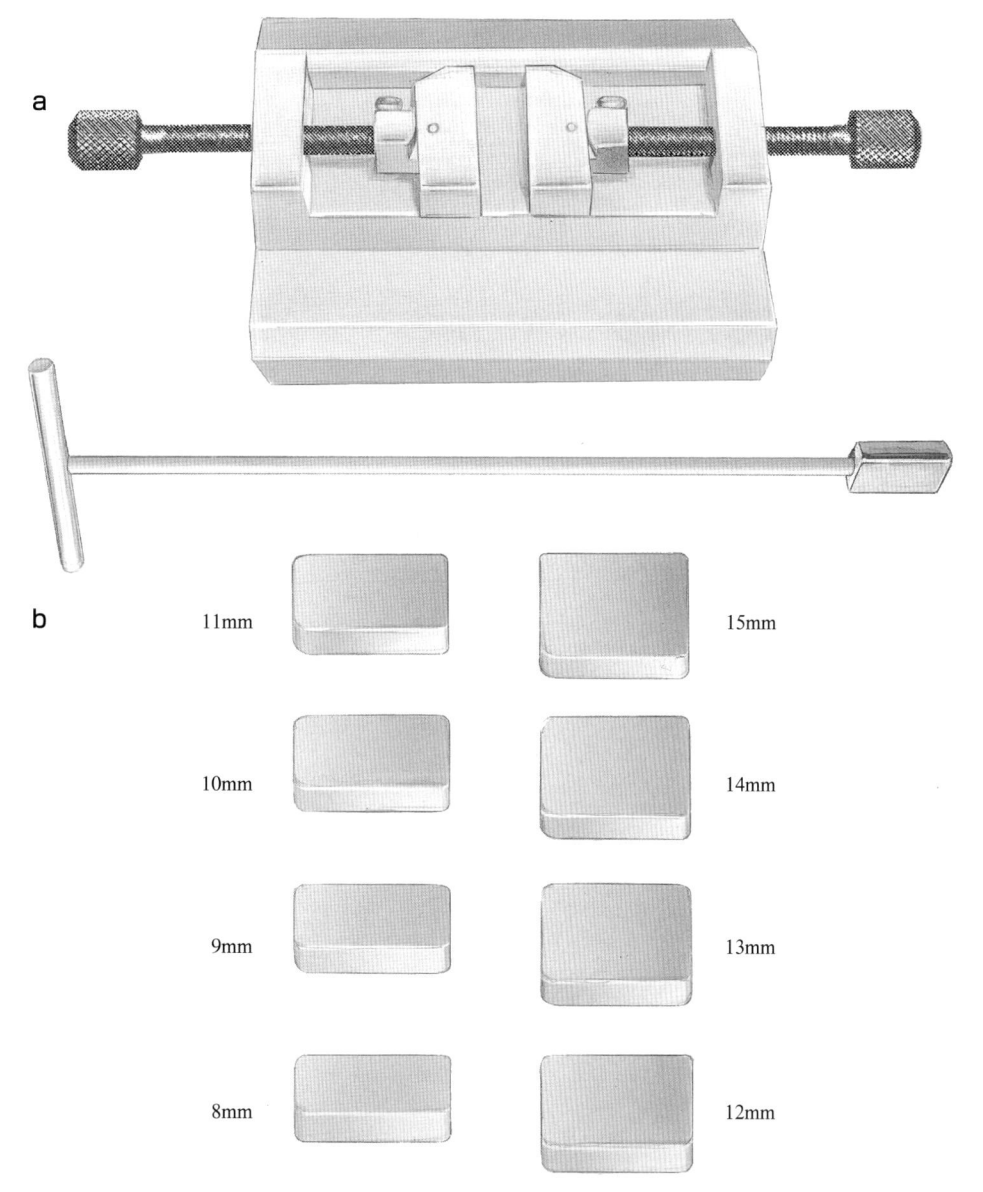

椎体間骨移植の器具

a：移植骨成形器．骨片を手で持って成形すると，ときに取り落とすことがある．この器具により移植骨の成形が簡単にできる．

b：移植骨のサイズを決定するためのテンプレートを作製した．幅8mm，奥行き20mm，高さは8〜15mmであり，挿入しやすく，かつ抜去しやすい．

5-2) PLIFの骨移植

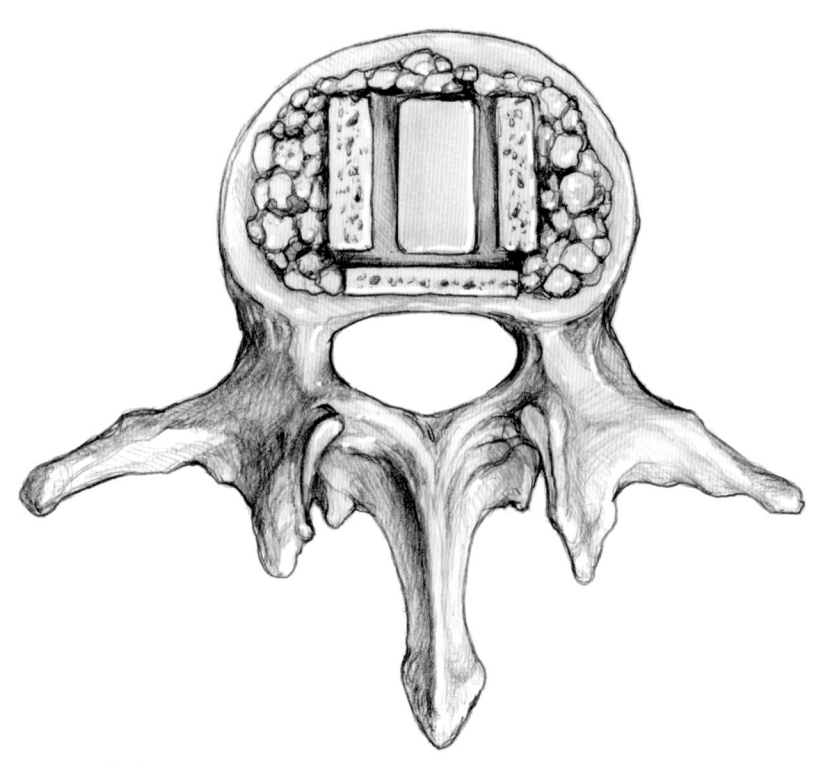

椎体間骨移植

1個の椎体間スペーサーと2個の半層骨片，および多量のチップを移植するPLIF sandwich法を行う．椎体前方部に十分な量のチップを置くことが大切である．スペーサーは，腰椎前弯を保持するよう，直方体と台形のものを症例に応じて適宜使用する．

5-3) PLIFの骨移植

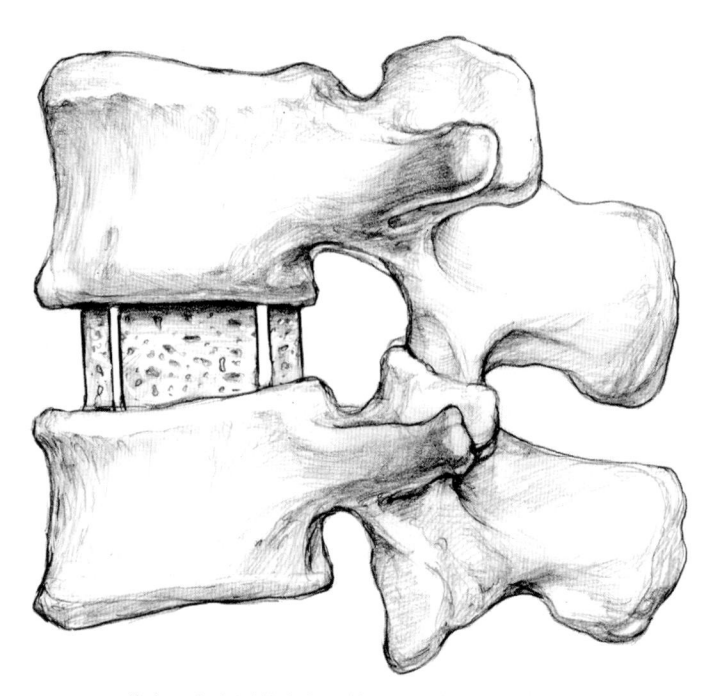

スペーサー後方にも半層骨片を移植し，骨癒合の判定を容易とする．

注：脊椎ガウジ，軟骨板剝離子，神経根レトラクター，移植骨成形器，
PLIFテンプレートは昭和医科器械製

2. 前方除圧・固定術

1 頸　椎

1）中下位頸椎部前方除圧・固定術──国分法

Anterior Decompression and Fusion for the Subaxial Cervical Spine
── *Kokubun's method*

佐 藤 哲 朗

適応となる疾患

　国分によって開発された頸椎前方除圧固定術は，① 脊髄前方に位置する脊髄圧迫因子を肉眼で安全に取り除ける，② 助手あるいは麻酔科医による頸椎牽引に代えて移植床をスプレッダーにて開大し，二枚割りとした移植骨を挿入するところに特徴がある．移植骨片の脱転が生じないため，内固定が不要で，外固定も簡単な頸椎カラーですむ．また，腸骨の形，厚さに左右されずに，移植骨を移植床に密着させられるので，高い骨癒合率を得られる．長期的にも，得られた局所の頸椎前弯を保持でき，固定隣接椎間の障害が問題とならない．本法は手技ならびに後療法が簡潔で，十分な除圧効果が得られるとともに合併症が少なく，推奨できる頸椎前方除圧固定術式である．

　頸椎症性脊髄症，頸椎症性神経根症に対する前方除圧固定術のほかに，脊椎炎，頸椎脱臼整復後，後弯変形矯正における前方固定術として適応がある．

1　椎体・椎間板の展開

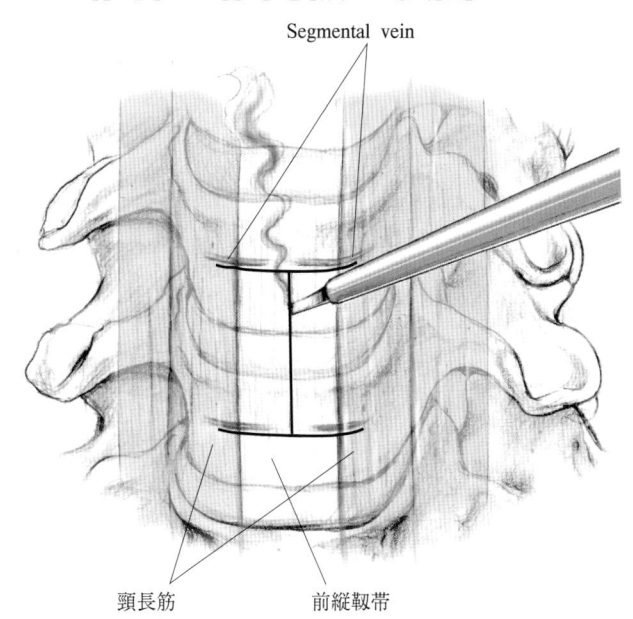

Segmental vein

頸長筋　　前縦靱帯

　椎体中央高位に電気メスで，segmental veinに一致した横切開を加える．同静脈を電気凝固しつつ，両側頸長筋の内側1/2まで横切開を延長する．横切開を結ぶ縦切開を加える．頸長筋を左右に引き，椎間板，椎体を広く展開する．

2 椎間板切除

椎間板の横幅一杯に切開を加える．ヘルニア鉗子，鋭匙を用いて前方線維輪，髄核，軟骨板を摘出する．脊椎症が強い症例では骨棘が椎間板前方を覆っているので，先にこれをエアドリルにて切除する．Luschka関節裂隙が骨溝内でのランドマークとなるので，この部の髄核を十分に摘出する．

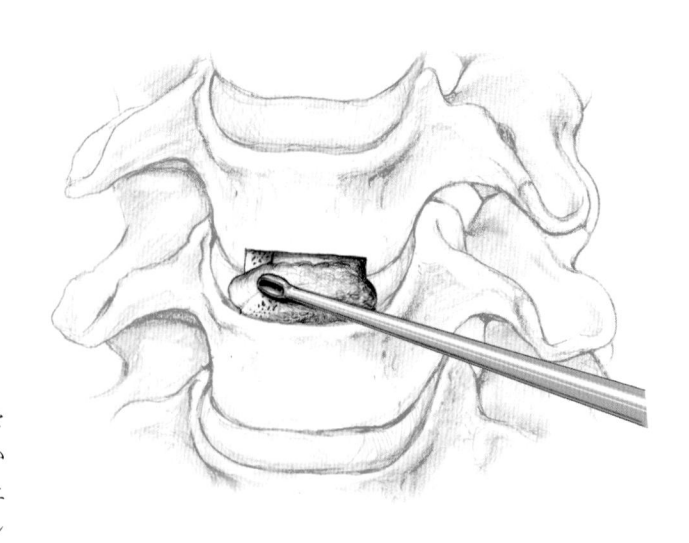

3 椎体掘削・骨性除圧

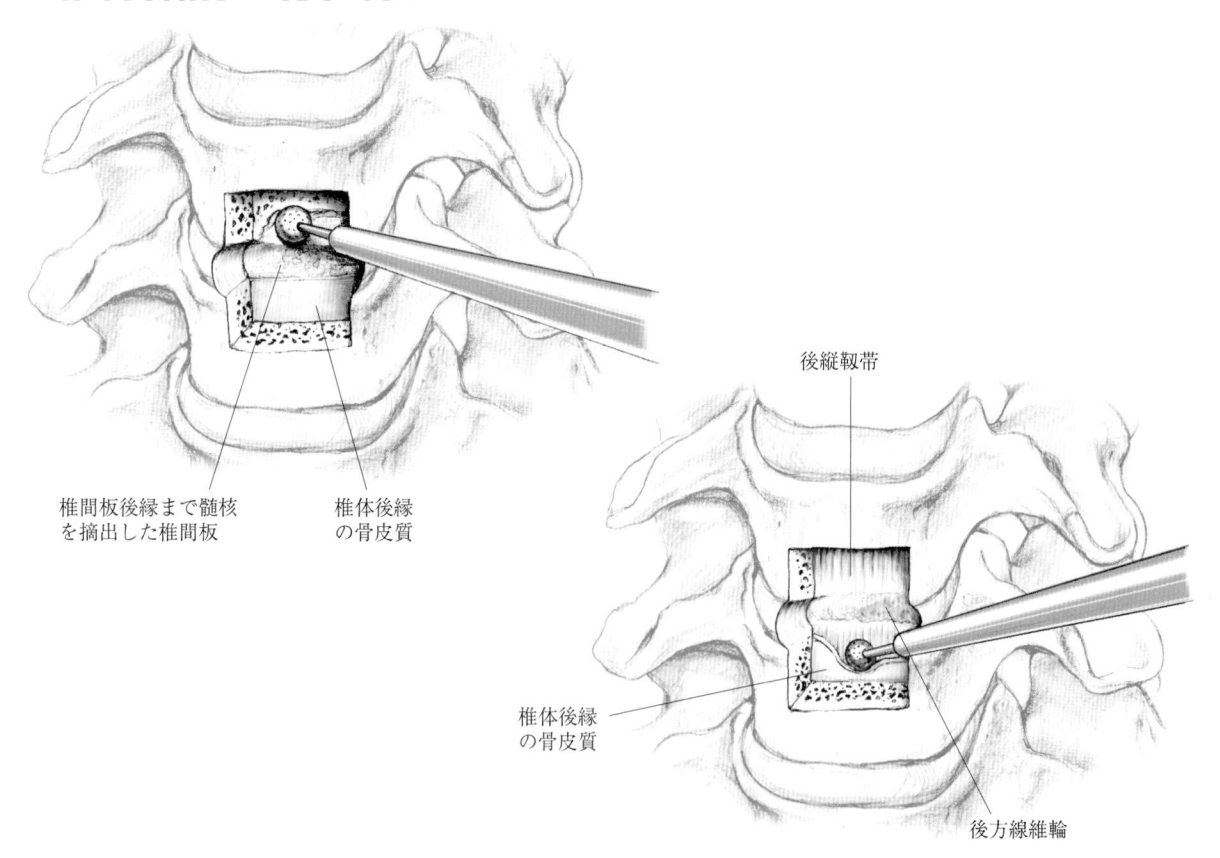

椎間板後縁まで髄核を摘出した椎間板　　椎体後縁の骨皮質

後縦靱帯

椎体後縁の骨皮質

後方線維輪

ダイアモンドバーを用いたエアドリルで，縦幅が上位椎体の中央から下位椎体の中央まで，横幅が約15mmの矩形の溝を掘削する．縦幅については，頸椎椎間板が前下方に傾いているので，頭尾側椎ともやや頭側に寄った削り始めとする．横幅については，椎体前面では左右の頸長筋を，椎体内ではLuschka関節をランドマークとして，溝が一側に偏らぬようにする．椎体掘削の深さは椎間板を目安に，椎体後縁の骨皮質まで行う．最後にこの骨皮質を削り，骨性除圧を行う．

多椎間除圧では中間の椎体を亜全摘とする．その際には，椎体後縁中央部を骨蠟で止血し，その周囲で骨性に切り離す．

1）中下位頸椎部前方除圧・固定術——国分法

4 後縦靱帯の切除とヘルニアの摘出

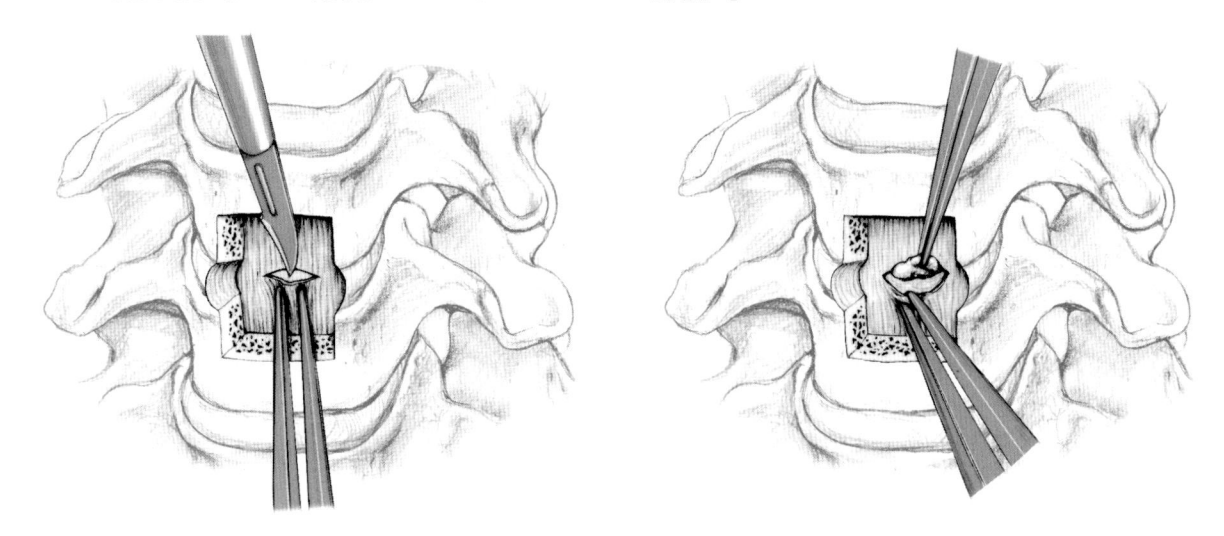

　後方線維輪をヘルニア鉗子で咬除し，後縦靱帯だけを残す．後縦靱帯を有鉤ピンセットで摘み上げながら，これに先刃刀で横切し小孔を開ける（横切時，靱帯内に脱出ヘルニアがみられた時は，これを摘出する）．曲がり剝離子にて硬膜外腔の癒着を確認した後，ケリソンロンジュールで後縦靱帯を切除する．後縦靱帯からの静脈性出血は硬膜の膨隆によって止まるが，動脈性出血はバイポーラでの止血を要する．後縦靱帯の切除が済んだら，椎体掘削溝の頭尾側にスプレッダーを掛けて開大し，キャリパーでその内径を計る．

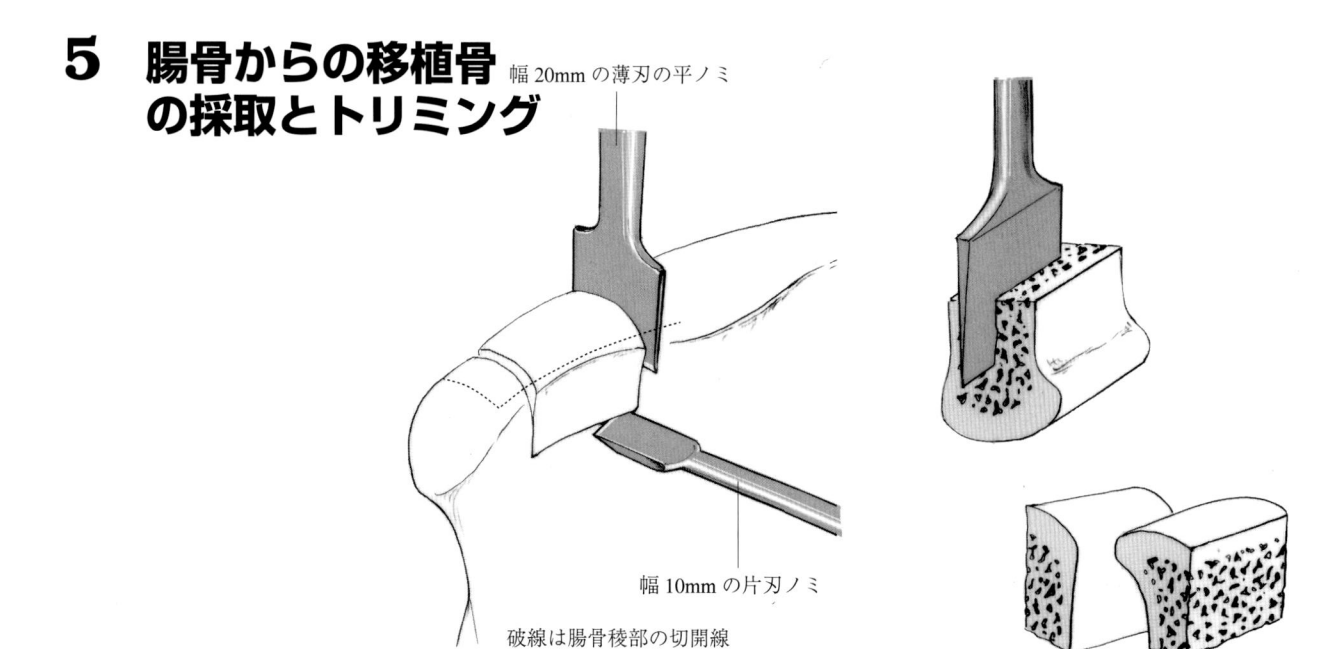

5 腸骨からの移植骨の採取とトリミング

幅20mmの薄刃の平ノミ

幅10mmの片刃ノミ

破線は腸骨稜部の切開線

　上前腸骨棘の1cm後方より腸骨稜に沿った皮膚切開を加え，ついで腸骨稜にL字切開を加える．Cobbエレベータで腸骨稜，内板，外板から腱膜，骨膜を剝離する（この展開は頸椎部のX線コントロールの合い間に行うとよい）．
　採骨は上前腸骨棘から2cm離して行う．幅20mmの薄刃の平ノミを用い，キャリパーで計った幅より1mm長めのtricorticalの骨片を採取する．幅10mmの片刃ノミにて外板，内板を横切し，腸骨片を取り出す．横切部の深さは腸骨稜から12〜15mm程度とする．
　採取した腸骨片は，腸骨稜を下向きにして板の上に置き，まず用手的に20mm幅の平ノミで上になった海綿骨の部分を縦に2分割する．最後に残った硬い皮質骨の部分は，ノミをハンマーで叩きながら割る．

6 必要な手術器具

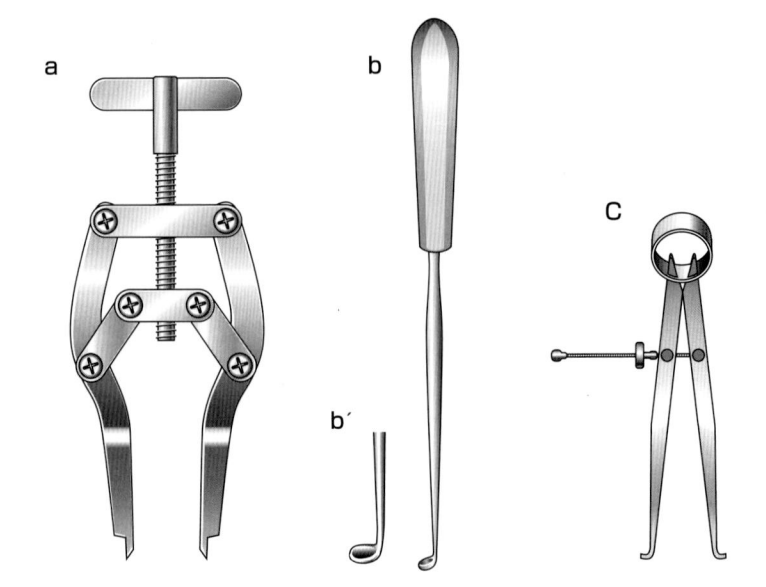

a：スプレッダー
b，b´：曲がり剝離子
c：キャリパー

7 骨移植（1）

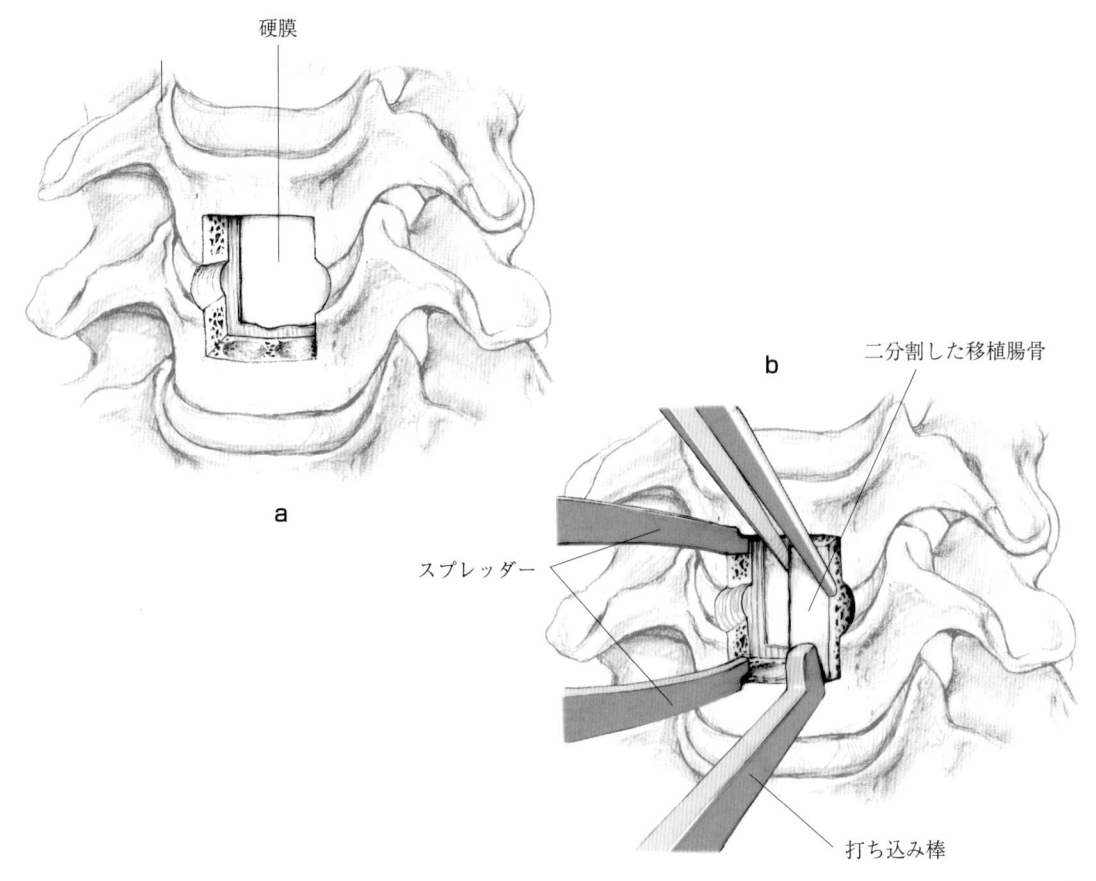

硬膜

二分割した移植腸骨
スプレッダー
打ち込み棒

　移植骨の脱転防止のため，移植床となる頭尾側の椎体縁にごく浅い溝を掘る．また，移植する腸骨片の四隅をロンジュールで少し丸くする．
　スプレッダーを椎体掘削溝に掛け，十分に開大する．先に腸骨片の外板を，海綿骨面を外側に向けて移植する．その長さは打ち込み棒で軽く叩くと入る程度とする．また，打ち込み過ぎを防止するため，打ち込み棒が椎体前面と腸骨片に跨るようにする．スプレッダーをゆるめると，移植骨が母床にしっかりとはまってくるのが分かる．ついで，腸骨片の内板を打ち込むが，その長さは先の移植骨がゆるまぬ程度とする．

8 骨移植（2）

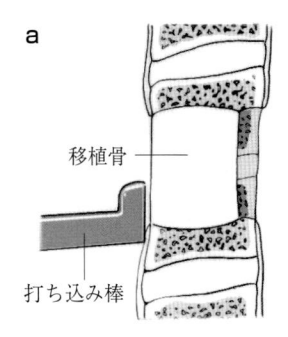

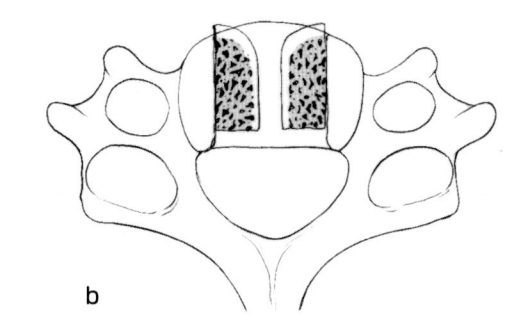

a

b
移植骨
打ち込み棒

側面からみて，移植骨片と椎体の前縁が一致するように打ち込む．椎体移植骨と椎体の皮質骨同士がクロスするようにしておくと，骨粗鬆症を有する高齢者でも移植骨片の強度が保たれる．

9 骨移植（3）

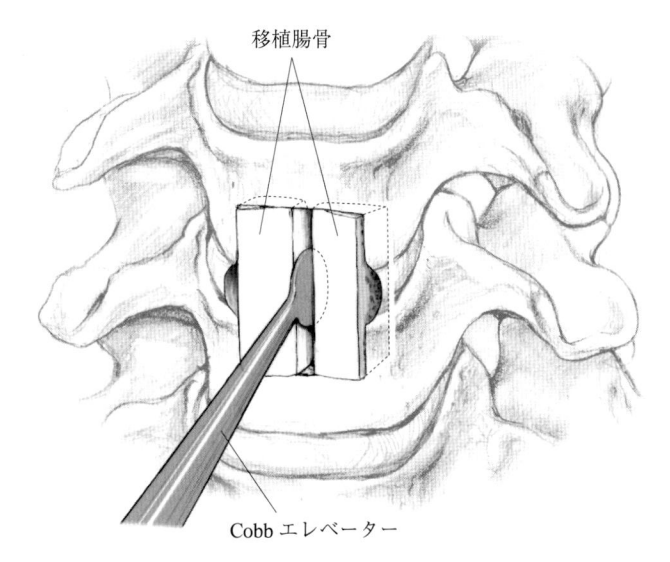

移植腸骨
Cobb エレベーター

打ち込んだ2枚の腸骨片の隙間をCobbエレベーターを捻って拡げると，側方で移植骨と椎体の海綿骨同士のコンタクトが得られ，また腸骨片が椎体にはまり込んで倒れなくなる．

2）生体内分解吸収性スクリュー（ポリ-L-乳酸スクリュー）を用いた頸椎椎間板還納術

Cervical Vertebrodiscotomy with Bioabsorbable Screw（Poly-L-Lactide Screw）

井須豊彦

利点

　頸椎椎間板ヘルニア，頸椎症，頸椎後縦靱帯骨化症に対する前方アプローチとしては，通常，腸骨を用いた頸椎前方除圧固定術が行われている．著者自身は前方アプローチとして，腸骨採取に伴う合併症を避けるため頸椎前方除圧後に自家椎体，椎間板ユニットを再び戻す椎間板還納術を採用している．通常行われている頸椎前方固定術では前方固定術の宿命として固定隣接椎間に負荷が加わり変性変化が助長され神経症状悪化のため再手術が施行されることがある．本法では手術施行レベルの可動性が温存されるため手術隣接椎間の負荷が軽減し手術隣接椎間に起因する再手術の発生頻度は低くなる．また，生体内分解吸収性スクリュー（ポリ-L-乳酸スクリュー）の使用により自家椎体，椎間板ユニットの脱転防止が可能であり頸部カラーの装着期間の短縮（数日間）が得られる．

適応となる疾患

　1〜3椎間レベルの著明な頸椎症，頸椎後縦靱帯骨化症が手術適応と考えられる．本法では脊椎弯曲異常の矯正は不可能である．椎間板ヘルニア，軽度の頸椎症に対しては経椎体アプローチによる前方除圧術を採用している．当然，脊椎不安定性が見られる場合には自家椎体使用による前方除圧固定術の適応と考えられる．

本法の留意点および手術のコツ

　仰臥位，横切開にて右側よりアプローチし椎体前面に到達する．Williamsのspinal sawを用いて手術施行レベルの上下椎体に骨窓を作製した後，椎体，椎間板ユニットを一塊として摘出する．椎体切開線をピオクタニンにて正確にマーキングすることが重要である．また，椎体，椎間板ユニットの底部の切開にはunder cutting saw bladeが用いられるが上下の切開線を一致させることが必要である．椎体，椎間板ユニットが容易に摘出できない場合には，底部の切開線が一致していないと考えるべきである．減圧後，椎体上下より採取した骨片を用いて椎体，椎間板ユニットのサイズを大きくして再挿入する．その後，周辺椎体にポリ-L-乳酸スクリューを刺入し椎体，椎間板ユニットの脱転防止を行う．タップを椎体，椎間板ユニットにも切ることによる強固な初期固定が得られる．

文献

1) Isu T, Minoshima S, Takeda M, Seki T, Fujiwara S, Takebayashi S：A surgical technique for a vertebral column autograft with the intervertebral disc for cervical disc disease. Acta Neurochir（Wien）**140**：267-273, 1998.

2. 前方除圧・固定術

2) 井須豊彦：頸椎症, 頸椎椎間板ヘルニア, 頸椎後縦靱帯骨化症——生体内分解性スクリュー（ポリ-L-乳酸スクリュー）を用いた頸椎椎間板還納術. 高倉公明, 斎藤 勇, 佐藤 潔（編）：図説脳神経外科, 脊髄, メジカルビュー社, pp.78-83, 1999.
3) 井須豊彦, 藤原昌治：頸椎椎間板障害, 頸椎後縦靱帯骨化症に対する頸椎椎間板還納術. 脊椎脊髄 13（8）：5-9, 2000.

1 椎体，椎間板ユニットの採取

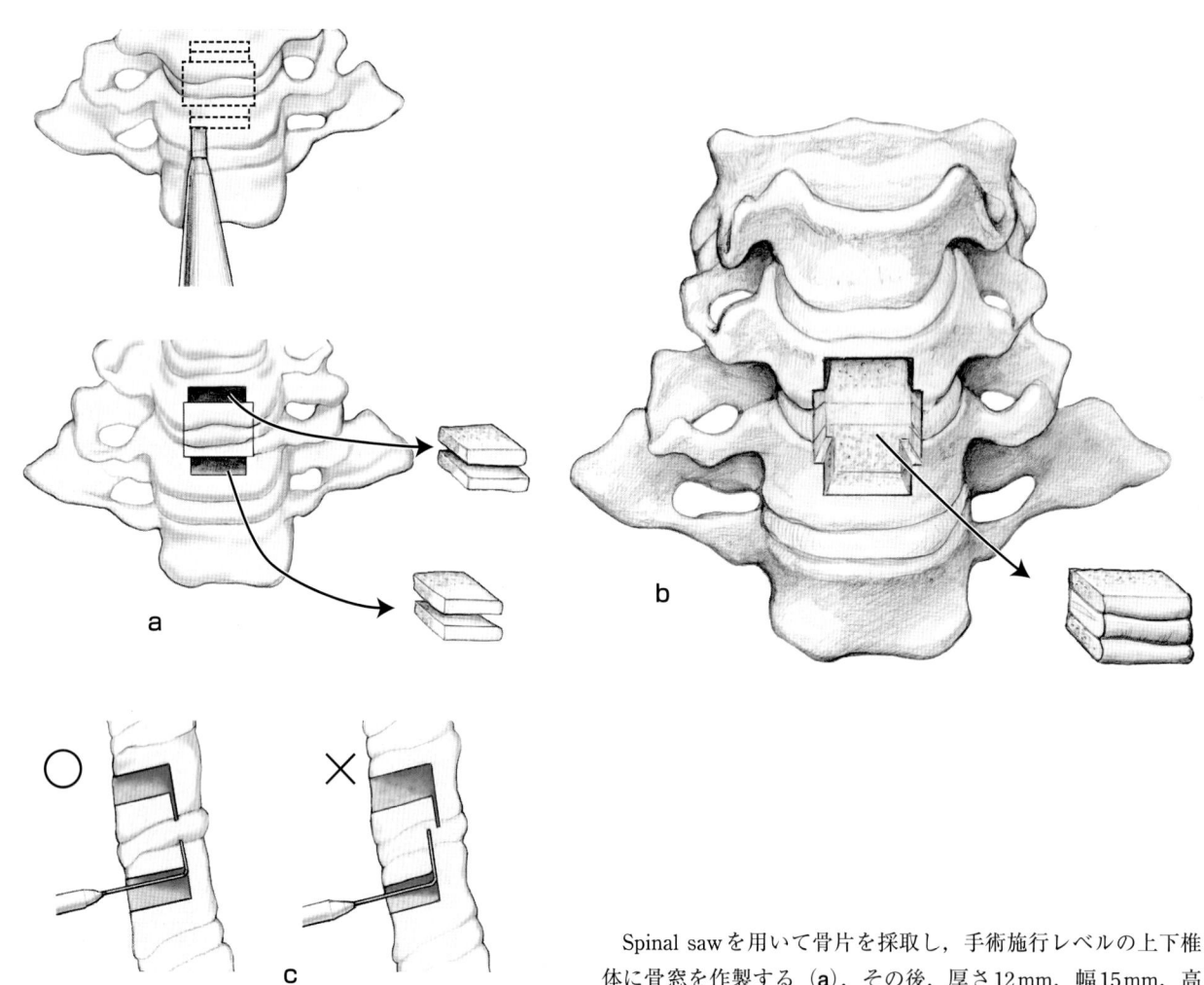

Spinal sawを用いて骨片を採取し，手術施行レベルの上下椎体に骨窓を作製する（a）．その後，厚さ12mm，幅15mm，高さ13mm程度の椎体，椎間板ユニットをspinal sawを用いて一塊として摘出する（b）．椎体，椎間板ユニットの底部はunder cutting saw bladeを用いて切開するが上下の切開線を一致させることが重要である（c）．

2) 生体内分解吸収性スクリュー（ポリ-L-乳酸スクリュー）を用いた頸椎椎間板還納術

2 減圧後に椎体，椎間板ユニットを再挿入

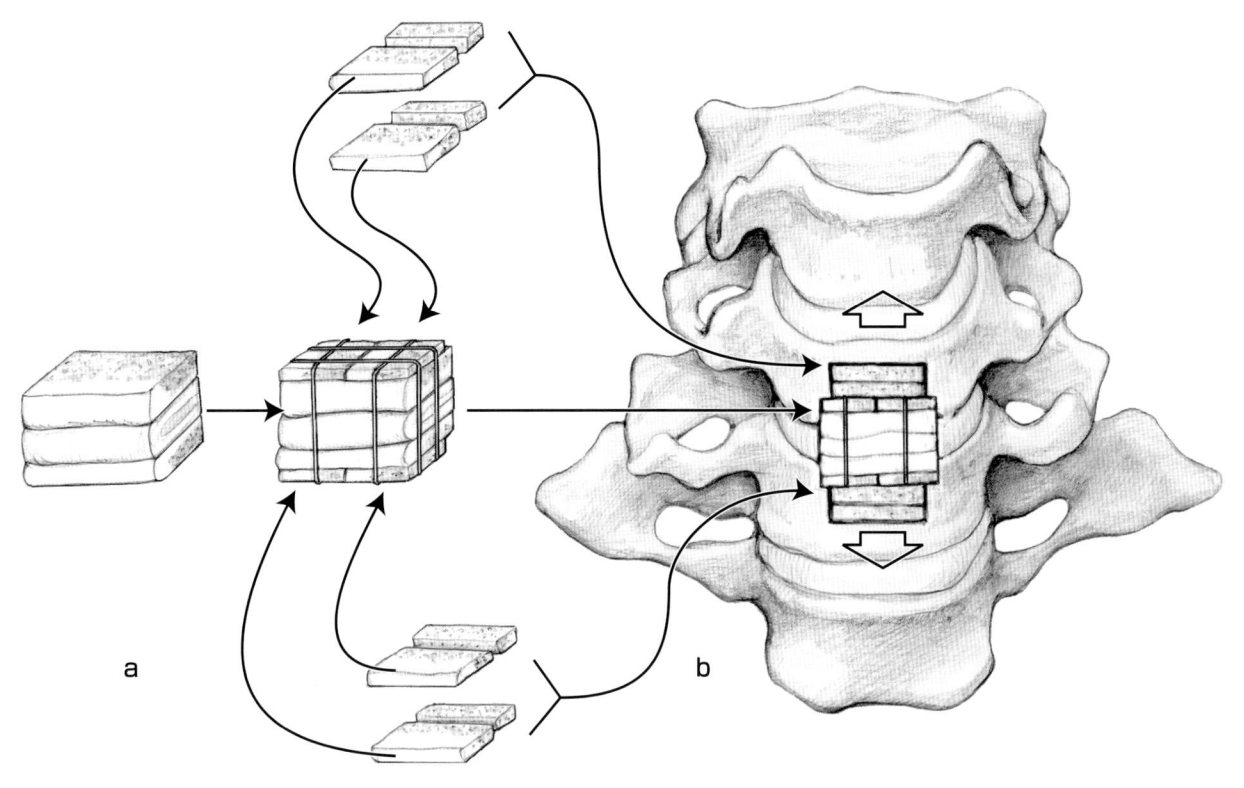

上下椎体より採取した骨片の一部を用いて椎体，椎間板ユニットのサイズを大きくして（a），椎体，椎間板ユニットを再挿入する（b）．

3 ポリ-L-乳酸スクリューにて椎体，椎間板ユニットの脱転防止

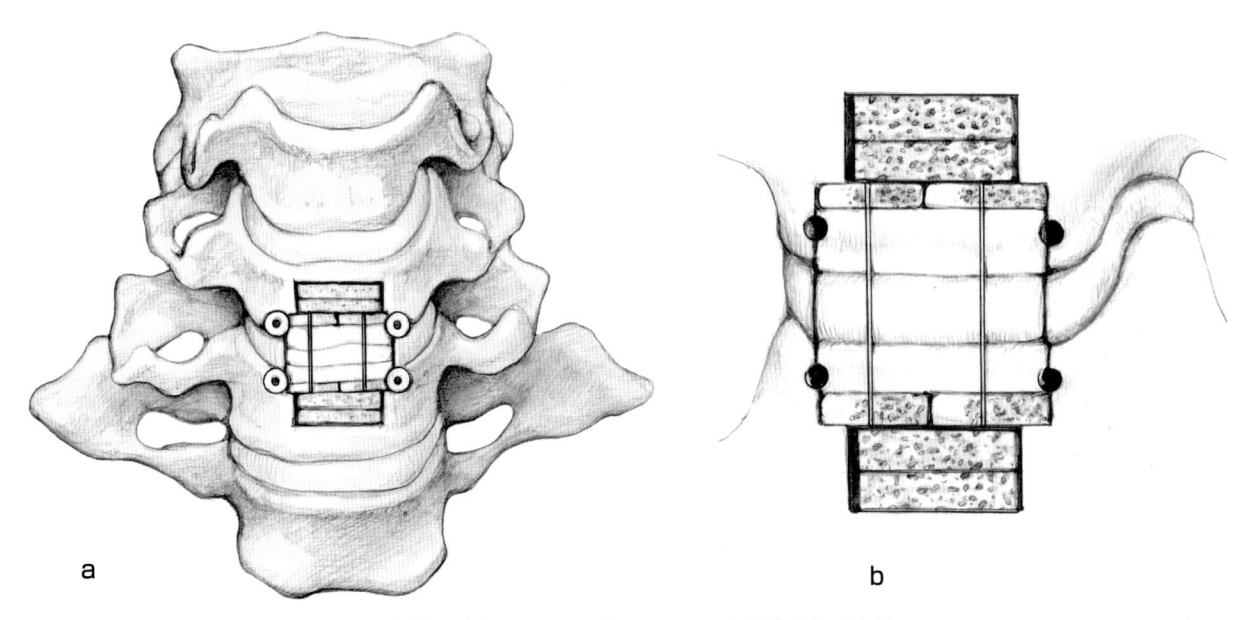

周辺椎体に直径2.7mm，長さ12mmの生体内分解吸収性スクリューであるポリ-L-乳酸スクリュー（商品名フイクソーブ，タキロン社製）を挿入し，スクリューヘッドにて椎体，椎間板ユニットの脱転防止を行う（a）．タップは椎体，椎間板ユニットにも切る（b）．

157

3）中下位頸椎部前方除圧・固定術──骨化浮上術

Anterior Decompression for Middle or Lower Cervical Region ── Anterior Froating Method

黒 佐 義 郎

適応となる疾患

混合型などhyperostotic typeの後縦靱帯骨化症．後弯部に発生した骨化，左右いずれかに偏在する骨化，椎間板ヘルニアを伴う分節型骨化にも適する．

手術の留意点とコツ

1）皮切：4椎間以内であれば皮膚瘢痕の点で有利な横切開で展開可能である．C_2あるいはT_1以下に及ぶ場合は左前外側斜切開とする．

2）進入：進入法は一般の前方進入法と同様である．上位頸椎への進入では，C_2椎体高位で頸長筋内側縁を一部横切すると，開創器の固定が容易になる．

3）OPLLの菲薄化：骨化が厚さを増す椎間高位は十分に菲薄化しておく．しばしば骨化の不連続部があり，厚い線維軟骨組織が介在している．骨化と軟部組織の境界をダイアモンドバーで削ると，線維軟骨は骨化から剥離される．これを除去すると骨化の不連続線が明瞭になり，残存骨化の厚さを推測できる．また，骨化が重なる部分では骨化の間の軟部組織を追跡していくと腹側の骨化を効率よく切除できる．

4）OPLLの離断に際しては常に皿状に削っていき，透見できる程度まで薄くした後，ダイアモンドバーをわずかに深くし，切離したい方向へ水平に操作して骨化を離断する．背腹方向への動きは精密な操作には適さない．またバーが掘削溝にはまって自由に動けない状態では硬組織を切断したリリース感は得られず，視認もまた困難である．

5）出血が多くなりがちな部位は頭側の骨化横切部である．あらかじめ骨化を広範囲に薄くしておき，離断操作は速やかに行うのがコツである．内椎骨静脈叢から出血しやすい骨化辺縁部のリリースは横切の最後に行う．

6）硬化度の高い岩盤状の骨化は浮上しにくい．菲薄化を十分に行い，椎体とのクリアランスを2～3mm以上の幅で作る必要がある．離断後も浮上が不十分であれば，骨化を平行に前方につり上げ，さらに骨化を薄くする．どうしても浮上が得られない場合は骨化を横切して折れ目を作って可動性を得る．

7）広範同時除圧の原則は浮上法にもあてはまる．側方の離断を終えると同時に骨化巣全体がほぼ均等に浮上するはずであるが，骨化の一部が残って傾斜や段差を生じると，神経根障害の一因となりうる．さらに脊髄浮腫の著しい場合には，重篤な脊髄症状の悪化を招く．高度の脊髄浮腫はまれであるが，比較的若い年齢，高い狭小率，脊髄麻痺の急速進行例ではとくに広範同時除圧を心がけるべきである．

文 献

1）黒佐義郎，他：頸椎手術後のC5神経麻痺の病態．脊椎脊髄6：107-114, 1993.
2）黒佐義郎，他：頸椎後縦靱帯骨化症に対する骨化浮上術の長期成績と適応．整形外科44：1225-1232, 1993.

3) 黒佐義郎, 山浦伊裟吉：頸椎後縦靱帯骨化浮上術. OSNOW, No.21, 頸椎・胸椎疾患の手術療法：56-63, 1996.
4) 山浦伊裟吉：脊柱靱帯骨化症の病態と治療. 日整会誌 63：355-369, 1989.
5) 山浦伊裟吉：エアドリルの使い方. OSNOW, No.6, 整形外科基本手術手技の進歩：56-61, 1992.
6) 山浦伊裟吉, 黒佐義郎：頸椎後縦靱帯骨化症に対する前方除圧－骨化前方浮上術－. 日脊会誌 6：109-112, 1996.

1 椎体と鉤椎関節の切除

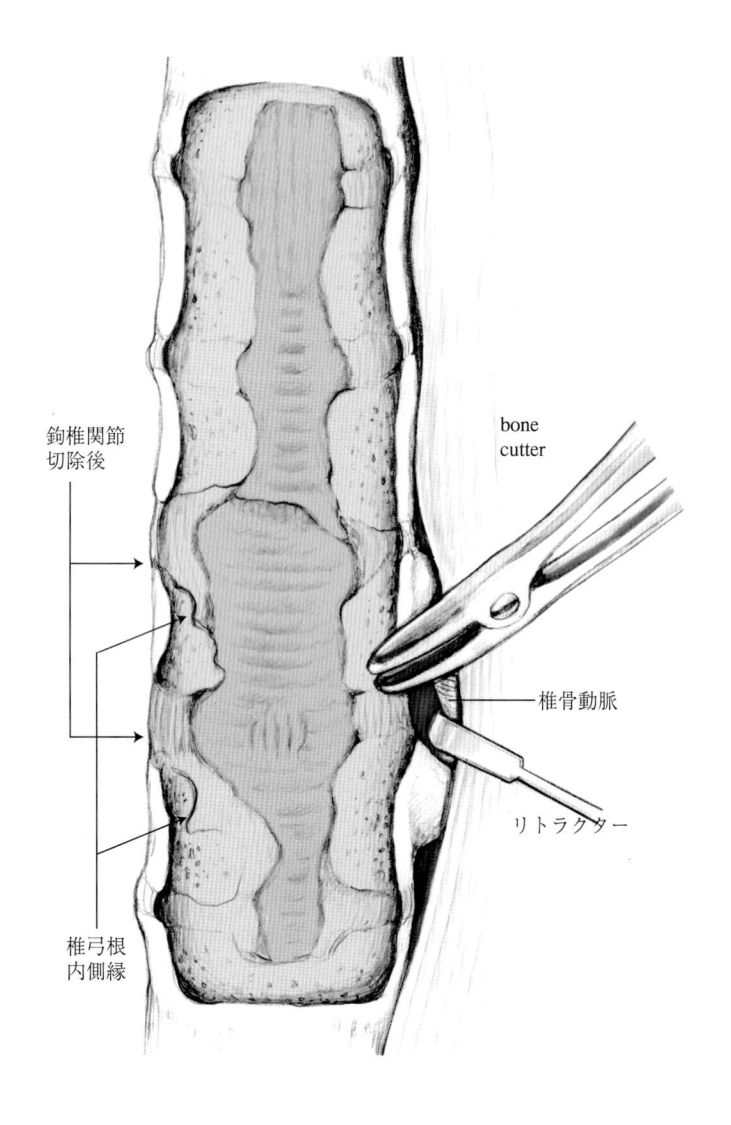

　掘削方向の左右への偏りには常に注意し，両側の鉤椎関節を指標に方向を修正する．椎体後縁の骨皮質に達したらダイアモンドバーを用い，椎体切除部の底を平坦化して骨化に達する．
　OPLLが椎間高位で著しく幅を増して椎間孔内に及んでいる場合，骨化掘削の前に鉤椎関節を切除する．鉤椎関節外側縁を確認し，椎骨動静脈をリトラクターで保護しつつ，小骨切鉗子で咬除する．椎体側方の深部はダイアモンドバーで削除する．

2 OPLLの菲薄化

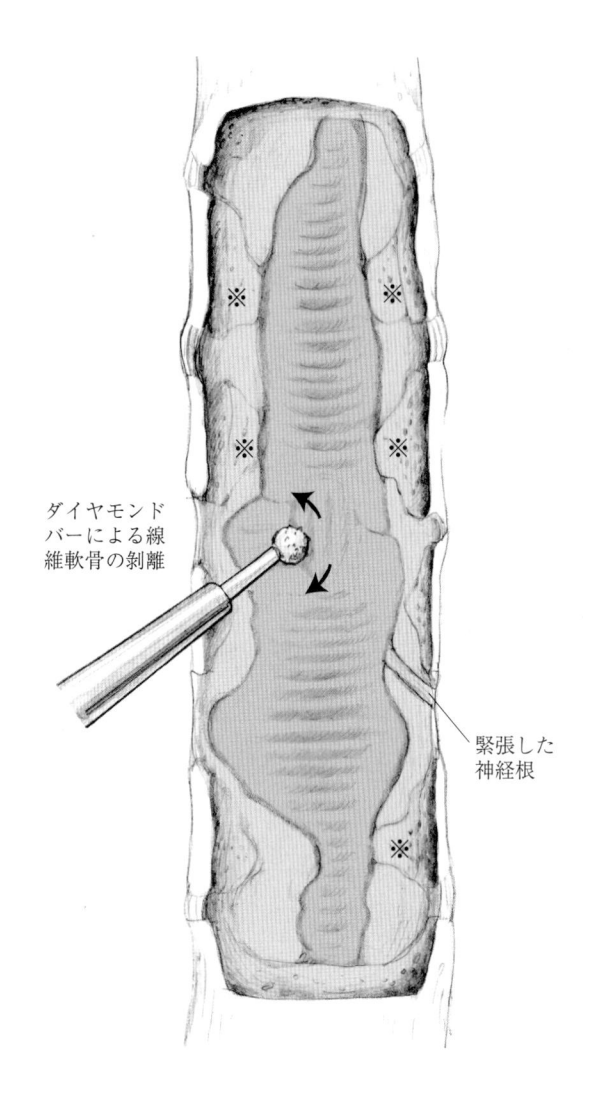

ダイヤモンドバーによる線維軟骨の剝離

緊張した神経根

1）OPLLは一般に正中部が厚くなっているので，正中部の掘削は深く，側方は浅く舟底型に掘り進む．

2）骨化巣全体の菲薄化が進むと骨化の薄い側方からリリースされてくるが，この段階ではOPLLの形態を明示し全体的に薄くすることに主眼をおき，OPLLと側方の椎体壁との連結は残しておく（図中※印）．

3 OPLLの横切

a）除圧範囲の上下でOPLLの横切が必要な場合，計画した横切高位より10mmほど手前から骨化を皿状に薄くしていく．設定高位に向かってわずかにバーを深くし，頭尾方向にドリルを操作して骨化を一定の幅で離断する．横切部だけを深く削ると骨化は線状に切離されるにとどまり，軟部組織にアンカーされて浮上しない．

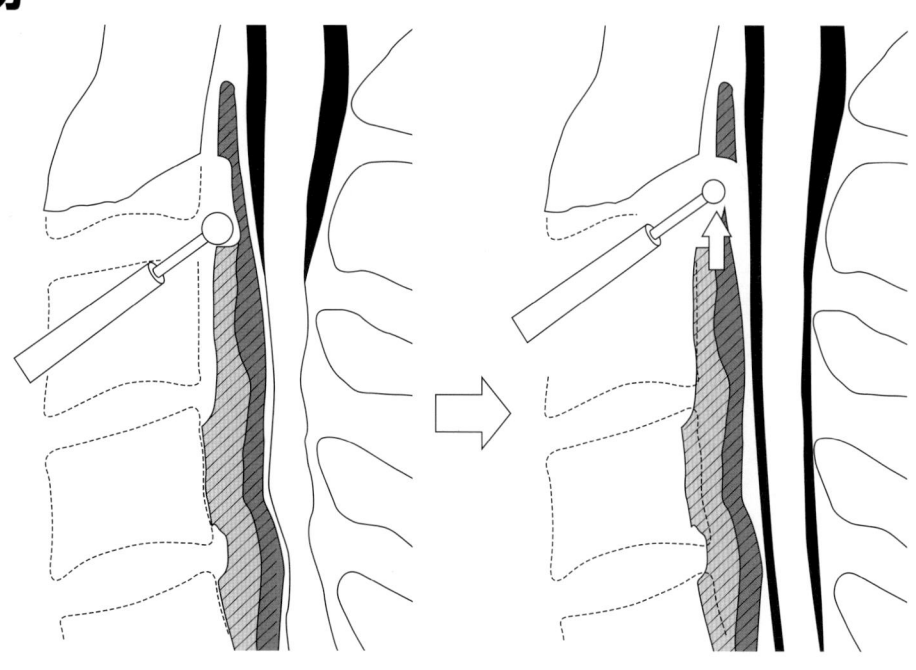

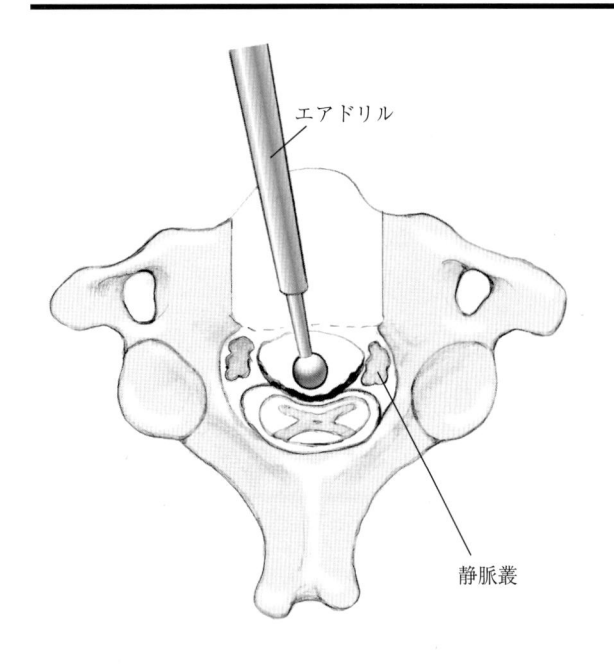

b）C₂レベルの骨化の横断面は幅が狭く棒状に近いものが多い．骨化の正中部をえぐって断面を細い三日月型にした後，顕微鏡下に正中から側方へ横切を進める．平坦に切除して側方が先に離断されると，易出血性の軟部組織が膨隆して骨化に覆いかぶさり，中央部の横切が困難になる．

4　OPLL浮上阻害因子とその対策

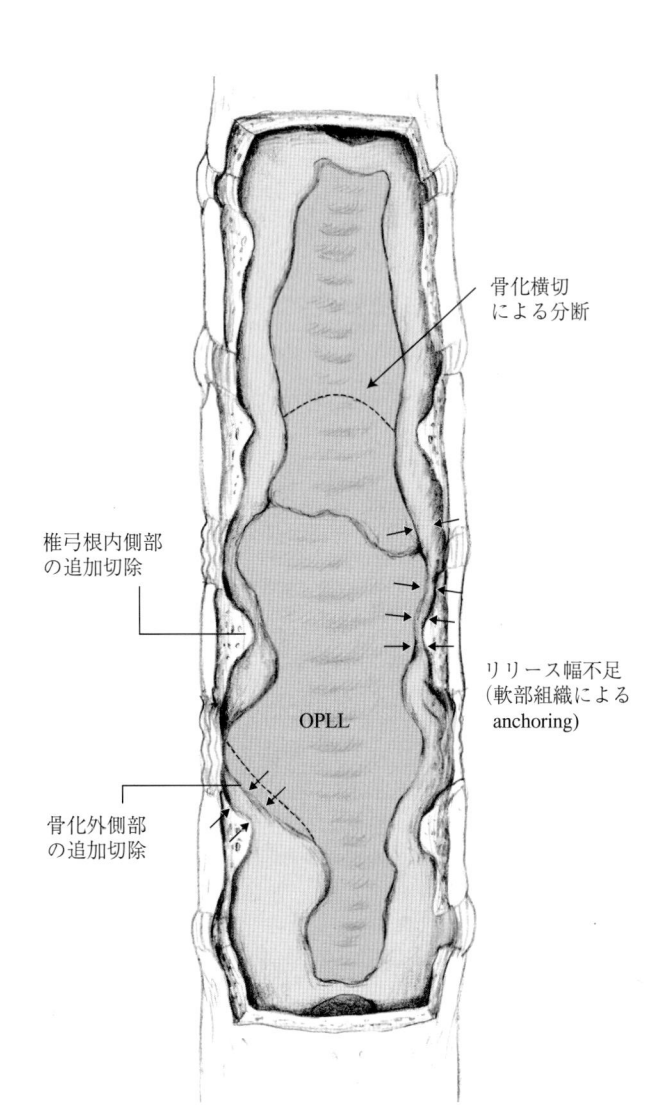

　OPLLと椎体側方との接合部を削り，骨化の外側縁を確認する．鈎椎関節や椎弓根周辺ではクリアランスが小さいと，強靱な線維性組織のために浮上しにくいので椎体側壁の切除を追加する．外側縁の操作では，緊張した神経根の走行に注意し，離断後に出現する軟部組織の圧迫や擦過をできるだけ避ける．
　操作が容易な椎体高位を最後に離断すると，骨化巣は前方に浮上してくる．術中の浮上は2〜3mm得られれば十分である．

4）中下位頸椎前方除圧術

Anterior Cervical Decompression at Middle and Low Cervical Levels

高 橋 立 夫

適応となる疾患

　頸椎前方除圧術についてここで述べる方法は，外傷などによる不安定性のある例は対象外である．

　できるだけ頸椎の①可動性を温存しつつ，②移植骨にまつわるトラブルをなくし，③十分な脊髄神経根の減圧を得ることを目的とする方法である．したがって「骨移植をしない頸椎前方除圧術」（microsurgical cervical discectomy without fusion）の一種であり，できるだけ椎間板組織の温存をはかり，可動性を残そうとするものである．適応は頸椎椎間板ヘルニア，頸椎症性脊髄症，神経根症，頸椎後縦靱帯骨化症など3椎間レベルまでの除圧が可能である．

手術の留意点とコツ

①責任病変（椎間）の確認

　神経症状と画像診断を十分に考慮して高位診断をすることは当然であるが，さらに圧迫部位の横断面上での正確な位置を把握することである．つまり正中部に突出している例では，両側の頸長筋の間からごく限られた幅10 mmの椎間板摘出（discectomy）を行い，この部より椎体上下の骨棘除去（osteophytectomy）を行う．それ以外の外側部に骨棘が突出している例では前外側アプローチをとったほうがよいと思われる．つまり椎体前面に付着している頸長筋（頭長筋）を一側性に（多くは右側）十分に剝離して，鉤椎関節のやや内側から椎間板除去し到達する方法である．

　頸椎責任病変の高位レベルは頸椎正面X線撮影を参考にして，鎖骨上の高さを術前に測定し決める．胸鎖乳突筋前縁線よりも正中よりに約3.0 cmから3.5 cmの横切開（頸部皮膚伸展線に平行）を加え，広頸筋（platysma）も同様に切開する．その後皮下脂肪層を広く剝離しておく．頸動脈鞘の内側を剝離し，そのまま深部へと進み，頸椎椎体に達する．この時胸骨舌骨筋，肩甲舌骨筋，甲状舌骨筋の筋膜は温存させ，鈍的剝離で椎体前面筋膜に達することができる．次に頸椎前面の筋膜を剝離し，責任椎間板腔へ針を刺入しておく．ここで側面透視あるいはX線撮影にて椎間レベルを確認しておく．

②限局した椎間板摘出と椎体部分切除

　鉤突起関節（Luschka関節）部の前面に位置する頸長筋（頭長筋）を十分に外側（前結節付着部）まで剝離して開創器で保持する．時に針糸で筋肉をかけ，外側へ牽引しておくと有効に開創器がかけられることがある．次に責任病変部位の椎間板を約10 mm幅でできるだけ深部まで除去しておき，後部の線維輪を露出させ深さを決めておく．次にその頭尾側方向の上下の椎体を約10 mmずつドリルで削り，後縦靱帯の深さまで達しておく（第一段階）．次に顕微鏡の方向を大きく変えて，できるだけ頸椎を側方から観察するようにして，椎間板の上下の椎体後縁をえぐり取るようにドリルで削る．突出椎間板や骨棘を反対

2. 前方除圧・固定術

側まで除去し，後縦靱帯を幅広く露出させる．最後に後縦靱帯を完全に除去し，硬膜が十分に膨隆してくるようにする（第二段階）．

硬膜外静脈からの出血はビオボンドに浸したサージセルで止血する．筋膜は3-0絹糸で縫合し，皮下は5-0ナイロン糸で合わせ，皮膚はステリテープで密着させる．

1　手術到達経路（➡）

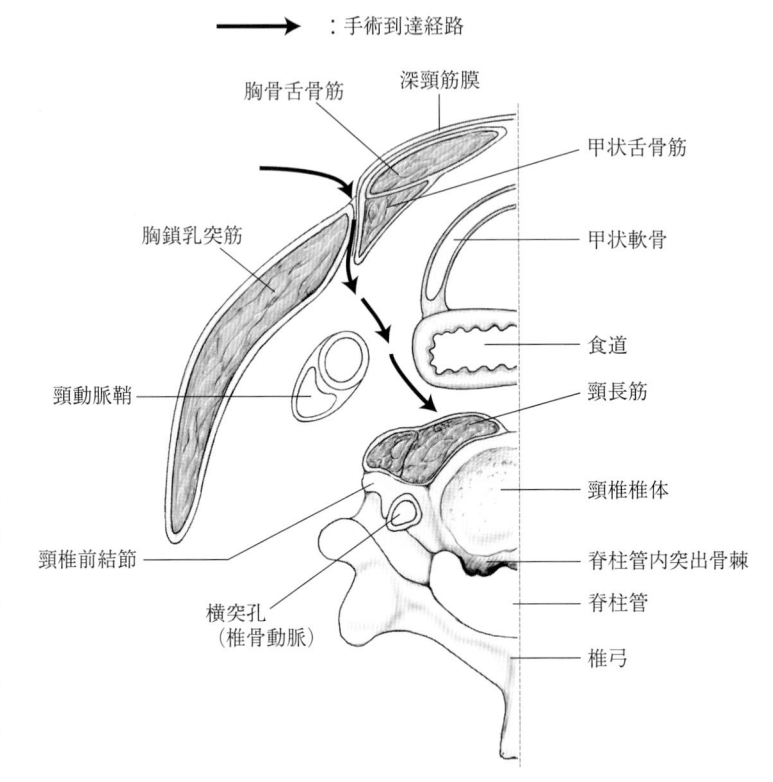

胸鎖乳突筋前縁線よりも正中寄りに約3.0cmから3.5cmの横切開（頸部皮膚伸展線に平行）を加え，広頸筋（platysma）も同様に切開する．その後皮下脂肪層を広く剥離しておく．頸動脈鞘の内側を剥離し，そのまま深部へと進み，頸椎椎体に達する．この時胸骨舌骨筋，肩甲舌骨筋，甲状舌骨筋の筋膜は温存させ，鈍的剥離で椎体前面筋膜に達することができる．

2　椎間板部分切除

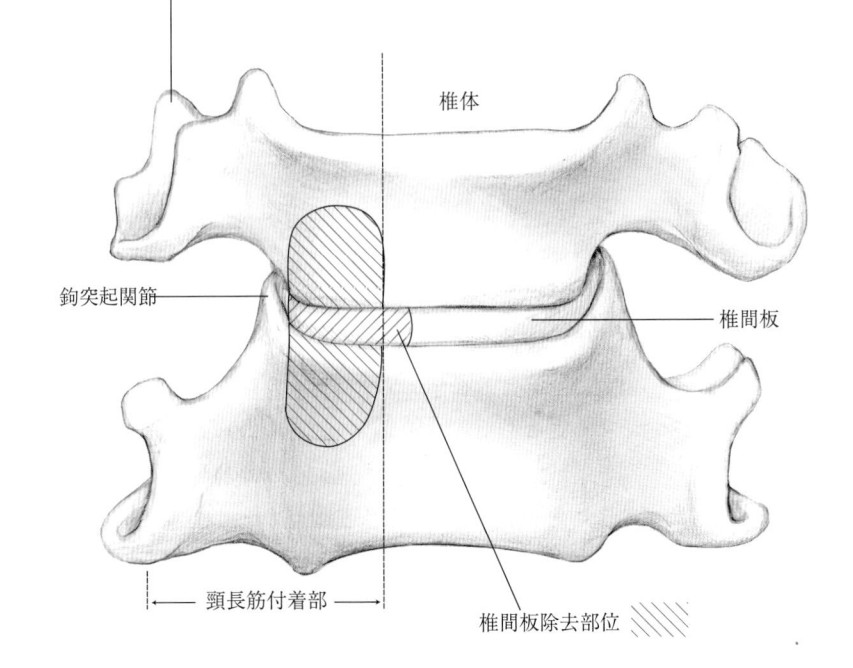

責任病変部位の椎間板を約10mm幅でできるだけ深部まで除去しておき，後部の線維輪を露出させ深さを決めておく．次にその頭尾側方向の上下の椎体を約10mmずつドリルで削り，後縦靱帯の深さまで達しておく（第一段階）．

4）中下位頸椎前方除圧術

3 椎体部分切除

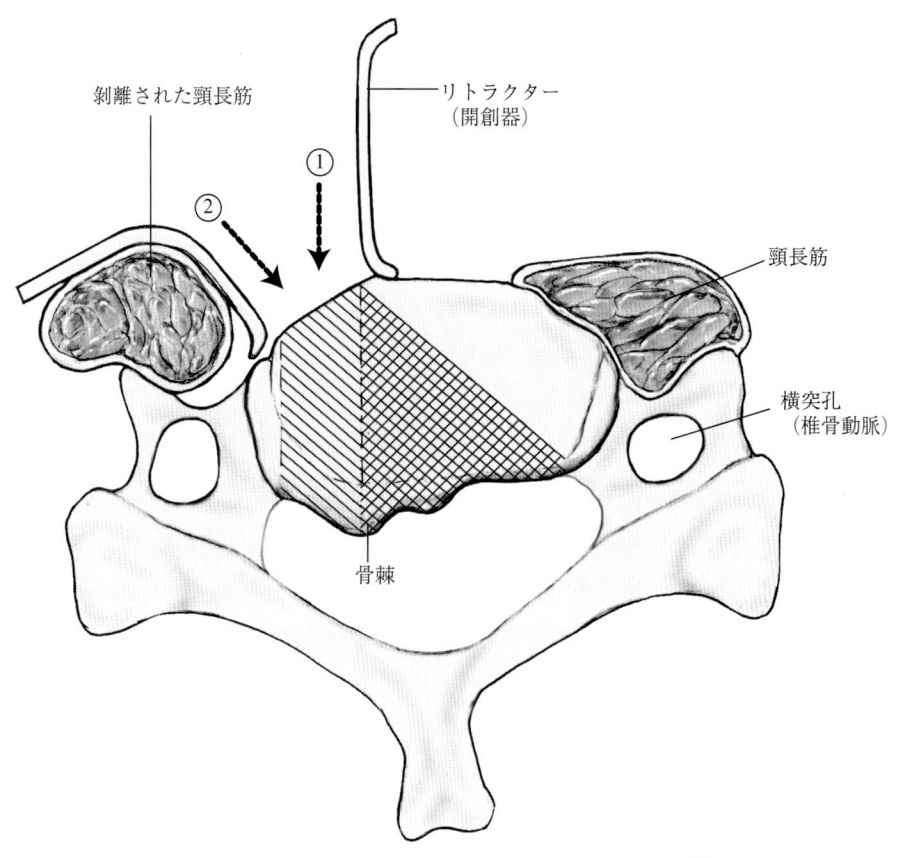

① 頸椎長軸方向に鉤突起内側の椎体切除（第一段階）．
② 頸椎を側方から反対側に向かい椎体後方をえぐり取る（第二段階）．

5）鉤椎結合部切除術

Uncovertebrectomy

長島親男

> 適応となる疾患

鉤骨棘に起因する頸神経根症，椎骨動脈不全症，Barré-Liéou症候群などで保存的治療によって改善されないものに適応がある．頸椎症が代表的であるが，その他，鉤部，鉤椎結合部を侵す腫瘍性病変も適応となる．

鉤椎結合部切除術（uncovertebrectomy）

これは，鉤骨棘（uncal osteophyte）を周囲の椎体を含めて切除し，神経根や椎骨動脈，椎骨神経を除圧する術式である．鉤骨棘とは，椎体の上面・外側部のいわゆる鉤突起（uncinate process）の部に生じた骨棘であり，これが神経根や椎骨動脈，椎骨神経などを圧迫して神経根症，椎骨動脈不全，椎骨神経刺激状態（いわゆるBarré-Liéou症候群）などを起こす．

鉤椎結合部（uncovertebral junction）

Neurocentral junctionの別名でよく知られているように，この部は発生学的にneural archとvertebral centrumとの結合部に相当する．鉤骨棘の切除では，鉤突起のみならず，その周辺の鉤椎結合部を含めて切除することになるので鉤椎結合部切除術の名が一般的である．なお，鉤突起のみの切除は鉤切除（uncectomy：〔脊椎〕鉤〔部〕切除〔術〕）といわれている．

手術の留意点とコツ

① 体位と皮切

仰臥位で顔を健側にまわし，薄い枕を患側の肩の下に入れる．皮切は病巣レベルに一致したレベルで横に置く．皮膚弁を広頸筋から遊離・挙上し，広頸筋を筋線維の方向に分け，さらに胸鎖乳突筋の前縁に沿って深部に進み，気管・食道を内側に総頸動脈を外側に分け椎体前面に到達する．

② 頸椎レベルの確認と長頸筋切除

椎間板に18Gの針を挿入し頸椎側面X線撮影を行ってレベルを確認する．術者は，指で椎体前面さらに鉤骨棘および横突起を触知する．椎体前縁に骨増殖を触れることが多い．鉤骨棘をきれいに露出するには，その上の長頸筋を少しずつつまみあげて電気凝固・切除しつつ筋付着部に達し，筋付着部も電気凝固の後椎体前面より剥離して鉤骨棘の全貌と周囲の椎体を露出する．手術顕微鏡を導入する．

③ 鉤椎体結合部切除

鉤骨棘の骨膜を切開後，鋭匙を用いて骨膜を完全に剥離した後，エアドリルで最も膨隆した部を削除し中心部から輪を描きながら周辺に削除を進め，貝殻のように周辺の骨だけ

2. 前方除圧・固定術

残しておく．再び鋭匙を用いて骨棘の全周を骨膜下に露出しておくことが大切である．これが不十分だとすぐ下を走る椎骨動脈を傷つける．骨膜下に十分剝離できたら残りの骨棘を小さいリュウエルでかじり取る．この段階で，いわゆるLuschka関節の関節面が認められるので，これに沿って椎体側面を鋭匙やエアドリルで落としていく．この際，外側に椎骨動脈が，椎骨動脈の下に神経根が存在することを念頭に置いて操作する．このようにして椎体側面をLuschka関節面を指標にしながら約2cmの深さまで，鋭匙やエアドリルで削除する．鉤骨棘が椎体後面にまで及ぶもの（unco-dorsal osteophyte）では，手術台を約25°健側下にすると到達しやすい．

なお，椎骨動脈不全の症例には，これに横突孔開放術，椎骨動脈周囲組織除去術を追加する．

④ 術後管理

前方固定を行っていないので特別な問題はない．翌日から起座，歩行を許可する．抜糸と同日に退院可能である．

文　献
1) 森田　茂，楠　豊和（訳）：グラント解剖学図譜．第2版，医学書院，1982.
2) 脳神経外科学用語集．南江堂，1995.
3) Nagashima C : Surgical treatment of vertebral artery insufficiency caused by cervical spondylosis. J Neurosurg **32**：512-521, 1970.

1　頸椎レベルの確認

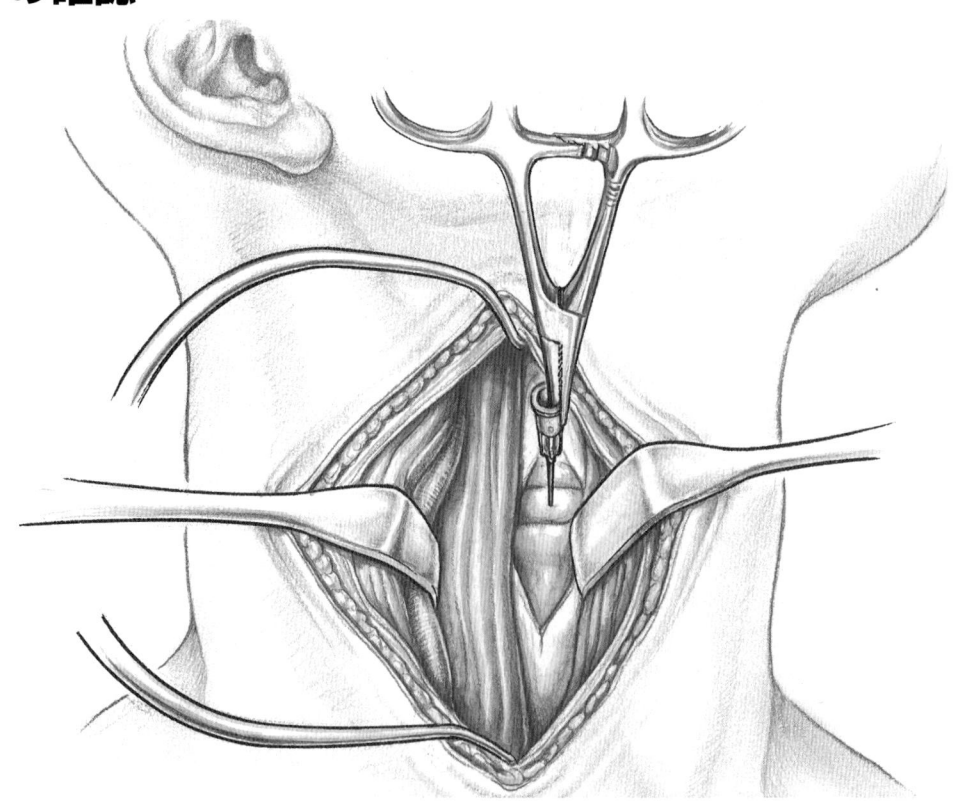

18Gの注射針を椎間板に刺入し，針の上端に直ペアン鉗子をつけておく．針を取り囲むようにガーゼを置き，針がぐらぐらしないようにしてX線側面撮影を行い頸椎レベルを確認する．

5）鈎椎結合部切除術

2　長頸筋付着部の処置

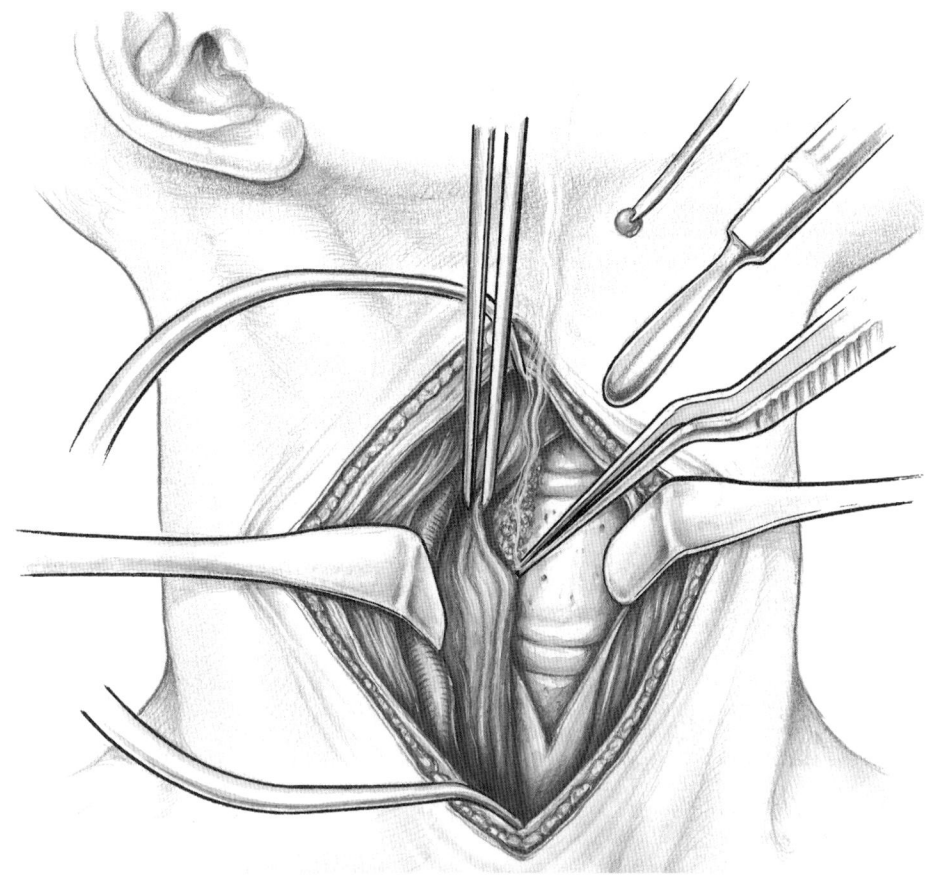

長頸筋は，正中部で椎骨前面に付着している．付着部には血管を伴うことが多いので，長頸筋をピンセットで持ち上げながら双極電気凝固で凝固後に切離する．骨膜剝離子を用いて骨膜を椎骨から剝離し，長頸筋とともに外側方に圧排し術野を広げる．椎骨からの出血は骨蠟を用いて止血する．

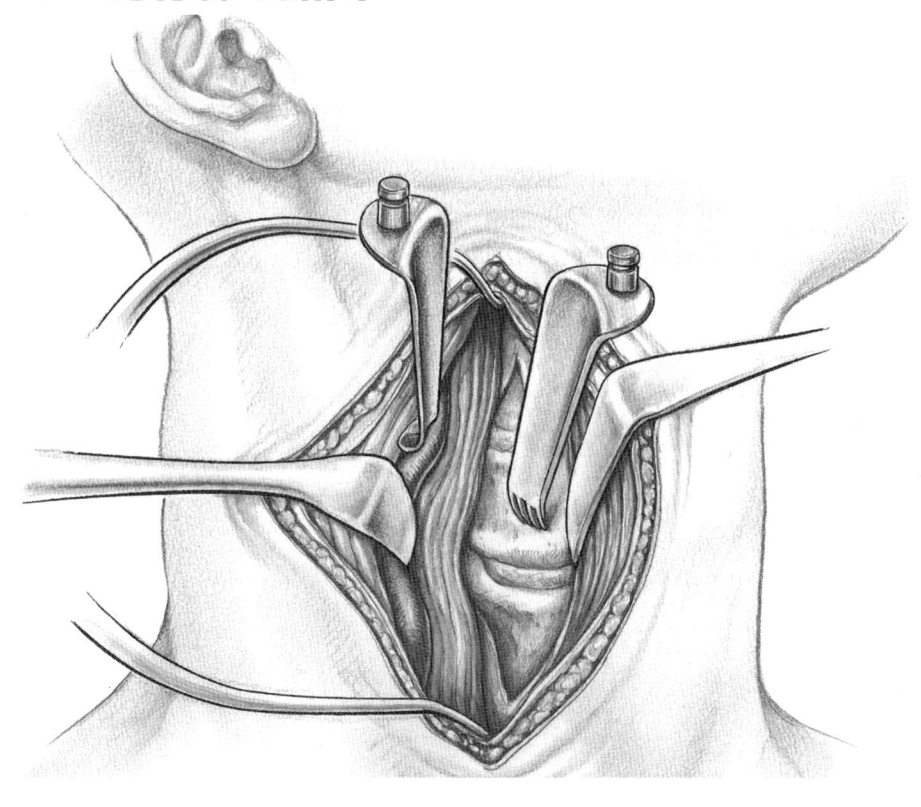

3　鈎骨棘の露出

Cloward自動開創器の鈍のブレードを外側の長頸筋の下部に，鋭いブレードを内側の長頸筋の下部に入れて開創器を開く．ブレードの先端が正しく骨膜下に位置していることを確認することが大切である．

169

4 長頸筋の部分切除

　鉤骨棘の全貌を出すため，鉤骨棘の直上の長頸筋をピンセットでつまみあげて凝固・切除を繰り返しながら切除していく．この切除は，あまり側方へは進まず骨棘の露出に十分な程度とする．また，長頸筋を側方に強力に圧排すると，頸部交感神経幹を損傷し術後，Horner徴候を残す．ことに$C_{6,7}$レベルでは，頸部交感神経幹は比較的，内側を走るので，この注意が必要である．

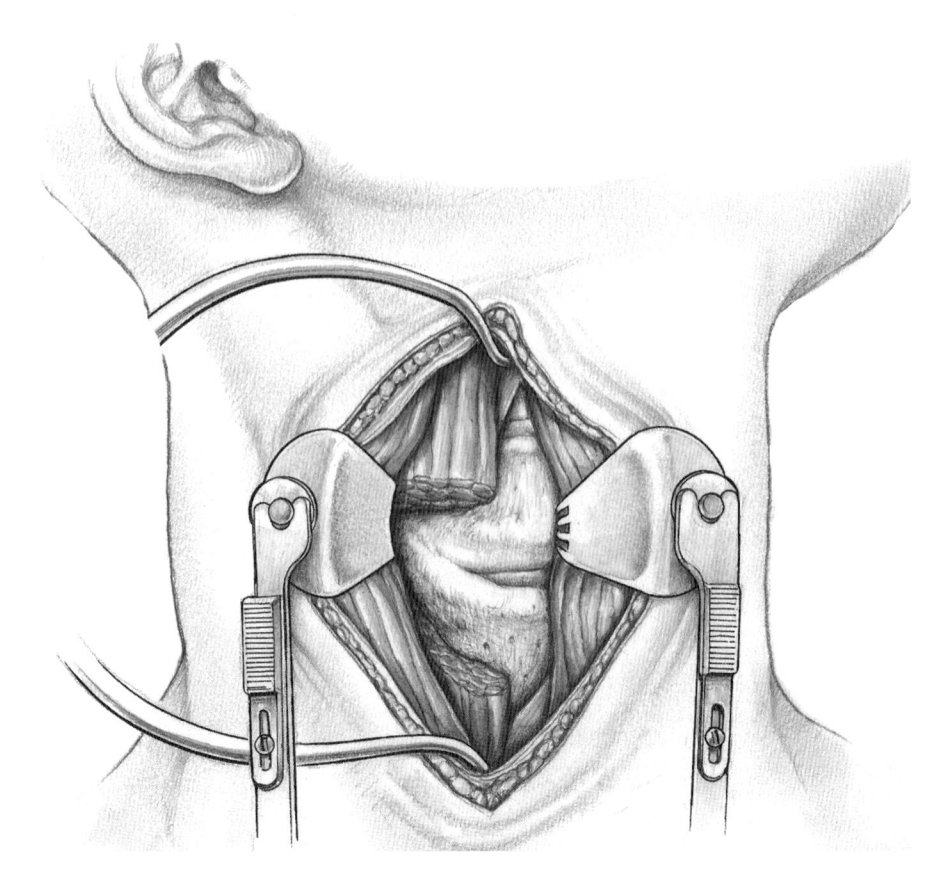

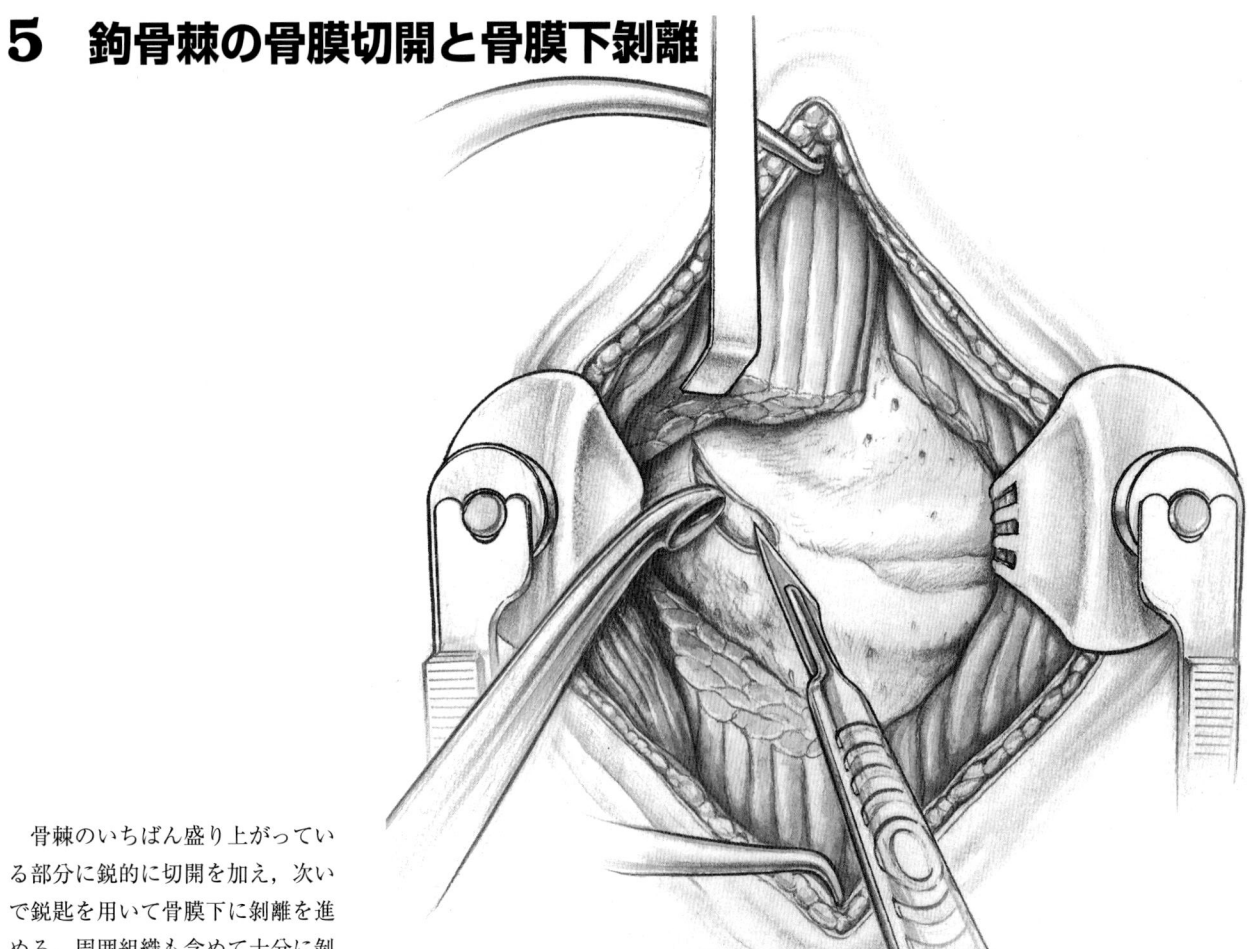

5 鉤骨棘の骨膜切開と骨膜下剝離

　骨棘のいちばん盛り上がっている部分に鋭的に切開を加え，次いで鋭匙を用いて骨膜下に剝離を進める．周囲組織も含めて十分に剝離することが大切である．

6 鉤椎結合部切除

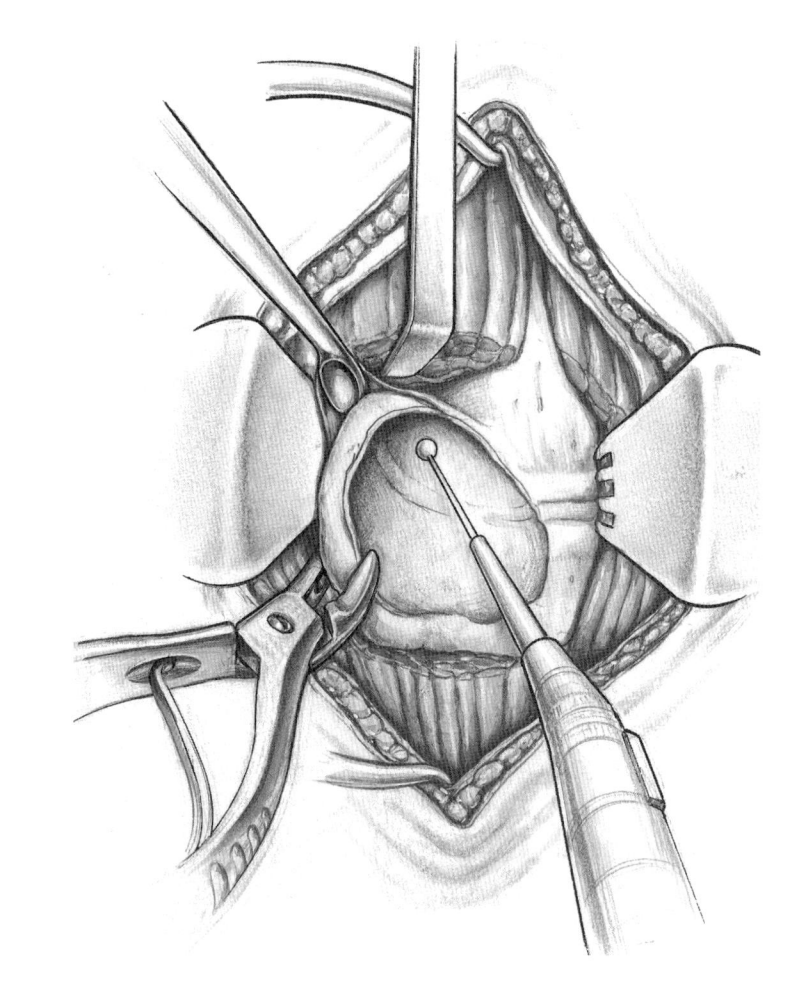

　エアドリルに20°angleのアタッチメントを，さらにバーを取り付ける．骨棘が最も膨隆している部分をバーで削除し，次第に周辺部へと削除を進める．周辺部は薄い殻のようになって残るが，残った部分は鋭匙を用いて周囲組織とよく剥離してから，小さいリュウエルで除去する．この操作でLuschka関節の裂隙が現れてくる．骨棘は腹側から背側へと発達しているのがふつうである．

7 鉤背部の骨棘の切除，unco-dorsal osteophytectomy

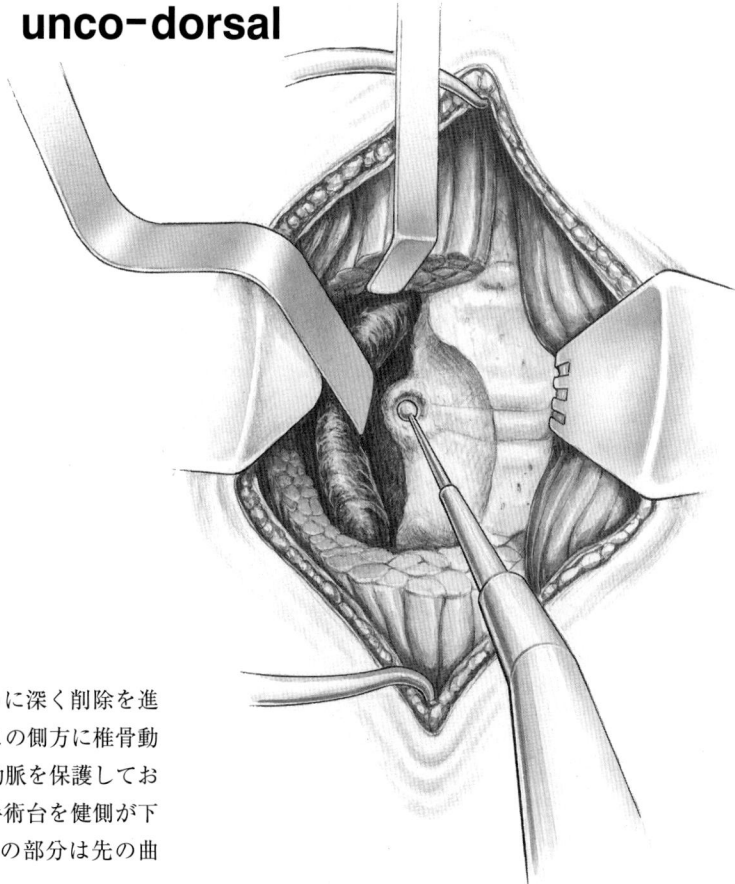

　Luschka関節の裂隙をメルクマールにして，さらに深く削除を進め，上・下椎体の側面を舟形に削り取っていく．この側方に椎骨動脈が走っているので，幅の狭い脳べらなどで椎骨動脈を保護しておく．骨棘の背側を見やすくするため，8のように手術台を健側が下になる方向に約25°傾ける．削り取った後，残りの部分は先の曲がった鋭匙を用いて取り除く．

8 手術台の傾斜，neurocentral junction

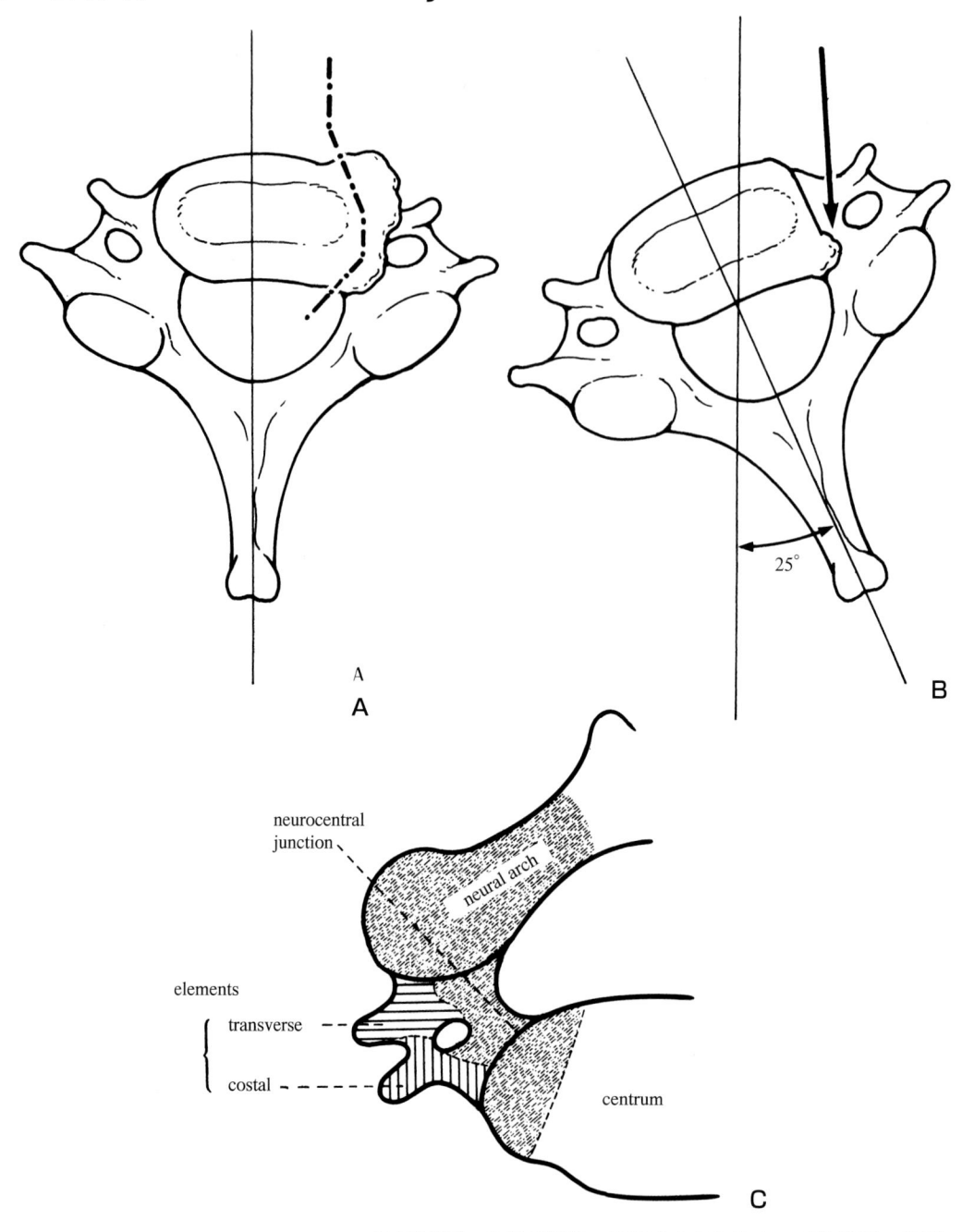

Aは傾斜前．Bは傾斜後．傾斜することによって鉤背部の骨棘に到達しやすくなる．Cはneurocentral junctionを示す．元来，発生学的な名称である．椎体の中心（vertebral centrum，図ではcentrumと略）とneural arch（神経アーチ）すなわち脊髄や神経根など神経構造物をカバーする椎弓や椎弓根，椎体外側部を発生学的に神経アーチという．両者の結合部がneurocentral junctionである．

2. 胸　椎

1）胸椎前方除圧固定術
Anterior Decompression and Fusion of the Thoracic Spine

藤　村　祥　一

適応となる疾患

後縦靱帯骨化症（OPLL），椎間板ヘルニアや脊椎症などの変性疾患，脊椎カリエスや化膿性脊椎炎，慢性関節リウマチなどの炎症性疾患，脊椎腫瘍，脊柱後弯症，骨粗鬆症性椎体圧潰，破裂骨折など，椎体側に病因のある疾患や外傷が適応になる．

手術の留意点とコツ

① 前方進入法

胸椎前方除圧固定を達成するためには胸椎椎体を確実に展開することが大切である．このため，T_3より尾側の展開には経胸郭進入法を，またT_3より頭側の展開には胸骨柄縦割進入法を用いる．経胸郭進入法には胸膜外進入法と経胸膜進入法があるが，前者の術後管理が容易であるので著者は常用している．

② OPLLに対する前方除圧固定術

胸膜外進入法では胸椎椎体前側方を展開し，骨化摘出範囲内の肋骨頭を切除し，椎体後縁を確認し，前方除圧操作の際の指標とする．椎間板の後方1/2および椎体の後方1/2と進入側手前2/3～3/4を削除範囲とする．骨化の削除はダイアモンドバーで慎重に行う．この際，骨化を完全に削除すると硬膜が膨隆してくるので，奥のほうから手前に削除するとよい術野が得られ，しかも安全である．骨化をできるだけ薄くなるまで削除し，骨化を硬膜から剥離して摘出する．しかし，骨化と硬膜の癒着が強い場合は無理な骨化摘出を避け，骨化浮上術を行うほうがよい．術中に硬膜損傷による髄液流出を認めた場合は髄液漏の防止対策として，フィブリノゲン末（ベリプラスト®）で覆い，Gelfoam®と脂肪組織を充填する．前方固定はジャックナイフ型手術台を復元した状態で行い，術後の局所性側弯の発生を防ぐ．

③ 転移性脊椎腫瘍に対する椎体全摘・再建術

腫瘍が椎体の一部に限局する場合は椎体全摘と前方再建術の適応となる．腫瘍椎体の上下椎間板を切除後，椎体を全摘し，人工椎体で置換する．セラボーン®AW人工椎体を用いる場合は人工椎体の接触面は硬い椎体皮質骨とし，人工椎体の周囲に自家骨移植を十分に行い，強力な初期固定ができるKaneda-SR® systemを使用する．この手術法は中下位胸椎が適応になるが，上位胸椎ではボーンセラム®Kを用い，骨セメントで補強している．一方，腫瘍が脊椎骨に限局していても後方に浸潤する場合は前後合併手術による脊椎全摘術の適応となる．

胸椎OPLLに対する前方除圧固定術（1〜4）

1 胸椎椎体の展開と削除範囲

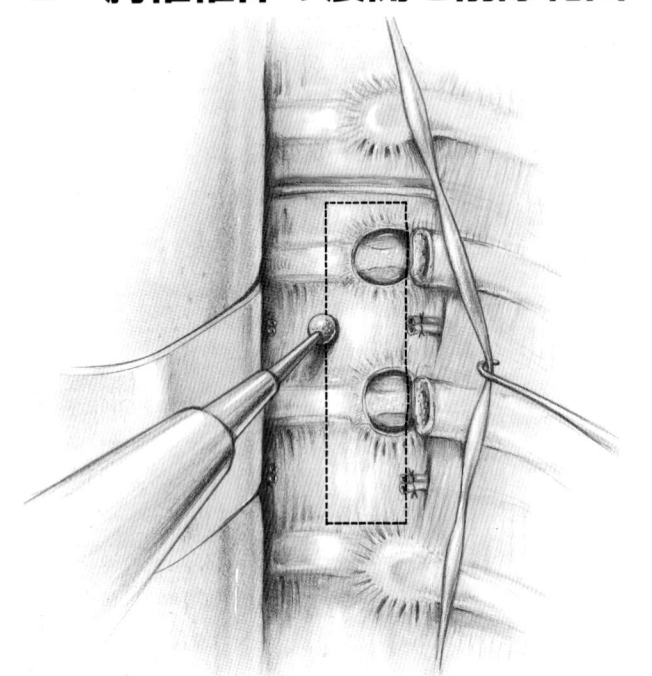

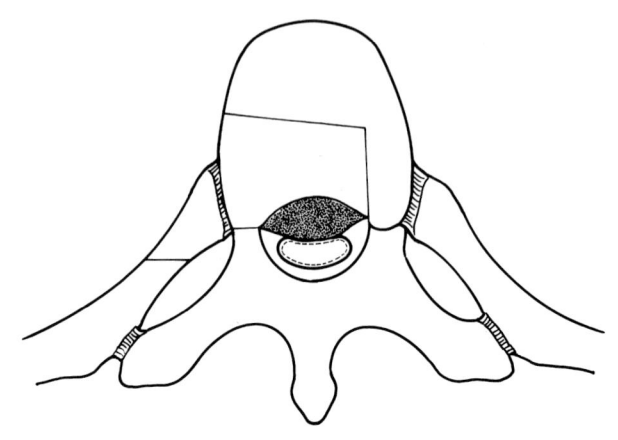

骨化摘出範囲内の肋間動静脈を結紮切離後，肋骨頭を切除する．椎間板の後方1/2を切除後，スチールバーで椎体の後方1/2を削除していく．

2 OPLLの前方除圧操作

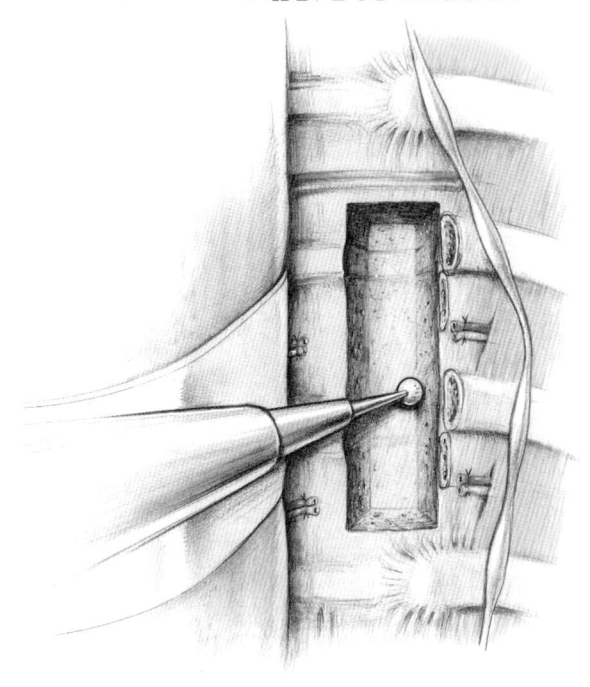

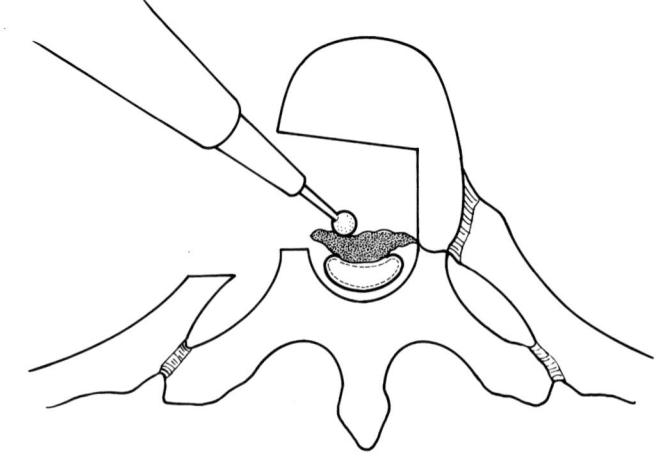

椎体の後方1/2と進入側手前2/3〜3/4をスチールバーで削除する．骨化が露出してくるとダイアモンドバーに換え，骨化を奥のほうから手前に削除を進める．

1）胸椎前方除圧固定術

3　OPLLの摘出操作

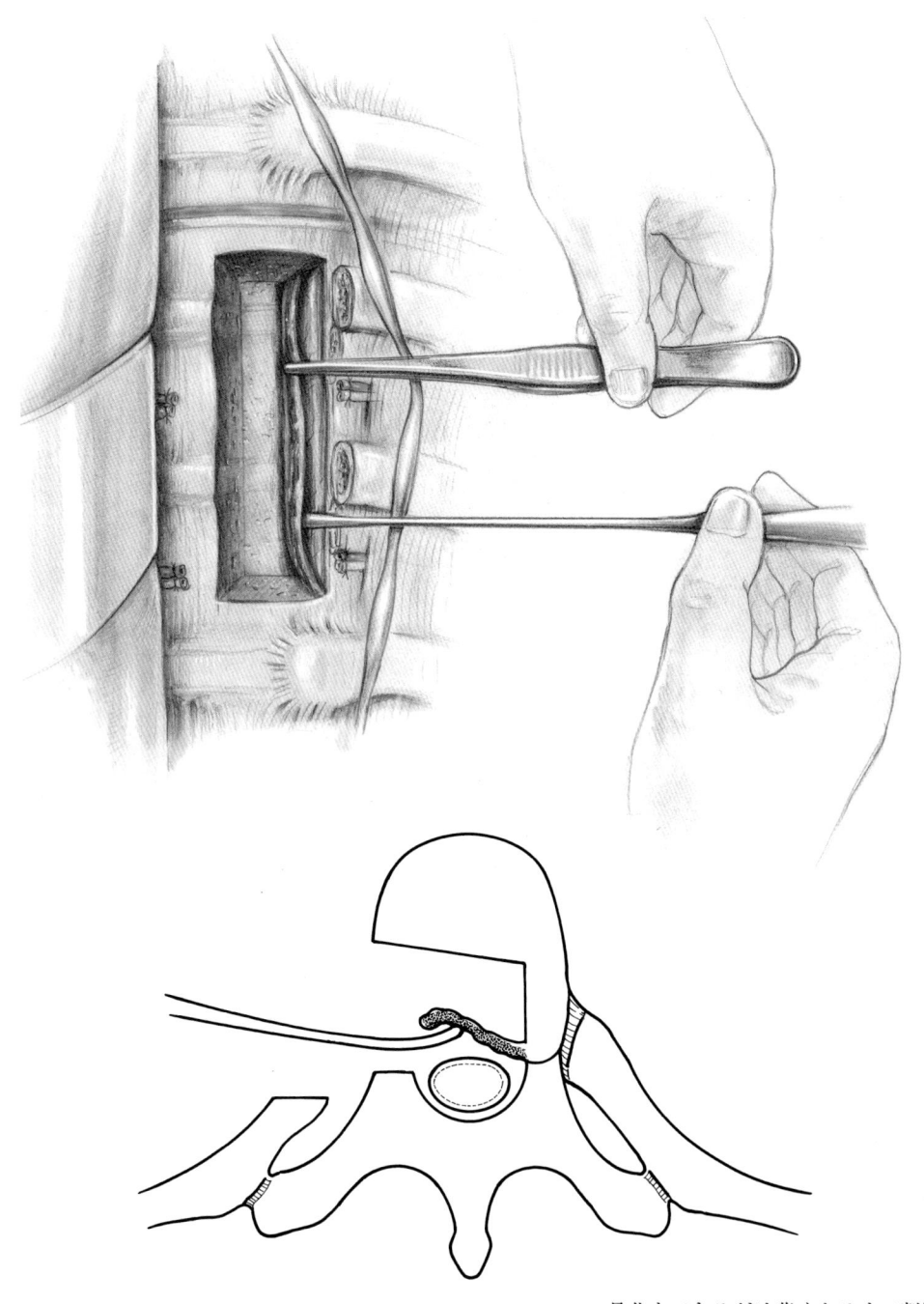

骨化をできるだけ薄くなるまで削除後，骨化を硬膜から神経剥離子で剥離して摘出する．骨化と硬膜の癒着が強い場合は無理な骨化摘出操作を避け，骨化浮上術にとどめる．

175

4 前方固定

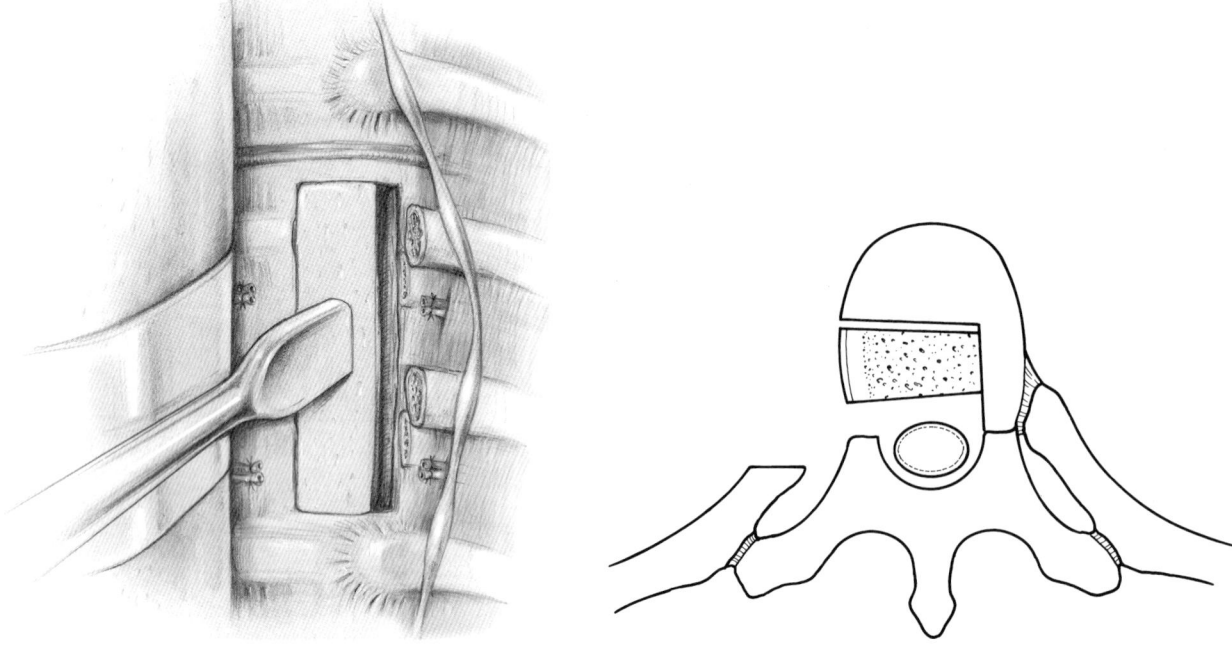

前方除圧の完了後，全層腸骨片あるいは肋骨を移植し，椎体固定を行う．術中，硬膜損傷による髄液流出を認めた場合は移植骨と硬膜との間隙をベリプラスト®で覆い，Gelfoam®の細片と脂肪組織を十分に充填し，髄液漏の防止策を講じておく．

転移性脊椎腫瘍に対する椎体全摘・再建術（5〜8）

5 胸椎椎体の展開と切除範囲

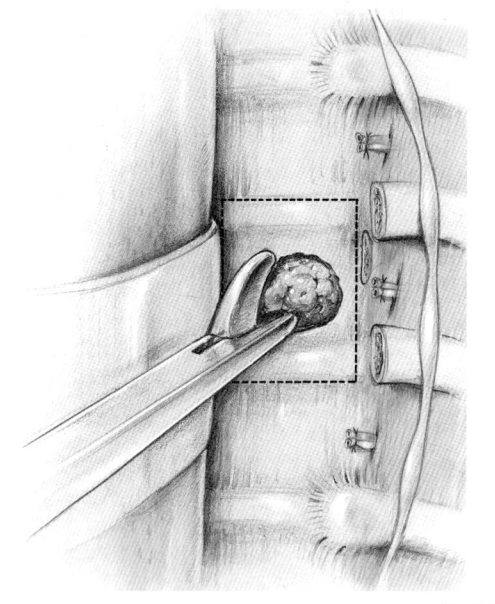

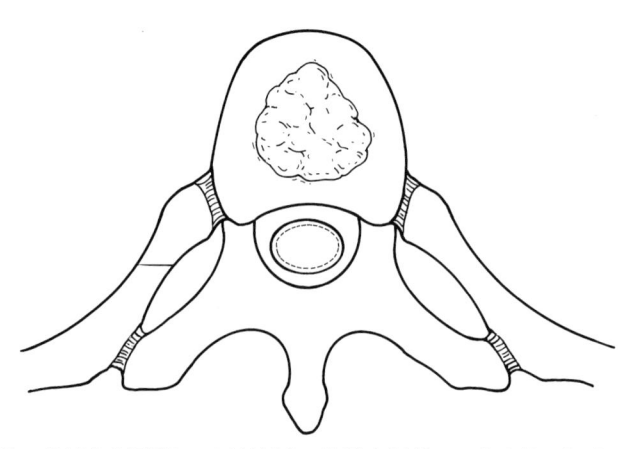

腫瘍椎体の前側方を展開し，反対側まで胸膜を剥離し，大血管の保護のため腸ベラを挿入しておく．腫瘍椎体と上下椎体の肋間動静脈を結紮切離する．腫瘍椎体の上下椎間板を切除後，腫瘍椎体をノミ，リュウエル鉗子，髄核鉗子などを用いて摘出する．

1）胸椎前方除圧固定術

6　腫瘍椎体の全摘

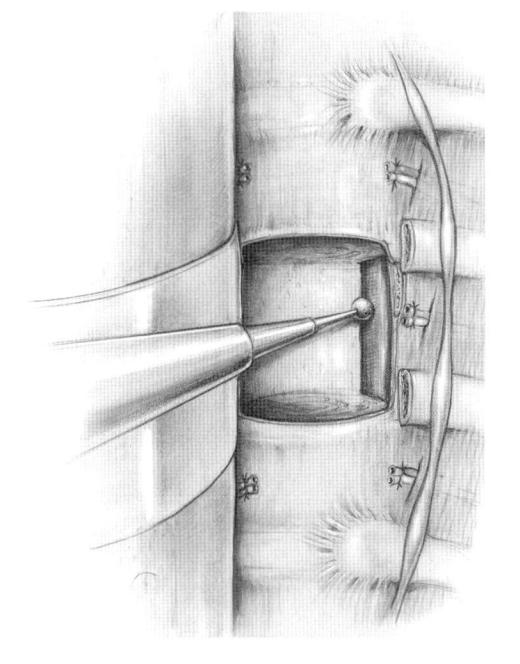

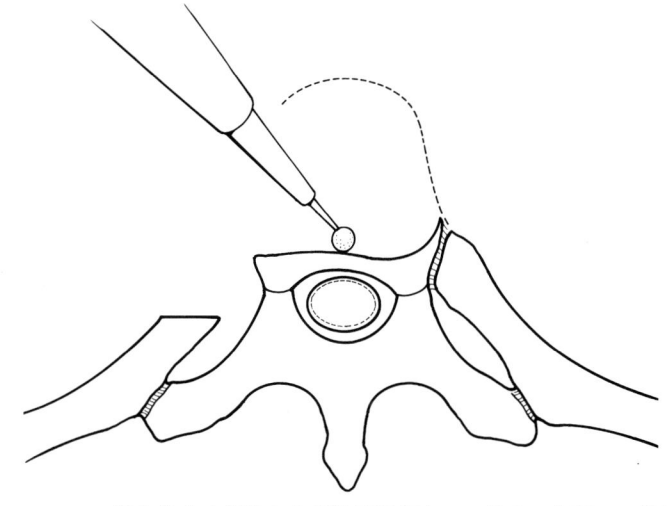

椎体後方皮質骨および椎弓根部をエアドリルを用いて後縦靱帯が露出するまで削除し，前方除圧を行う．前・後縦靱帯は温存できる場合もある．上下椎体は人工椎体の接触面となるので，軟骨終板を切除し，皮質骨を露出させる．

7　人工椎体の置換と骨移植

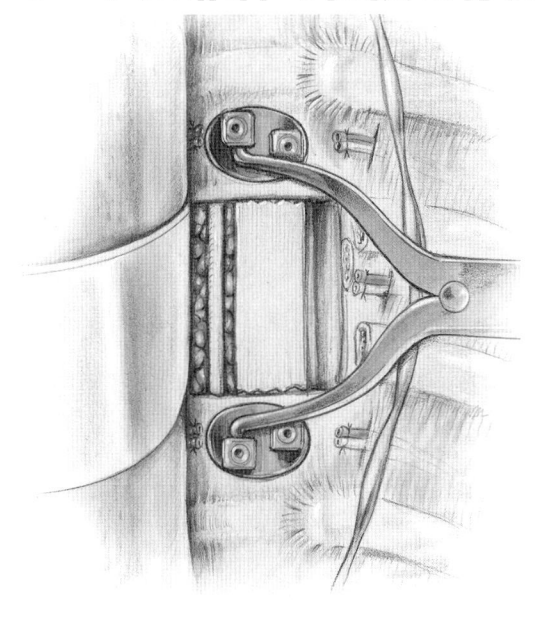

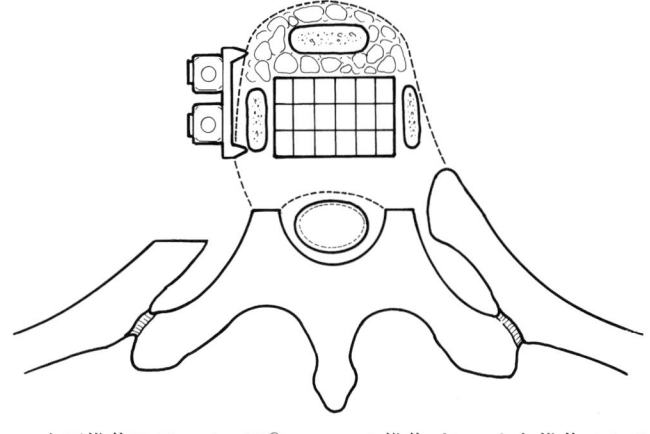

上下椎体にKaneda-SR® systemの椎体プレートと椎体スクリューを設置する．この際，スクリューは反対側の皮質骨を2～3mm貫通させる．スクリューヘッドにスプレッダーをかけ，後弯変形があれば矯正後，セラボーン®AW人工椎体を上下椎体間に挿入する．人工椎体の両側と前方に肋骨を挿入し，ボーンチップを充填する．

8 前方インストゥルメンテーションの装着

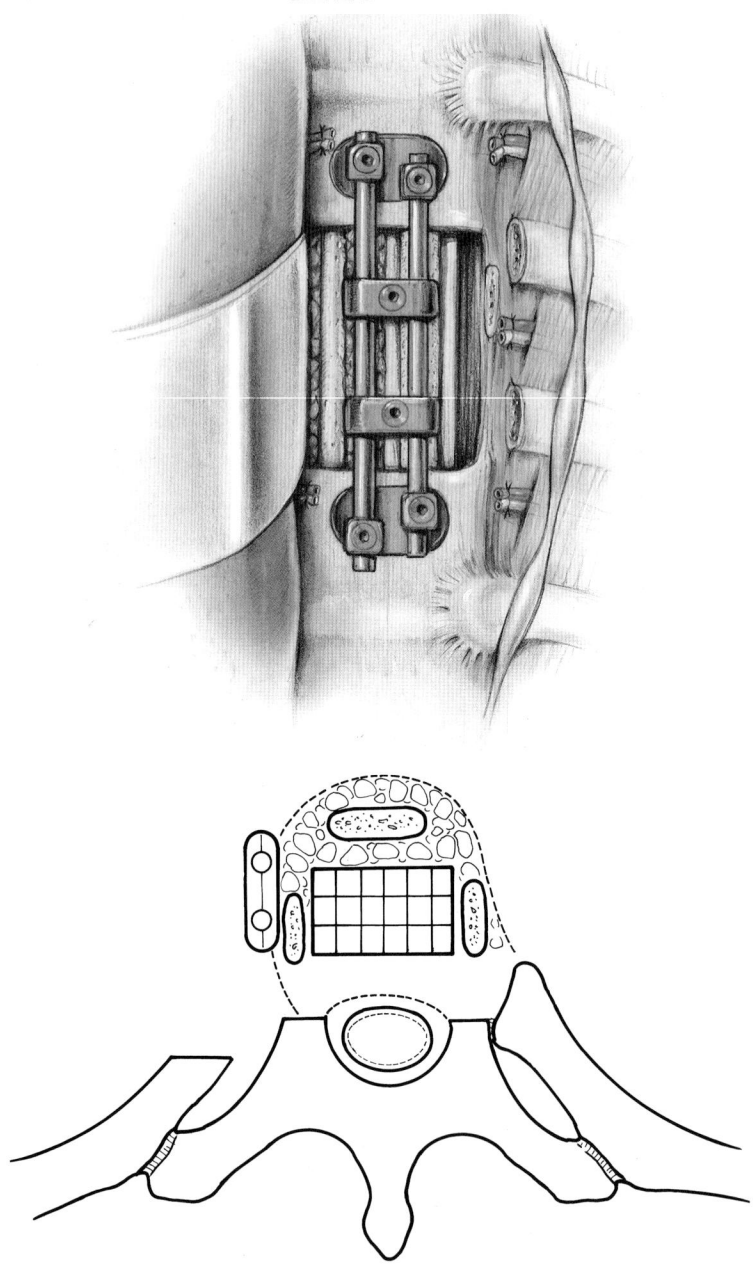

ロッドをスクリューヘッドに設置後，圧迫力を加え，スクリューヘッドを固定する．適合するロッドカプラーを2個設置すると，Kaneda-SR® systemの装着が完了する．

2）胸腰椎前方除圧・固定術（Kaneda SR併用による）

Anterior Decompression and Fusion with Kaneda SR for Thoracolumbar Spine

佐藤栄修　金田清志

適応となる疾患

　胸腰椎部脊柱管前方に神経障害の原因があり，前方除圧が症状改善に合理的で病巣切除後に前方支持性獲得を必要とする病態に適応がある．破裂骨折が代表的でその他，破裂骨折と屈曲伸延損傷の複合損傷，骨粗鬆症や腫瘍に随伴した病的椎体圧潰，先天奇型，椎間板ヘルニア，変形性脊椎症や後縦靱帯骨化症などがある．

手術の留意点とコツ

① 展開と除圧

　胸腰椎移行部の椎体側方へは左右どちらからでも到達可能であるが大動脈，大静脈，肝臓の位置から左側が進入しやすい．経胸腔進入のほうが容易だが，侵襲の点から胸膜外・後腹膜腔進入が望ましい．右側臥位とし左10あるいは11肋骨を切除して進入する．L_1以下の椎体側方展開では腸骨鼠径神経や陰部大腿神経の損傷を回避するため，大腰筋の縦切を避け前縁から後方へ展開する．固定範囲の分節動静脈を椎体中央部で結紮し前後に展開する．除圧はまず椎間板搔爬から開始する．破裂骨折では椎弓根基部と直下の椎間孔を確認し椎体の大部分を切除後，除圧用弯曲ノミで後縦靱帯を一部露出させ，その部を足がかりに髄核鉗子やケリソン鉗子，鋭匙などを適宜使用して脊柱管突出骨片を摘出する．後縦靱帯を切除すれば硬膜外静脈叢からの出血に煩わされる．破裂骨折では後縦靱帯を切除せずとも除圧は完遂される．椎体骨棘や後縦靱帯骨化ではエアドリルで椎体後壁を菲薄化してからマイクロ鉗子や鋭匙などでこれを切除する．

② Kaneda SR併用の前方固定

　椎体側面に収まるサイズの4本爪の椎体プレートを固定上下椎に打ち込み，これを反対側骨皮質を貫通する長さのスクリュー各2本で固定する．椎体ディストラクターを前方スクリュー頭間にかけ，後弯を矯正する．もし前縦靱帯が矯正の妨げとなればこれを全周性に切除する．固定部上下の椎体終板を搔爬して移植骨のサイズを計測する．3面骨皮質を有す腸骨稜あるいは腓骨を採取して（骨粗鬆症例では人工椎体スペーサーを利用）欠損部に挿入する．移植骨の大きさが適切でないと軸圧縮負荷に耐えられずインプラント折損につながる．反対側椎弓根を超えて十分な強度の支柱が立てられることがきわめて重要である．移植後ディストラクターを除去し，前後スクリュー頭間に適切な長さのロッドを挿入する．上下スクリュー頭間に圧縮力をかけanterior load sharingを獲得する．2個のトランスバース・ロッド・カプラーでロッド間を連結しインプラントを安定化させる．

③ 閉創

　インプラントは大動脈から1cm以上離れていることを確認する．近接していればイン

プラント表面をテフロンシートで覆い周辺軟部組織に逢着する．後腹膜腔に吸引チューブを留置し横隔膜脚，横隔膜，縦切した肋軟骨を再縫合する．胸膜損傷の有無は胸膜外腔を生理的食塩水で満たし肺を加圧することで気泡が発生するか否かで確実に判断できる．損傷があれば胸腔内にも吸引チューブを使用する．

④ 後療法

術後は吸引チューブが抜去されしだい，あらかじめ採型したTLSO装具を装着させ離床させる．外固定の除去は骨癒合が完成する3～4カ月までをめどとする．

1 胸膜外・後腹膜腔進入の要点

固定上位椎より1～2椎上位の肋骨を骨膜下に剝離し肋軟骨部を残し切断する．肋間神経，肋間動静脈を尾側によせ壁側胸膜を胸壁から剝離し胸膜外腔を展開する．ついで肋軟骨を縦切して腹膜外脂肪を確認後，鈍的に後腹膜腔展開を進める．境界の横隔膜を閉創時再縫合できるよう3～5cm間隔に糸をかけながら切離する．横隔膜脚を切離すれば胸膜外腔と後腹膜腔は完全に交通する．

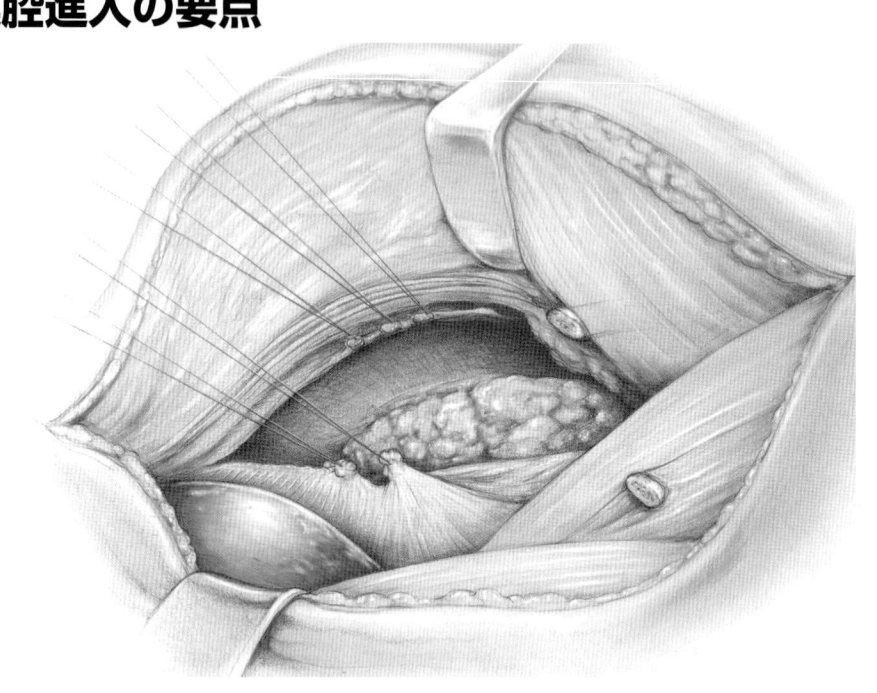

2 破裂骨折の除圧

上下椎間板摘出後，椎体後縁および前縁の近傍を平ノミで椎体を縦割し，その間を溝ノミで一塊に摘出する．前方と反対側の骨皮質と海綿骨は移植母床として残す．脊柱管突出骨片の切除には除圧用弯曲ノミが便利で，これで後縦靱帯を露出させ，そこから髄核鉗子や鋭匙などを利用して残りの椎体後壁を切除する．

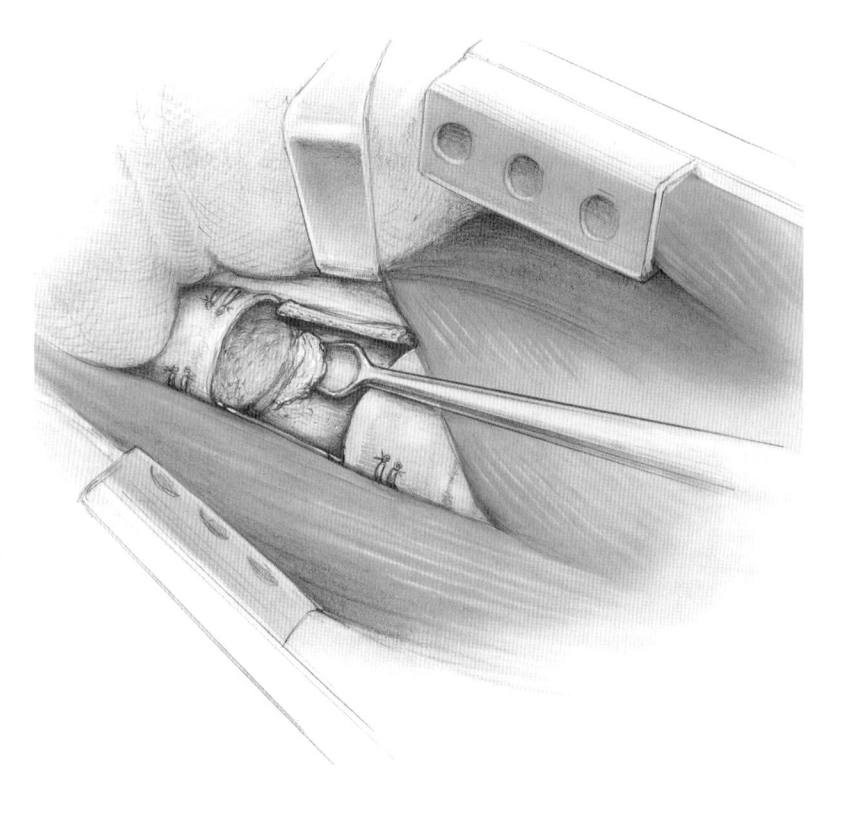

3 Kaneda SR設置と後弯矯正

椎体プレートは椎体上下縁に平行に設置し，おのおの2本のスクリューで固定する．前方スクリュー頭間を伸延させ後弯を矯正する．この際スクリューへの過度の負荷を避けるため背部から徒手矯正も適宜加える．伸延した状態で腸骨稜を移植する．

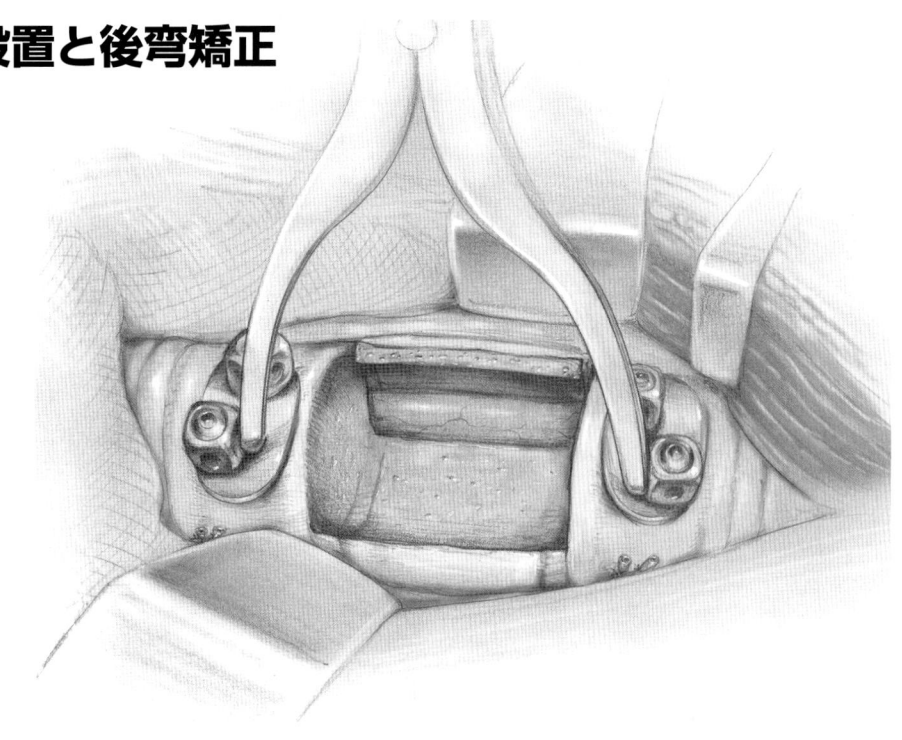

4 骨移植

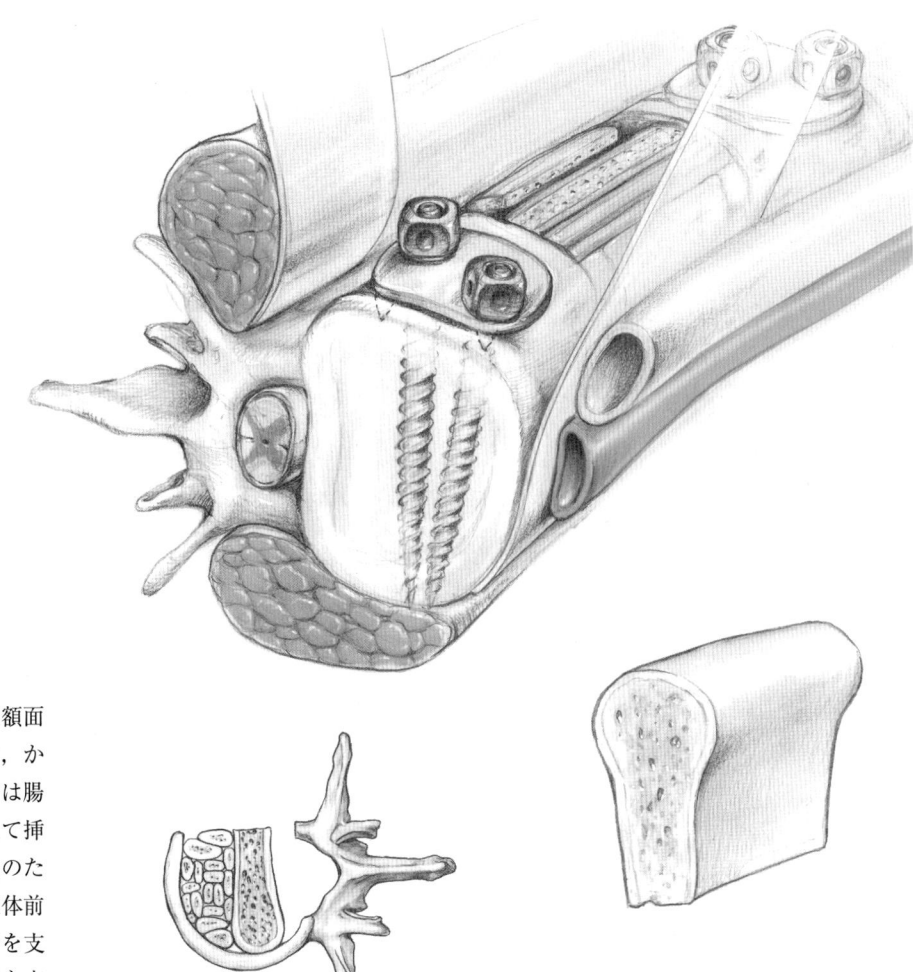

スクリュー刺入方向は前方は前額面に平行に，後方は15°前方へ傾け，かつ椎体終板に平行とする．移植では腸骨稜の皮質を反対側椎弓根を超えて挿入することがanterior load sharingのために重要である．移植骨と切除椎体前方部との間隙には進入で得た肋骨を支柱移植し，さらに摘出椎体海綿骨も充塡する．

2．前方除圧・固定術

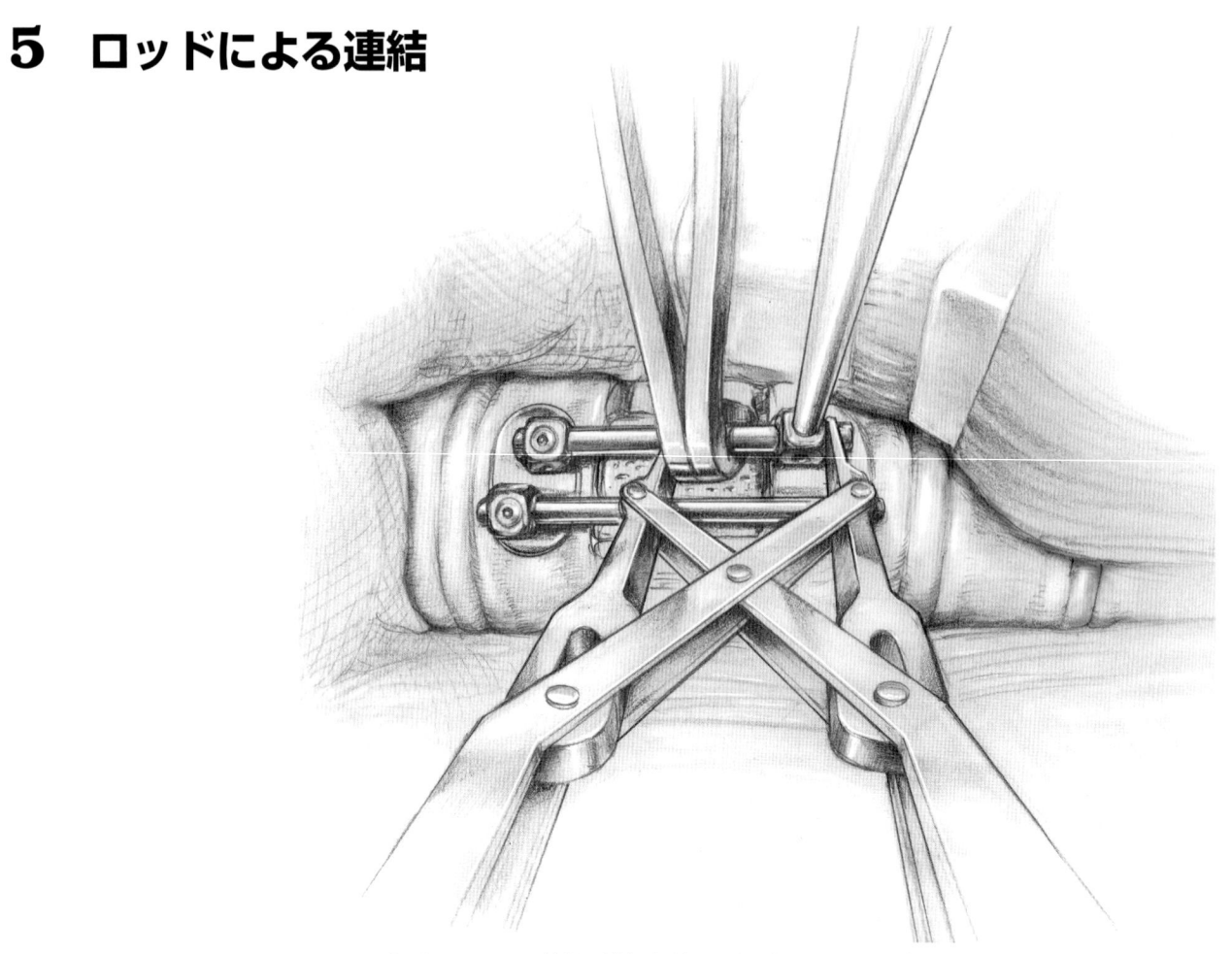

5　ロッドによる連結

上下スクリュー頭間に適切な長さに切断したスムーズ・ロッドを挿入し，2個のスクリュー間に圧縮力をかけて安定化させる．これは片方のスクリューを固定後，他方の中央寄りをロッドホルダーで保持し，その間をコンプレッサーを利用し圧縮力をかけ他方のセットスクリューを締めることで得られる．これを後方−前方の順に行う．

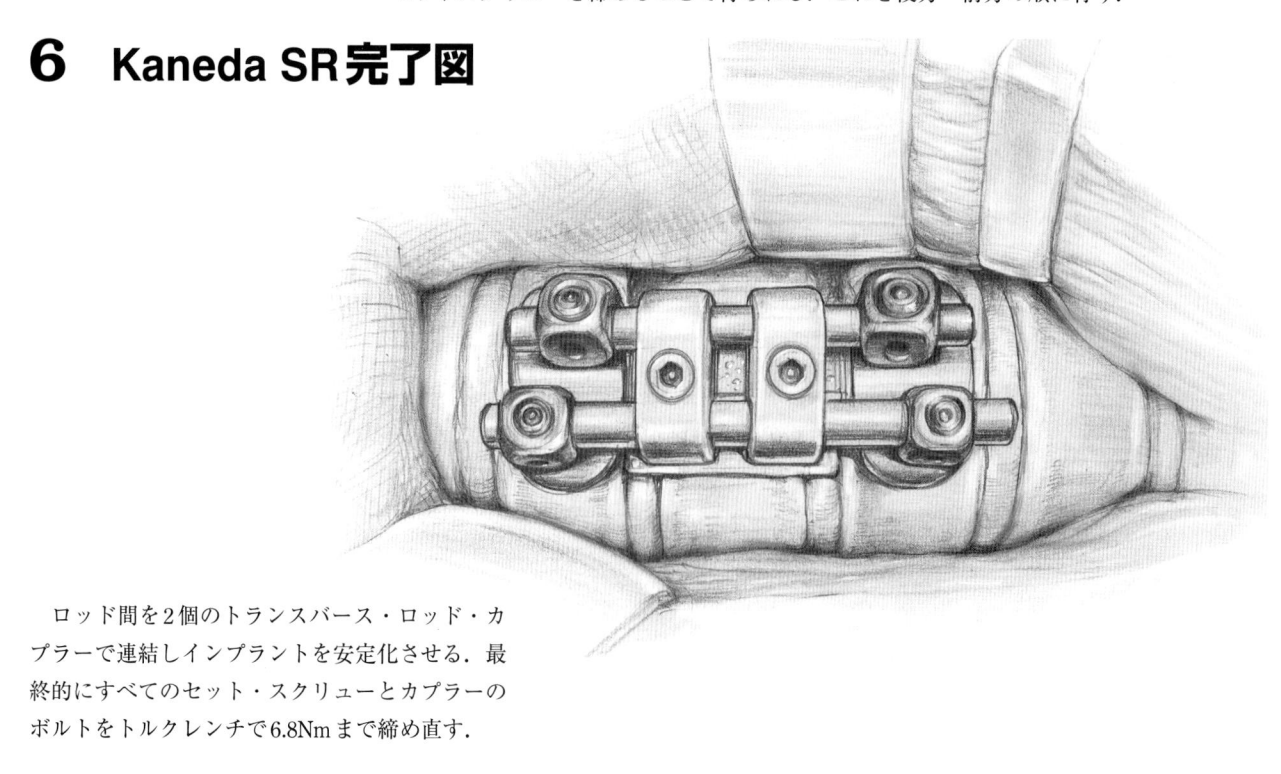

6　Kaneda SR完了図

ロッド間を2個のトランスバース・ロッド・カプラーで連結しインプラントを安定化させる．最終的にすべてのセット・スクリューとカプラーのボルトをトルクレンチで6.8Nmまで締め直す．

3. 腰　椎

1）腰仙椎前方除圧・固定術
Anterior Decompression and Fusion to the Lumbar and Lumbosacral Spine

里 見 和 彦

適応となる疾患

すべりや椎間不安定性などにより椎間固定術が必要な例〔腰椎変性すべり症，腰椎分離（すべり）症，椎間板ヘルニア〕，椎間板および椎体の炎症ならびに破壊性病変に対する病巣搔爬，固定術を必要とする例〔腰仙椎部腫瘍（原発性，転移性），脊椎炎（化膿性，結核性）〕，外傷により脊柱の再建が必要な例などが腰仙椎部の前方侵襲法の対象となる．

前方除圧術は，上記疾患により脊柱管内に突出した椎体や椎間板を切除することであるが，その場合には脊柱再建のため前方脊椎インストゥルメンテーションを併用し，早期離床を図ることが多い．なお，インストゥルメンテーションには術後MRI撮像が可能なチタン製のシステムを使用する．

手術の留意点とコツ（中下位腰椎〜仙椎部への前方進入法は，Ⅰ章2-3を参照）

① 下位腰椎・腰仙椎部椎間固定術（前方ワイヤリングを含む）

この部位では前方進入で除圧・固定術を行う．$L_{4/5}$間では，前縦靱帯を工字に切離し，四端に糸を付け左右に翻転することにより左総腸骨動・静脈を右によけその損傷を防ぐ．L_5/S間の固定術では，前縦靱帯を凵字に切離し，左右端に糸を付け頭側に翻転することにより血管の損傷を防ぐことができる．椎間板摘出に際しては，パンチと鋭爬を用いて後縁部まで十分に切除する．脱出椎間板の摘出も可能である．移植母床の作製では，上下の軟骨板を切除するが，軟骨下骨からの出血があれば椎体縁の切除は必ずしも必要でない．また，骨移植は大骨片の他に海綿骨も十分に移植する．移植骨の打ち込み時には椎間拡大器を用いる．L_5/S間にはちょうどよい脊椎インストゥルメンテーションがないので，上下に刺入した螺子の間をワイヤーで締めて締結するワイヤリング法が有効である．

② 中位腰椎部での前方除圧・固定術

この部位には側方進入で，大腰筋間を分けて脊椎に達する．椎体後方の除圧では，患者を側臥位から半仰臥位にすると操作が容易となる．除圧に際しては，まず椎間板を切除し，ついで同椎間後縁部をエアドリルで薄くし，ケリソンや鋭爬で椎体後縁や脱出椎間板を切除する．なお，移植骨の打ち込みに際しては，脊椎が正しく側面を向いているかをチェックして打ち込む必要がある．椎体亜全摘術では椎間板部の除圧をまず行い，後に椎体部の除圧をすることにより出血量を少なくできる．

③ 脊椎インストゥルメンテーション使用の中位腰椎前方除圧・固定術

中位腰椎での前方脊椎インストゥルメンテーション（Kaneda device, Zielke system, 千葉大式プレートなど）のうちZ-plateの使用法を紹介する．

1）1椎体亜全摘，前方除圧終了後，上下椎体の後方部に螺子を約10°前方を向くように

2. 前方除圧・固定術

刺入する．この2本の螺子頭に拡大器を装着し拡大位で移植骨を挿入する．その際，ジャックナイフ位になっている体位を水平に戻すことを忘れてはならない．

2）適度の長さのZ-plateを当て，螺子頭に掛けた圧迫器で移植骨に圧迫をかけ，その位置でレンチを用いて螺子のナットを締め固定する．

3）最後に前方の螺子を刺入，固定する．移植骨の前後の空隙には，肋骨片と海綿骨を充填する．

1　L$_{4/5}$間の展開と移植骨の打ち込み

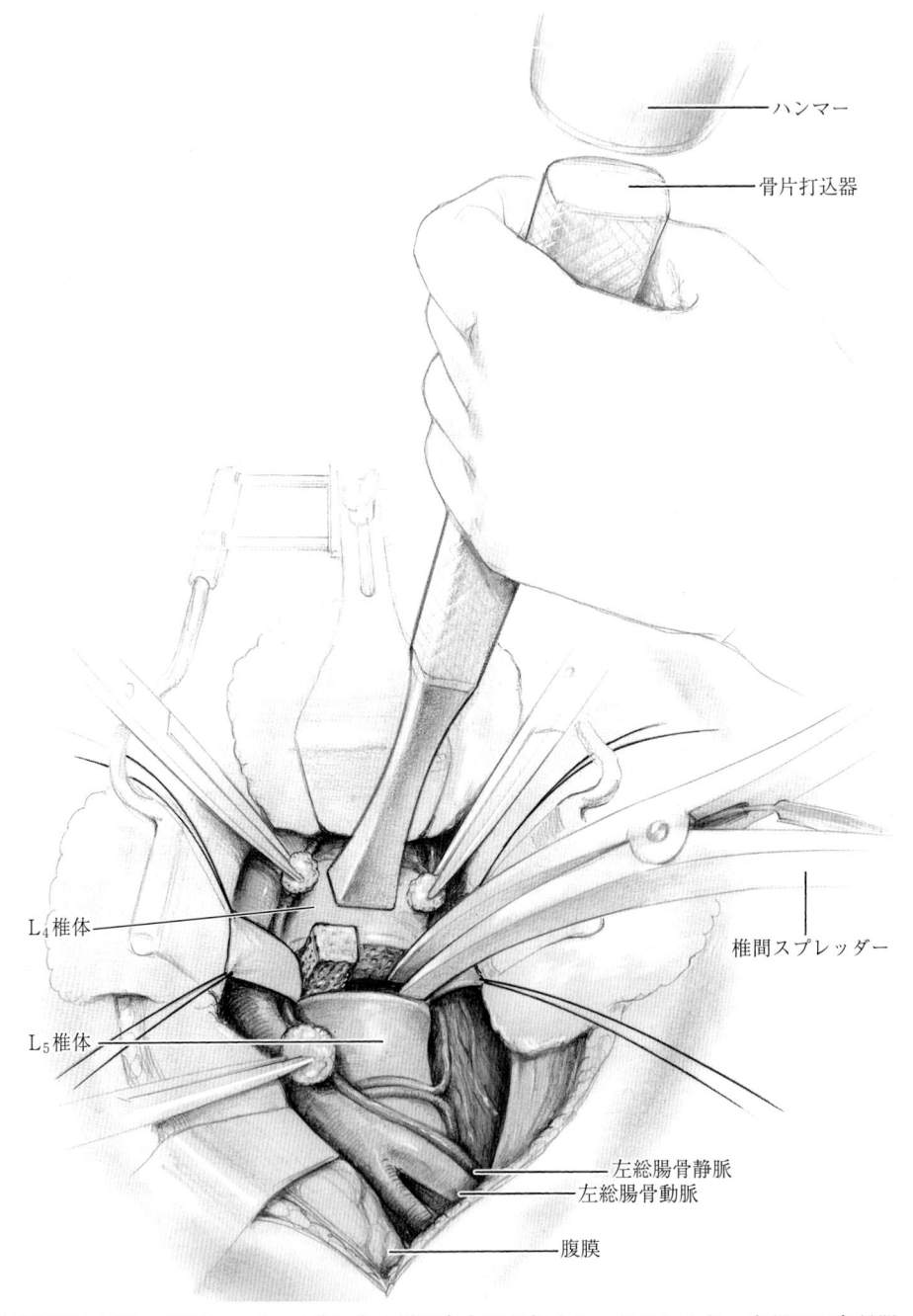

ハンマー
骨片打込器
L$_4$椎体
L$_5$椎体
椎間スプレッダー
左総腸骨静脈
左総腸骨動脈
腹膜

前縦靱帯を工字に切離し，その4端に糸を掛け左右に翻転する．それにより，右側では左総腸骨動・静脈を，左側では交感神経束を保護できる．椎間板，軟骨板を後方まで十分に切除し，椎間拡大器で椎間に拡大をかけ，まず右側から移植腸骨片を打ち込む．なお，あらかじめ椎間の左右の空隙に海綿骨をできるだけ充填する．骨移植後は翻転した前縦靱帯を再縫合する．

2 L₅/S間の展開と螺子ワイヤリング法

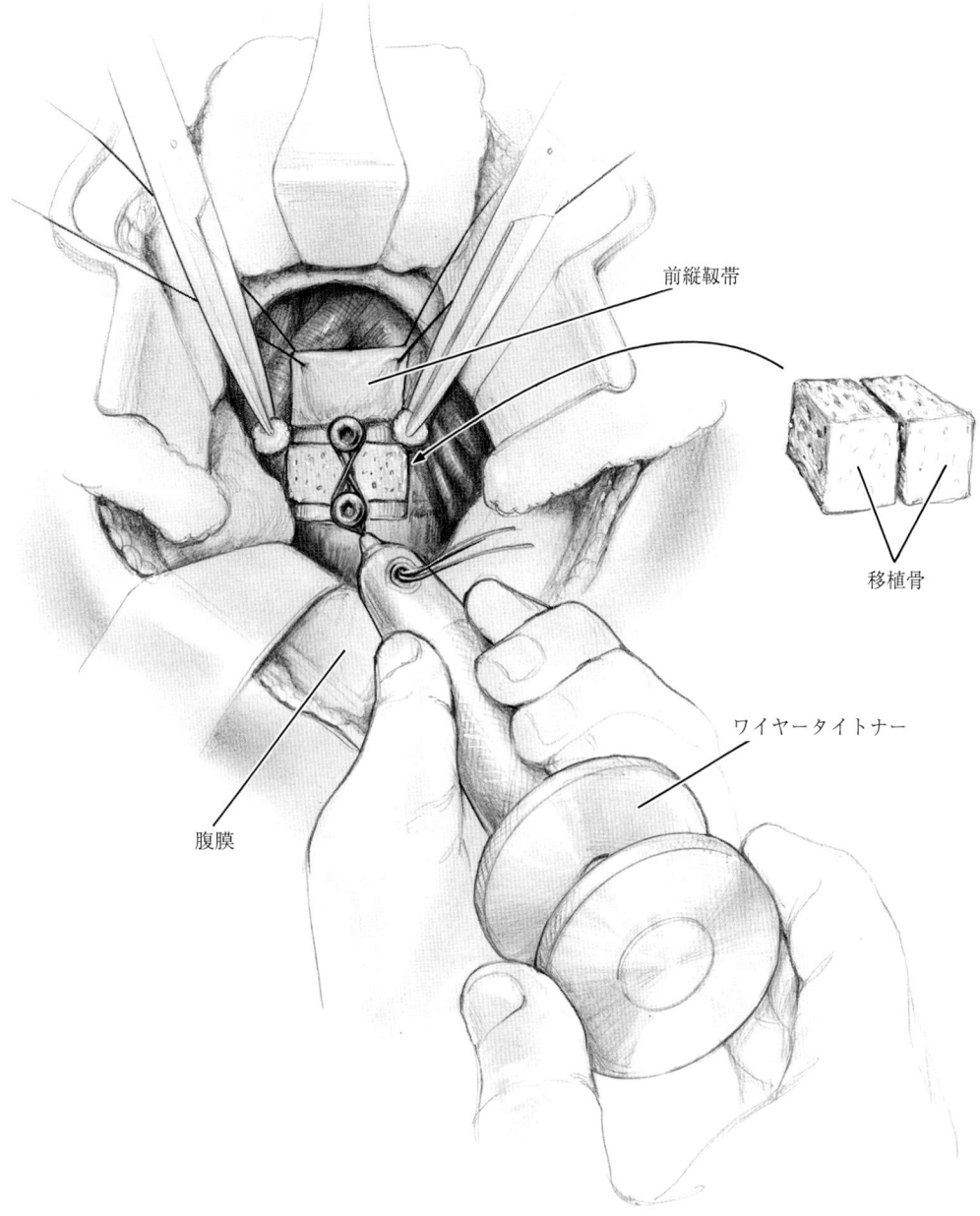

前縦靱帯
移植骨
ワイヤータイトナー
腹膜

　前縦靱帯をロ字に切離し，頭側に翻転し，左右総腸骨動・静脈の分岐部を保護する．椎間板，軟骨板を切除し，椎間拡大器を用いて移植骨を2つ打ち込む．ついで，ワイヤリングのため海綿骨螺子を上下の椎体下縁と上縁に刺入する．螺子頭にワイヤーを8字形に締結する．術野が狭いためワイヤー締結にはワイヤータイトナーが必要である．また，ワイヤー締結の効果を上げるためには螺子をできるだけ水平に刺入する必要がある．ワイヤリング後にはワイヤーを覆うように前縦靱帯を再縫合する．

3 中位腰椎部前方除圧術

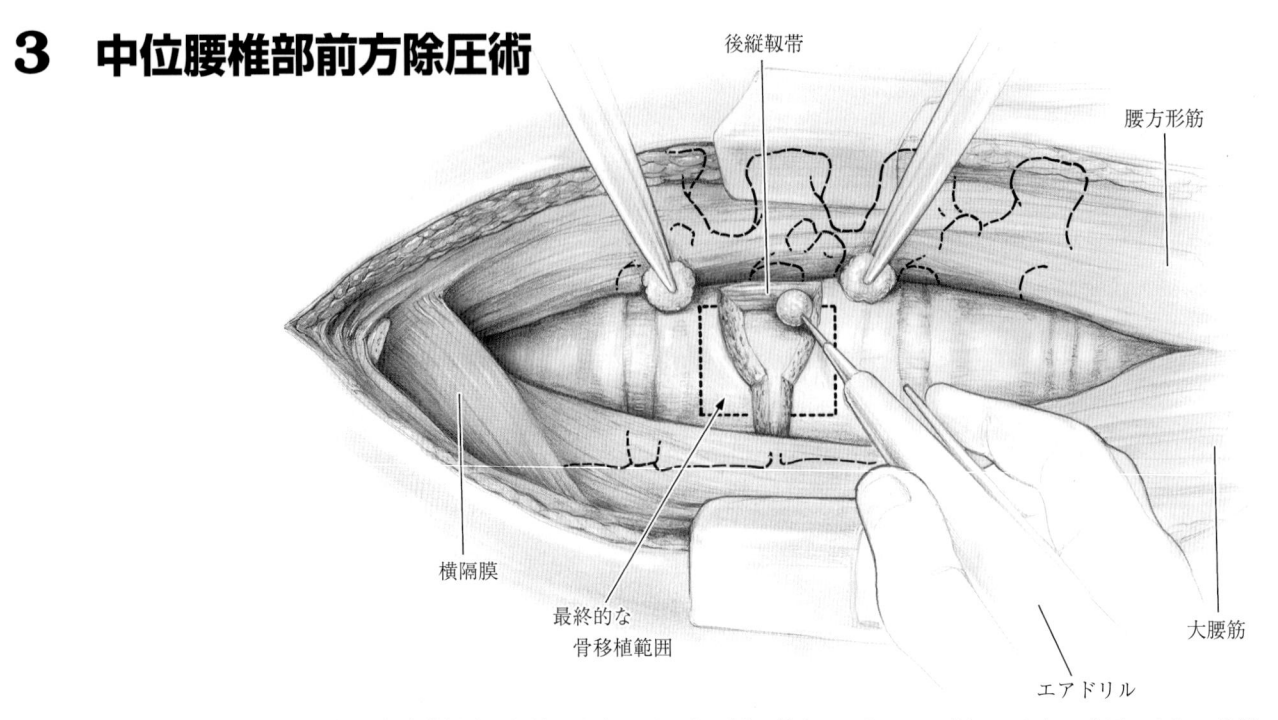

椎間板を後縁まで切除したら，その上下縁の骨をエアドリルで削る．さらに必要に応じて後縦靱帯をパンチとケリソンで切除し硬膜まで露出する．以上の操作時，手術台を半仰臥位にするとよい．

4 Z-plateシステムを用いた前方除圧後の移植骨固定（中位腰椎部）

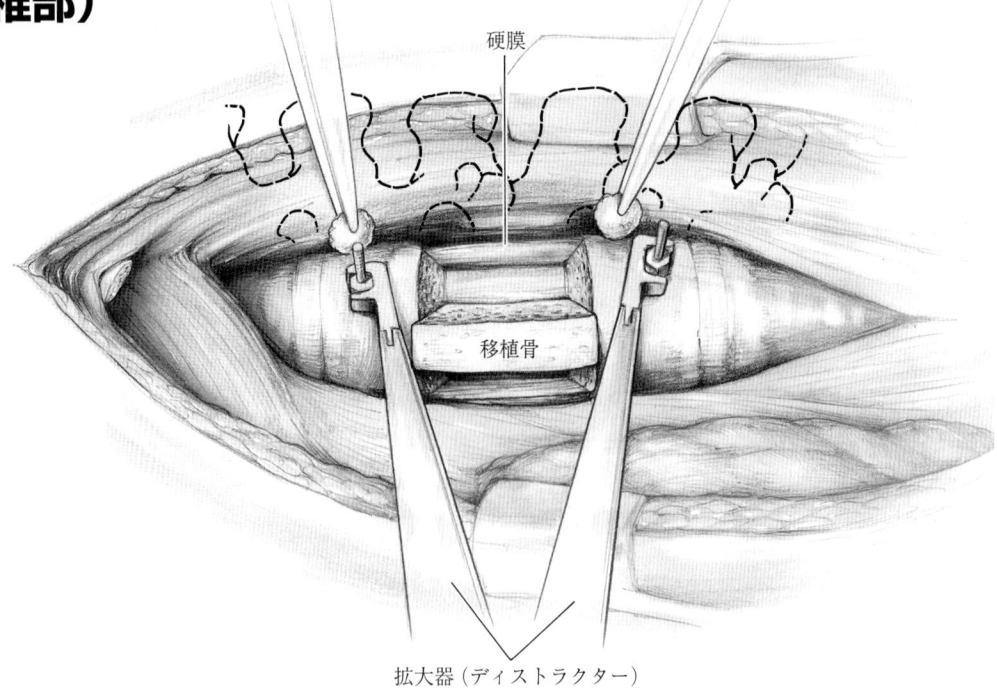

罹患椎体を亜全摘後，テンプレートで使用プレートと螺子の刺入部を決めてから，螺子を約10°前方を向くように刺入する．ここでジャックナイフ位であった体位を元に戻す．螺子頭に拡大器をあて，椎間を拡大し移植腸骨片を軽く打ち込む．

5　Z-plateシステムを用いた移植骨の圧迫

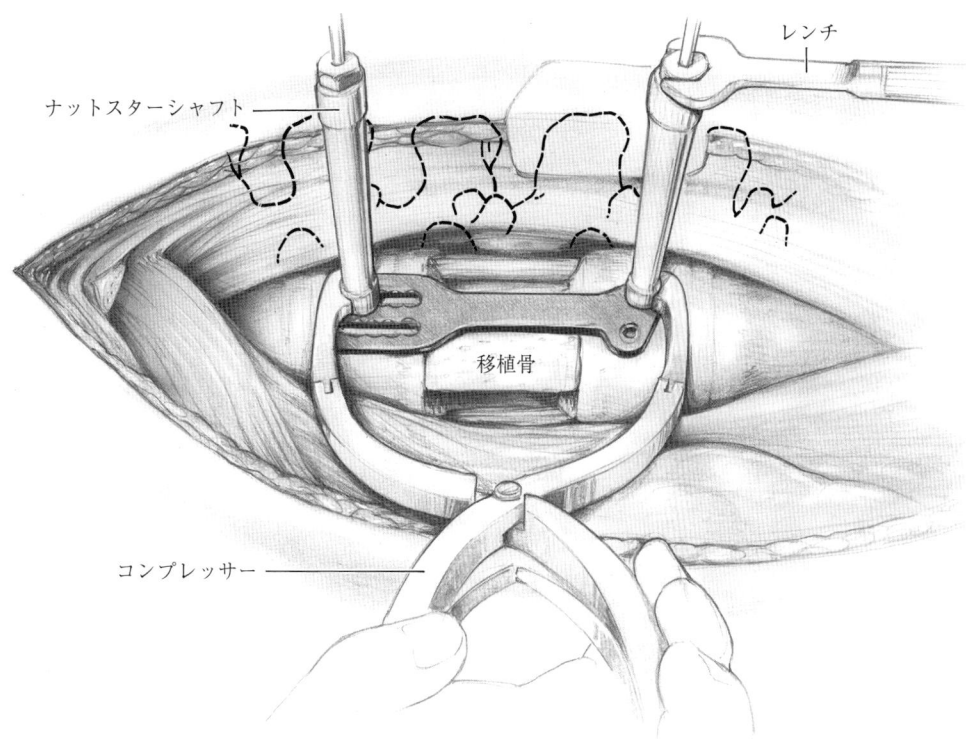

プレートをあて，まず尾側の螺子にナットスターターシャフトでボルトを固定する．次いで，コンプレッサーで両螺子を圧迫しながら頭側の螺子もボルトで固定する．両ボルトを保持したナットスターターシャフトを介して螺子をソケットレンチとトルクレンチで固く固定する．

6　Z-plateの固定

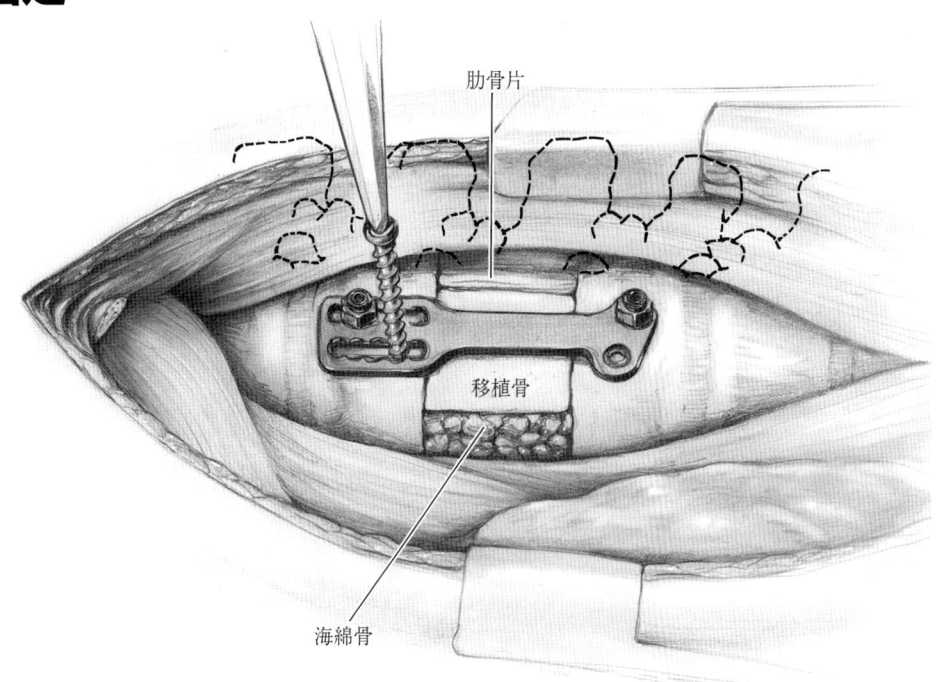

プレートの前方部に螺子2本を刺入・固定する．螺子は約10°後方を向くように刺入する．最後に後方の螺子が抜けないようボルト表面のナットカラーを圧迫変形させる．なお，骨移植は大骨片の他に肋骨片と海綿骨を間隙に十分に充塡する．

2）仙骨前方進入法・除圧術

Anterior Approach and Decompression for Sacrum

朝妻孝仁　藤村祥一

適応となる疾患

適応される疾患としては以下のものがある．① 仙骨腫瘍（原発性：脊索腫，巨細胞腫など低悪性度の腫瘍，転移性），② 馬尾腫瘍（神経鞘腫，神経線維腫などによる巨大で骨破壊の著明なもの），③ 仙骨外傷（骨折，脱臼），④ 仙骨脊椎炎（化膿性，結核性）．

臨床上，仙骨前方除圧・固定術の対象となる頻度の高いものは，仙骨腫瘍に対する腫瘍全摘出・再建術である．仙骨腫瘍全切除術は$S_{1/2}$高位より尾側では後方進入法のみでも可能であるが，それより頭側では通常，前方後方進入で行う．仙骨全切除術後の脊柱-骨盤間の不安定性には後方より自家骨（腸骨，腓骨）を用いた両腸骨間固定と後側方固定に脊椎インストゥルメンテーションを併用し，再建する．

手術の留意点とコツ

① 体位および皮切

体位は仰臥位とし，殿部の下に枕を入れておく．仙骨前方への進入路として，正中経腹膜経路と正中腹膜外経路がある．正中腹膜外経路法について述べる．仙骨切除術においては，左側のみならず，右側からも腹膜外経路で進入する．

② 仙骨前方の展開

頭側は左右の総腸骨動静脈の分岐部の尾側から進入し，正中仙骨動静脈を起始部で結紮する．仙骨前面に豊富に存在する静脈叢は，結紮しつつ仙骨前面の剝離を進めていく．さらに広い視野を得るには，両側の内・外腸骨動脈分岐部に達し内腸骨動脈および内腸骨静脈を両側とも結紮，切離する．内腸骨動脈を両側結紮しても，骨盤内臓器への血行は問題とならない．

③ 仙骨切除の準備

仙骨前面が剝離されたら，外側への展開を進める．筋鉤で大腰筋を外側へ引きながら仙腸関節前面を剝離する．仙骨切除術では，仙腸関節の前方にある前仙腸靱帯を切離するが，これは仙腸関節をカテラン針などで確認したうえで左右の仙腸関節にノミを入れる．さらにノミを用いて前方から骨切りを行うが，切離部からの出血は骨蠟，Gelfoam®などの止血剤を用いて止血し，骨切り部，仙骨（腫瘍）の前面と大血管の間，仙腸関節間にガーゼを詰めておく．以上の操作が終了したところで後方アプローチに移る．

1　仙骨前面の外観

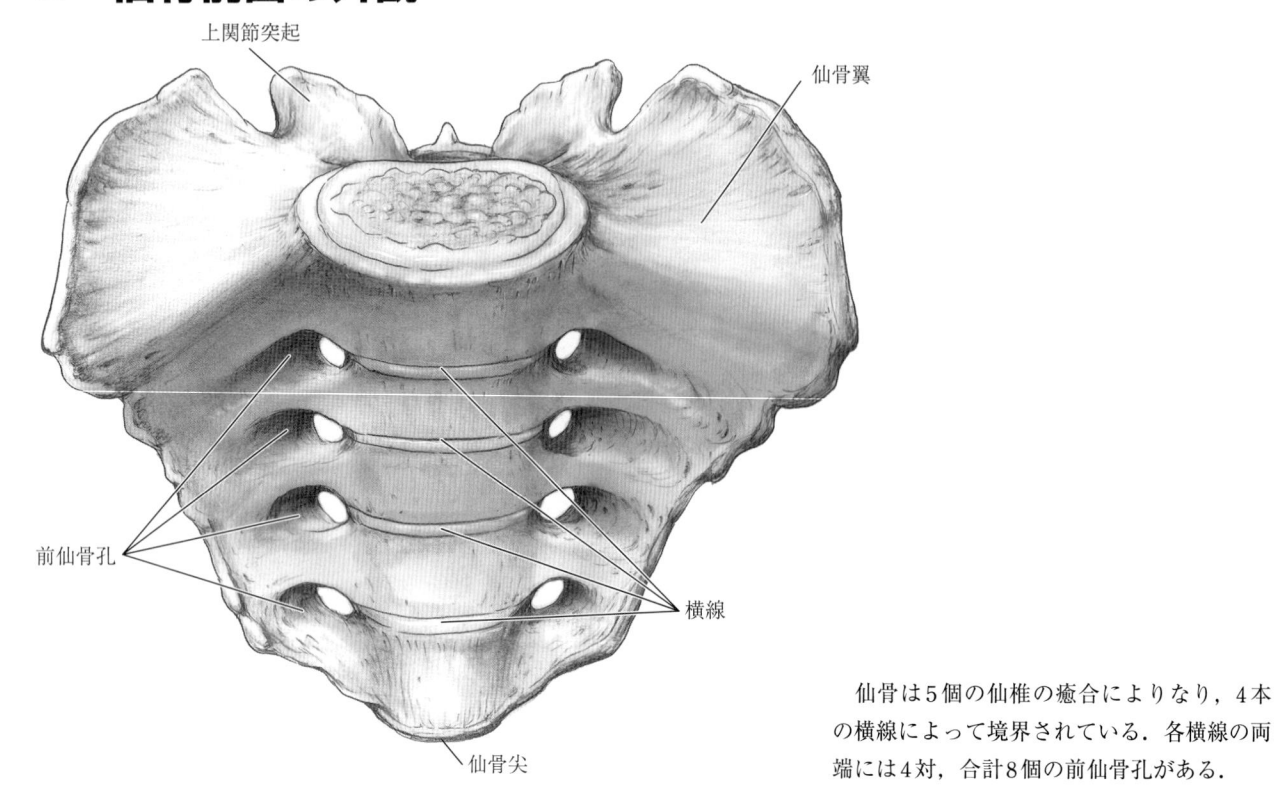

上関節突起
仙骨翼
前仙骨孔
横線
仙骨尖

　仙骨は5個の仙椎の癒合によりなり，4本の横線によって境界されている．各横線の両端には4対，合計8個の前仙骨孔がある．

2　皮　切

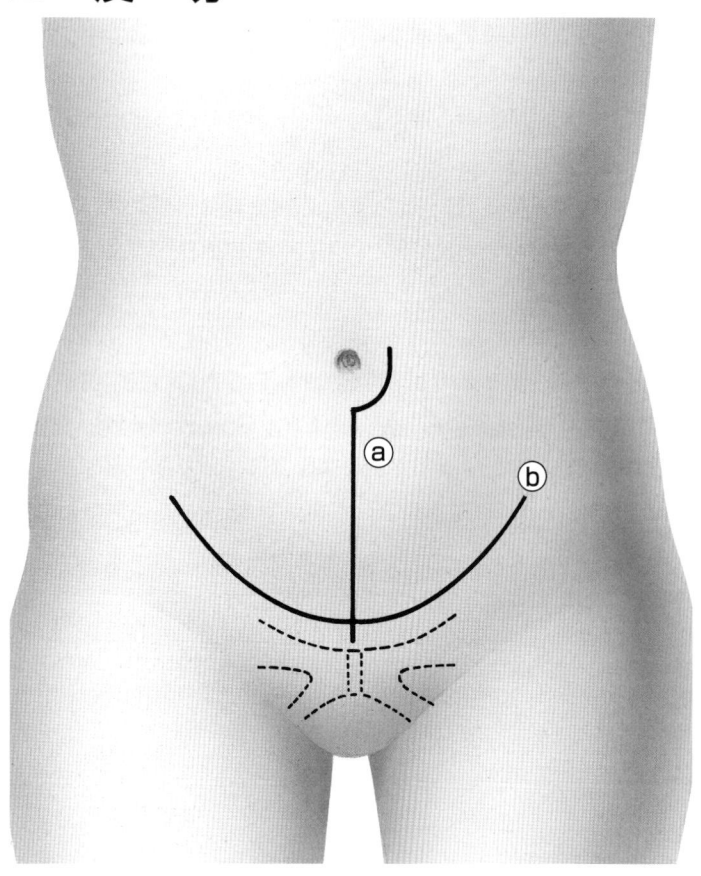

ⓐ
ⓑ

　臍横より臍を左側によけ（臍以下でも可），恥骨結合に達する正中切開を加えるⓐ．好みにより恥骨上縁に沿うU字型の弧状切開が選択されることもあるⓑ．

2）仙骨前方進入法・除圧術

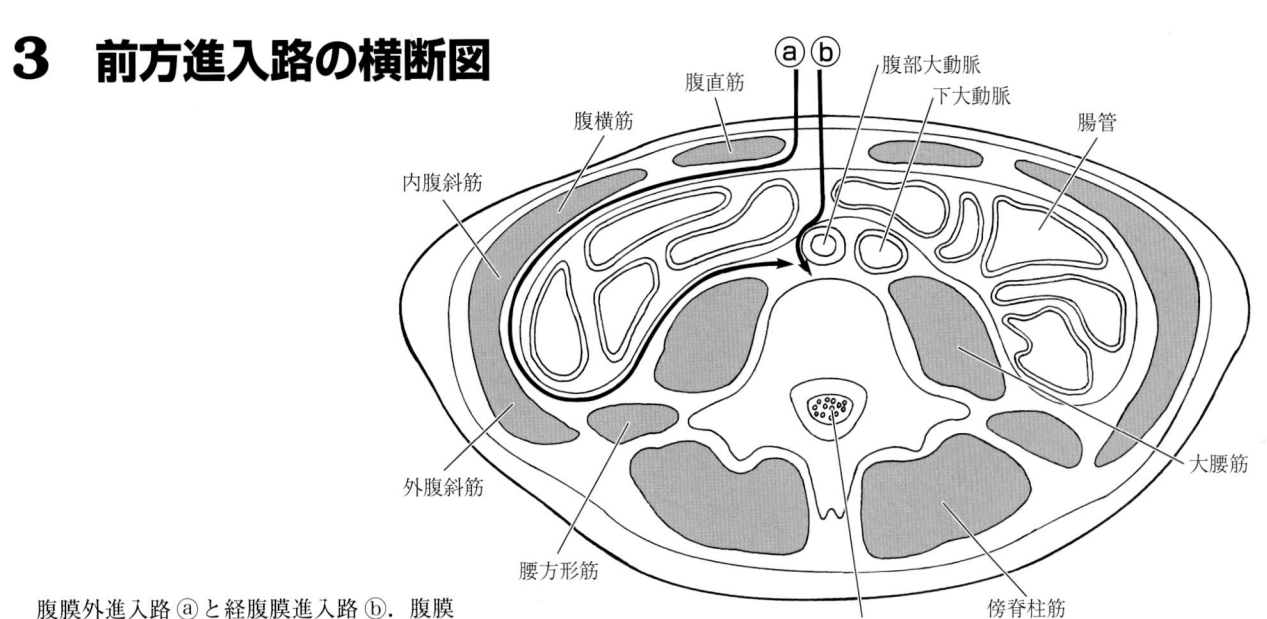

3　前方進入路の横断図

腹膜外進入路 ⓐ と経腹膜進入路 ⓑ．腹膜外進入路では通常左側から進入するが，必要に応じて両側から進入する．

4　腹直筋前鞘の切離

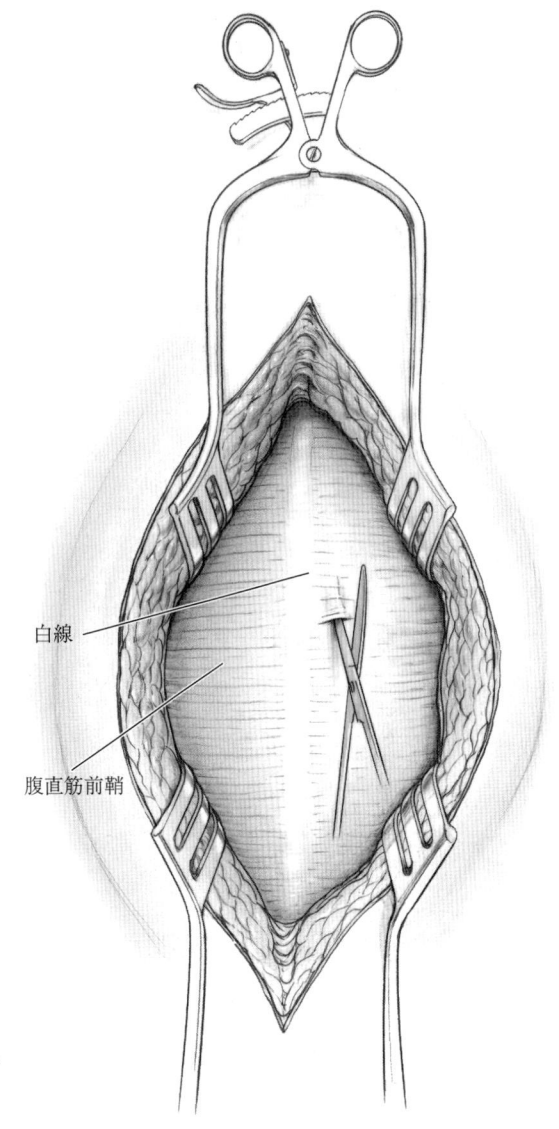

腹直筋前鞘を白線の約1横指外側で切離する．

191

5 腹膜と腹壁の間の剝離

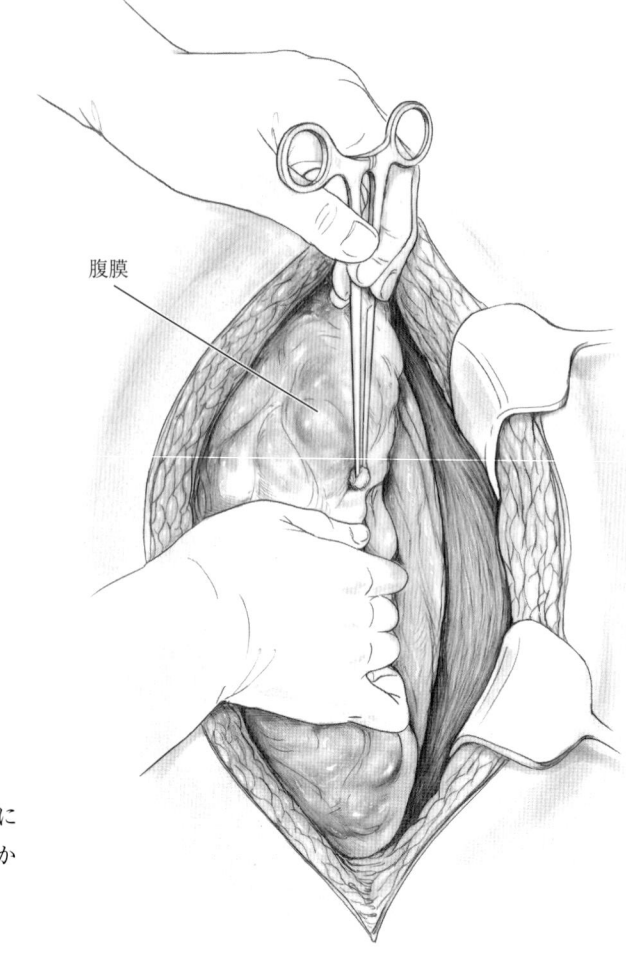

ツッペルを用いるか用手的に愛護的に腹膜と腹壁の間を外側に向けて剝離を進める．この際，剝離は半環状線のやや尾側外側から始める．

6 仙骨前面の展開

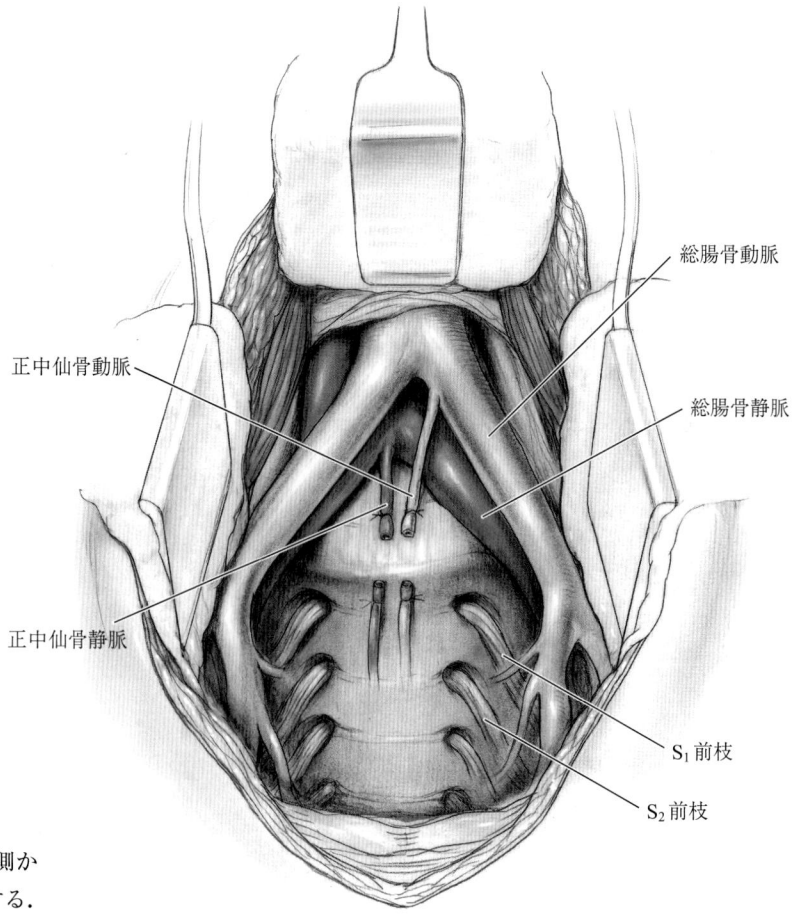

頭側は左右の総腸骨動・静脈の分岐部の尾側から進入し，正中仙骨動・静脈を起始部で結紮する．

7 仙骨（腫瘍）切除における前方の処理

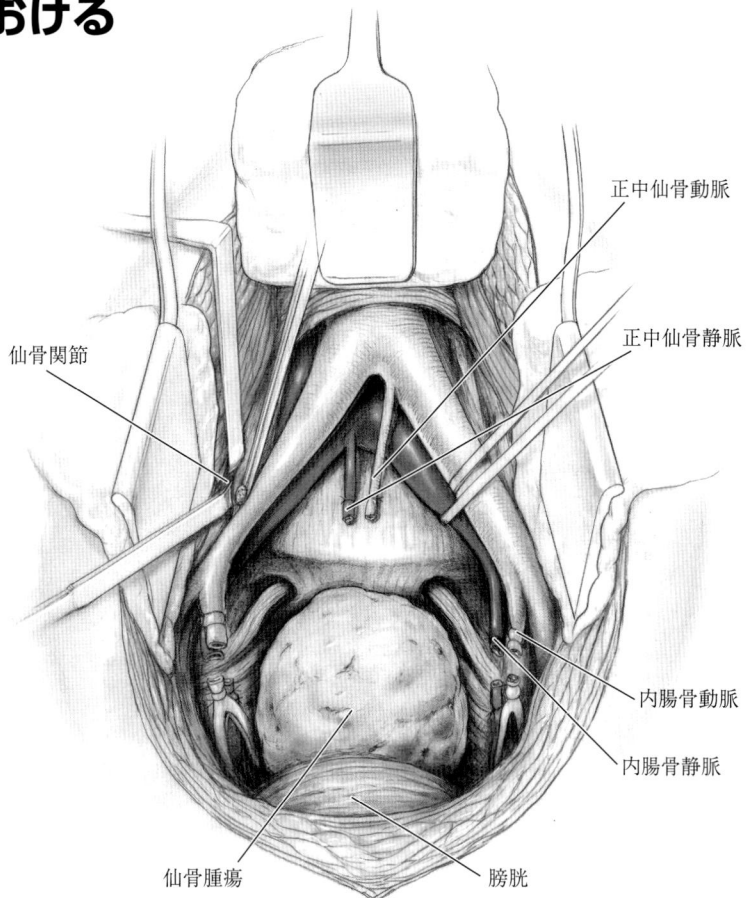

さらに広い視野を得るには，両側の内・外腸骨動脈分岐部に達し内腸骨動脈および内腸骨静脈を両側とも結紮，切離する．仙骨関節の前方にある前仙腸靱帯を切離し，仙腸関節にノミを入れる．

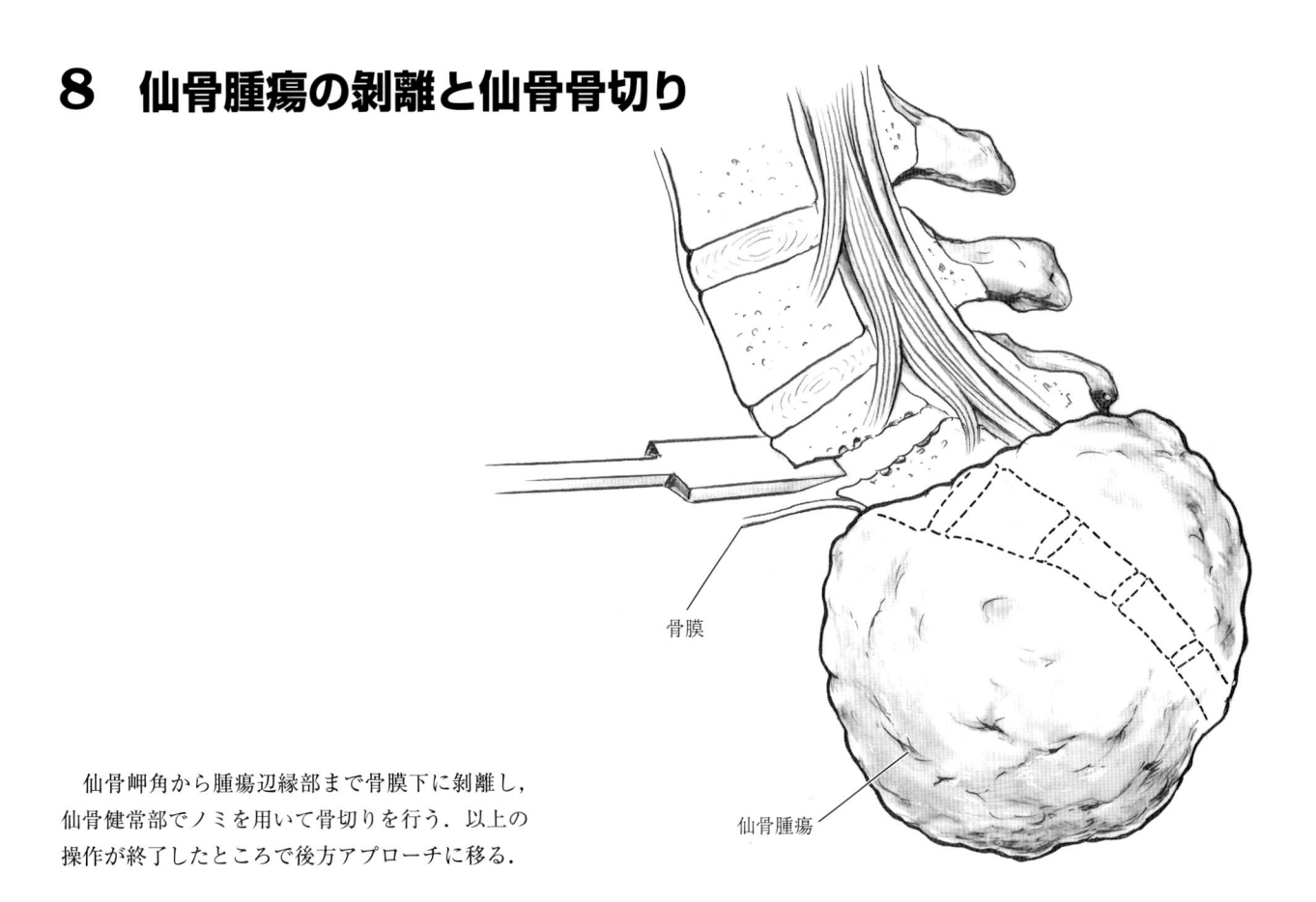

（ラベル：仙骨関節、正中仙骨動脈、正中仙骨静脈、内腸骨動脈、内腸骨静脈、仙骨腫瘍、膀胱）

8 仙骨腫瘍の剝離と仙骨骨切り

仙骨岬角から腫瘍辺縁部まで骨膜下に剝離し，仙骨健常部でノミを用いて骨切りを行う．以上の操作が終了したところで後方アプローチに移る．

（ラベル：骨膜、仙骨腫瘍）

3. インストゥルメンテーション手術

1）VSP Steffee plate systemの手術手技

The Fundamental Surgical Technique of VSP Steffee Plate

鈴木信正

適応となる疾患

　VSP Steffee plate systemは優れたシステムであり，手技に習熟すればきわめて良好な結果が得られる．腰椎変性疾患に対するその適応は，多椎間固定を要する場合，分離すべり症，変性すべり症，変形矯正を要する場合，そして一部のMOBなどである．インストゥルメンテーションの併用は強固な骨癒合を得るための補助手段であり，ていねいな母床作製と十分な骨移植が前提となる．一般的に腰椎変性疾患に対するrigid spinal instrumentationの適応は限定され，安易に使用すべきではない．Rigid spinal instrumentation systemは種々のものが考案されているが，手術手技，器具の操作性，固定強度などを総合的にみて，VSP systemは優れている．著者は現在，腰椎変性疾患に対しては，除圧手術，椎間スペーサー併用法（DRIBS），Graf band併用PLIF，VSP Steffee plate併用法，前方固定術のいずれかを病態に応じて選択している．

手術の留意点とコツ

①手術体位

　4点支持フレーム上，腹臥位とする．その際，股関節が屈曲位では大腿神経を圧迫するおそれがあるので，必ず大きな枕の上に下肢を置き，股関節を伸展位とする．

②手術器具

　初期のSteffee手術用の器具だけではなく，Isola手術器具であるサイド・ハンドル・レンチ，フラット型ロッド・ベンダーなどを加えると便利である．ペディクル・プローブは，原法よりも耳鼻科用小鋭匙が使いやすい．著者は自家考案のものを使用している．T型レンチは初期のものがよい．

③スクリューの刺入部位

　腰椎では横突起横軸と上関節突起縦軸の交点がペディクルの位置である．副突起を目安とする．固定最上端以外では，上関節突起を横突起の平面まで平らとし，その下方の背側骨皮質を切除すれば，おのずとペディクルが見えてくる．

④スクリュー刺入孔の作製

　ペディクル・プローブの刺入にあたっては，髄腔内にあるか，骨皮質にあたっているか，その先端の感触が大切である．少し刺入したら，プローブを回転させ漏斗状に刺入孔を作製する．刺入開口部を大きくすることによりスクリューの方向の自由度を大きくすることがコツであり，それによりスクリューは自然と正しく髄腔内にとどまる．仙骨では，仙骨穿孔器（サクラル・デプス・サウンダー）を用いる．

⑤プレート装着

　プレートには腰椎生理的前弯を正しくつけることが肝要である．手術開始直前に，手術体位をとった時点で高位確認のマーキングを行い，側面X線写真を撮影する．これと立位

側面写真を比較して，プレートの弯曲のつけ具合をみる．プレートに弯曲をつけるには，フラット型ベンダーが使いやすい．また，フレンチベンダーで微調整をする．プレートの装着前に，椎間孔部の除圧が十分であるか椎間孔消息子で確認する．また，ある程度の骨移植を横突起間と椎間関節に加える．骨移植のための空間を作るためと，プレートの固定面をそろえるために3 mm，5 mm，傾斜型ワッシャーを挿入する．

⑥すべりの整復

Meyerding Ⅱ度までは，すべりの整復操作は特に行わない．椎間板を十分に切除し，弯曲のついたプレートにテーパード・ナットを締めていくことにより，多くの場合整復される．

⑦プレートの固定

プレート固定時に椎間の伸張にはスプレッダーを，圧縮には骨把持鉗子を用いる．プレートの最終的固定では，サイド・ハンドル・レンチとスクリュー刺入用T型レンチを組み合わせる．T型レンチでスクリューを押さえ，サイド・ハンドル・レンチでテーパード・ナットを堅く締める．後の抜去を考える時は，ロックナットの固定はほどほどとする．

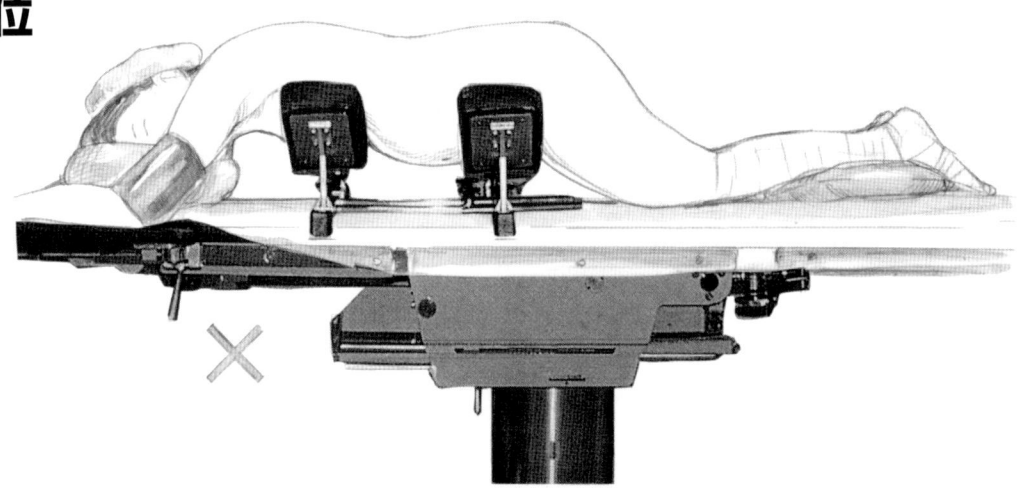

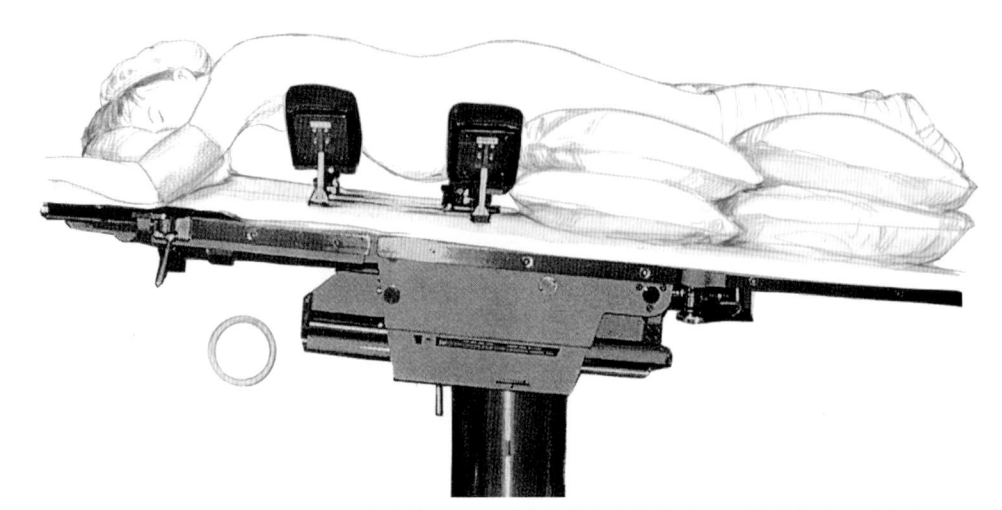

1 手術体位

4点支持フレームを使用した腹臥位では股関節は屈曲位となる．体重の重い成人では大腿神経圧迫のおそれがあるので，大きな枕を用いて股関節は伸展位とする．その際，手術台をやや傾斜させ（頭部を上げる），下肢を下げる位置とし背部を水平にする．

2 手術器具

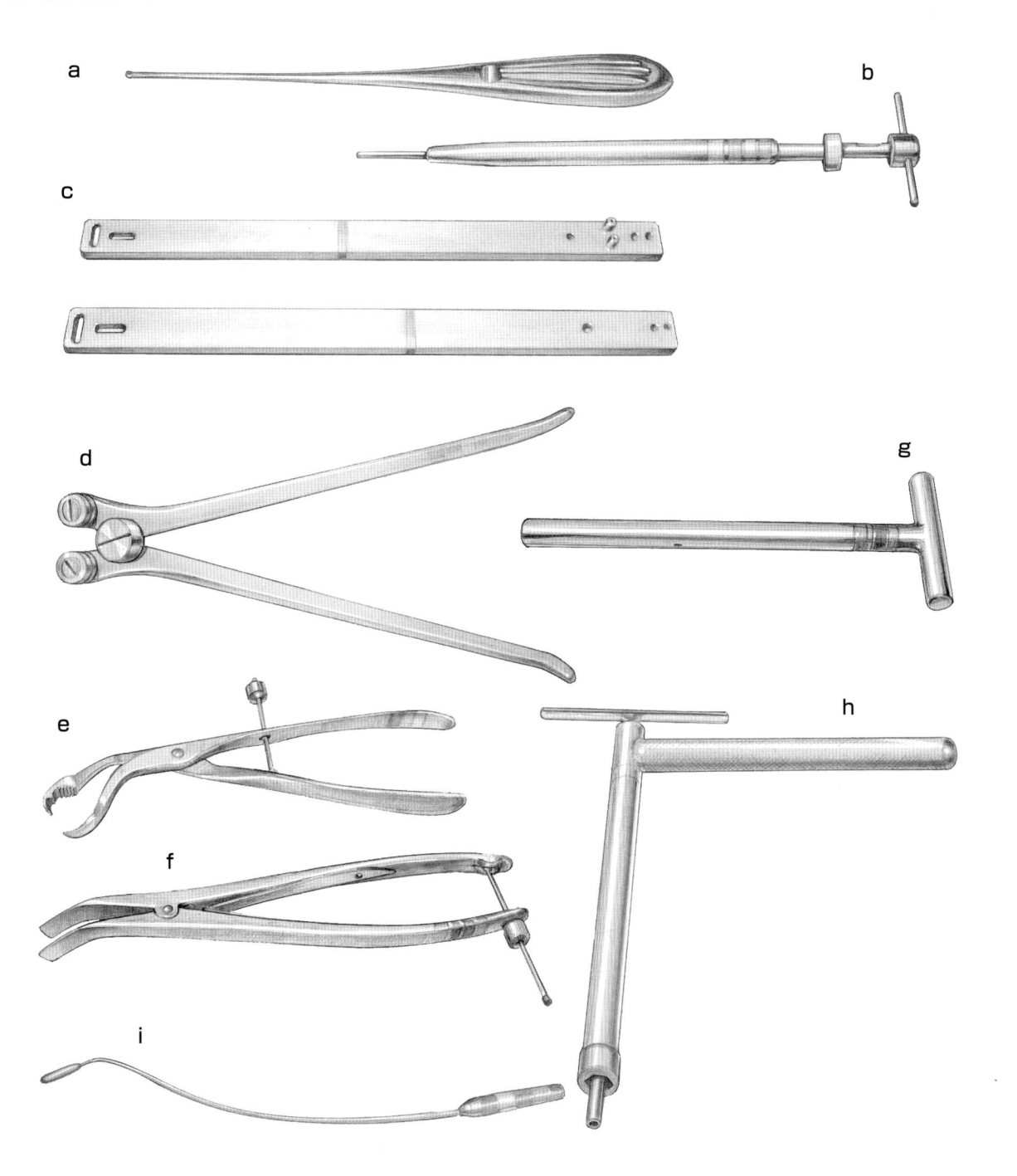

a：ペディクル・プローブ
b：仙骨穿孔器（サクラル・デプス・サウンダー）
c：フラット型ロッド・ベンダー
d：フレンチベンダー
e：骨把持鉗子
f：スプレッダー
g：T型レンチ；大（テーパード・ナット用），中（ロックナット用），小（スクリュー挿入用）
h：サイド・ハンドル・レンチとT型レンチ小の組み合わせ
i：椎間孔消息子

3. インストゥルメンテーション手術

3-1) スクリューの刺入部位──固定最上位腰椎

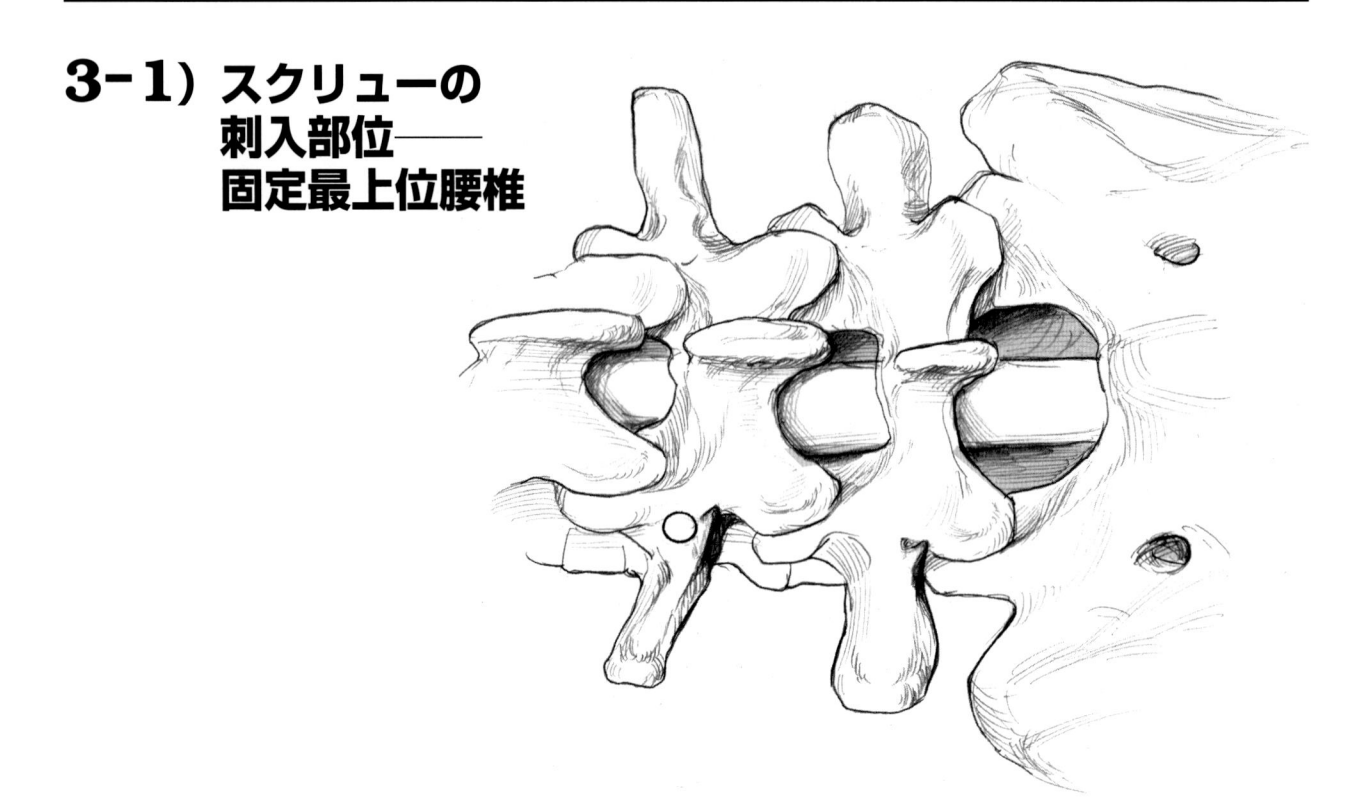

　固定最上位端では非固定部の椎間関節を決して傷つけないこと，プレートが上位の下関節突起の上に来ないことが必ず守られねばならない．したがってスクリュー刺入部位は刺入椎の上関節突起基部となり，刺入方向は内側に向かうことになる．スクリュー刺入椎の上関節突起外側壁は，必要に応じて切除してよい．副突起を目安とし，上関節突起外側壁基部までリュウエルで骨皮質を咬除した後，エアトームで開口部を拡大し，プローブを刺入する．

3-2) スクリューの刺入部位──その他の腰椎

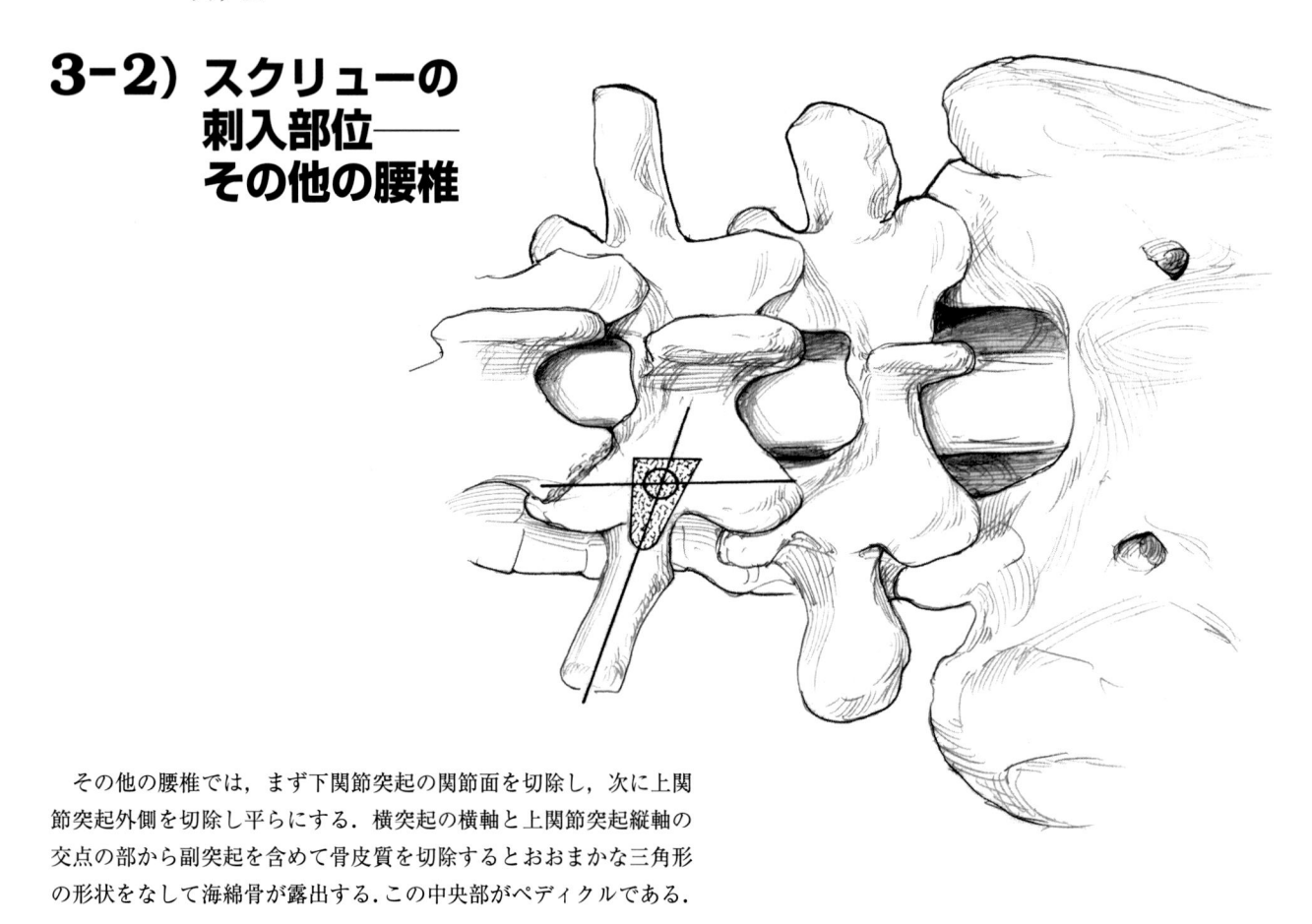

　その他の腰椎では，まず下関節突起の関節面を切除し，次に上関節突起外側を切除し平らにする．横突起の横軸と上関節突起縦軸の交点の部から副突起を含めて骨皮質を切除するとおおまかな三角形の形状をなして海綿骨が露出する．この中央部がペディクルである．

1）VSP Steffee plate system の手術手技

4 プローブの刺入

　プローブをある程度刺入したら，海綿骨を押しつぶすようにぐるぐる回し，漏斗状に刺入孔を形成していく．刺入ではプローブ先端の感触と，刺入深度を感じることが大切である．先端が骨皮質にあたっている感触の時は，プローブの弯曲部でなでるようにしてペディクル壁か否かを確かめる．また刺入部位を再度確認するか，開口部をやや拡大して部位を確認する．

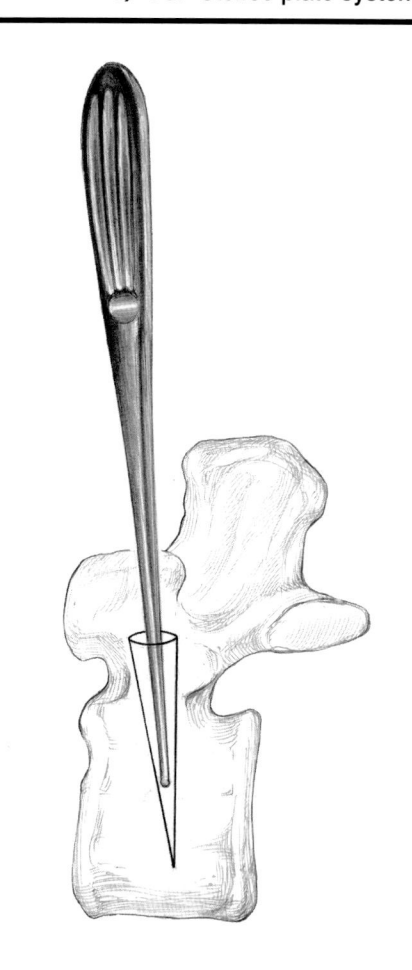

5 仙骨の穿孔

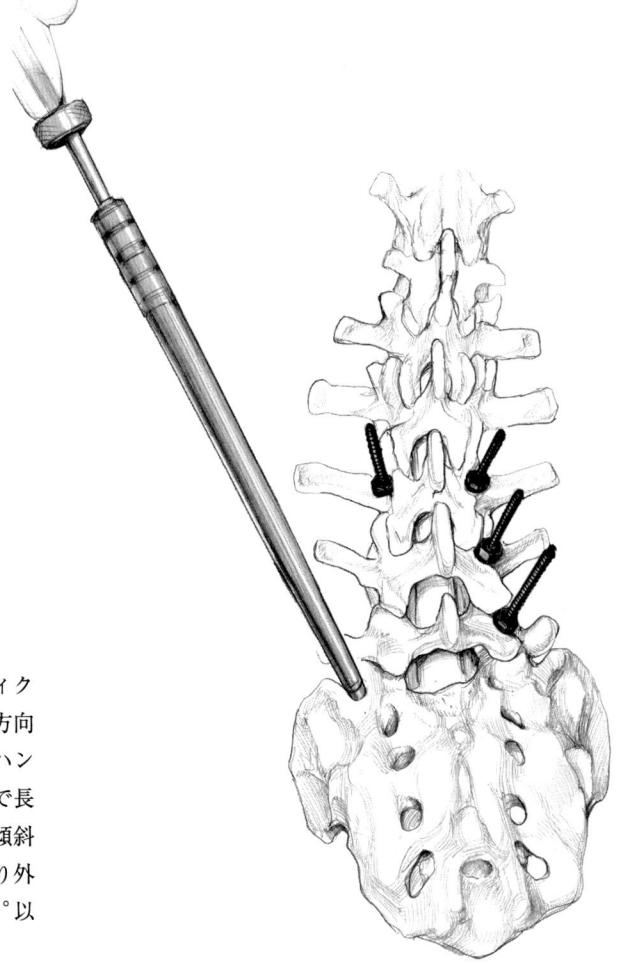

　仙骨は仙骨穿孔器により腹側皮質まで穿孔する．まず，ペディクルプローブを刺入し，刺入部を確認するとともに，おおよその方向を見る．次いで，長さを35mmとし穿孔器を刺入する．刺入はハンマーで叩いて行い，音が変わることで腹側皮質の穿孔を知るまで長さを変えていく．術開始直前に撮影した側面X線写真から仙骨傾斜角を見，その角度の方向に穿孔器を定め，次に大きく可能な限り外側に振って内側に向かうように刺入方向を定める．外側へは20°以上傾けるのが望ましい．

3. インストゥルメンテーション手術

6　スクリューの刺入

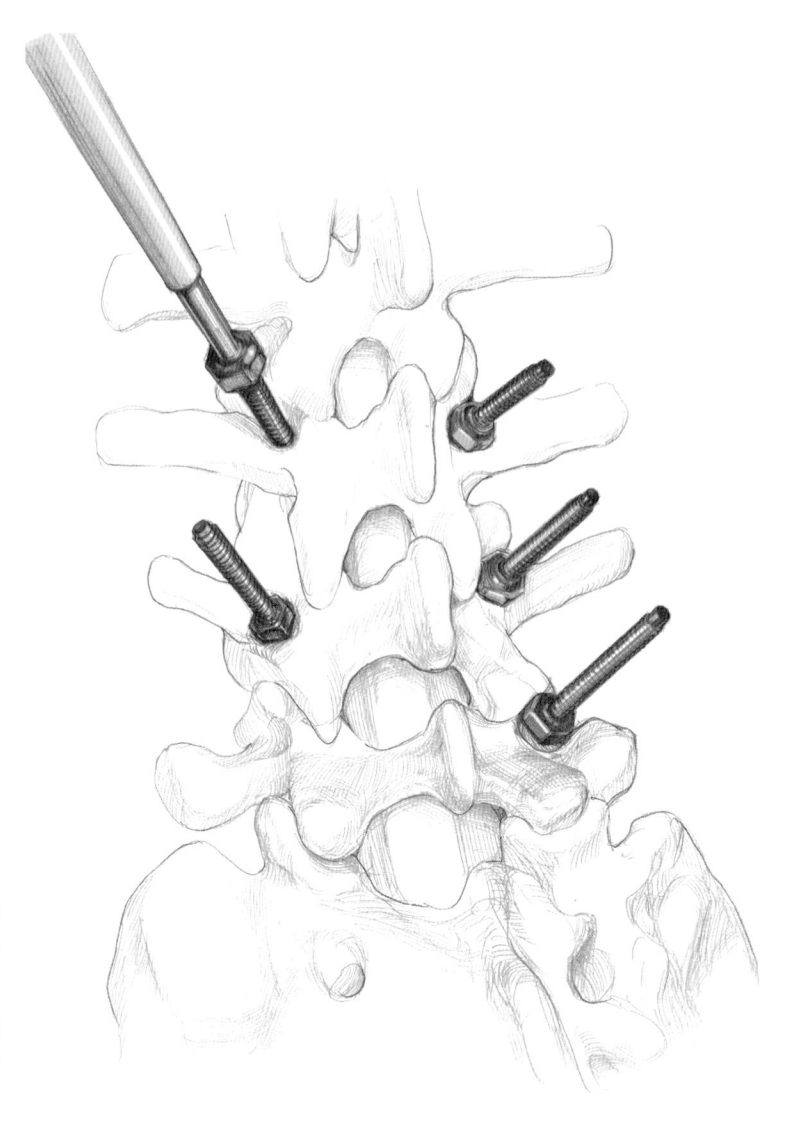

　固定上位端では非固定部椎間関節を傷つけないようにスクリューを刺入する．そのため，スクリューはやや内側に向かうことになる．したがって太いスクリューではペディクル壁を損傷するおそれがある．著者は原則的に腰椎では径5.5mmの，仙骨では径6.5mmのスクリューを使用している．スクリュー刺入部位は，固定上端と最下端に刺入後，テンプレートをあてて中間部を決定するのも一法である．

7　プレートの弯曲形成

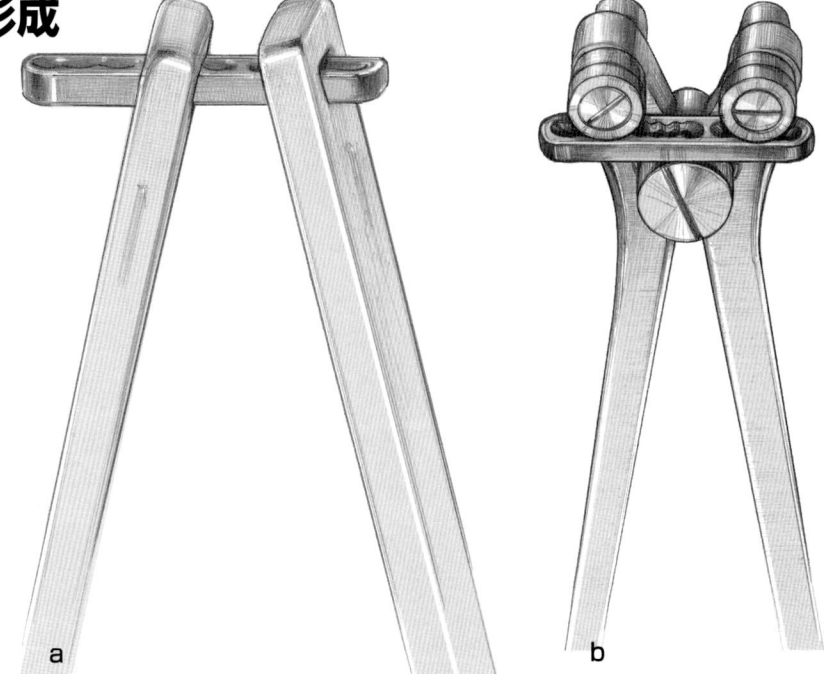

a：フラット型ロッド・ベンダーはプレートにねじりや側弯の形状すら加えることができ，きわめて使いやすい．
b：フレンチベンダーは微調整に便利である．

8 プレート下の骨移植

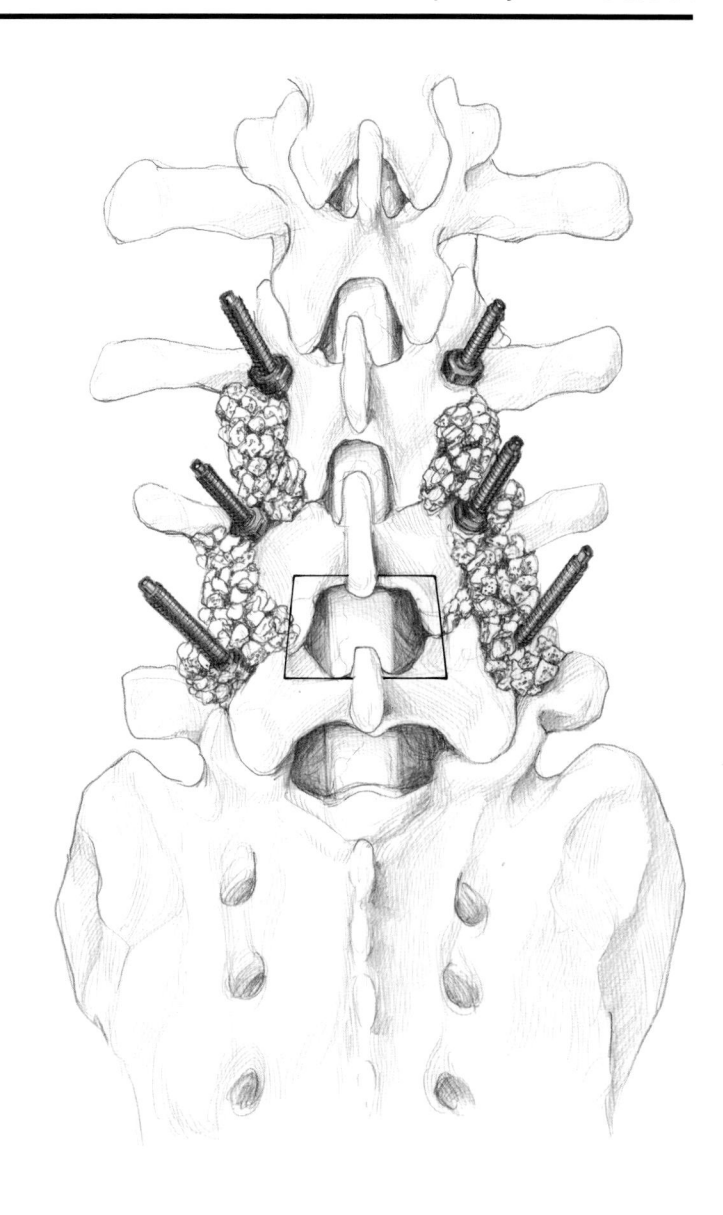

プレートを装着する前にある程度の骨移植を行わねばならない．

9 プレートの装着位置

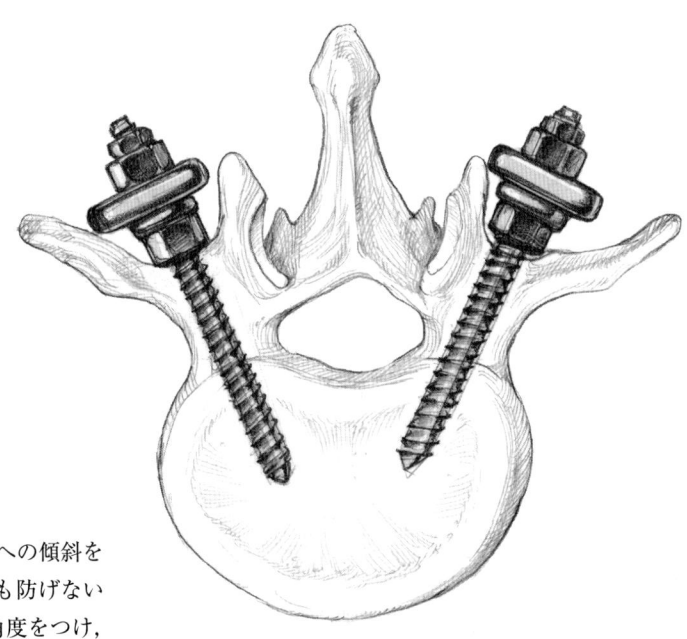

プレートを前額面状で水平に固定したのでは，横方向への傾斜をきたすことを防げない．Transverse connectorを用いても防げない場合がある．それに対して，プレートを前額面に対して角度をつけ，水平断でハの字になるように固定すれば安定性は向上し，transverse connectorは不要である．

3. インストゥルメンテーション手術

10　プレートの最終固定

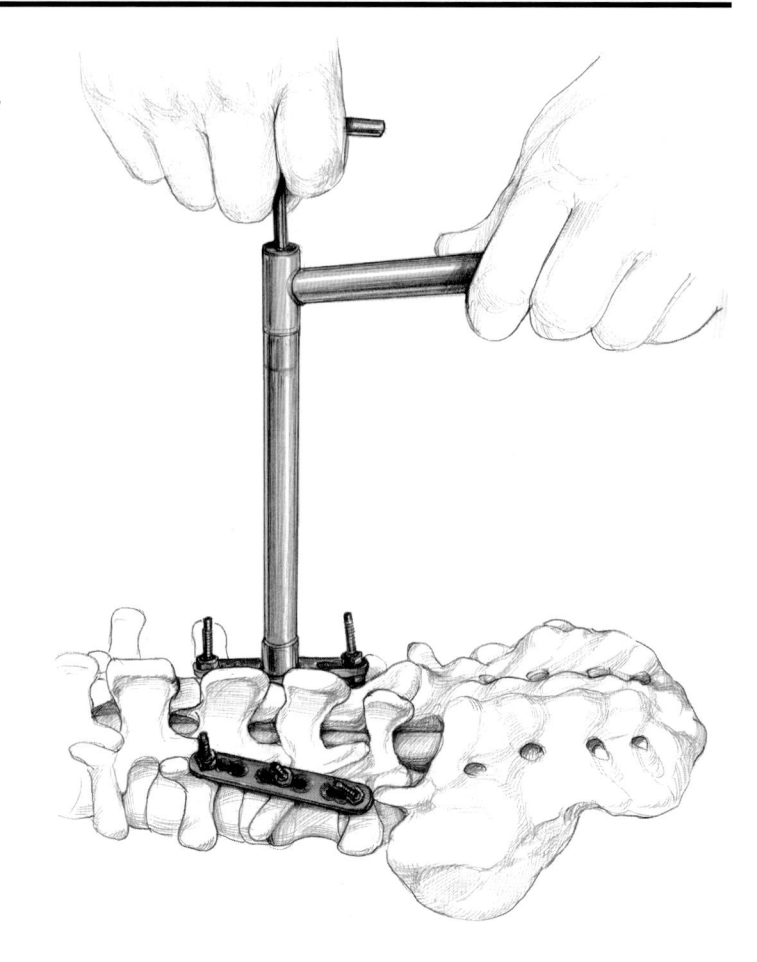

テーパード・ナットの最終固定は最大限堅く締めるべきである．サイド・ハンドル・レンチとT型レンチ小を組み合わせ，T型レンチでスクリューを押さえつつ，サイド・ハンドル・レンチでナットを堅く締める．

11　プレートの固定図

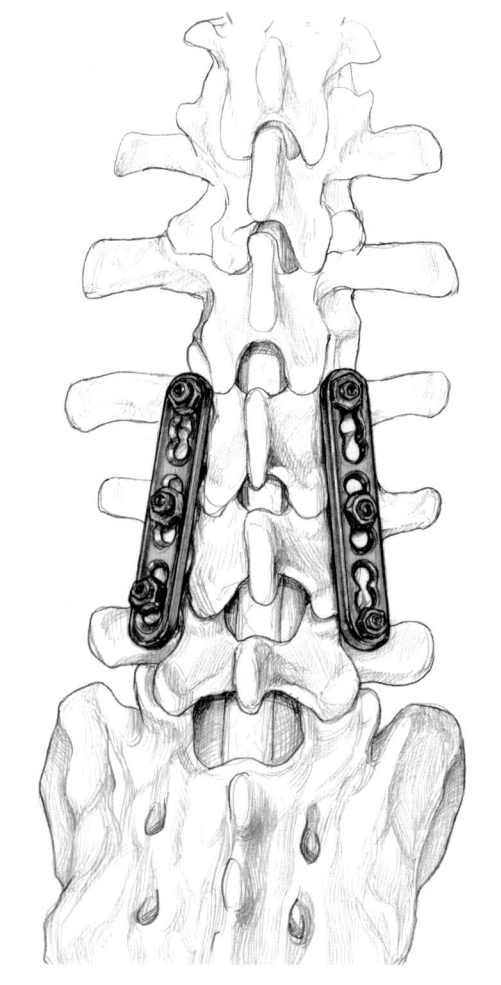

プレートを固定し，骨移植終了後，スクリューのマシンスレッド部をできるだけ短く切断する．切断端をエアトームで削り，丸くして筋層への影響を少なくすることも，ときに必要である．プレートには腰椎生理的前弯の弯曲をつけることが必須である．固定終了後，スクリューの不要な部分を切断する．

2）胸椎・胸腰椎固定に対するIsola法

Surgical Technique of Isola Instrumentation for Thoracic and Thoraco-Lumbar Spine

鈴木信正

適応となる疾患

　脊椎外傷，脊椎腫瘍は，インストゥルメンテーションの発達によって治療法が大きく変革した．特に脊椎腫瘍においては，インストゥルメンテーションなしでは満足できる結果が得られない場合がほとんどといえる．Isola法はHarrington法を基本とし，使いやすく理論的に合理性の高い方法であり，脊椎骨折，脊椎腫瘍に対するインストゥルメンテーションとしてきわめて有用である．

手術の留意点とコツ

　本稿では，胸椎・胸腰椎部におけるIsola法の基本手技を述べる．脊椎腫瘍例を想定し，インプラントはチタン製の場合とした．

① インプラントについて

　ステンレス製とチタン製がある．チタン製はMRIに支障がない半面，歴史が浅く長期の結果はいまだ得られていない．また，成形しにくい欠点がある．著者は，外傷例ではステンレス製を原則とし，腫瘍例では，術後もMRIで経過を観察するためチタン製を原則としている．

② インストゥルメンテーションの構成

　1）インストゥルメンテーションの範囲：外傷例では，下端は受傷椎の1〜2椎下，上端は2〜3椎上としている．腫瘍例では，下端は2〜3椎下，上端は2〜4椎上としている．腫瘍の場合は固定範囲を広めにしたほうがよい．

　2）固定上位端：横突起-下関節突起間のclawとする．

　3）中間部：sublaminarワイヤリングを原則とする．チタン製はSonger cable®を用いる．市販されているケーブルはメーカーにより太さが異なるが，細いものは強度に問題があり断裂の恐れが高い．必ず径1.24mmのSonger Isola cableを使用するべきである．症例によっては，クローズド，オープンのいずれかのフックによるマルチフックとしてもよい．

　4）固定下端：下端部の構成はペディクルスクリューかlaminar clawのいずれかを用いる．著者は，外傷ではペディクルスクリューを，腫瘍では，スクリューを刺入した椎体に腫瘍が発生する可能性を考え，laminar clawを行っている．

　5）Transverse connector：回旋不安定性が非常に大きい時に使用する．腫瘍例で，en bloc total spondylectomyを行った場合でも，著者はtransverse connectorを使用せずにこれまでなんら不都合はなかった．Transverse connectorは原則的に不要と考えている．

③ インプラント装着

　最終的にセットスクリューを徹底的に締めることが肝要である．チタン製では特に重要で，トルクレンチで1回だけ締めたのでは不十分である．少なくとも3回は締め，それ以

3. インストゥルメンテーション手術

上締められないことを確認する．

④ 骨移植と椎体間固定

外傷例では受傷椎を挟んで2椎間に骨移植を加える．椎弓切除後の硬膜上に骨移植をしても，著者の経験ではすべて線維化していた．Ⅱ章1-3-3）で述べたごとく，椎間関節，横突起間に多量の骨移植を行う．椎体間固定は行わず，破裂骨折では椎弓根を経由して海綿骨チップとハイドロキシアパタイトチップを椎体内に移植する．腫瘍例では，methyl-methacrylateで補強する．椎体間固定には，チタン製メッシュ・ケージが使いやすく，安定した固定が得られる．

⑤ Distractionとcompression

外傷例ではdistraction forceのみが楔状変形に対する矯正力ではなく，3点支持原理が矯正の主体をなす．腫瘍例では，最後に椎体間スペーサーに圧迫力がかかるよう，適度なcompression forceを加え，固定性を増す．

1 フックの種類

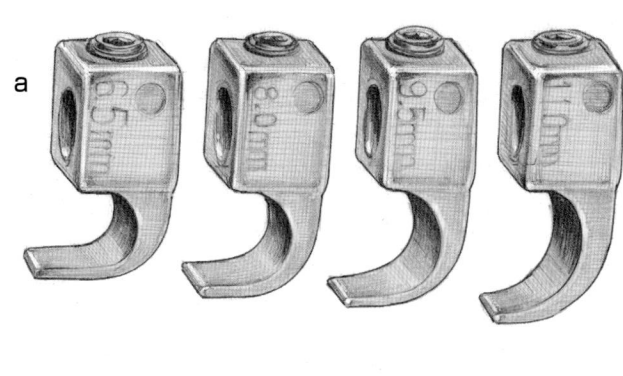

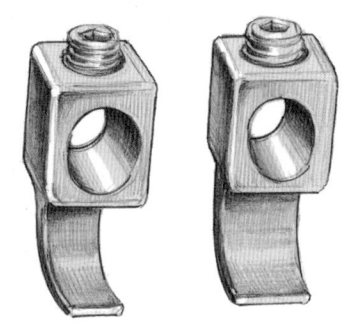

フックには径6.4mmロッド用と径4.7mmロッド用の2種がある．それぞれに4種のスロート直径とクローズドとオープンフックの2種がある．6.5mmロッド用にはスロート幅が2種類ある．スロート幅5mmのフックは，中間フックとして椎弓に尾側に向けて装着する際に使用する．

a：4種類のスロート直径．
b：2種類のスロート幅，5mm（Harrington 1256相当），7mm（Harrington 1251相当）．
c：クローズドフックとオープンフック．

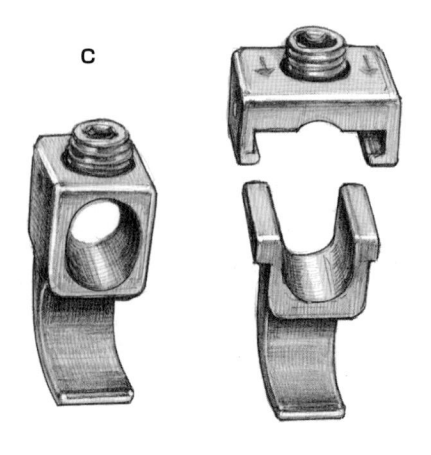

2 スタンダードセットに加えて必要な器具

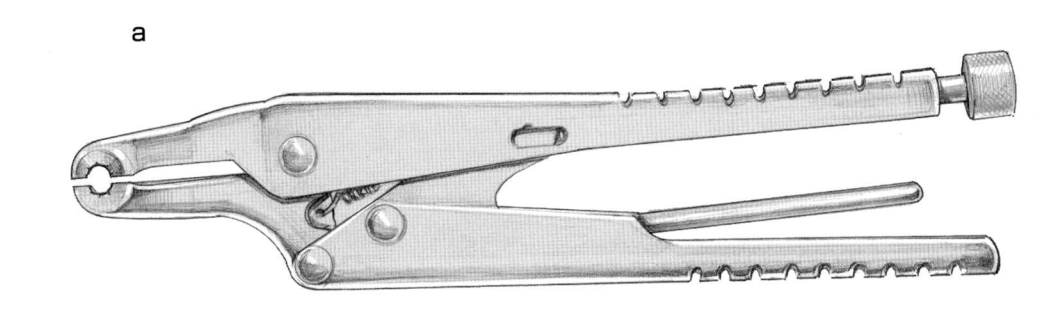

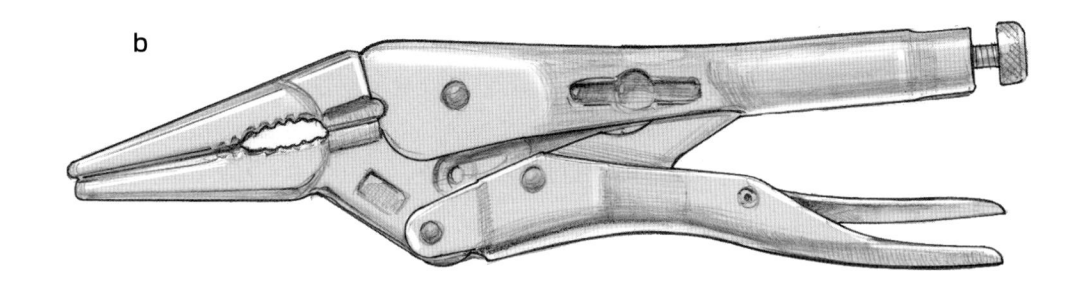

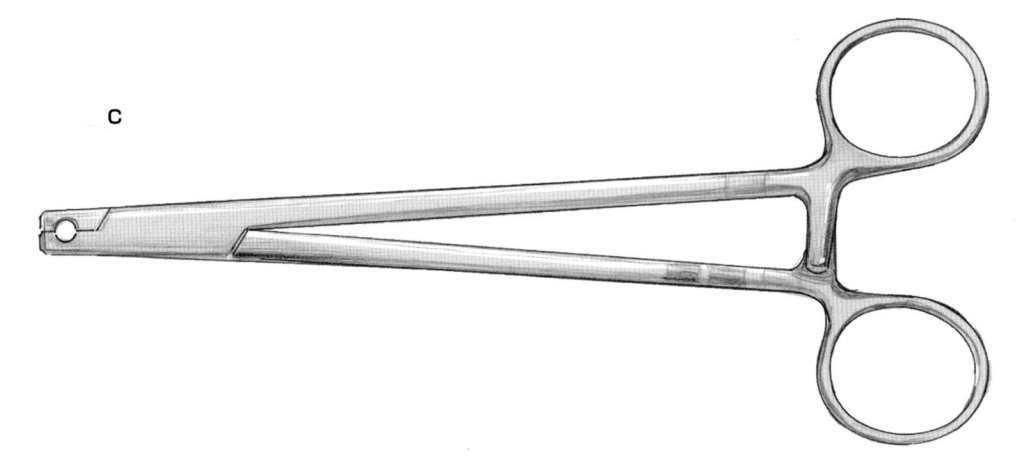

a：Isolaバイスグリップ
b：ニードルノーズバイスグリップ
c：Harringtonロッドクランプ

3 頭側に向けたフックの位置

a-1 胸椎部

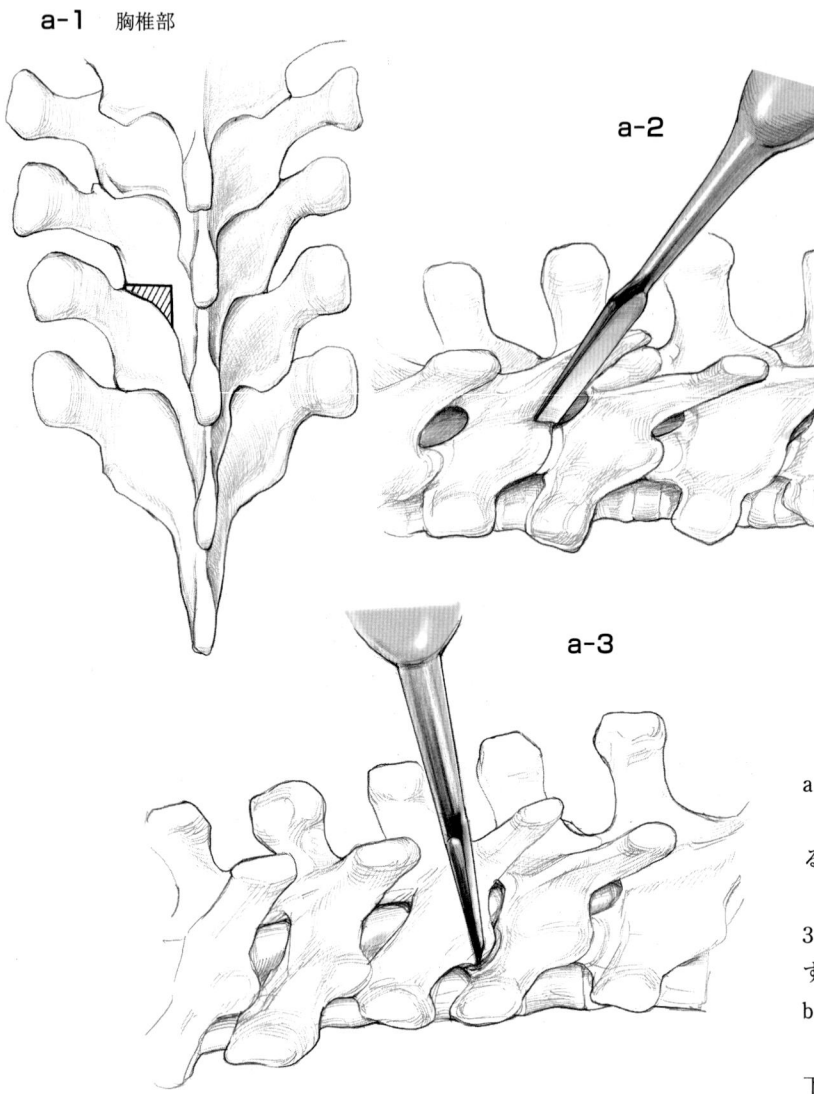

a-2

a-3

b 第10, 11,（12）胸椎部　　c 腰椎部

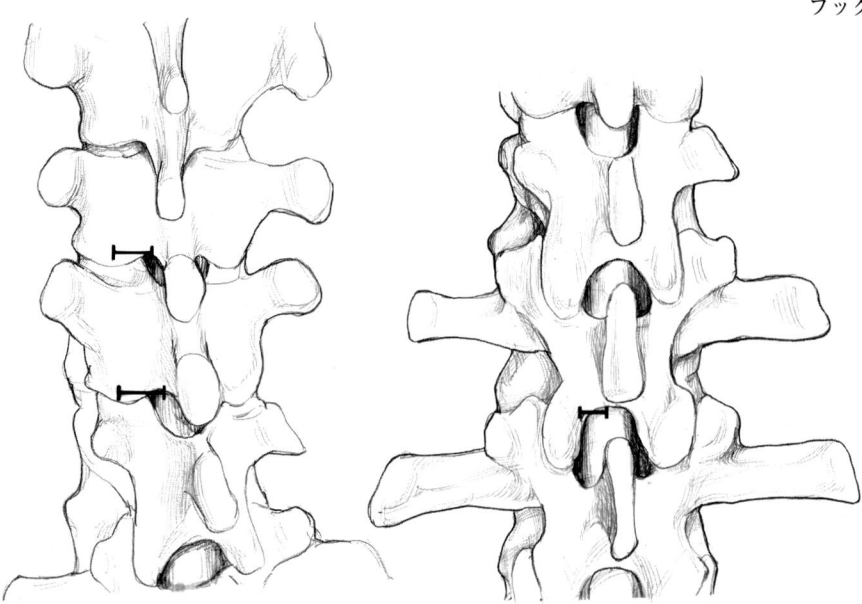

a：胸椎部
　1：フック装着のため下関節突起を切除する範囲.
　2, 3：幅6mmのノミで下関節突起を2〜3mm切除し,フックがあたる部分を水平とする.
b：第10, 11,（12）胸椎部
　フックのスロートは1/2は椎弓に, 1/2は下関節突起にかかる.
c：腰椎部
　フックスロートは椎弓にかかる.

4-1）頭側に向けたフックの装着準備

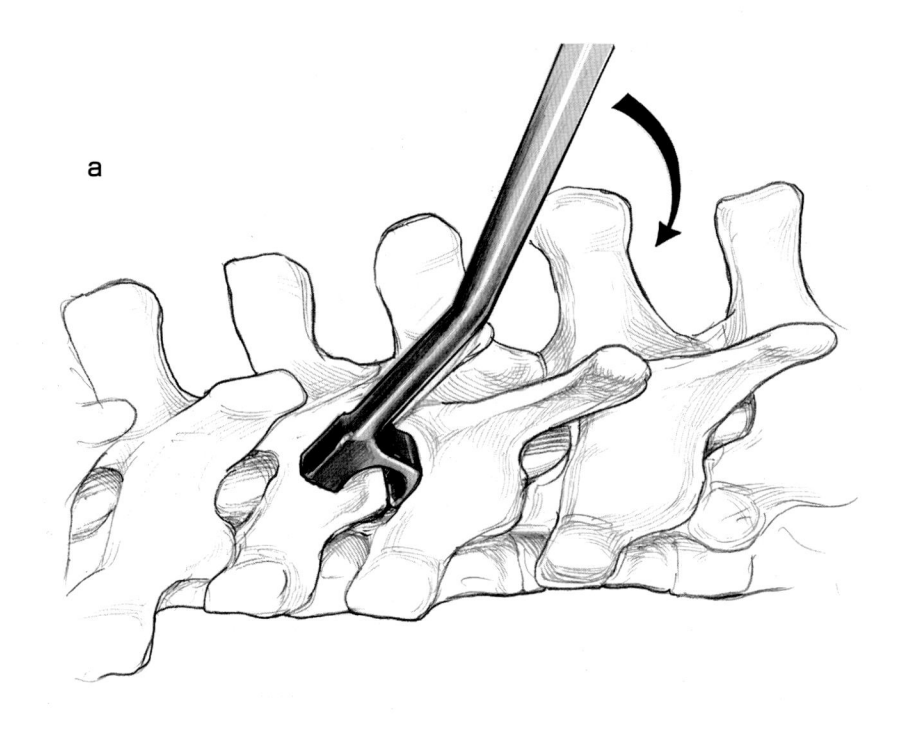

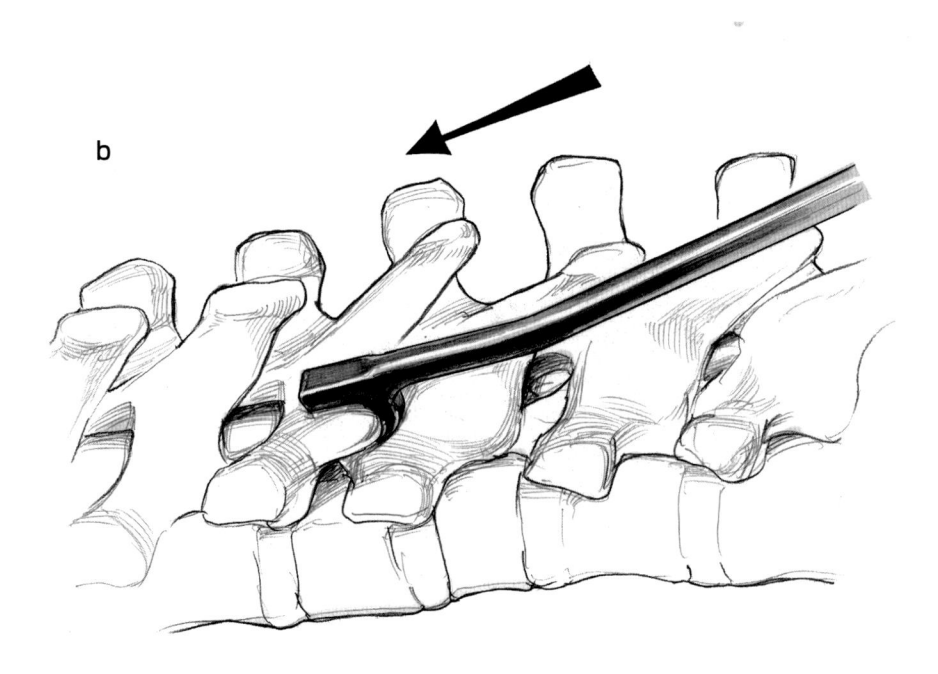

a, b：スターターでフックの通り道を作る．スターターを45°の角度であて，回転させるように押し下げ，かつ頭側に押して挿入する．その際，必ず腹側皮質下を通るように注意する．

4-2) 胸椎部clawの準備

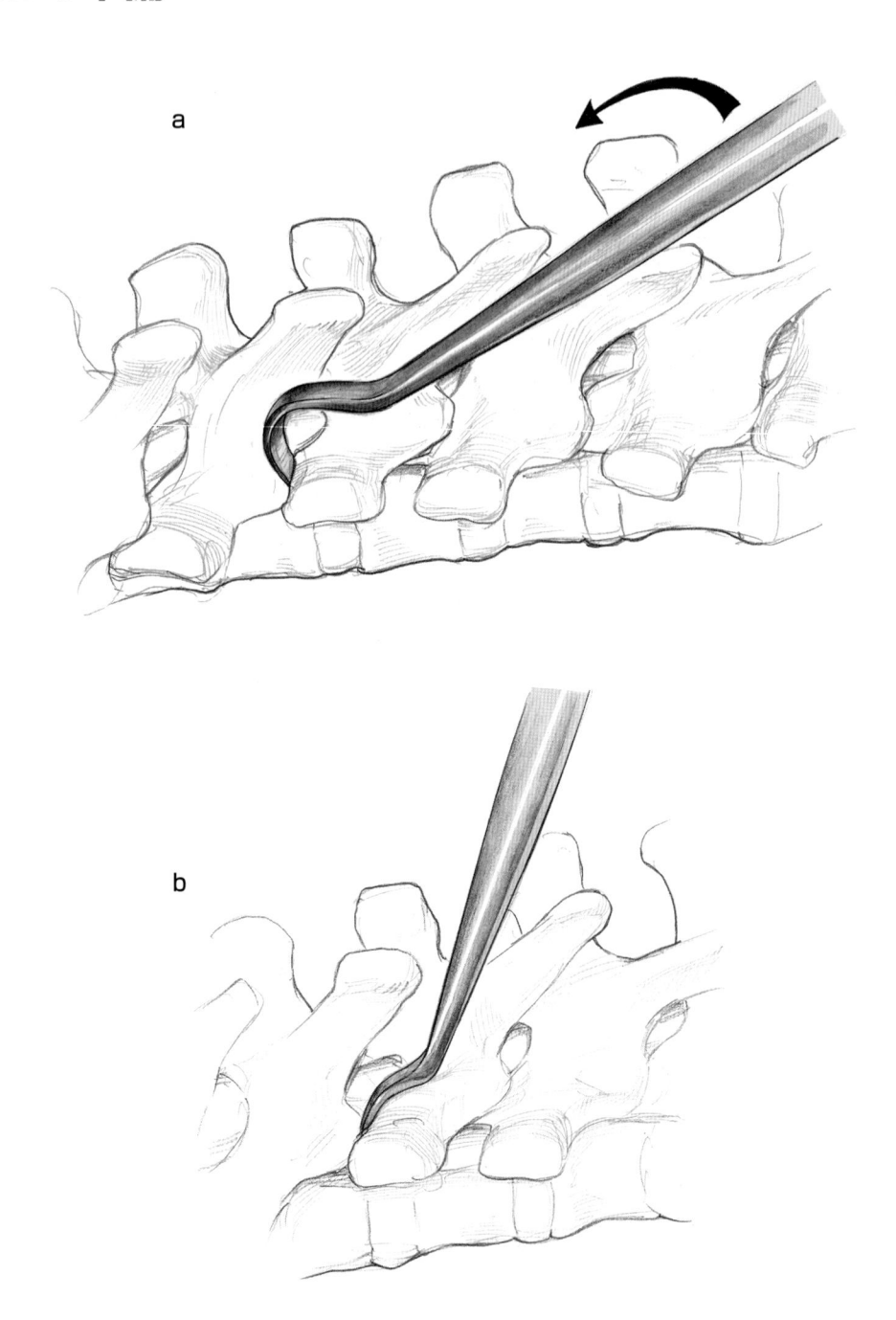

a, b：スターターで横突起にかける通り道を作る．

5-1) 頭側に向けたフックの装着

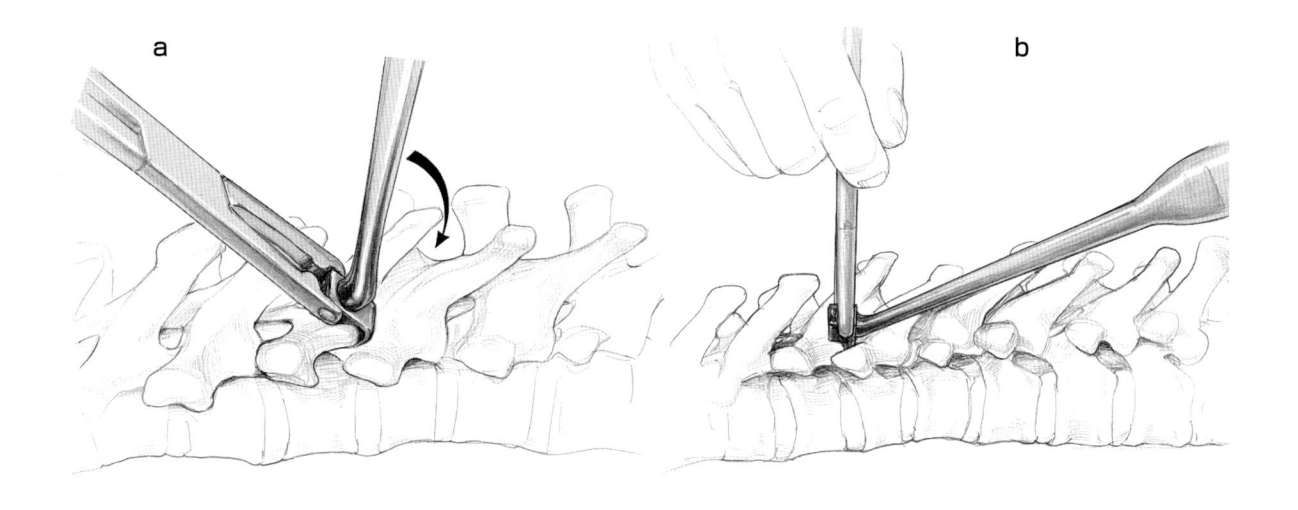

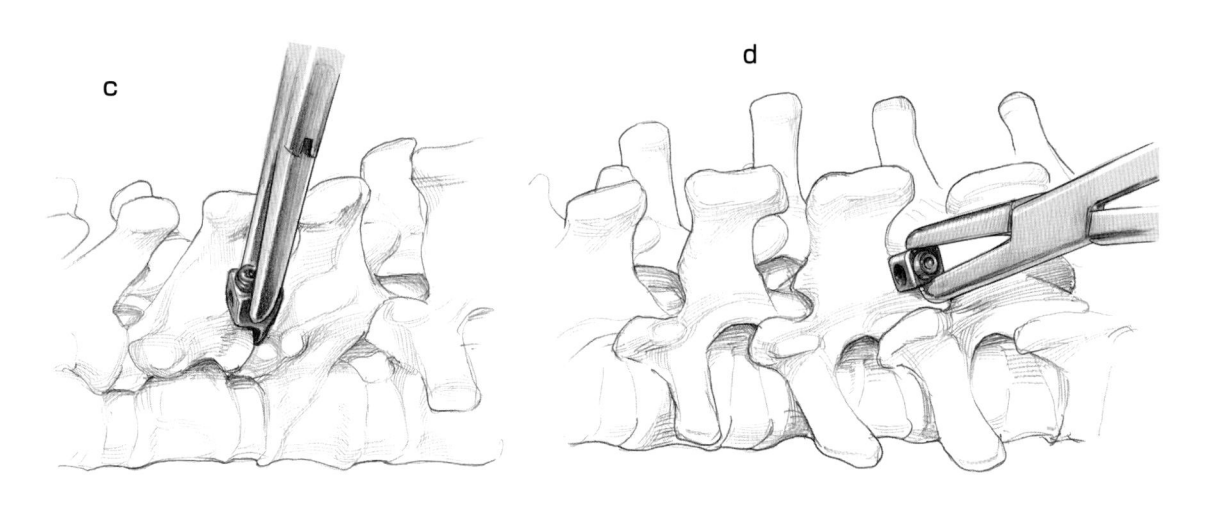

a，b：フックホルダーとフックドライバーでフックを把持し，45°以上の角度をつけてフックを挿入し，フックドライバーで頭側に押しながら，フックが下関節突起を中心に回転するように装着する．胸腰椎，腰椎でも同様に装着する．
c：T_{11} にフック装着．
d：腰椎にフック装着．

5-2) 横突起フックの装着

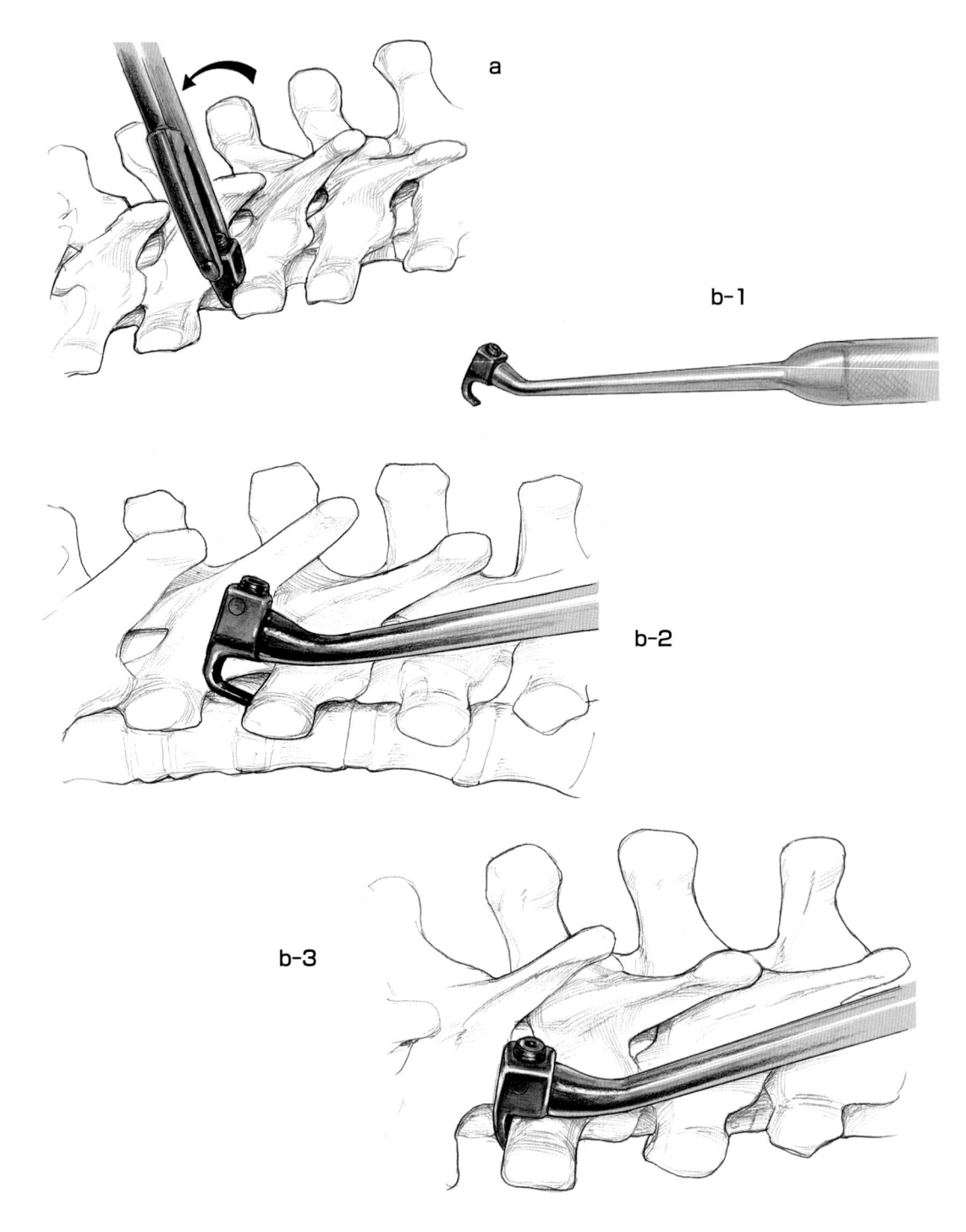

a：フックホルダーでフックを把持し回転させるように装着する．
b：最上端部では，図のようにフックをフックドライバーに固定し，引き下げて横突起に装着するのが容易である．

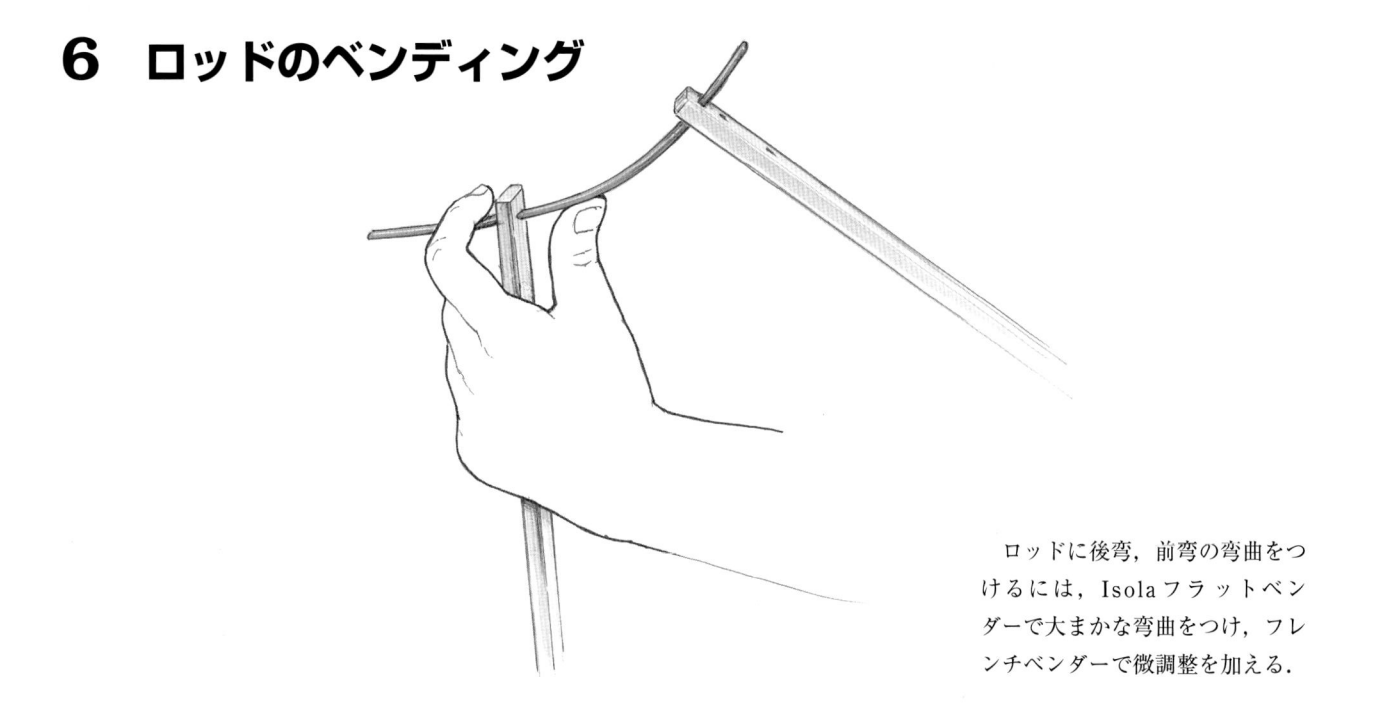

2）胸椎・胸腰椎固定に対するIsola法

6　ロッドのベンディング

ロッドに後弯，前弯の弯曲をつけるには，Isolaフラットベンダーで大まかな弯曲をつけ，フレンチベンダーで微調整を加える．

7　中間フックのdrop entry

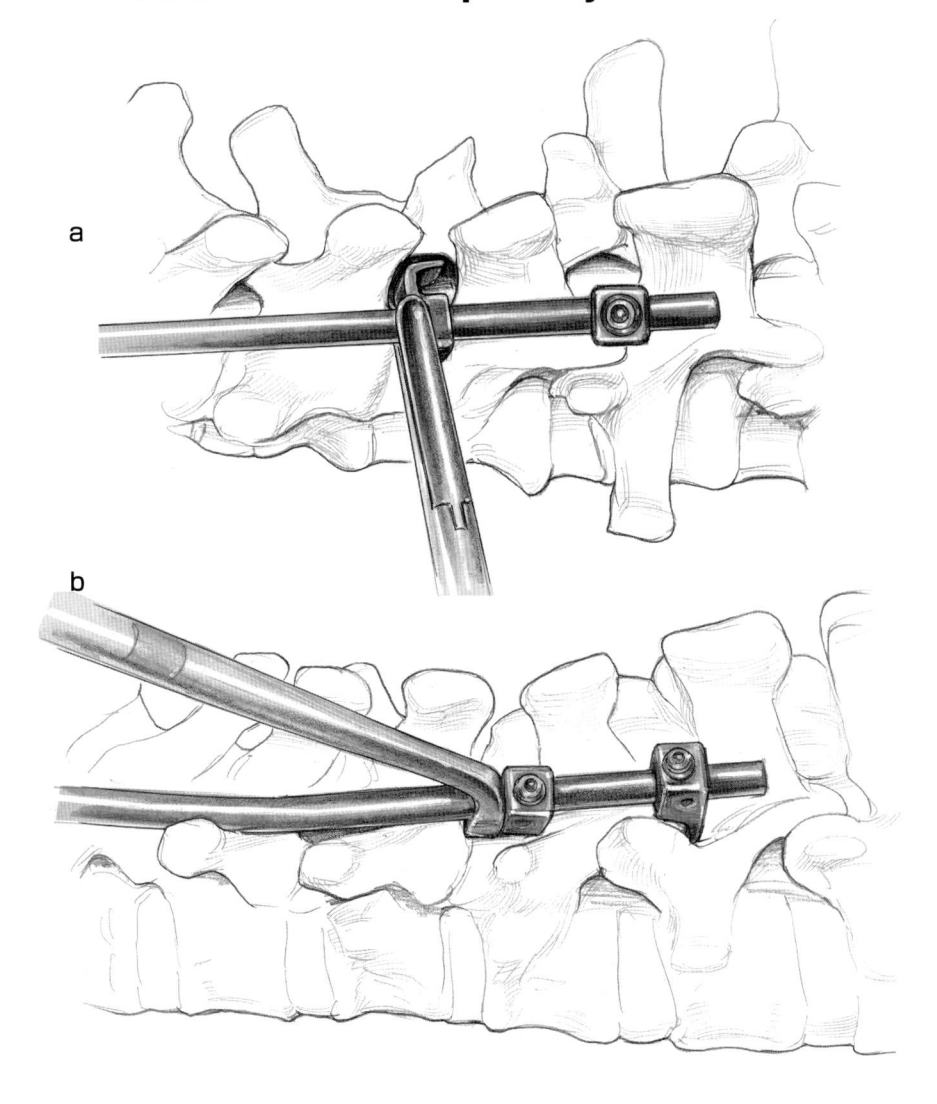

a：フック装着椎の上位の椎弓下縁を切除し，スロートの長さよりもわずかに大きく椎弓間のスペースを拡大する．ロッドを回転させ，椎弓に最も近い位置にもっていき，次にフックを回転させて椎弓下にスロートを挿入する．

b：椎弓下にスロートが入ったら，コネクター・ポジショナーをあて，ハンマーで叩いて椎弓下尾側にさらに挿入する．著者は，中間フックもやむをえない時以外はクローズドフックを用いる．それは，オープンフックのスロート幅が7mmのものしかないこととクローズドフックよりも形が大きいからである．

213

8 オープンフックの装着
1) 器 具

a：オープンフック・キャップリムーバー

b：カムロック・オープンフック/ロッド・アプロキシメーター；スタンダードセットにはない場合があるが，この器具はオープンフック装着に必須といえる．

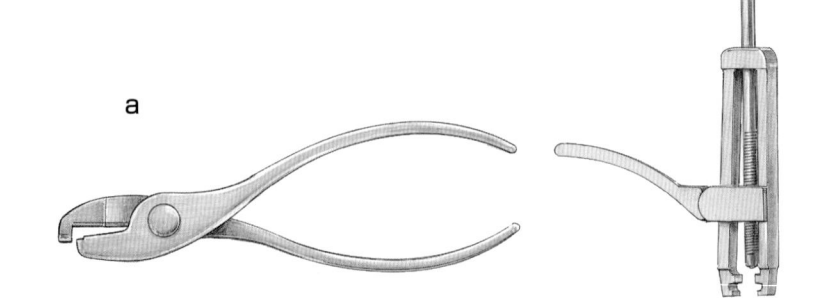

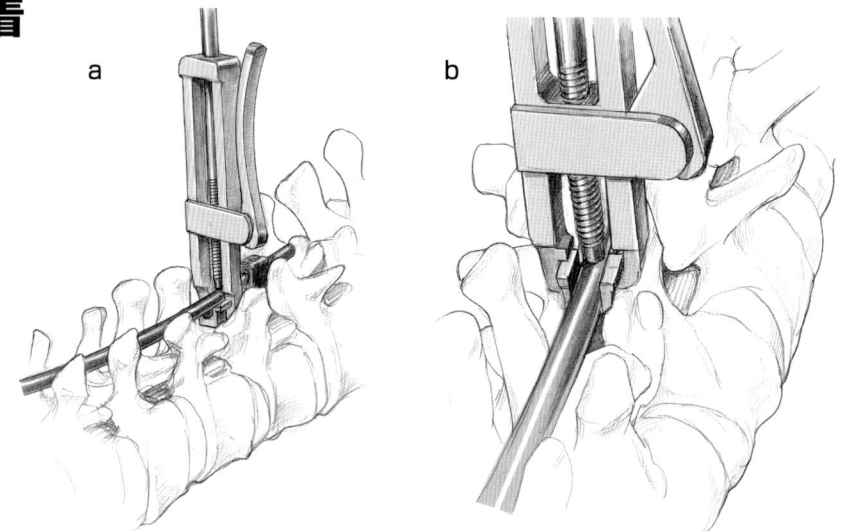

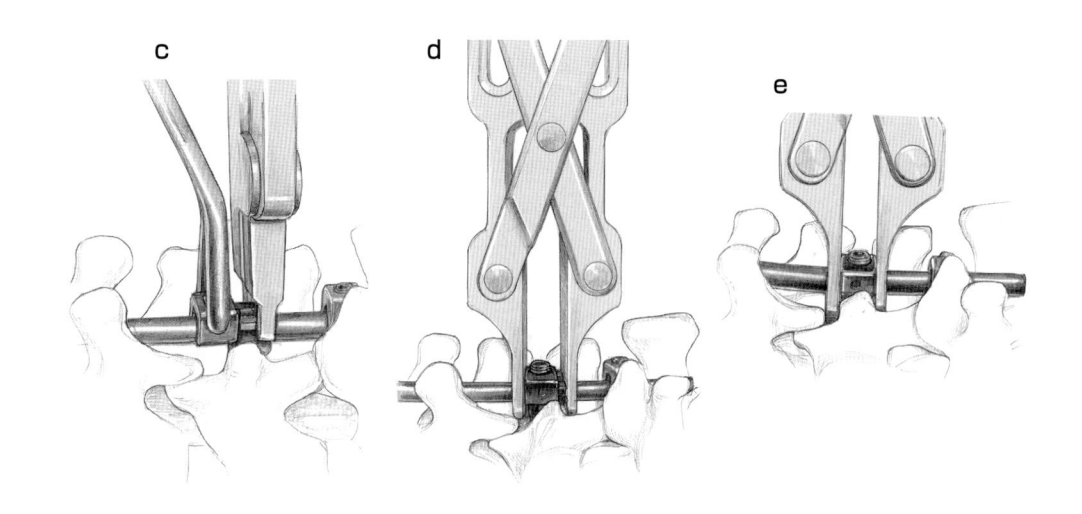

2) フック装着

a：アプロキシメーターをフックに取り付け，ロッドを押し下げていく．
b：アプロキシメーターにより，ロッドはフック内に収まりキャップが装着できる．
c：曲がりのフッククランプでキャップを把持し，フックにはめ込んでいく．
d：キャップをフックの半分まで挿入したら，アプロキシメーターをはずす．
e：コンプレッサーでキャップを最終的にはめ込む．

2）胸椎・胸腰椎固定に対するIsola法

9　Claw

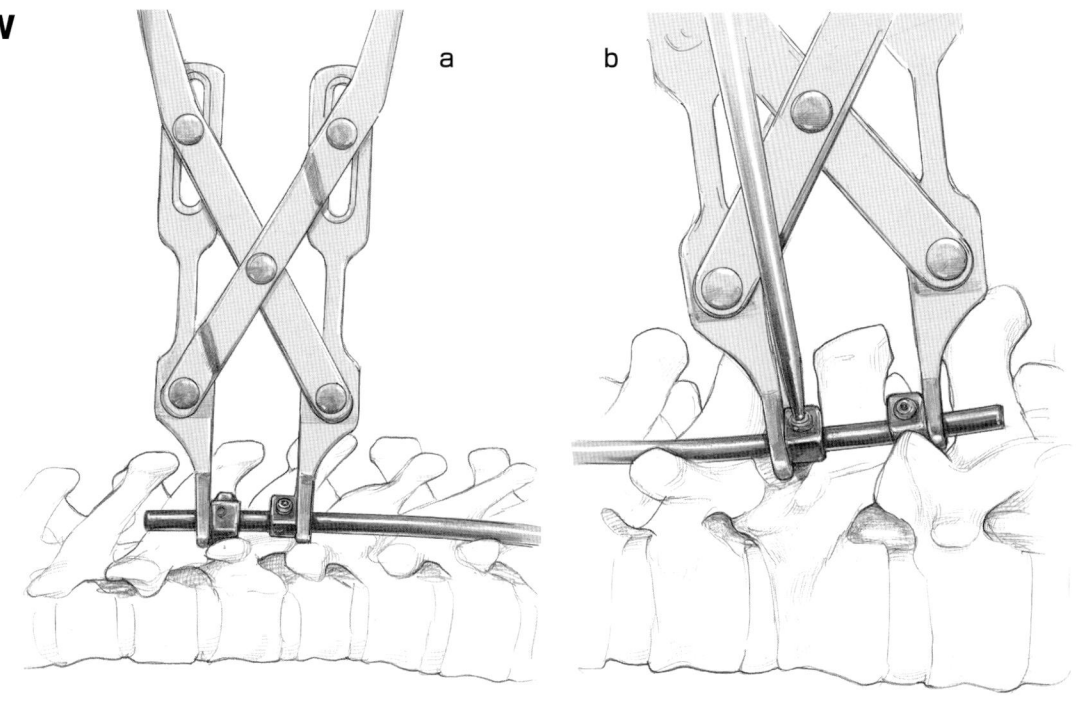

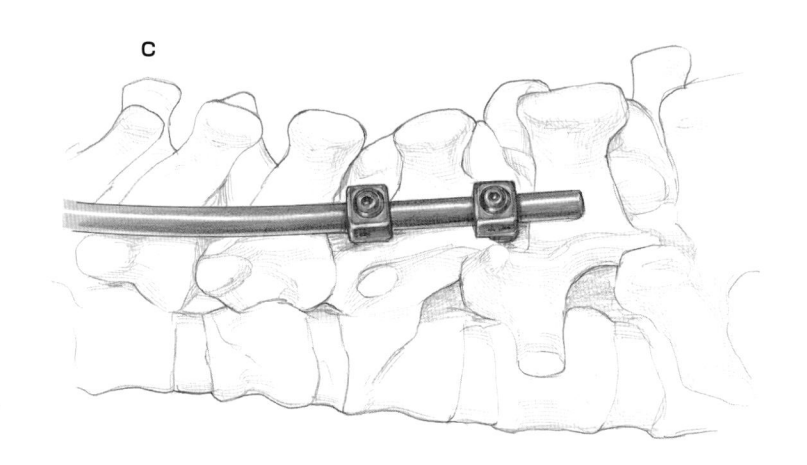

a：Transverse process-facet claw
b，c：Laminar claw
コンプレッサーで圧迫を加えつつ，セットスクリューを締める．

10　インプラントの装着終了図

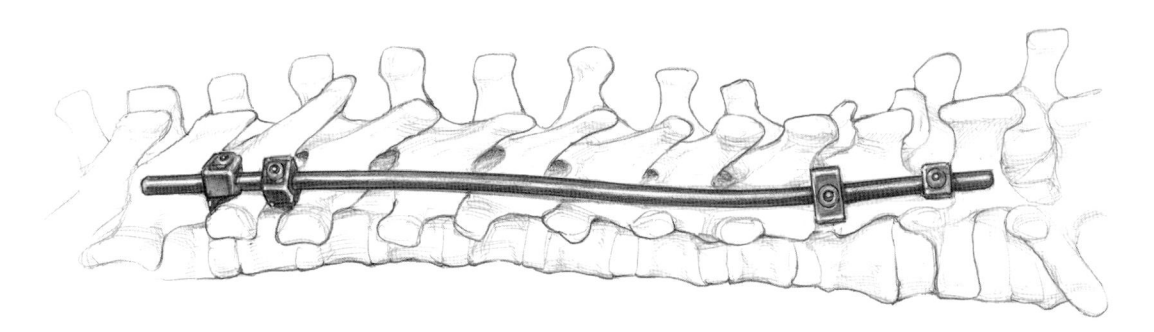

腫瘍に対するtotal spondylectomyでは，椎体摘出の前に片側にインプラントを装着し固定性を得ておく．脊椎骨折でも片側に装着し整復を得た後，必要な除圧操作を行う．

3. インストゥルメンテーション手術

11 Distractionの加え方
1) 器 具

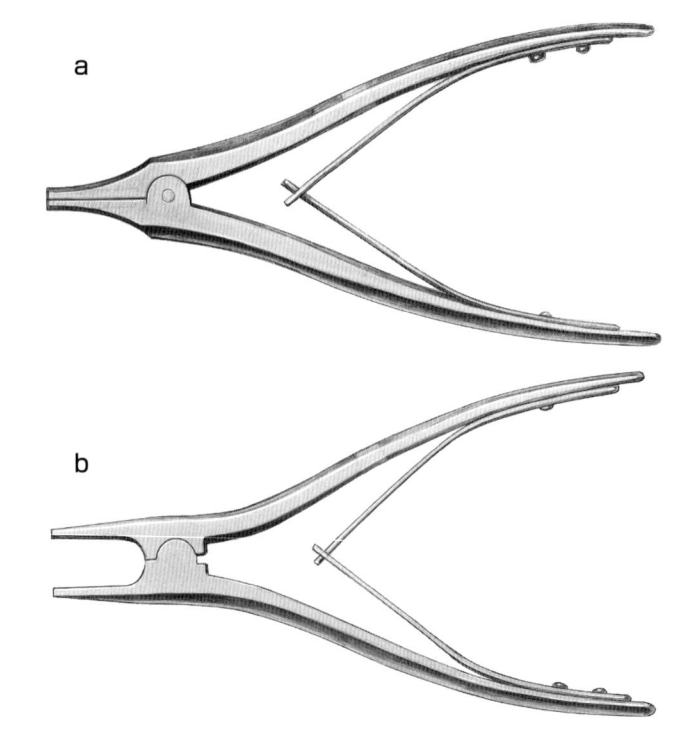

a：Harrington型スプレッダー
b：ボペチコ型スプレッダー

2) 操作法

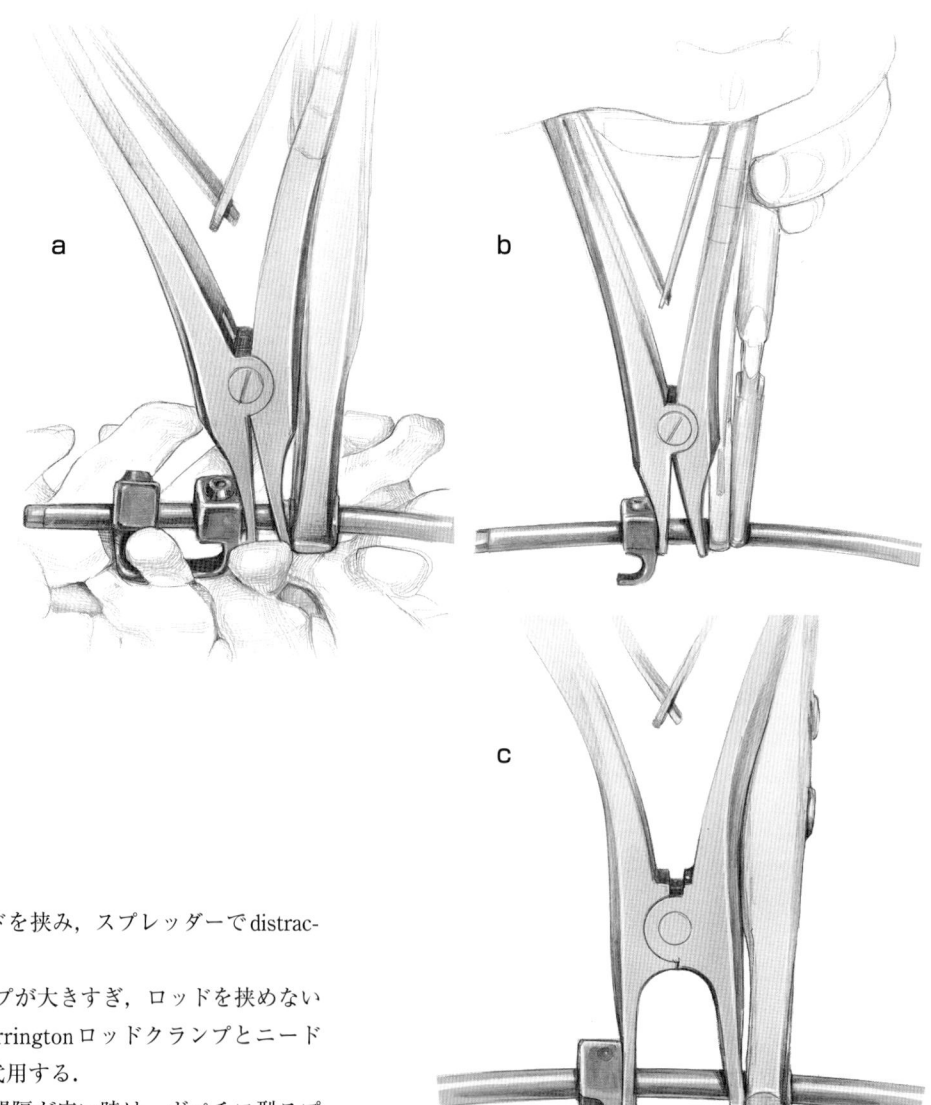

a：Isolaバイスグリップでロッドを挟み，スプレッダーでdistraction forceを加える．
b：しばしばIsolaバイスグリップが大きすぎ，ロッドを挟めないことがある．その際は，Harringtonロッドクランプとニードルノーズバイスグリップで代用する．
c：フックとバイスグリップの間隔が広い時は，ボペチコ型スプレッダーを使用する．

2）胸椎・胸腰椎固定に対するIsola法

12　Songer cable® によるsublaminar ワイヤリング

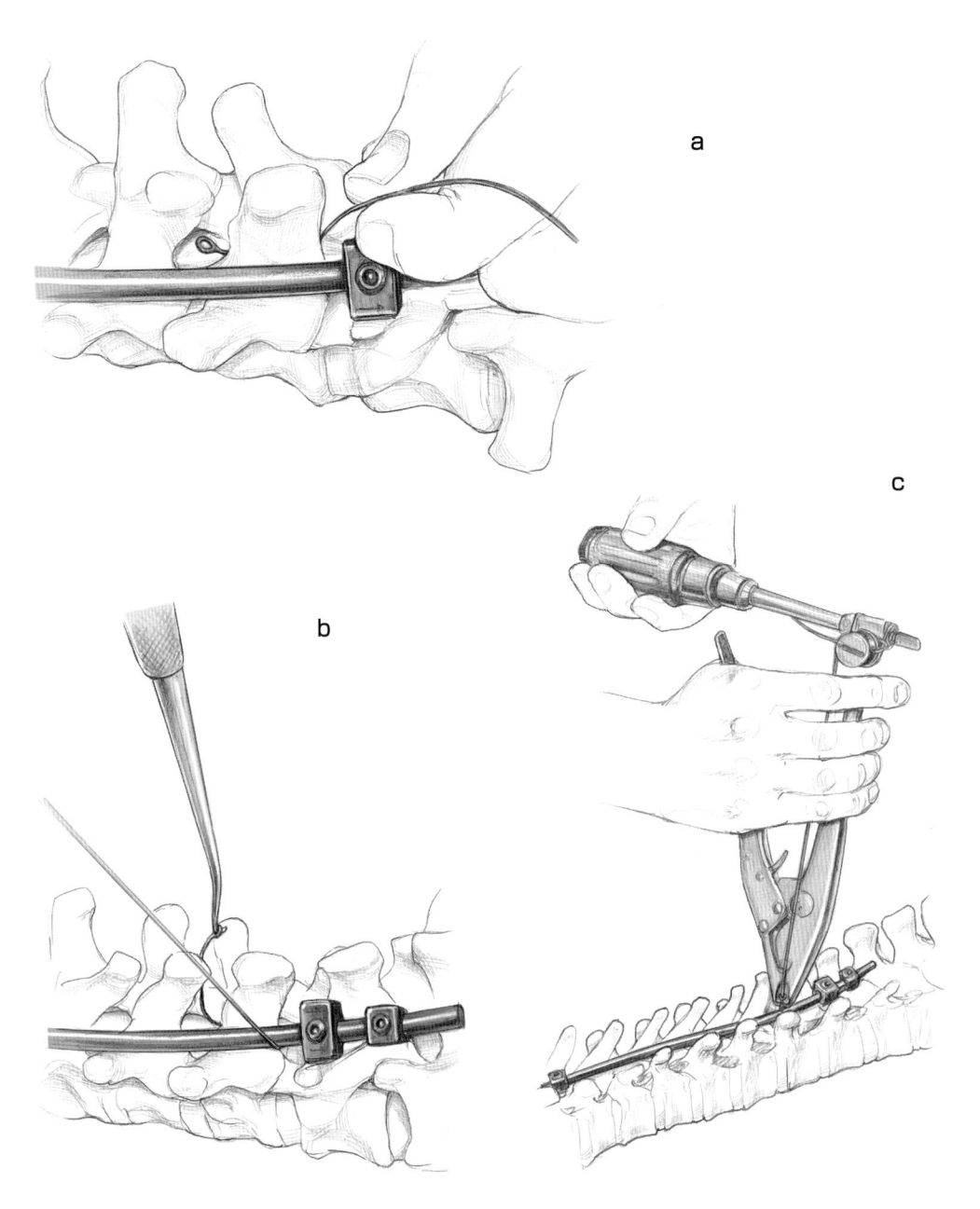

　チタン製インプラントを使用する時のsublaminarワイヤリングには，径1.24mmのSonger Isola cableを用いる．異なるメーカー製の，径がやや細いケーブルも市販されているが，断裂の恐れがあるので径1.24mmのものを使用すべきである．
　a：Luqueワイヤーと同様に椎弓下にワイヤーを通す．
　b：ワイヤーレトリーバーでワイヤー先端の円状部を引き出す．
　c：チタン製ケーブルの締結はトルクレンチ付きのテンショナークリンパーで行う．テンションのトルクは12〜14ポンドとする．

217

13 セットスクリューの最終的締め付け

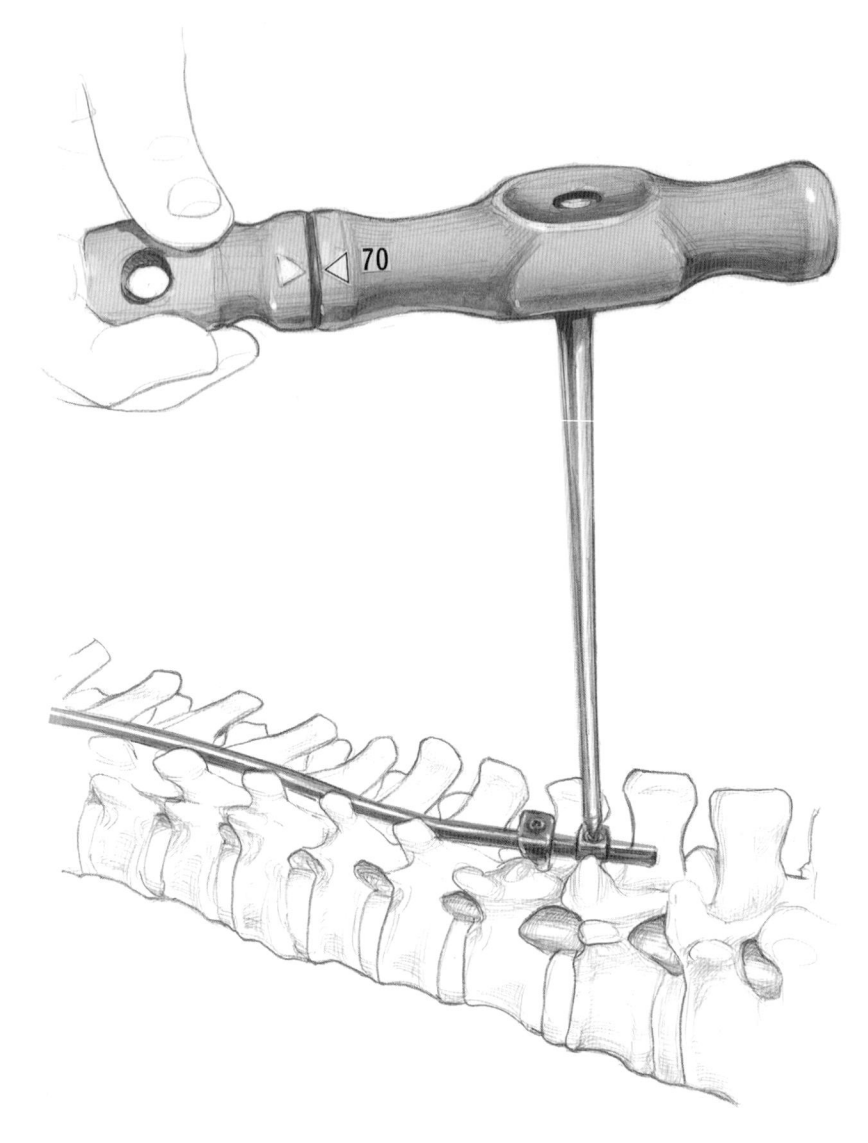

　セットスクリューの締め付けは念を入れ徹底的に締めることが大切である．チタン製インプラントでは，セットスクリューの最終的締め付けもトルクレンチを用いる．60～70ポンドの力を加えるが，1回カチンと音がしただけでは不十分であり，すべてのスクリューを締めたら再び最初のスクリューに戻り，再度締める．これを少なくとも3回行わなければ十分に締めたとはいえず，弛みを生じるおそれがある．

2）胸椎・胸腰椎固定に対するIsola法

14　脊柱再建の完成図

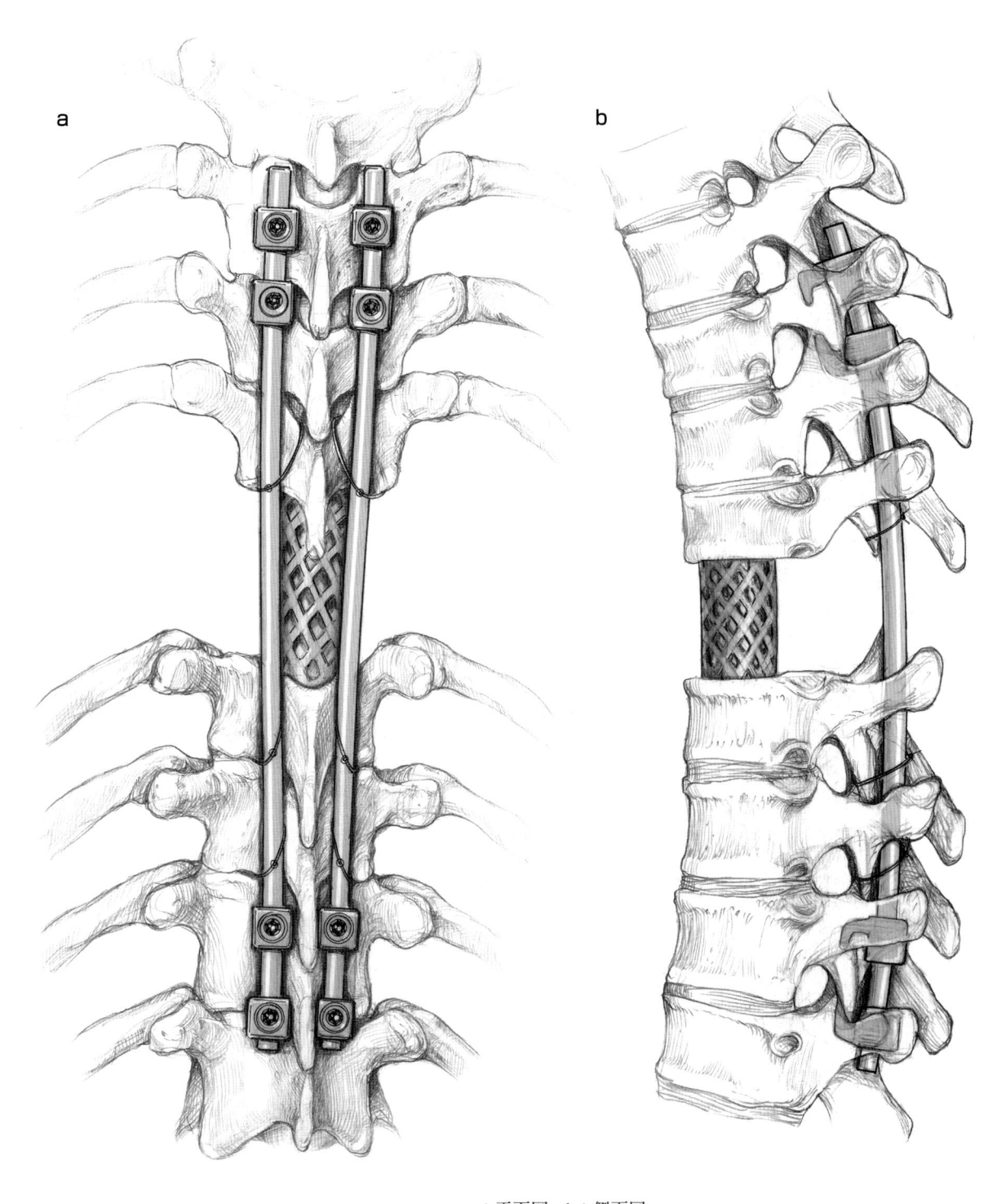

a：正面図．b：側面図．
T_9転移性腫瘍例に対して，en bloc total spondylectomy と T_{6-12} に Isola インストゥルメンテーション（チタン製）を行い，チタン製メッシュ・ケージを椎体間スペーサーとして挿入した．

219

3）脊柱側弯症に対する Isola インストゥルメンテーション

Isola Instrumentation to Scoliosis——Surgical Technique

鈴木信正

手術の留意点とコツ

側弯症の手術は，Ⅱ章1-2-3）以来述べてきた手技の集大成といえ，留意点のすべてにつき十分理解し，熟達していなければならない．すなわち，脊椎手術に熟練した術者によってのみ行われるべきである．さらに，術者は骨折の治癒機序，移植骨の生理，組織学，骨移植法，脊椎固定の生体力学など，整形外科における基礎知識にも精通していなければならず，かつ，術者となる前に十分に側弯症手術のトレーニングを受けているべきことを強調したい．側弯症手術患者のほとんどが10代であり，長い年月における変化を視野に入れて行うべきことは言うまでもない．側弯症手術は，単なる脊椎固定術では決してない．

手術の構成

手術は，器具およびインプラントの準備とインストゥルメンテーション設置の設計図の作製から始まる．インストゥルメンテーションの設置は個々の症例における変形の態様によって異なる．目的は，1）変形を最小にする，2）体幹バランスを保つ，3）腰椎傾斜を最小とする，4）矢状面生理的弯曲を保つ，などの諸点であり，この目的を果たすべく最も合理的な矯正力を加えるようインプラントの配置を考える．手術は以下のように区分される．ここに述べる手技はAsher氏の原法とはやや異なる．

① **骨採取**：Isola法では，脊椎部を展開する前に骨採取を行っておくほうが，手術の流れが円滑となる．腸骨より可能な限り，必要であれば両側から大量に採取する．

② **展開**：止血に留意しつつ手早く行う．

③ **フック，ペディクルスクリューの設置**：Ⅱ章3-1），2）で述べた．

④ **Facet fusion**：ロッド装着の前に凹側のfacet fusionを行う．凸側胸椎部では，骨移植は通常必要ないが，胸腰部以下には凸側にもfacet fusionの骨移植を十分に行う．母床作製には，胸椎部では矩形のガウジを用い，$T_{11,12}$以下ではエアトームを用いる（Ⅱ章1-3-3）に記載）．

⑤ **Sublaminarワイヤリング**：Ⅱ章1-2-3）で述べた．

⑥ **ロッド装着**：Harrington法以外では，インプラントの量が多いので，骨移植母床が少なくなるおそれがある．したがって，凹側にはロッド挿入前にある程度の骨移植をしておいたほうがよい．特に胸腰椎，腰椎部でペディクルスクリューを用いる場合は，slotted connectorの腹側と周囲に十分に移植骨を置く必要がある．ロッドには矢状面生理的弯曲の形をしっかりとつける．ロッド上端部は，フック脱転を防ぐ意味でやや強く曲げる（Ⅱ章3-2）に記載）．

⑦ **Rod rotation maneuver**：CD法によって紹介された手技であるが，これをsublaminarワイヤリングにより行う．ワイヤーをすべて締結した後，ロッドを90°回転させ，側弯矯正と矢状面弯曲矯正を行う．

⑧ **凸側インプラントの設置**：Transverse connectorは使用せず，凸側ロッドの外方転位を防ぐため2本のロッド間をワイヤーで締結するtransverseワイヤリングを加える．

⑨ **変形矯正力の付加**：凹側に矯正力を加えた後凸側にインプラントを設置していくか，2本のロッドを装着してから交互に矯正力を加えていくかは，側弯のタイプによる．基本は，弯曲の凹側には伸張力，凸側には圧迫力を加え，胸椎部では，凸側ロッドの弯曲を少な目にすることにより，また腰椎部ではペディクルスクリューによりderotationを加える．

⑩ **骨移植**：すべての矯正が終わったら，セットスクリュー，ペディクルスクリューのナットを限界まで堅く締める．スクリューの余った部分を切断し，骨移植を行う．凹側の，特に胸腰椎部以下とペディクルスクリュー周囲に十分に骨を置く．

⑪ **合併症対策**：側弯症手術の術後合併症は，偽関節，術後感染，神経合併症，輸血合併症などが代表的である．偽関節に対しては，前述の骨移植法が対策となる．術後感染に対しては一般的事項の他に，発症をみたら早期に持続灌流の設置が必要である．神経合併症に対しては，術前CTM像から脊髄偏位度の把握，術中脊髄モニタリング，片側のpediclectomyなどが重要である．輸血は術前1,400mlの貯血，術中出血回収，術後出血回収を用いる自己血輸血とする．

1 インプラント設置の設計図

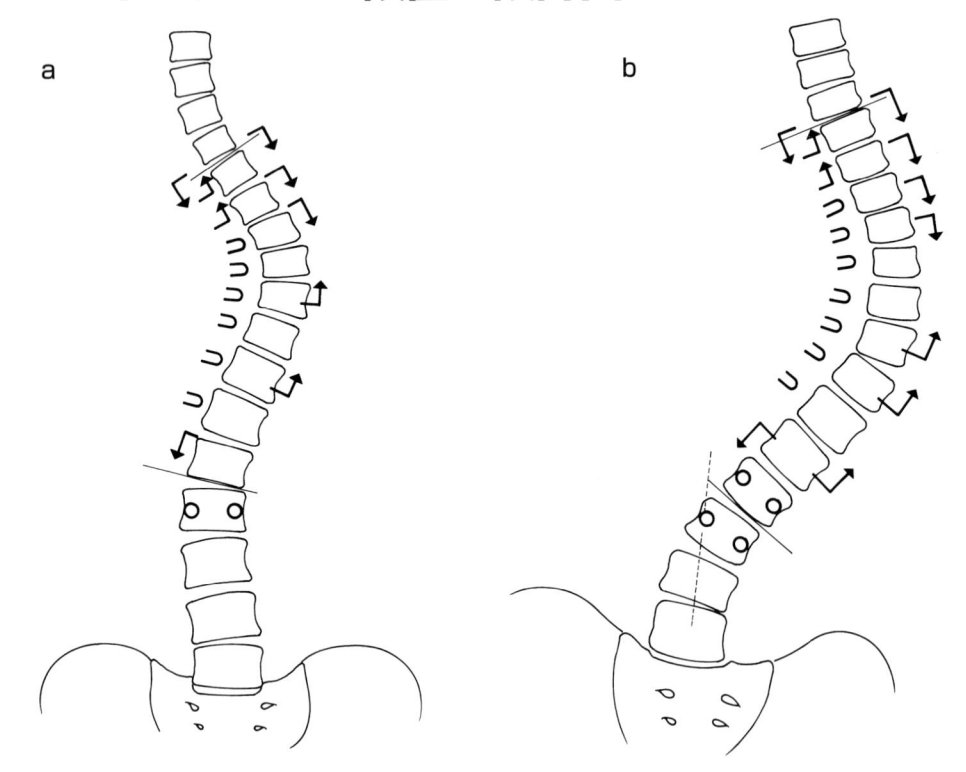

個々の症例で十分に検討することが肝要である．ここでは，代表例として，King type3，type4を提示する．凸側には，頂椎を挟んで強い圧迫力を加える必要があり，上位のフック数は弯曲形態により3～4個となる．
a：King type 3． b：King type 4．

2 展　開

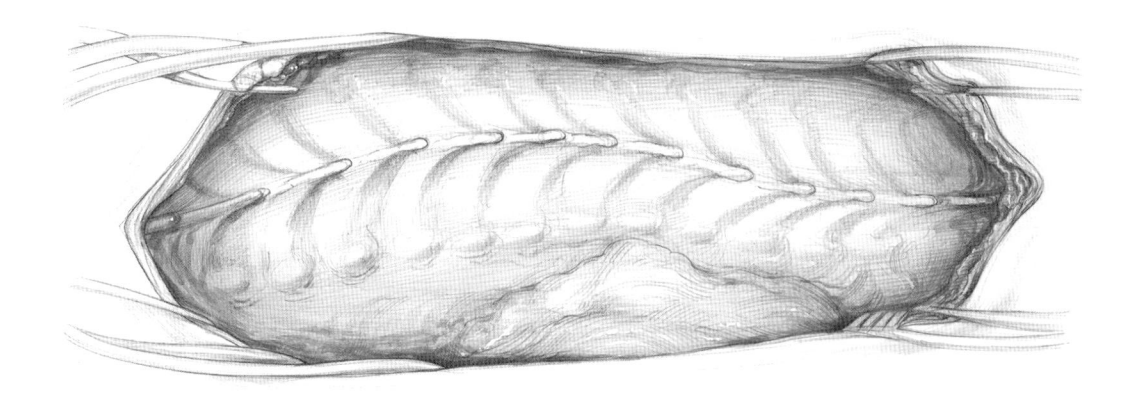

皮切以後は電気メスの凝固を用い，ていねいな止血を行いつつ展開していく．固定範囲のすべてにおいて横突起外側端まで十分に広く展開し，骨移植の母床となる部分では，軟部組織を徹底的に切除する．

3 凹側上端部

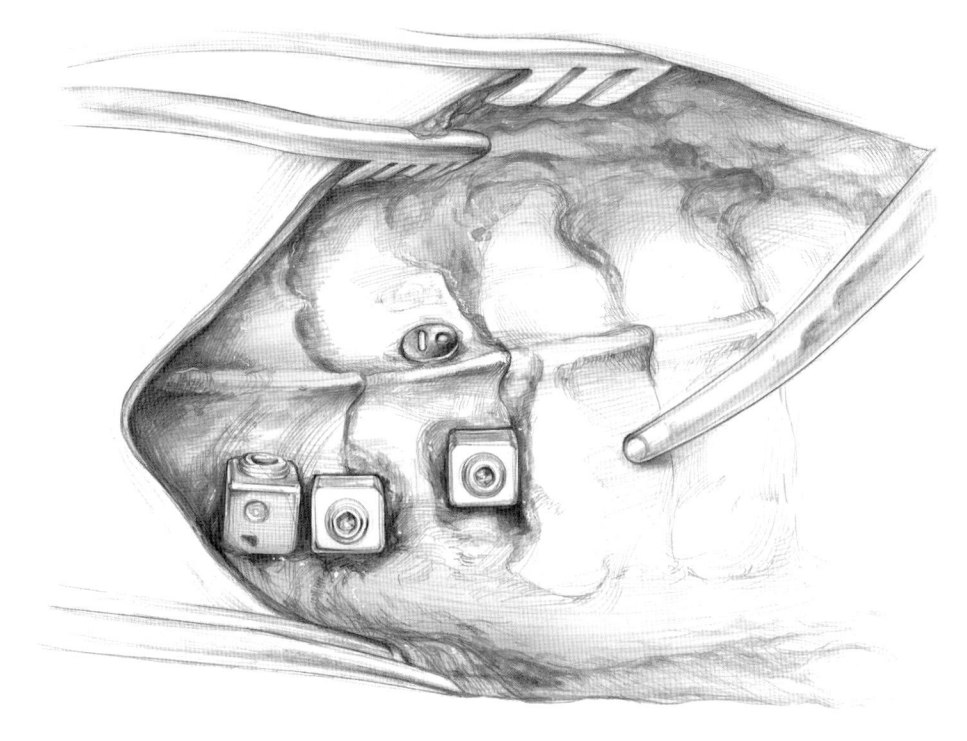

凹側の上端は，横突起-椎間関節のclawと，さらにその1つ下の椎間関節に設置するトリプルフックとする．下位フックは，骨が脆弱な場合の安全策である．ボタンワイヤーによって棘突起に締結し，外方への脱転を防ぐ．

4　展開とフック，ペディクルスクリュー設置終了図

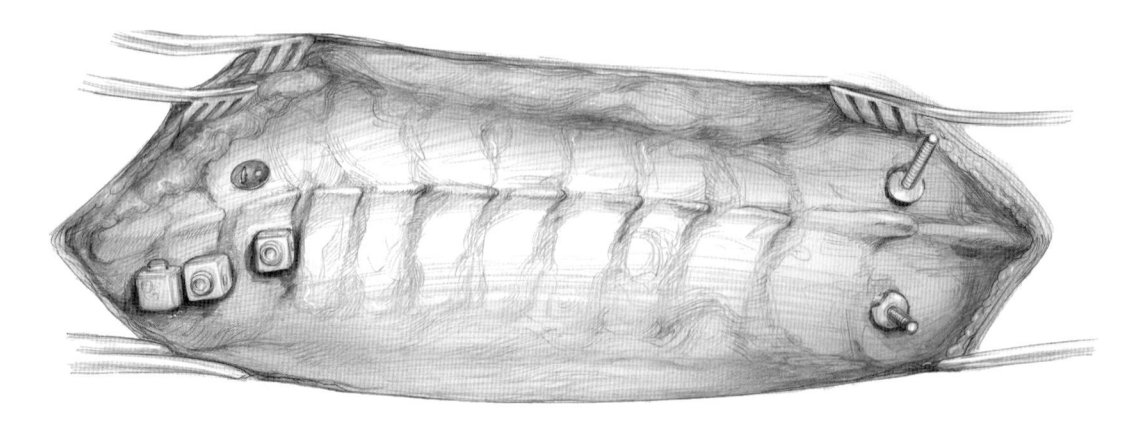

ペディクルスクリューは，径4.7〜5.5mmを使用する．スクリュー装着時に3mmのワッシャーも設置しておくとよい．中間フックはclosed hookのdrop entryを原則とする．Open hookはやむをえない時に限って用いる．

5　Sublaminarワイヤリング設置

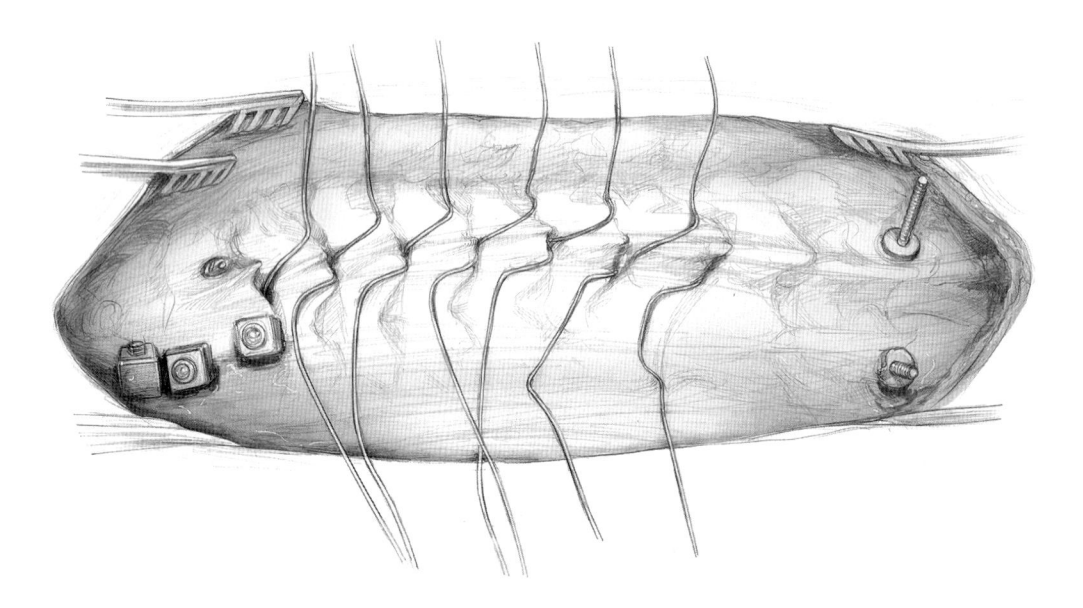

径1.22mmのシングルワイヤーを使用する．Songer cable®でもよいが設置は煩雑であり，ワイヤーのほうが容易である．

… 3）脊柱側弯症に対するIsolaインストゥルメンテーション

6　骨移植

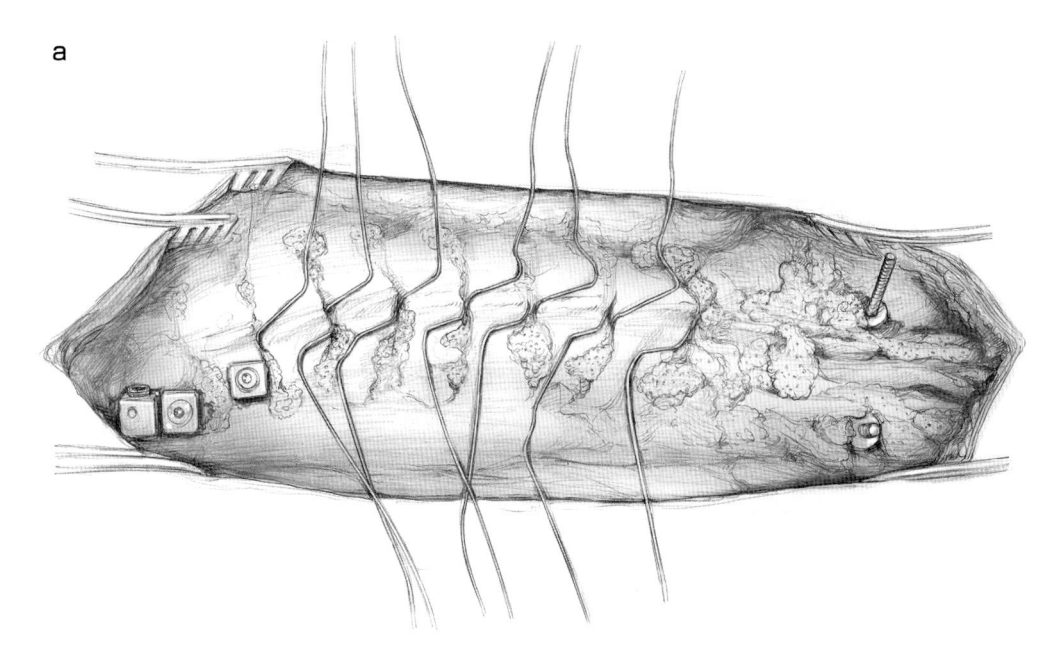

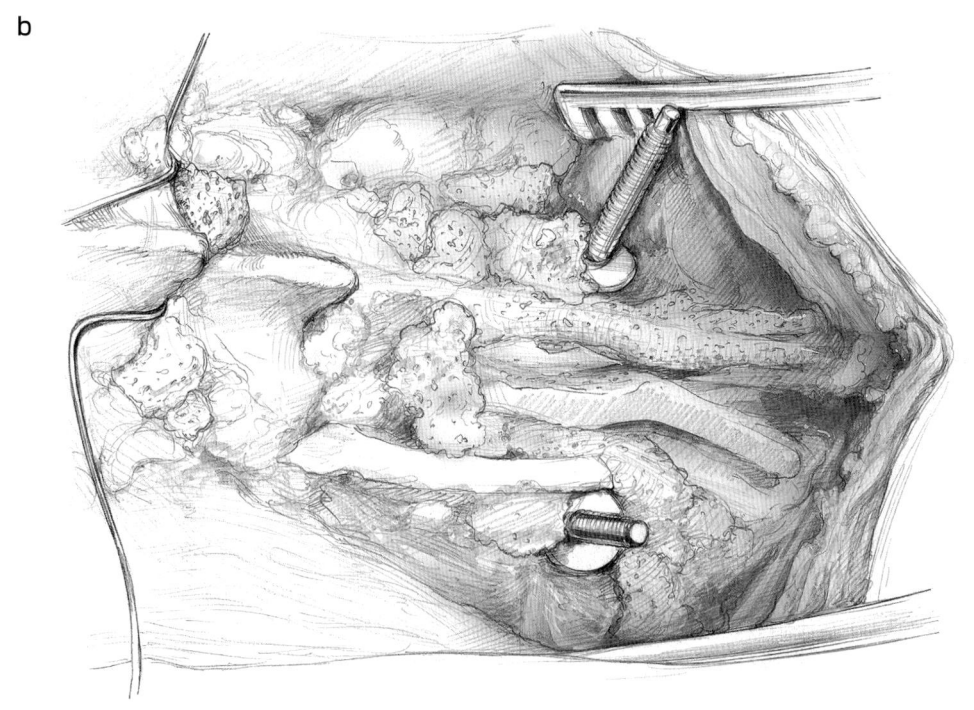

a：ロッドを装着する前に，凹側のfacet fusionと，固定範囲の全体にある程度の骨移植を行う．
b：特に腰椎部にはHibbs fusionも加え，slotted connectorの腹側に十分に移植骨を置く．この点がHarrington手術の時と異なる．Isolaに限らずmulti hook systemではインプラントが大きく，骨移植の母床が少なくなるので，強固な骨癒合を得るにはこの注意がきわめて重要になる．

3. インストゥルメンテーション手術

7 Rod rotation maneuver (RRM)

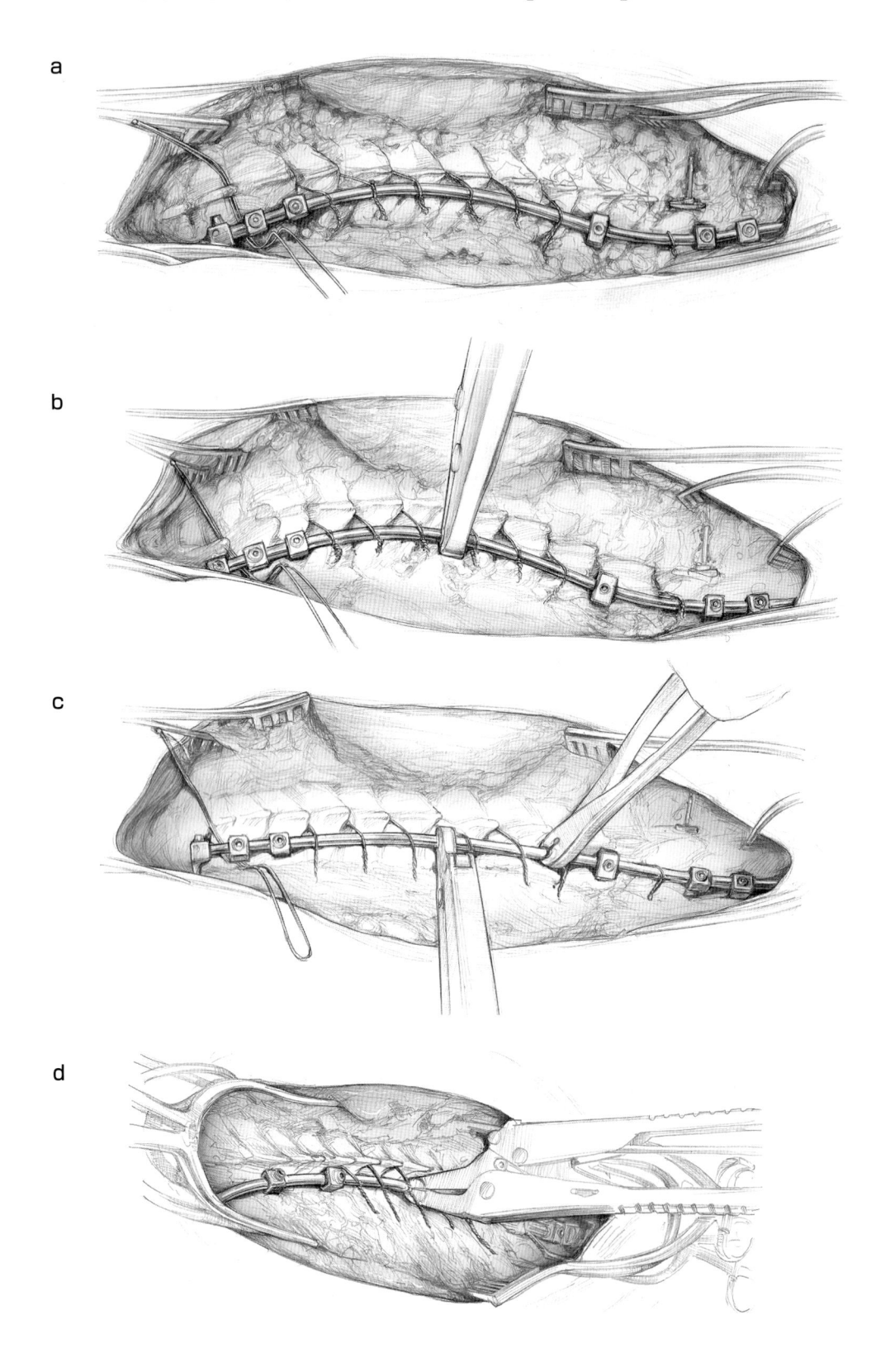

a

b

c

d

226

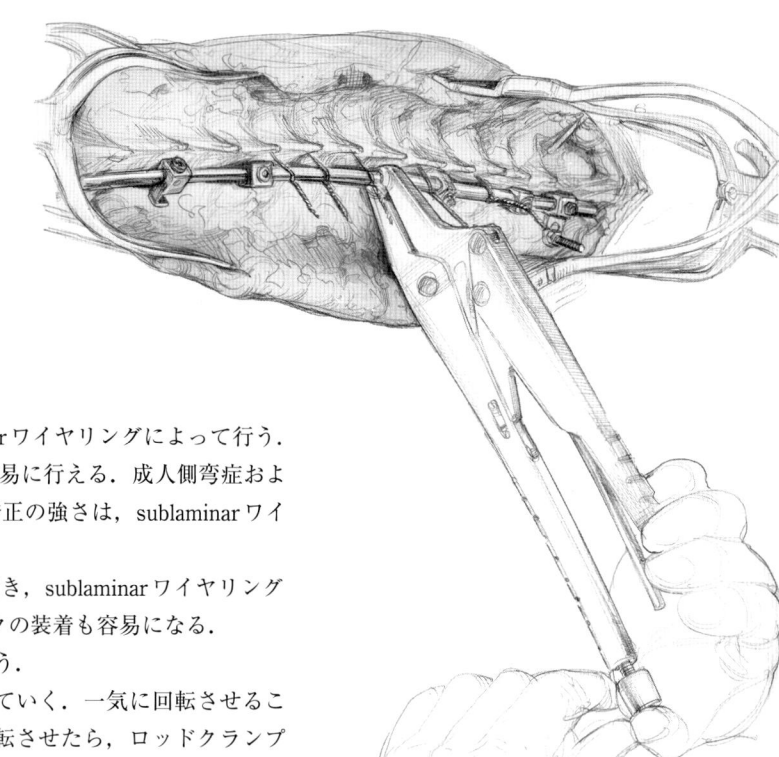

3）脊柱側弯症に対するIsolaインストゥルメンテーション

e

　CD法の手技であるが，Isola法ではsublaminarワイヤリングによって行う．これにより側弯矯正，矢状面弯曲再建がより容易に行える．成人側弯症および高度側弯症では無理をせず注意深く行う．矯正の強さは，sublaminarワイヤリング締結の強さで調節する．

　a：Contourをつけたロッドを弯曲に沿って置き，sublaminarワイヤリングをすべて締結する．これにより中間フックの装着も容易になる．
　b：ロッドの回転はIsolaバイスグリップで行う．
　c：少しずつロッドを行きつ戻りつ回転させていく．一気に回転させることは困難であり，危険でもある．少し回転させたら，ロッドクランプで把持しつつバイスグリップでつかみ直し，さらに回転を加えていく．
　d：頭側から見た図．回転開始時．
　e：回転を加えている図．中等度の側弯で若年者ほど意のままに矯正できる．

8　RRMの終了図

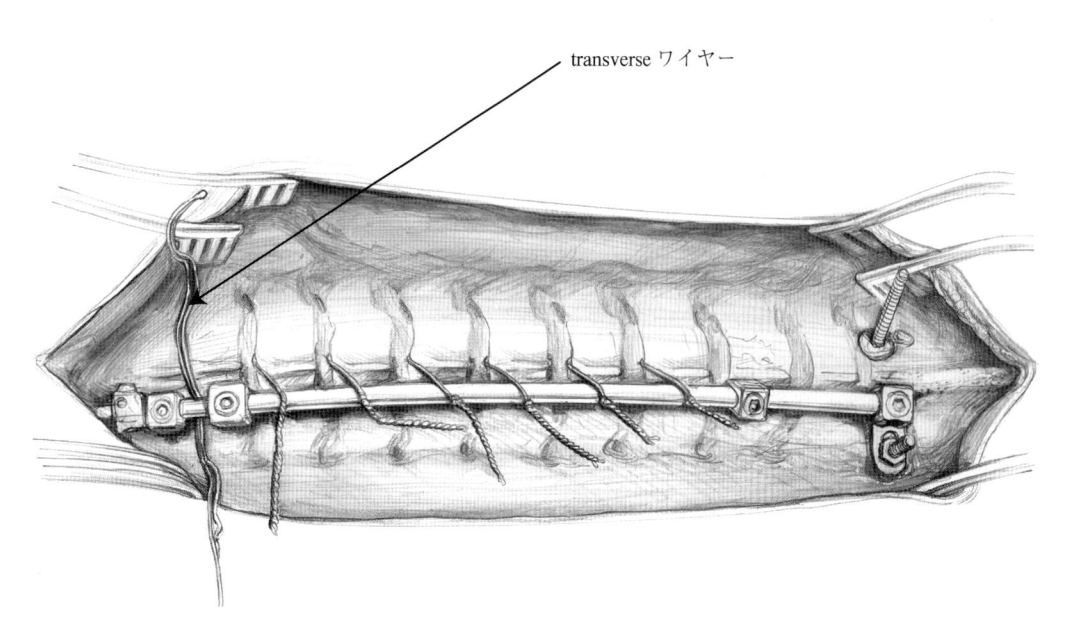

transverse ワイヤー

　側弯の矯正はきわめて良好である．ペディクルスクリューを刺入した椎体には，必要に応じてderotation操作を行う．凸側にロッドを装着する前にtransverseワイヤーを置いておく．

9　凸側へのインプラント設置

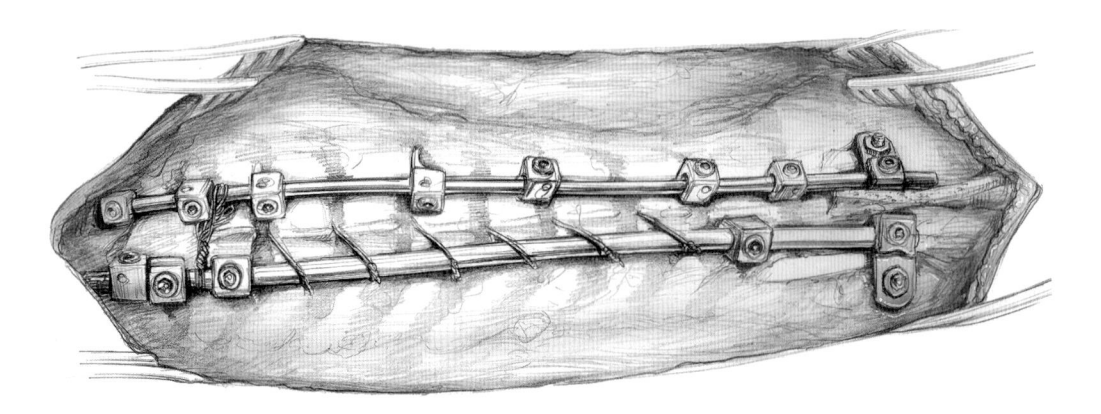

凸側にインプラントを設置し，頂椎を挟んで十分に圧迫力を加える．

10　骨移植の終了図

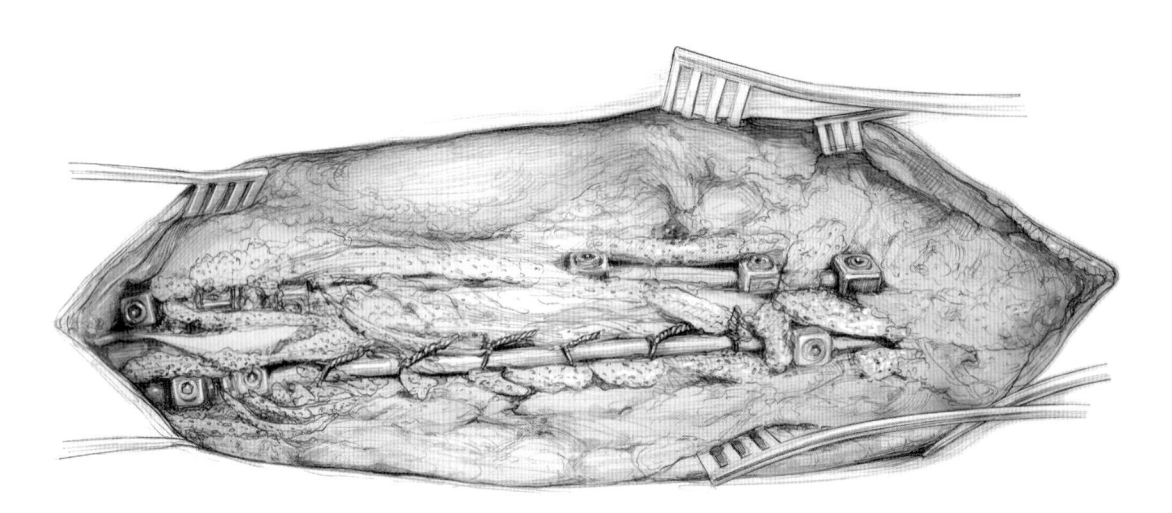

可動性の大きい胸腰椎，腰椎部に十分な骨移植をすることが基本である．加えて，フック周囲，ペディクルスクリュー周囲の骨移植は大量に行っている．

4）頭蓋-頸椎および頭蓋-頸椎-胸椎固定術（鈴木法）

Occipito-Cervico and Occipito-Cervico-Thoracic Fusion

鈴木信正

適応となる疾患

悪性腫瘍の上位頸椎転移が最も良い適応である．多椎間に病変をもつ慢性関節リウマチ，特に強固な固定を要する環軸椎脱臼，または亜脱臼，上位頸椎の外傷，頸椎後弯症，頭蓋内腫瘍摘出後の頭蓋-頸椎間の結合不安定，などがあげられる．頭蓋-胸椎間の固定後は，頭部の動きはまったく失われる．したがって十分に病態を吟味し，どうしてもそれが必要な時のみに行う．

手術の留意点とコツ

① インプラント

a) Long fusion：頭蓋-頸椎-胸椎のlong fusionでは，後頭骨の形状によく適合し，頭蓋骨がロッドの上にしっかり座るように扇状としたロッド（Suzuki rod）を用いる．ロッドは，ステンレス製とチタン製がある．太さは，径6mm，5mm，4mmがあるが，通常は4mmのものでよい．

b) Short fusion：上位頸椎部のみの固定を目的とするshort fusionではU-rodを四角形として用いてもよい．太さは径4mmのロッドを通常用いるが，小児では場合によって3mmのKirschner鋼線を四角形に折り曲げて使用してもよい．

② 器具

後頭骨穿孔部からワイヤーの通り道を作るため硬膜剥離を進める時，および大後頭孔，C_1椎弓部の剥離などの時に，弱弯と直角に曲がったPenfield剥離子が便利である．ロッドベンダーは *in situ* ベンダーを含めて各種用意する．

③ 体位

頭部の固定にはMayfield型の固定器が必要である．術中X線撮影のため，両肩を引き下げておく必要があるが，絆創膏で固定するとよい．

④ 展開

後頭結節直下から皮切を加える．後頭骨は十分に外側まで広く展開する．頸椎部では項靱帯を温存する．上部の展開では後頭神経を損傷せぬよう注意を要する．

⑤ 後頭骨への固定

a) 後頭骨穿孔：後頭骨穿孔で最も気をつけねばならないことは，静脈洞損傷である．後頭結節部は矢状静脈洞と横静脈洞が合流し，かつ下方に向かって小さなものであるが後頭静脈洞が存在する．したがって，穿孔部は十分に後頭結節より下方でなければならず，ロッドの形状は扇状が適切である．当初は固定性を強固にするため，後頭骨に4カ所の穿孔を行っていた．しかし，できるだけ正中部穿孔は避けたほうがよいと判断し，現在では

ロッド上部に2カ所の穿孔を行う方法を取っている．後頭骨に対して3カ所の穿孔を行い，4本のsubcorticalワイヤリングによって，十分な固定性を得る．穿孔は硬膜損傷を避けるためにも，まずクラニオトームによっておおまかに穿孔し，次にエアトームを用いて穴の形状を整えつつ，硬膜に達する．最後に薄刃ケリソンを用いて穿孔を完了する．

b）ロッドの固定：径0.97mmのダブルワイヤーを中央下部の穴よりほかの穴に各1本ずつ，また大後頭孔には2本通す．最近ではケーブルも使用されるが，ケーブルは先端が輪状でやや大きく通しづらいこと，4本を少しずつ締結していくことが煩瑣な操作となることから，ワイヤー使用を原則とする．

⑥ **頸椎，胸椎部固定**：Ⅱ章1-2-3）で述べたとおりである．

⑦ **骨移植**

Long fusionあるいはC_2椎弓切除をせざるをえない時には腓骨を，short fusionでは腸骨半層骨片を移植する．また，海綿骨も大量に移植する．後頭骨のデコルチケーションはエアトームで行う．

1 インプラント（Suzuki Rod）

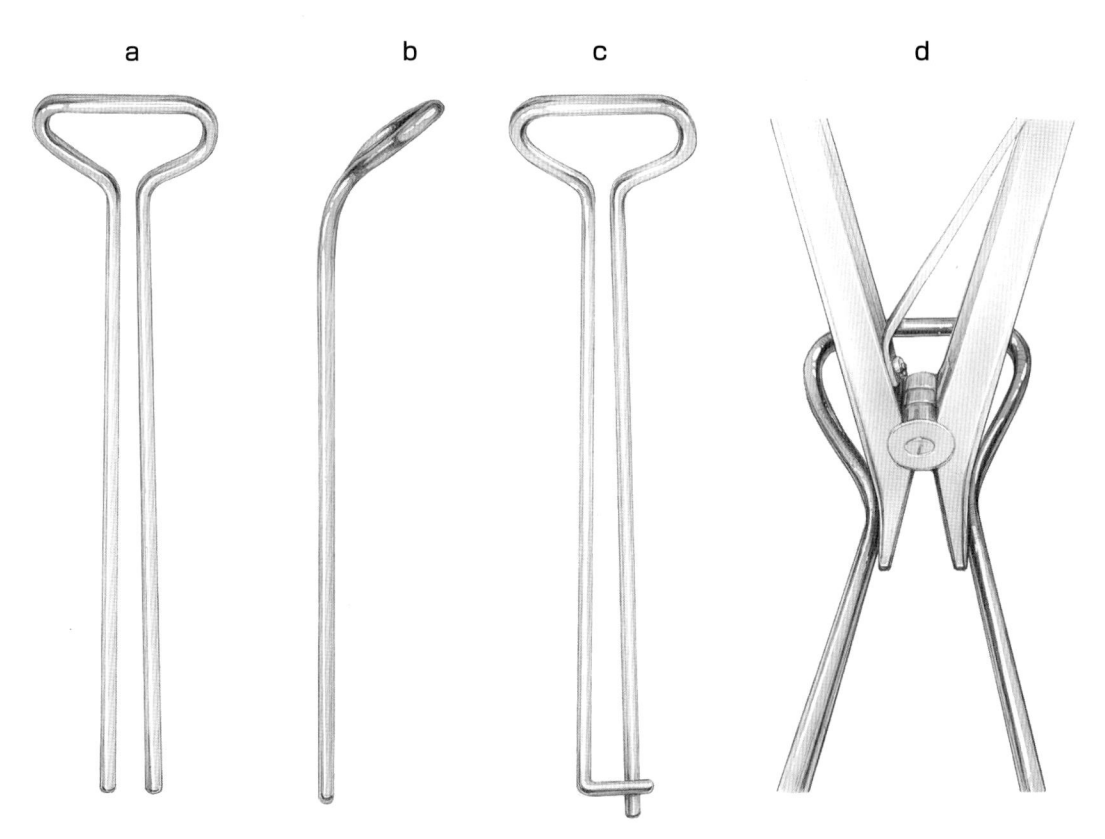

a，b：1983年に頭蓋-体幹固定の目的で著者が創案したロッドである．頭蓋骨がロッド上にしっかりと座るようロッドを緩やかな弯曲をつけた扇状にデザインした．扇の縦径が長すぎると後頭骨穿孔部が静脈洞に近くなり危険である．その縦径と，後頭骨の傾斜に合わせた角度は日本人に最適と考えられるものにしている．

c：固定最下端部でロッドを直角に折り曲げループを閉じる．横棒部は棘突起間にしっかりおさめ，下位の棘突起により支えるようにする．これは垂直荷重に対する対策として重要である．

d：ロッド間が狭すぎる場合は，Harringtonスプレッダーを用いて拡大する．ロッドが棘突起を挟み込むようにしたほうが固定性がよく，またワイヤーが外側に行かないのでロッド間は狭いほうがよい．

4）頭蓋-頸椎および頭蓋-頸椎-胸椎固定術（鈴木法）

2 本手術の目的

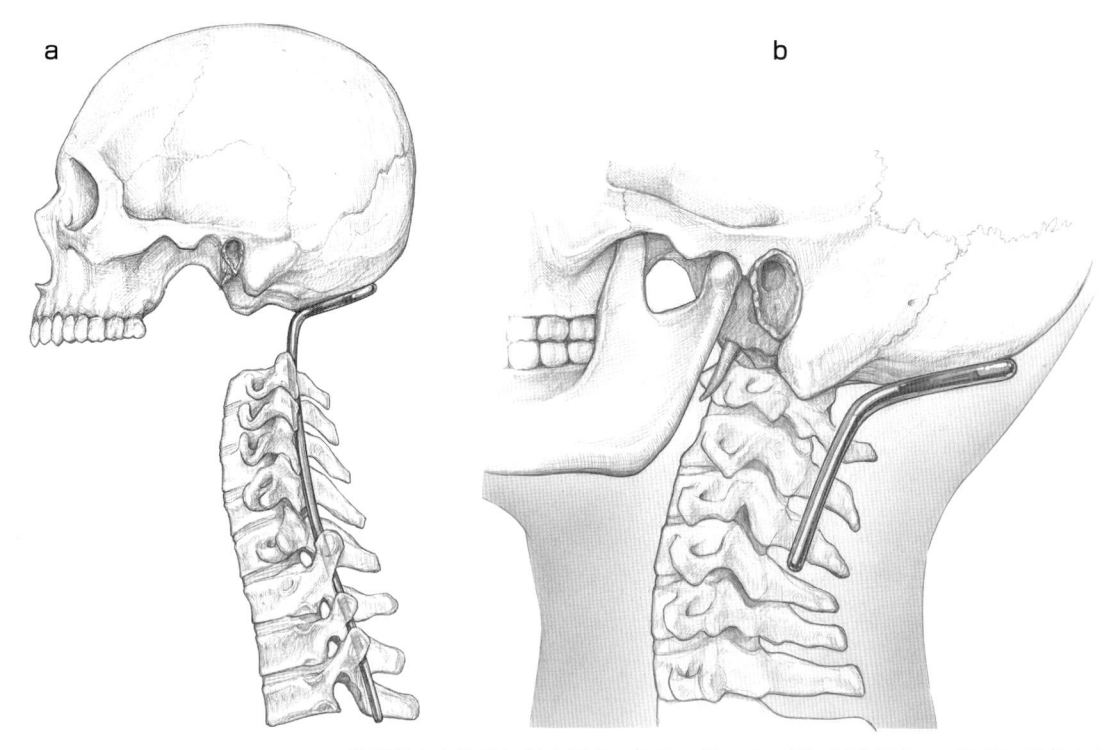

a
b

a：後頭骨から胸椎に至る固定の目的の第一は，仮に頸椎がすべて腫瘍に置換され，頭蓋-体幹間の骨性の結合が失われていても，頭蓋が体幹に強固に連結されていることにある．

b：病変がC_1部に限局し，かつ拡大するおそれが少ない時には当然ながら短い固定でよい．しかし固定性からいって，少なくともC_4までの固定が必要である．

3 手術体位

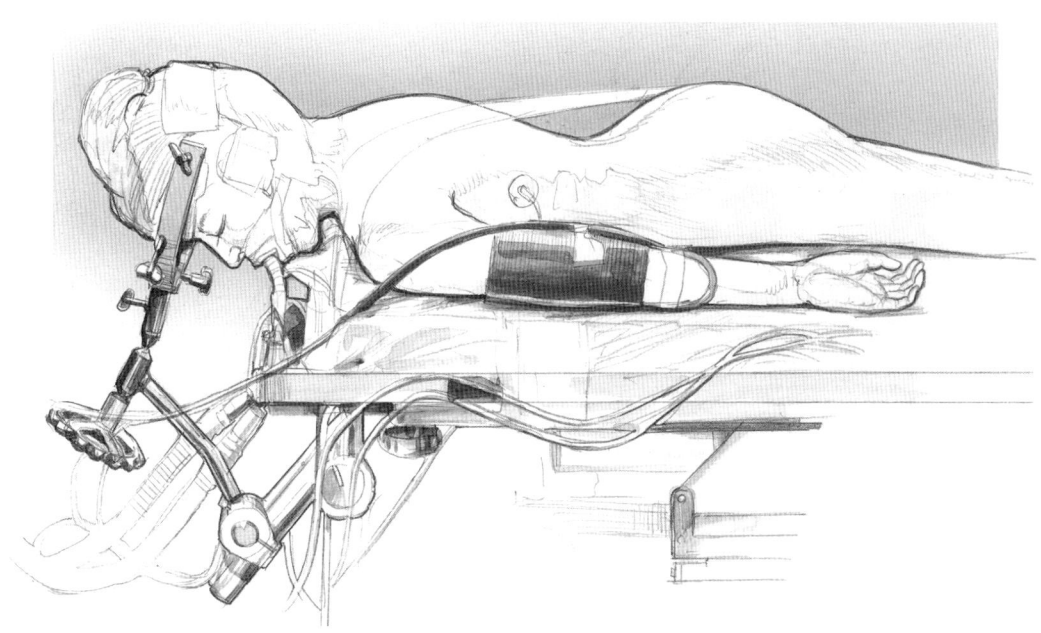

展開時には頭部は前屈位が行いやすく，ロッドを固定する時は中間位でなければならない．頭位のコントロールを容易に行うには，Mayfield頭部固定器あるいはその類似品の使用が必須である．馬蹄上の頭部固定台では頭位のコントロールが困難である．

4 後頭骨穿孔

当初は後頭骨に4カ所穿孔し，5～6本のワイヤーで固定した（a）．現在では，ロッド上部正中穿孔を避け，左右に1個ずつ計3カ所に穿孔を行う（b）．正中孔は大後頭孔から15～20 mm上にやや大きめに開ける．ロッド上部の孔は後頭結節から10 mm以上，できるだけ離れた位置がよい．

後頭結節

5 椎間の展開

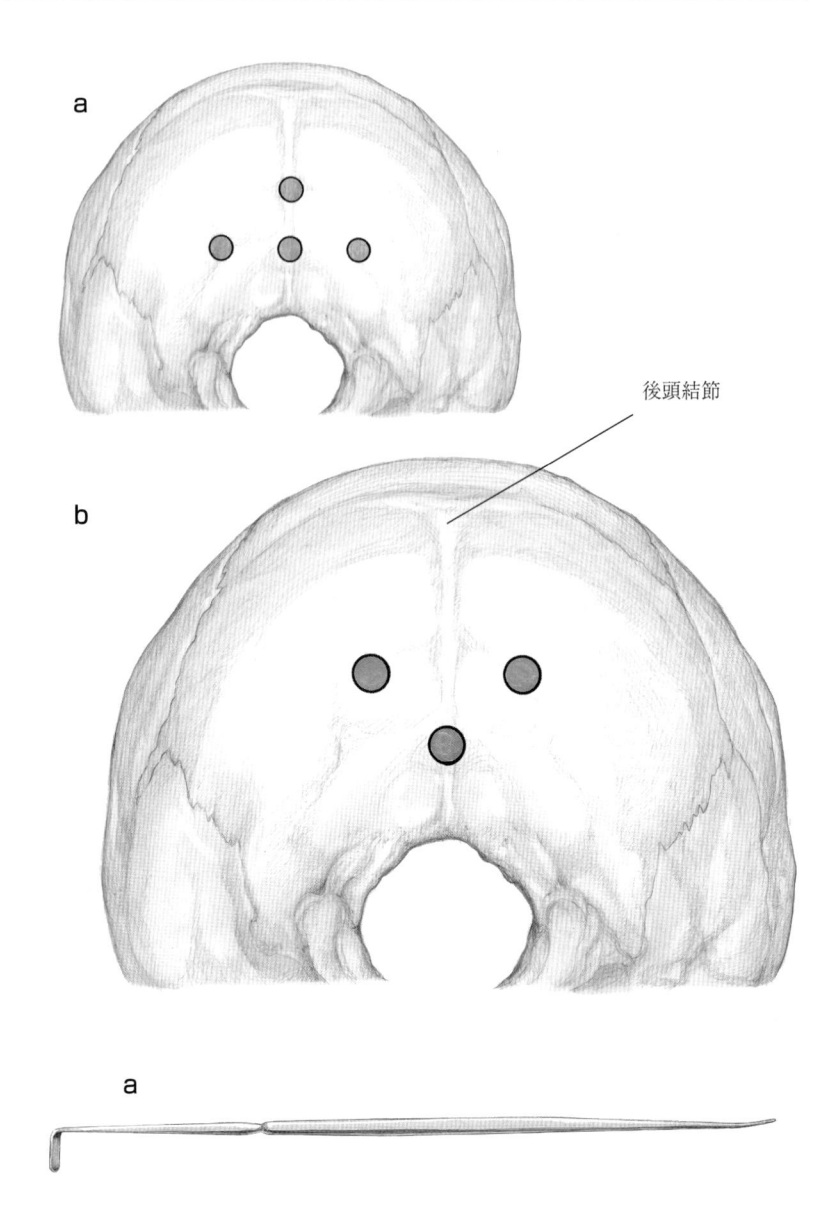

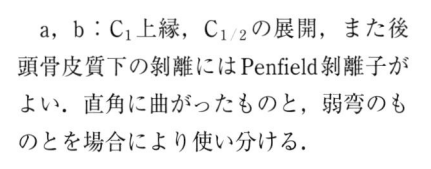

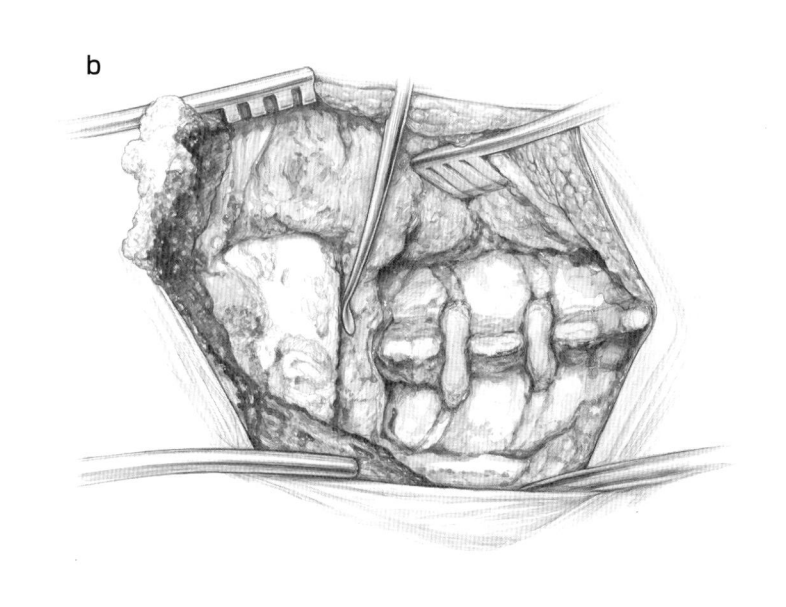

a，b：C_1上縁，$C_{1/2}$の展開，また後頭骨皮質下の剝離にはPenfield剝離子がよい．直角に曲がったものと，弱弯のものとを場合により使い分ける．

4）頭蓋-頸椎および頭蓋-頸椎-胸椎固定術（鈴木法）

6 ロッドの固定

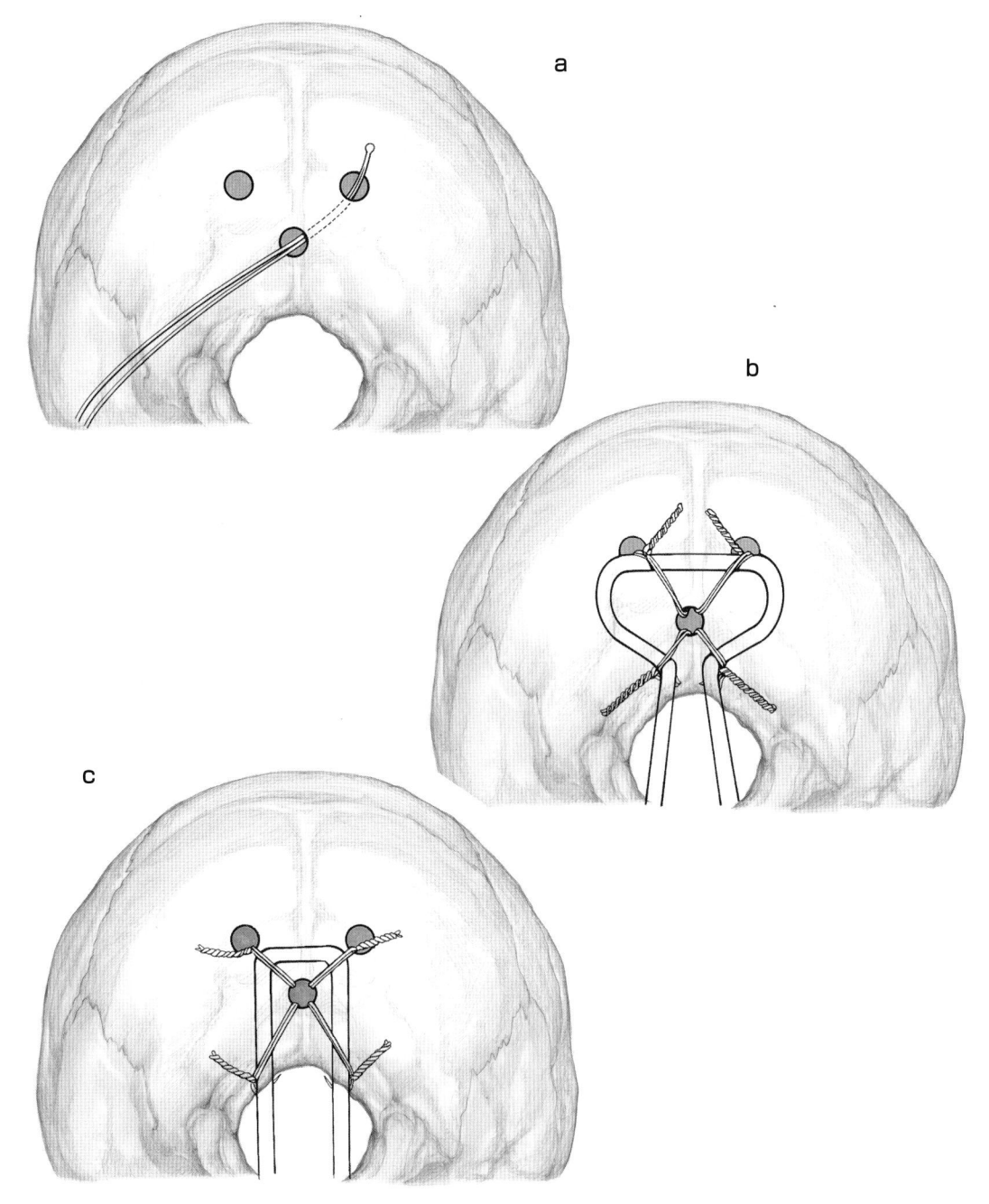

　a：後頭骨皮質下ワイヤーは，正中孔から他の孔に通していく．通常，ダブルワイヤーを用いる．チタン製ロッドを使用する時は，ケーブルを使用せざるをえないが，その形状から皮質下あるいは椎弓下に通しづらい．ステンレス製ロッドを使用する時は，著者はワイヤーの使用を原則としている．

　b：ワイヤー締結後の図．ワイヤーは1本につき少しずつ，ロッドの位置を調節しながら締めていく．ケーブルではこれが難しいのが難点である．

　c：Short fusionではU-rodでも十分な固定性が得られる．その固定法は，Suzuki rod固定法と同様である．

7 頸椎，胸椎のsublaminarワイヤリング

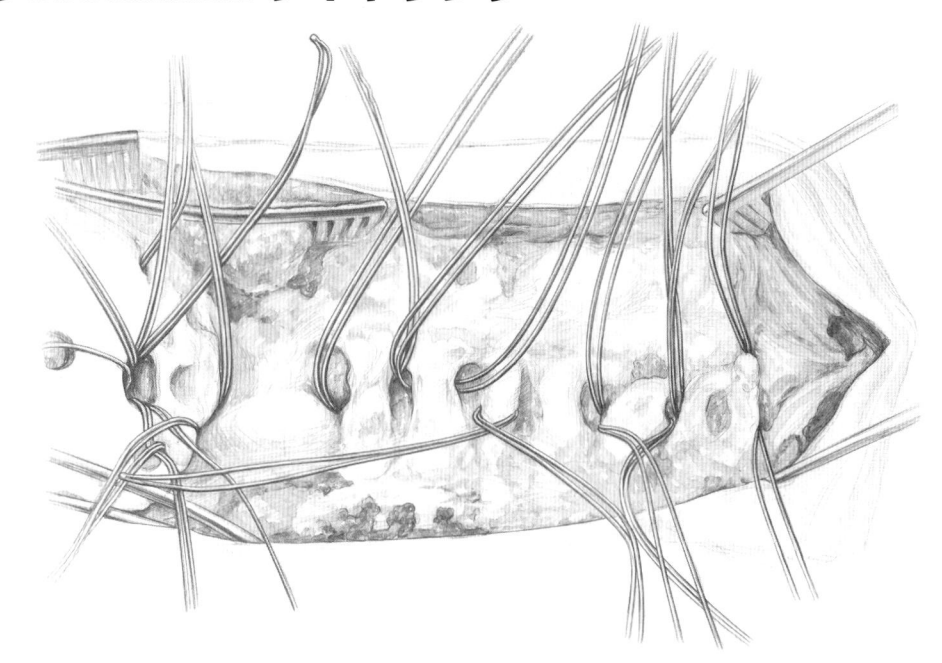

固定の中間部では，ダブルワイヤーを挿入し後に両端を切断してシングルワイヤーとする．最下端には径0.97mmのダブルワイヤーを2本用いる．頸椎椎弓下ワイヤーは，締結時に椎弓正中にあるよう注意する．

8 術中，頭位の調節

本手術で最も重要な注意点は，固定した頭位である．手術は，頭部を前屈位として行うと手術しやすいため，うっかりすると前屈位固定になりがちである．したがって，1) ロッド装着時には確実に頭位を中間位とすること，2) ロッドにはその位置に適合するよう前弯をつけること，3) 必ず術中X線で確認すること，がきわめて重要である．ロッド固定後に頭位を変更するため *in situ* ベンダーの用意は必須であり，これを用いてロッドの曲がりを調節し，頭位を最も良い位置に固定する．最初の症例ではEnder pinベンダーで代用したが，後にそれを脊椎インストゥルメンテーション用に改良したものを作製した（1983年）．このベンダー使用を容易とするためにも広範囲固定ではC_1椎弓切除を加えるとよい．

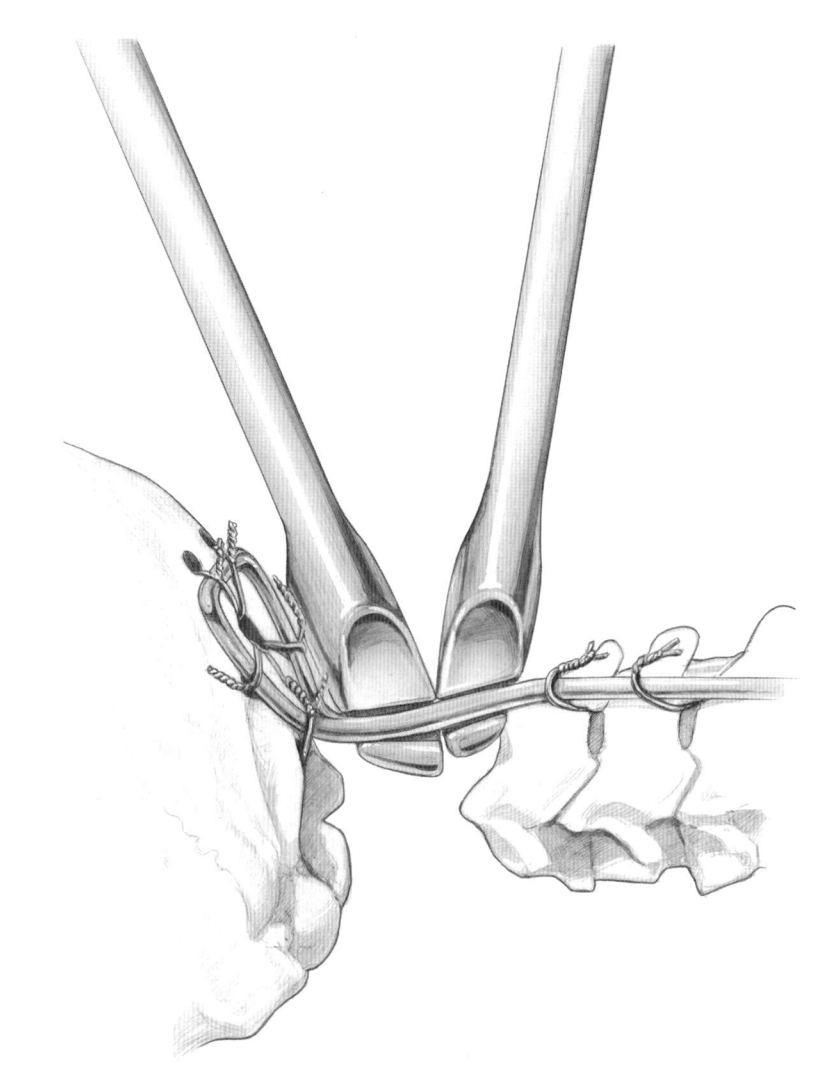

4）頭蓋-頸椎および頭蓋-頸椎-胸椎固定術（鈴木法）

9 骨移植

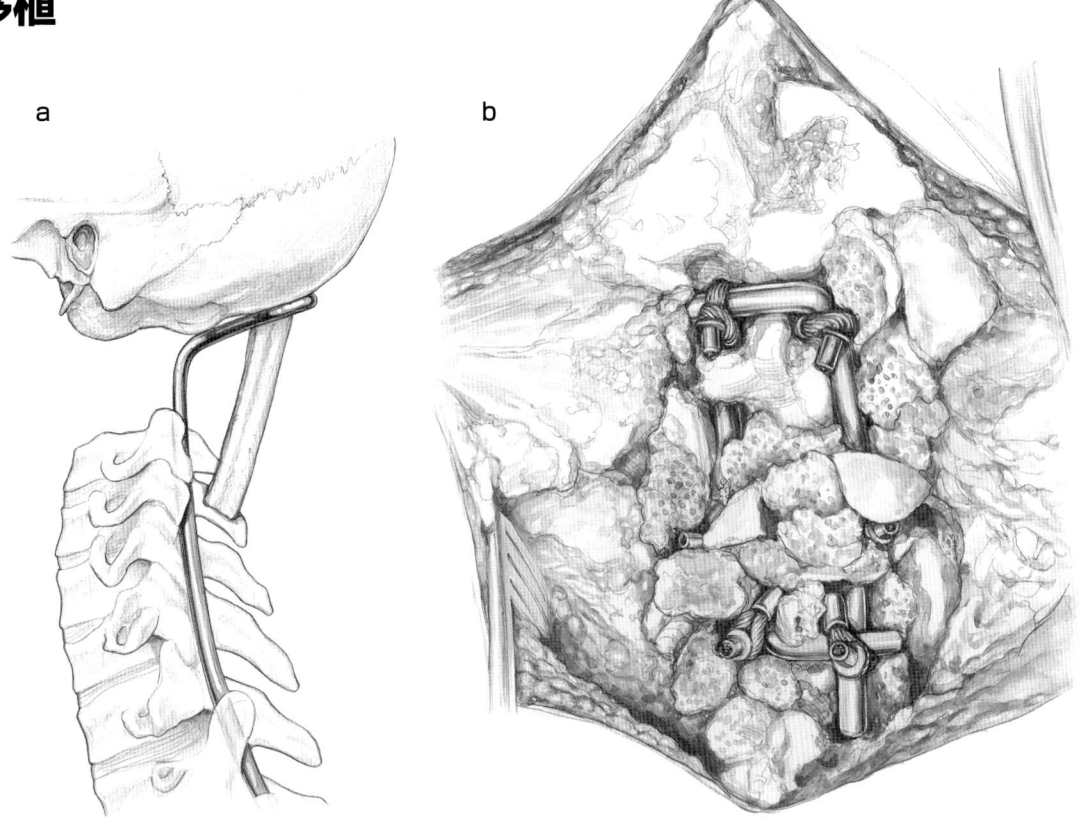

a　b

　a：広範囲固定では後頭骨とC$_4$の間に腓骨を移植する．その形状は後頭骨によく適合し，かつC$_4$棘突起基部との間に挟み込まれるように整える．ワイヤーでロッドに締結するのもよい．腓骨周囲にはできるだけ大量に海綿骨を移植する．それ以下の部分には，facet fusionと後方固定術の移植を行う．悪性腫瘍の場合は骨移植はせず，methylmethacrylateで補強する．
　b：短い固定では半層腸骨骨片と海綿骨チップを移植する．腸骨骨片は必要に応じてワイヤーでロッドに固定する．

10 完成図

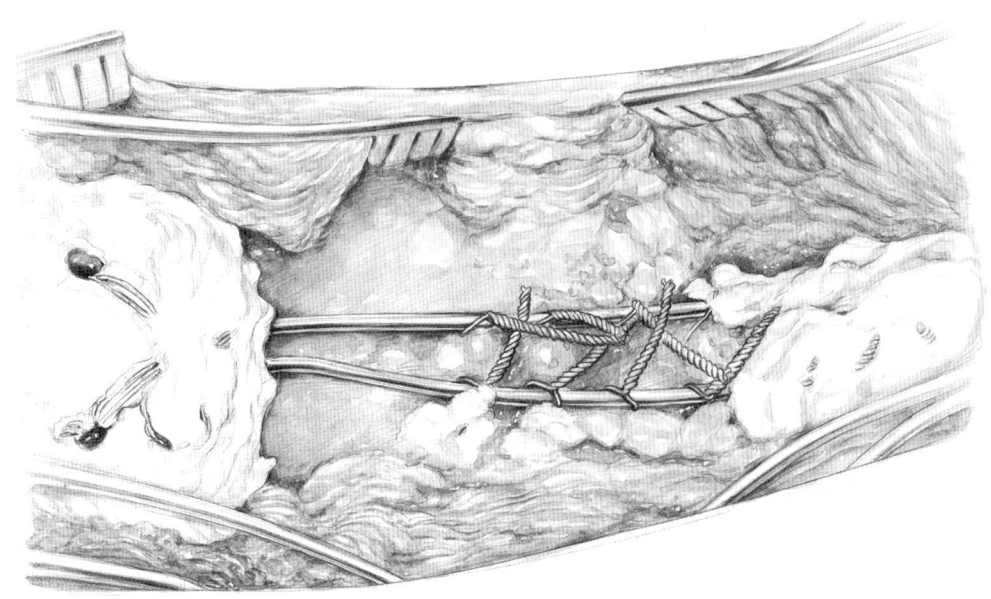

　Methylmethacrylateは後頭骨部でインプラントが突出しないよう，表面を滑らかにする．最終的にはロッドの全長にわたる補強をする．

235

5）ケージを用いた手術──頸椎

Anterior Cervical Discectomy and Fusion with Titanium Cages

谷　諭

適応となる疾患

　1〜2椎間で多少の上下への骨棘などの伸展があっても，主に椎間板レベルに病変がある場合に適応となる．小さな円柱状のケージを2個入れるか，Smith-Robinson法に準じたbone dowelに類似した形のケージを挿入する．椎体部分切除が上下に延びたときは，大きなケージを挿入することで対応することもある．

手術の留意点とコツ

① アプローチの選択

　著者は通常右側よりアプローチする．これは術者が右利きであれば，右側よりの進入のほうが操作が容易であること，none-recurrent laryngeal nerveが術野に出てくる確率は0.5％程度であること，万が一，頸動脈損傷が生じた場合に右側のほうがmorbidityが良好かとのことによる．

　ケージを使用する場合，内に充塡する骨は小さな骨片でよいので骨採取は胸骨柄より行っている．これにより，同一術野で骨採取ができ，さらに，殿部下の枕のために体幹が捻転することがなくなる．また，術後のdonor site painも少ない．

② 椎間板へのアプローチ

　皮膚切開後の浅頸筋膜からは頸動脈への鈍的損傷を避けるsharp dissectionが望ましいが，足長モスキートも適宜用いている．

　椎体前面に到達したのち，頸長筋は，まず，右側を椎体より剝離し，最低限度こちら側にserrated bladeをしっかりかけ支点とする．それにより気管食道を左側へ展開できる．Bladeは上下方向にもかけたほうが，種々の器具の出し入れの際に安全である．

③ 椎間板摘出

　椎間板をある程度摘出したところで，外側部分の除去を進めると，椎間腔の左右の外縁が理解でき正中線が想定できる．

　顕微鏡を導入後にPLLを確認する．これは線維が頭尾側方向に走っているので，分かりやすい．椎間板が上下に伸展しているときや骨棘が突出しているときは先にair instrumentを用いて除去する．

　脱出した椎間板が通常浅層と深層の間にmigrationしていることが多いが，なぎなた様の小剪刀でPLLを切開すれば安全に硬膜を確認できる．

④ インプラントの挿入

　椎体終板より十分に椎間板成分を郭清した後に，胸骨柄より採取した小骨片をケージ内に十分に充塡し，種々の挿入器具を使用してインプラントを挿入する．

　椎間板スペースの拡大のために，術前にセットしたMayfield 3点頭蓋固定を介して頭部を牽引してもらう．

3. インストゥルメンテーション手術

挿入後は，頭部を動かしてもらい，強固な固定が得られていることを確認する．
⑤ **閉創**
万が一のインプラントの脱出に対して頸長筋の筋膜は可及的に正中部へ寄せるようにしておく．後の閉創は通常どおりである．

1 皮膚切開

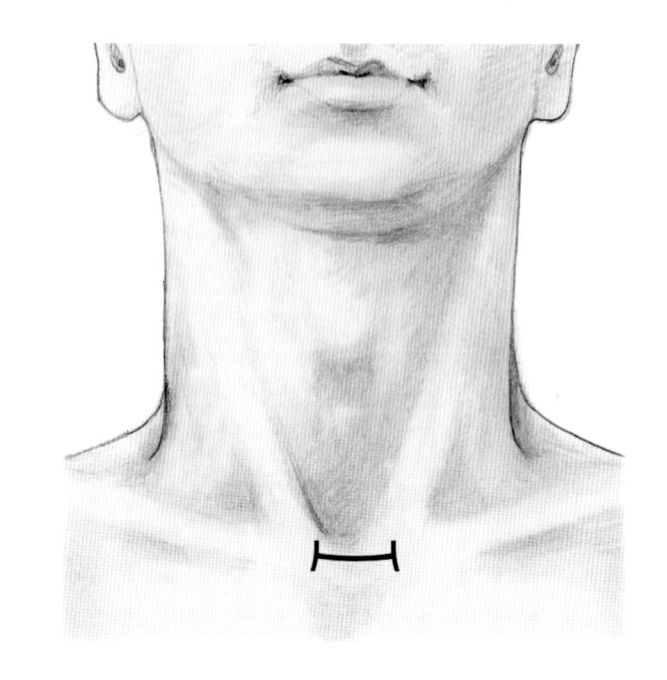

頸部を伸展し，皮膚切開は皺に一致させる．胸骨柄では，骨上に約3cmの皮膚切開とする．

2 椎間板へのアプローチ

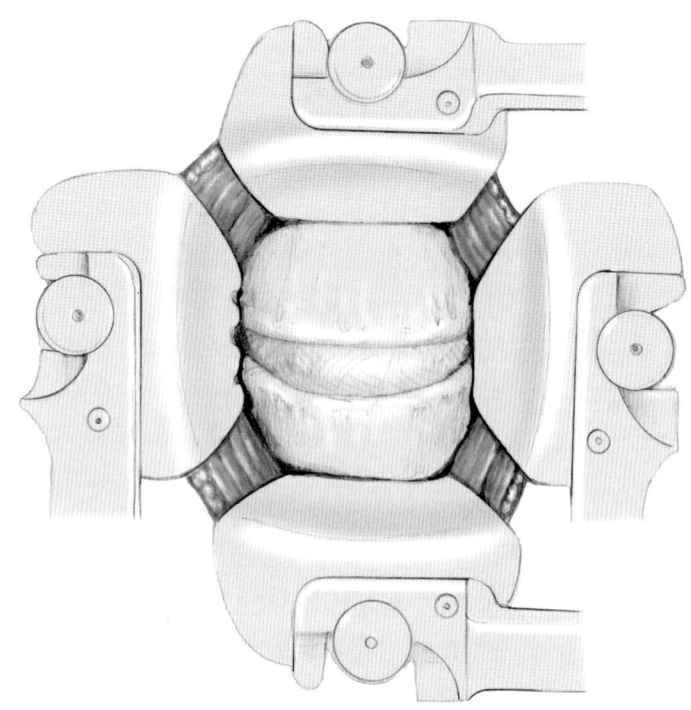

椎体前面の展開は，できれば，左右上下へ4本のbladeを置いたほうが，周囲の組織へのプロテクトとなる．

3 椎間板摘出

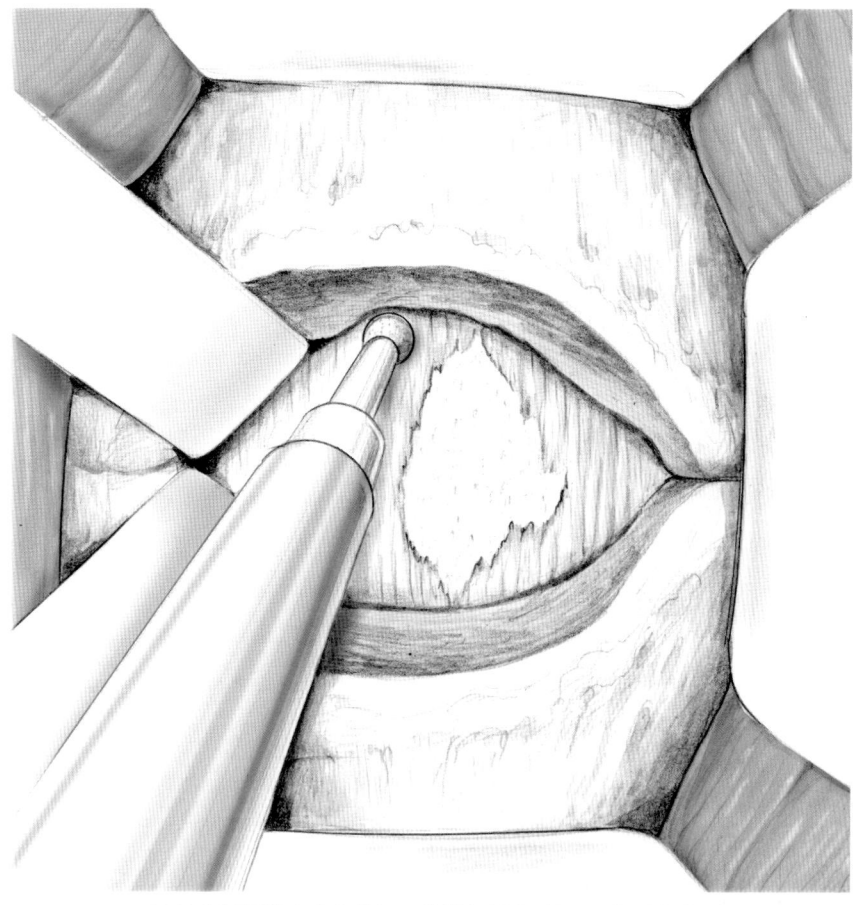

PLLを切開除去する前に，骨棘などはdrill-outしておく．

4 インプラントの挿入

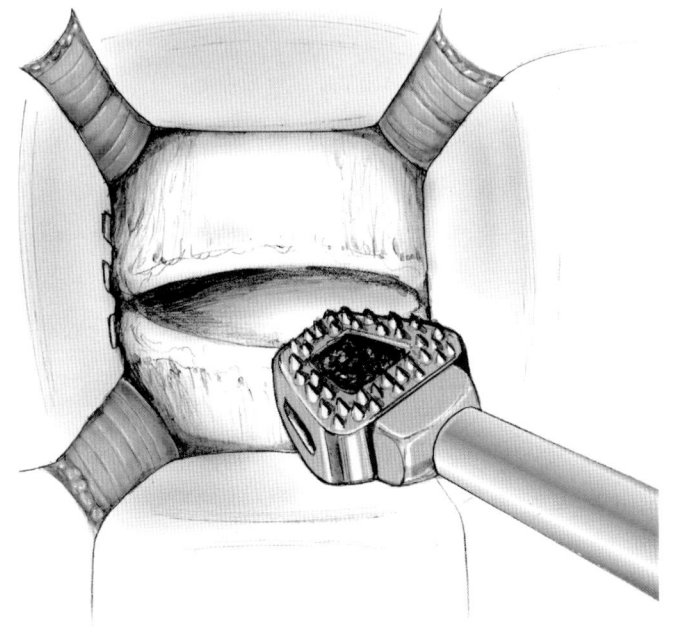

終板の軟骨組織を除去後に，十分に小骨片を充填したインプラントを挿入する．

5 完成図

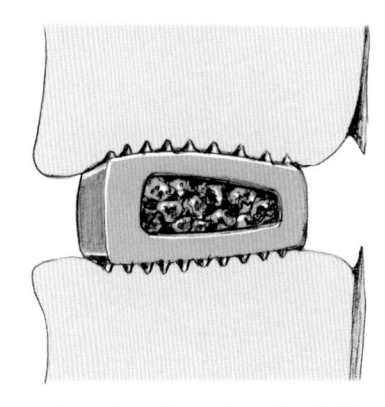

このインプラントでは，移動，sinkingは少なく，前弯も保てる．

6）ケージを用いた PLIF
Posterior Lumbar Interbody Fusion Using Cages

松本守雄　千葉一裕　戸山芳昭

本手術法の意義

後方侵襲椎体間固定術（PLIF）は強固な骨癒合が獲得可能な優れた術式であり，椎弓根スクリューとの併用により，すべりの整復・保持，腰椎前弯の獲得が得られる．しかし，椎体間に自家骨移植を行うのみでは移植骨の圧潰により矯正位の損失を生じる場合も少なくない．力学的強度に優れたスペーサーを椎間移植に使用することで，anterior column support を強固にし，矯正損失の防止，早期離床が可能となる．スペーサーとしてはハイドロキシアパタイトブロックなどのほかに，自家骨を充填して用いるケージがあり，近年多種多様なケージが開発・改良され，PLIF の際に広く用いられている．

現在市販されているケージにはチタンメッシュケージ，チタンケージ，カーボンケージなどがある．それぞれ一長一短があり，術者の好みで使用されているのが現状である．著者らは主にカーボンケージ（I/F cage, Dupuy Acromed 社）を用いており，可及的前弯位での固定を心がけている．

本法ではケージ自体の力学的強度が母床となる椎体のそれを上回るため，ケージの沈下（subsidence）を生じる可能性がある．特に骨粗鬆症を有する患者ではその頻度が高い．したがって母床作製は慎重に行い，骨性終板を極力温存する必要がある．ケージの脊柱管内脱出も時に問題となる．これはケージを十分前方に打ち込むことや pedicle screw system に compression を加えつつ締結することで防止する．

手術の留意点とコツ

① 体位
腰椎を前弯位に保てるよう，大腿，膝下に枕を入れ，股関節を可及的伸展位に保つ．

② 除圧
腰椎を展開し，椎弓根スクリューを刺入する．障害高位の除圧を十分に行う．その際，上位椎の下関節突起は外側1/3を温存するようにする．どうしても十分な視野が得られない場合は，完全切除もやむをえない．下位椎の上関節突起の内側，上縁も十分切除し，除圧を図るとともに椎間板後縁を広く露出させる．

③ 椎間板郭清
神経根レトラクターで神経根を正中によけた後，椎間板の切除を行う．メスで椎間板後縁に切開を加えた後，椎間板シェーバーで椎間板内を郭清する．あまり大きい径のシェーバーを無理に使用すると，骨性終板まで削りとることになり，ケージの設置が困難になったり，後に沈下を生じたりするので注意を要する．十分前方まで椎間板切除を行う．また，正中後方の線維輪の切除も十分に行う．軟骨終板は Codmann 型ラスパトリウム，輪匙などを用いて徹底的に切除する．対側より同様の操作を行う．

④
まず，椎間前方に海綿骨細片を充填する．その後，椎間に distraction をかけ，十分

3. インストゥルメンテーション手術

開大したのち，海綿骨細片を充填したケージを十分前方まで打ち込む．ケージは靴型の打ち込み棒を用いて正中に寄せる．鈴木によるPLIF-sandwich法に準じ，ケージの外側に腸骨半層骨片あるいは海綿骨細片を打ち込む．次いで，対側より腸骨半層骨片をケージの外側に打ち込む．

⑤ 十分compressionをかけつつpedicle screw systemの締結を行う．

1　除圧・神経根の圧排

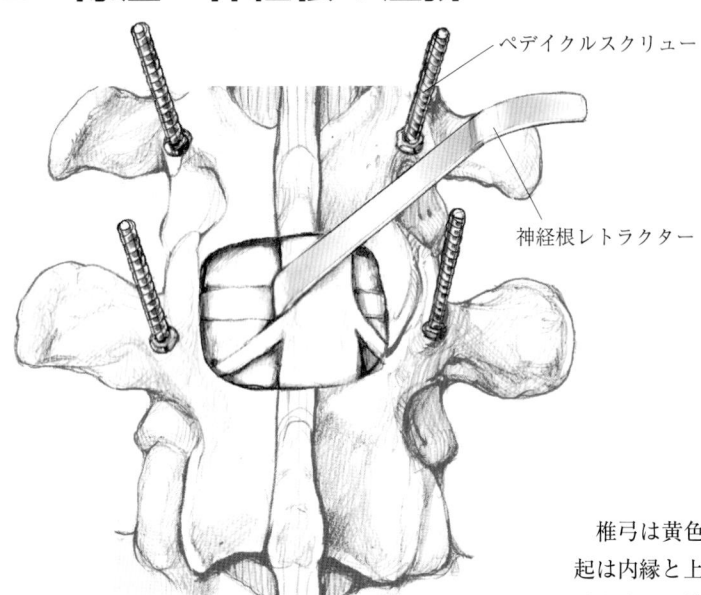

ペデイクルスクリュー
神経根レトラクター

椎弓は黄色靱帯の付着部まで，下関節突起は内側2/3，上関節突起は内縁と上端を切除し，除圧を行うとともに，椎間板後縁を広く露出する．神経根はレトラクターで内側に圧排する．

2　母床の作製

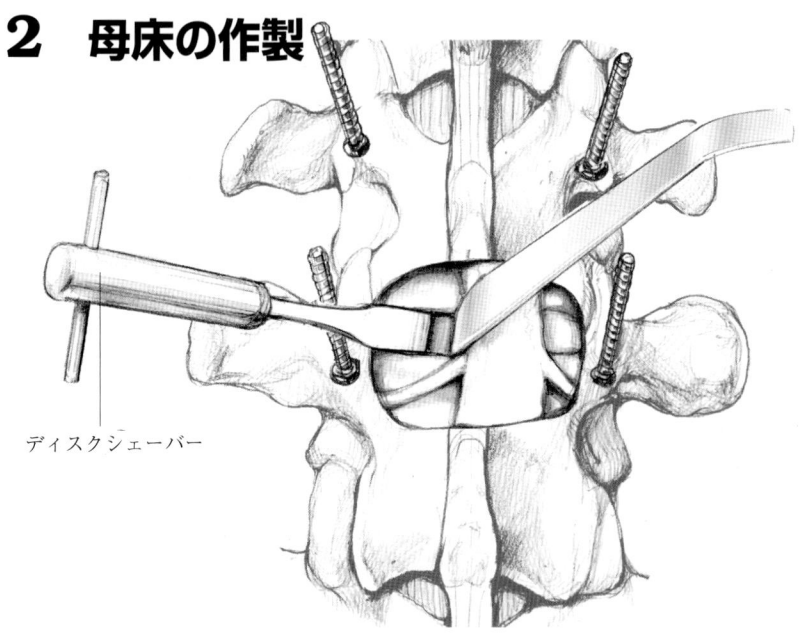

ディスクシェーバー

母床作製は椎間板シェーバー，Codmann型ラスパトリウム，輪匙などを用い，骨性終板を破壊しないように留意しつつ行う．

3 ケージ，半層骨片の打ち込み

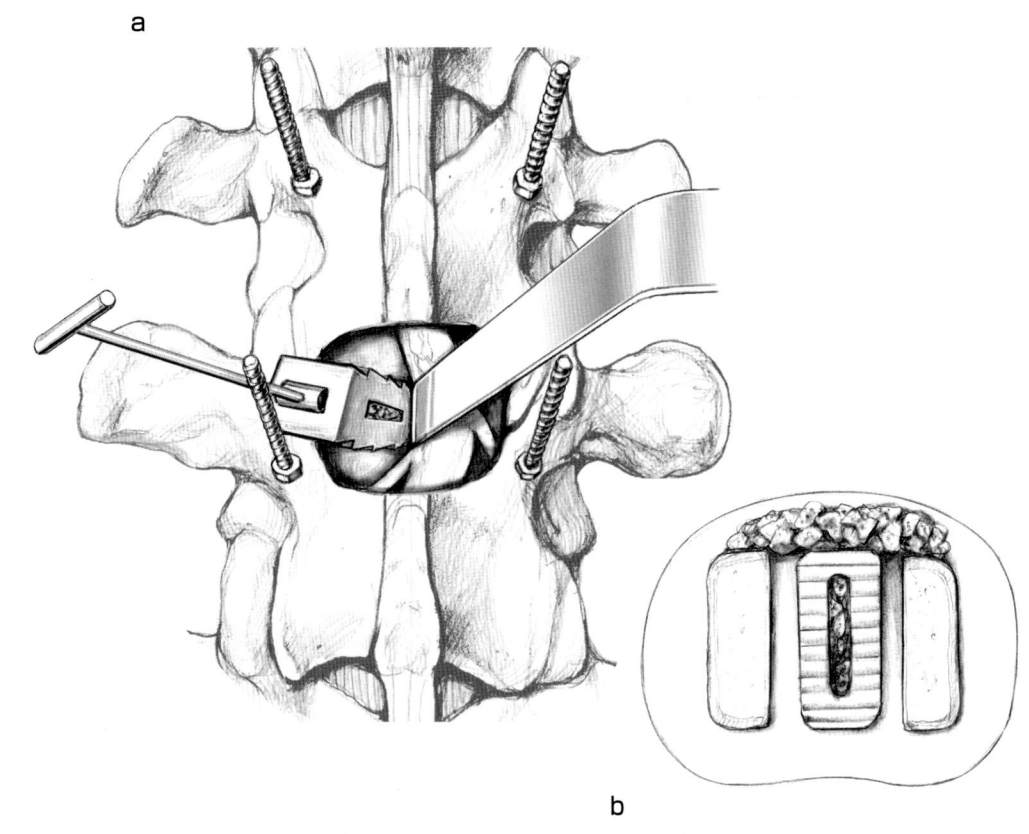

a：後方より．神経根をよけつつ，ケージを打ち込む．
b：断面図．前方には腸骨細片を充填し，ケージの両側には自家半層腸骨を充填する．

7）プレートを用いた頸椎前方固定術

Anterior Plate Fixation of the Cervical Spine

徳 橋 泰 明

適応となる疾患

中下位頸椎前方固定術の適応となるほとんどの病態で適応可能である．頸椎前方支持性再建が確実に得られ，手術適応は広い．最もよい適応は，①脱臼骨折などの外傷，②椎体に主病巣のある腫瘍，③前方除圧・固定を必要とする頸椎変性疾患，④頸椎後弯変形の矯正固定などである．禁忌は感染性疾患，著しい骨粗鬆症である．

手術の留意点とコツ

Atlantis® は対側皮質非貫通型スクリューを用いた頸椎前方プレートシステムの一つである．本システムを併用した第5頸椎腫瘍に対する C_5 椎体亜全摘後の前方固定手技について述べる．

① 適切なプレートサイズの決定

プレートのサイズ選択が重要である．頭尾側スクリューがスペーサー（移植骨）や椎間板に誤刺入されないサイズを選択する必要がある．具体的には，頭・尾側スクリュー穴の間隔がノギスを用いて測定した母床サイズより頭・尾側各2mmずつ計4mm長く，かつ固定頭・尾側椎間板に23G注射針を刺入，これより各々約3mm程度短いプレート長が理想的である．特にスクリュー／プレート間固定角度の決まっている fixed type plate 使用時は，非常に重要である．Atlantis® では，スクリュー／プレート間固定角度が自由な variable type のスクリューもあり，上記条件のプレートサイズがない場合は最も近いサイズのプレートに variable type のスクリューを併用する．

② プレートの設置

最も重要なことは適切な位置でのプレート固定である．X線コントロールによるプレート仮止め状態でのスクリュー刺入方向の確認を躊躇してはならない．スクリュー刺入方向はシステムにより少しずつ異なること，システムによっては誤った角度で刺入するとスクリューの back out 防止機構が効かなくなるものもある．また，正中より進入側へ偏った設置になりやすいことにも注意すべきである．

③ 隣接臓器損傷の予防

隣接臓器損傷，特に食道損傷の予防目的で挿入したプレート・スクリューを頸長筋にて被覆することが重要である．スクリュー頭やプレートの back out が生じても頸長筋が防壁として有効である．頸長筋は個人差があり，十分被覆できない場合は，頸長筋の傍椎体部に電気メスにて減張切開を加えて中央部で縫合する．完全に閉鎖できなくともスクリュー頭部分が被覆できれば十分である．

文 献

1) Kostuik JP, Connolly PJ, Esses SI, et al：Anterior cervical plate fixation with the titanium hollow screw plate system. Spine **18**：1273-1278, 1993.

2) Vaccaro AR, Falatyn SP, Scuderi GJ, et al：Early failure of long segment anterior cervical plate fixation. J Spinal Disord **11**：410-415, 1998.
3) 大川章裕，松崎浩巳，徳橋泰明，他：頸椎に対するinstrumentation，5）中下位頸椎疾患に対する手術療法．脊椎脊髄**11**：213-216, 1998.
4) 徳橋泰明，大川章裕：プレートを併用した前方固定術．MB Orthop **14**：38-47, 2001.

1 プレートサイズの決定

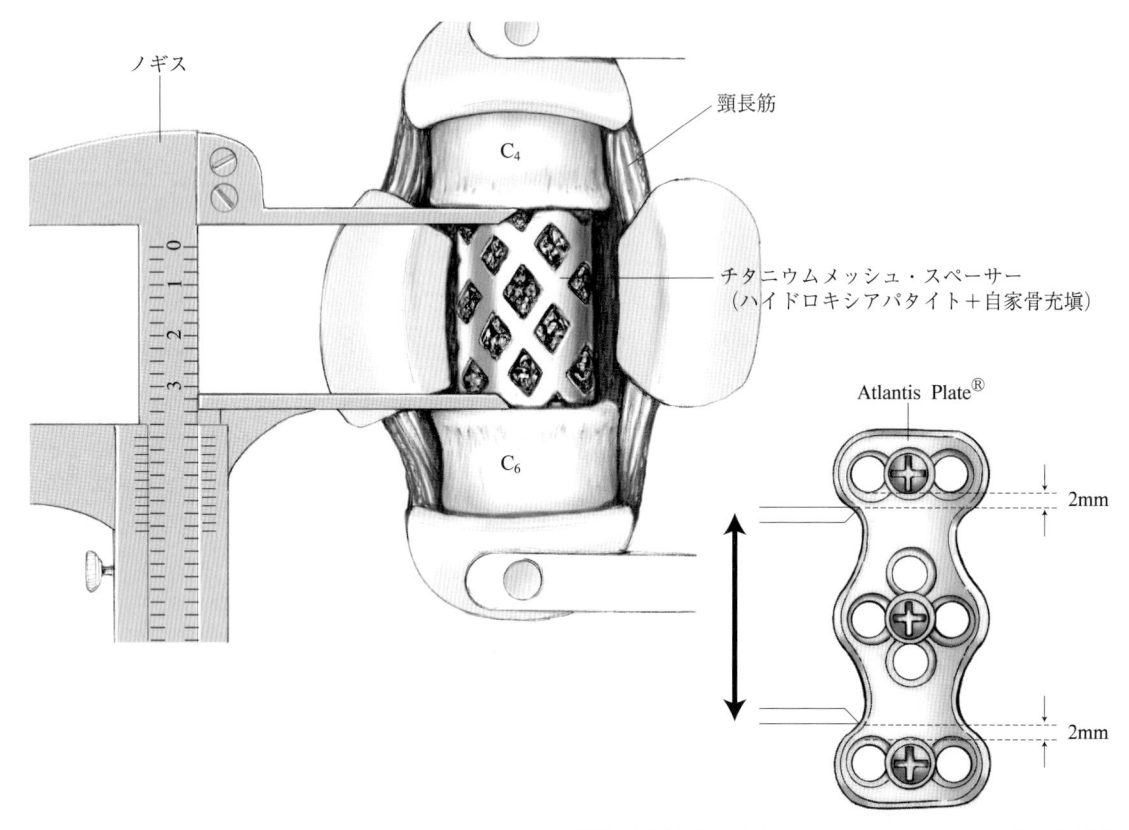

C_5椎体亜全摘後にチタニウムメッシュスペーサーを挿入．頭・尾側スクリュー穴の間隔がノギスにて測定したスペーサーを挿入した母床サイズより頭・尾側各2mmずつ長いプレートを選択する．さらに固定頭尾側椎間板に23G注射針を刺入し，これより各々約3mm程度短いプレートが理想的であるが，不十分な場合はvariable typeのスクリューを併用する．

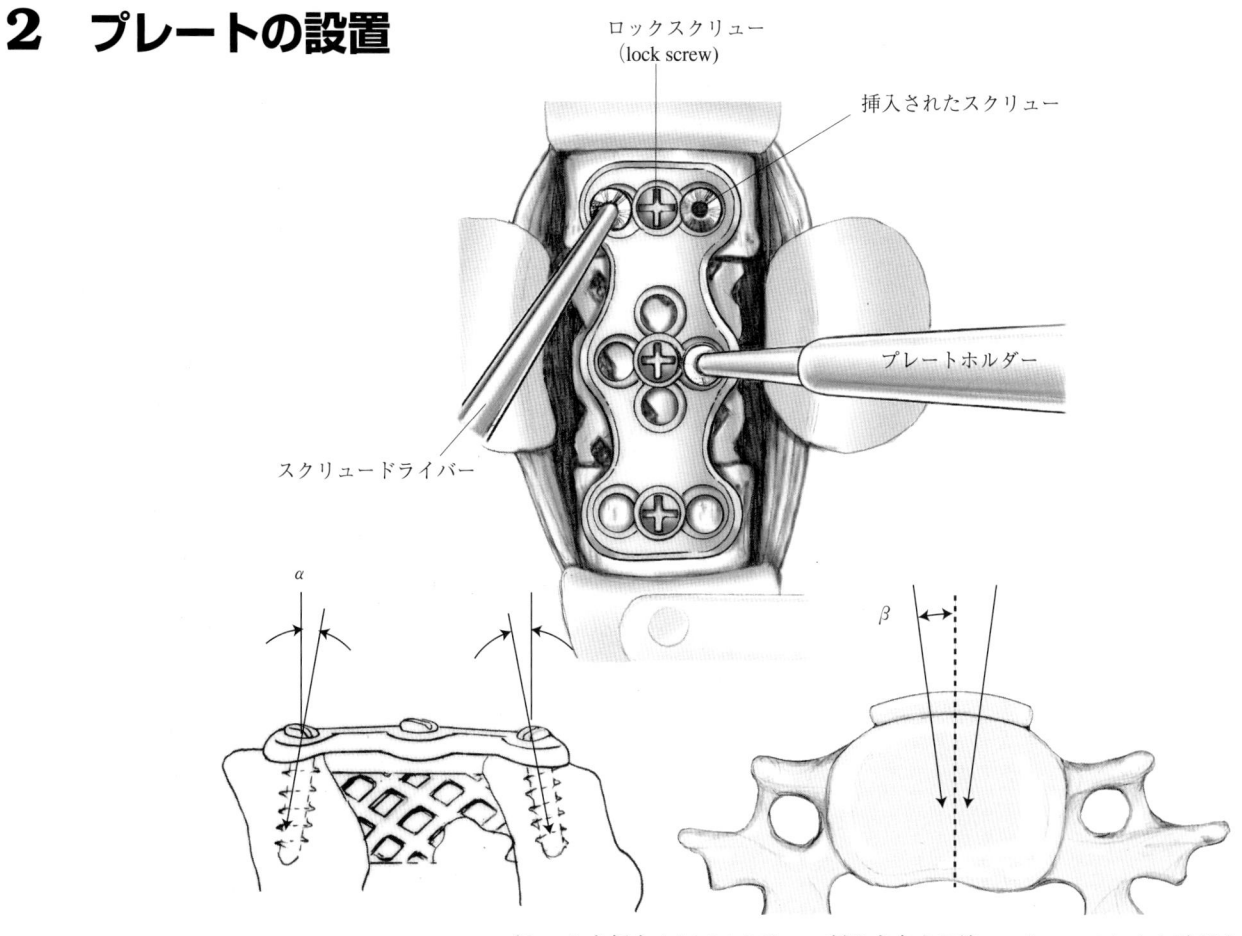

7）プレートを用いた頸椎前方固定術

2 プレートの設置

プレートを仮止めしてスクリュー刺入方向をX線コントロールにより確認する．スクリュー刺入方向のα，βはシステムにより少しずつ異なることに留意する．最後にスクリューのback out防止用のロックスクリューを締め付ける．

3 プレート設置の完成

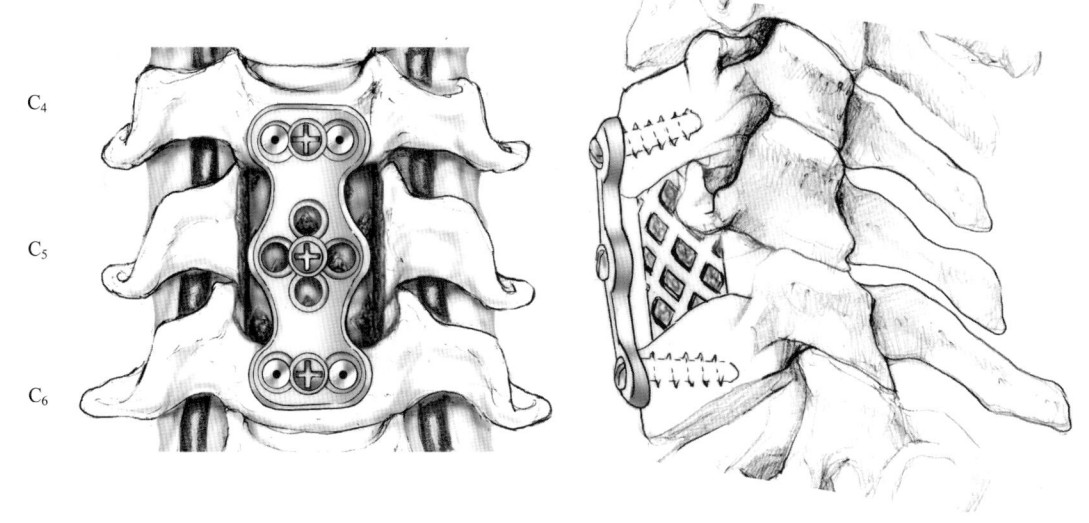

プレートは椎体正中に固定する．最終固定後X線撮影にてスクリュー刺入方向・長さを確認する

247

4 プレート・スクリューの被覆

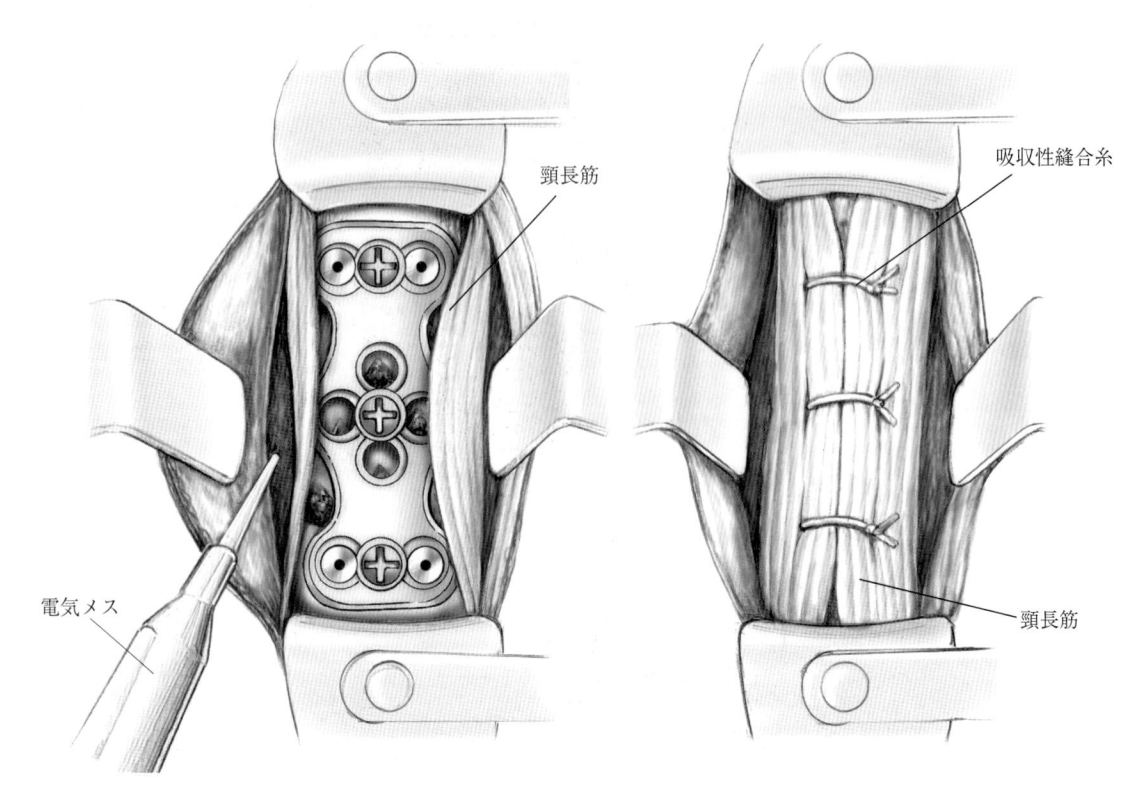

頸長筋

吸収性縫合糸

電気メス

頸長筋

プレート・スクリューを頸長筋にて被覆する．頸長筋にて十分被覆できない場合は，頸長筋に減張切開を加えて中央部で縫合する．スクリュー頭部分の被覆が重要である

8）プレートとスクリューによる頸椎後頭骨後方固定術

Occipito-cervical Posterior Fusion with Plates and Screws

中村雅也　千葉一裕　戸山芳昭

適応となる疾患

本稿ではプレートとスクリュー（U. H. U. Spinal System）による頸椎（環軸椎-後頭骨間）後方固定術について述べる．手術適応は，慢性関節リウマチにおける環軸椎不安定症（特に垂直脱臼），歯突起形成不全・欠損，先天奇形を伴う上位頸椎不安定症，大後頭孔腫瘍摘出後の頸椎後頭骨不安定症，頸椎固定術後の偽関節・不安定症などである．

手術の留意点とポイント

① 環軸椎・後頭骨のアライメント確認

体位はMagerl法に準じ，腹臥位で頸部は軽度屈曲位にして直達牽引を行う．透視下に正面像で環軸関節がよく見えるように，口腔内に弾性包帯を入れて開口位を保持する．さらに側面像で環軸椎の整復と後頭骨・頸椎のアライメントも確認することが重要である．

② 環軸椎椎間関節へのスクリュー刺入

Magerl法に準じて透視下に，環軸椎椎間関節へのガイドピンの刺入を行う．デプスゲージを用いて，スクリューの長さを決め，タップを切る．この際，ガイドピンが深く迷入したり，抜けることがあるので注意を要する．先に決定した長さのカニュレイテッドスクリューを刺入する．

③ ロッドプレートのベンディング・ロッドコネクターの仮設置

トライアルを用いてロッドプレートのカーブを決めてからベンディングを行う．ロッドコネクターとロッドプレートを仮設置する．必要に応じて骨切除（環椎後弓切除，大後頭孔拡大）を行うが，切除範囲と移植骨の母床作製範囲は，ロッドプレート固定のための後頭骨のスクリュー刺入部位が確保できることを確認した後に決定する．この際，あまり外側にロッドプレートのスクリュー刺入部を設置すると，後頭骨皮質が薄いため強固な固定が得られないので注意しなければならない．

④ 後頭骨のスクリュー刺入・ロッドの固定

骨切除・移植骨母床作製後，ロッドプレートを設置し後頭骨のスクリュー刺入部のタップを行う．その際，外側部は皮質が薄いため，硬膜を損傷しないように注意しなければならない．後頭骨スクリュー固定後にロッドコネクターを締め，ロッドプレートとカニュレイテッドスクリューを固定する．

⑤ 骨移植

腸骨より半層骨片を採取し，第2頸椎棘突起を跨ぐように腸骨を採型し，軸椎椎弓に作製した骨溝にはめ込み，後頭骨にはスクリュー固定を行うと良好な固定性が得られる．

3. インストゥルメンテーション手術

1 環軸椎椎間関節へのスクリュー刺入

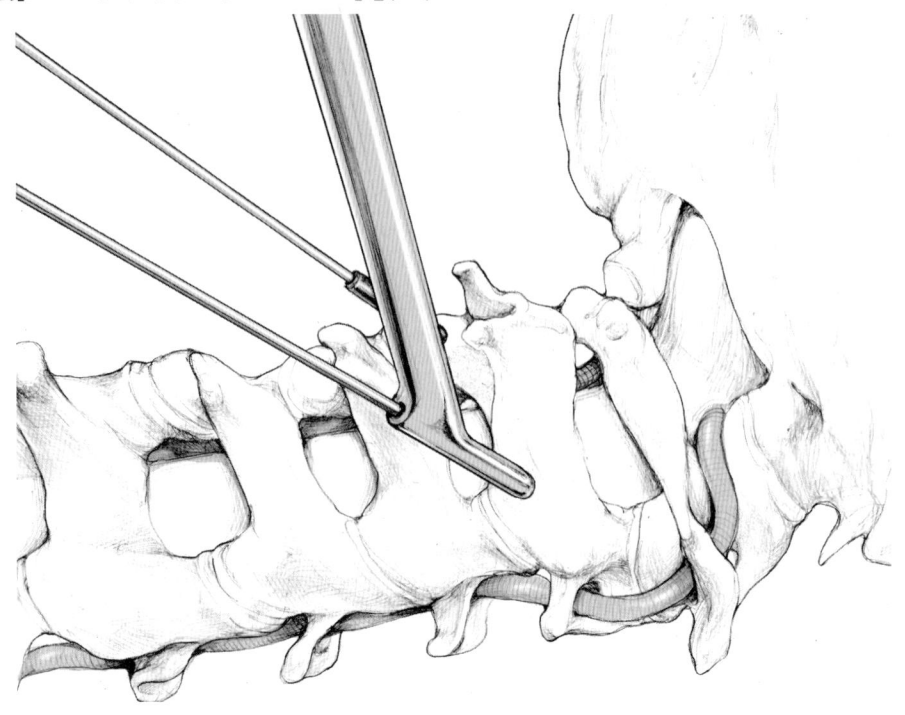

Magerl法に準じて透視下に，環軸椎間関節へのガイドピンの刺入後，デプスゲージを用いて長さを計測し，スクリューを刺入する．

2 後頭骨へのスクリュー固定

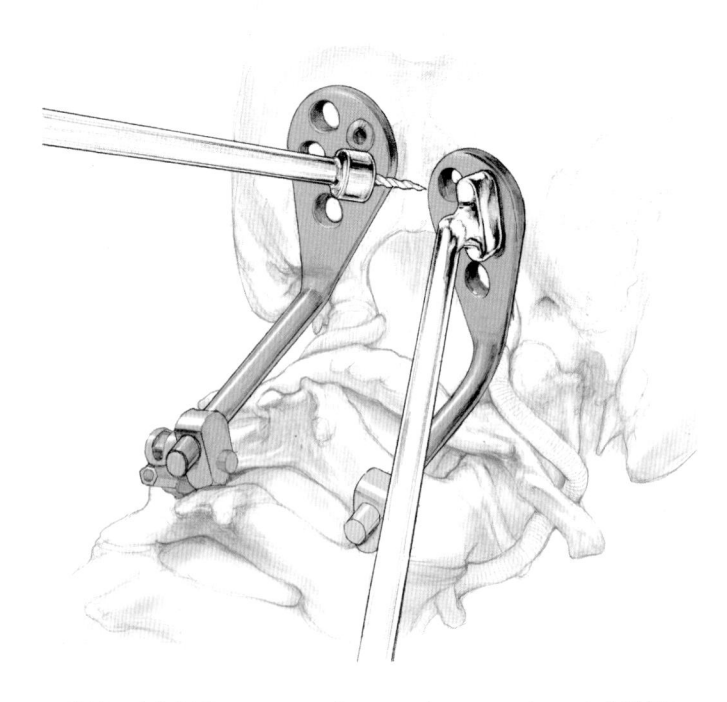

骨切除・移植骨母床作製後，ロッドコネクターとロッドプレートを設置し，後頭骨へのスクリュー固定を行う．後頭骨へのタッピングの際，外側部では特に硬膜損傷に注意しなければならない．後頭骨スクリュー固定後にロッドコネクターを締め，ロッドプレートとカニュレイテッドスクリューを固定する．

3 骨移植

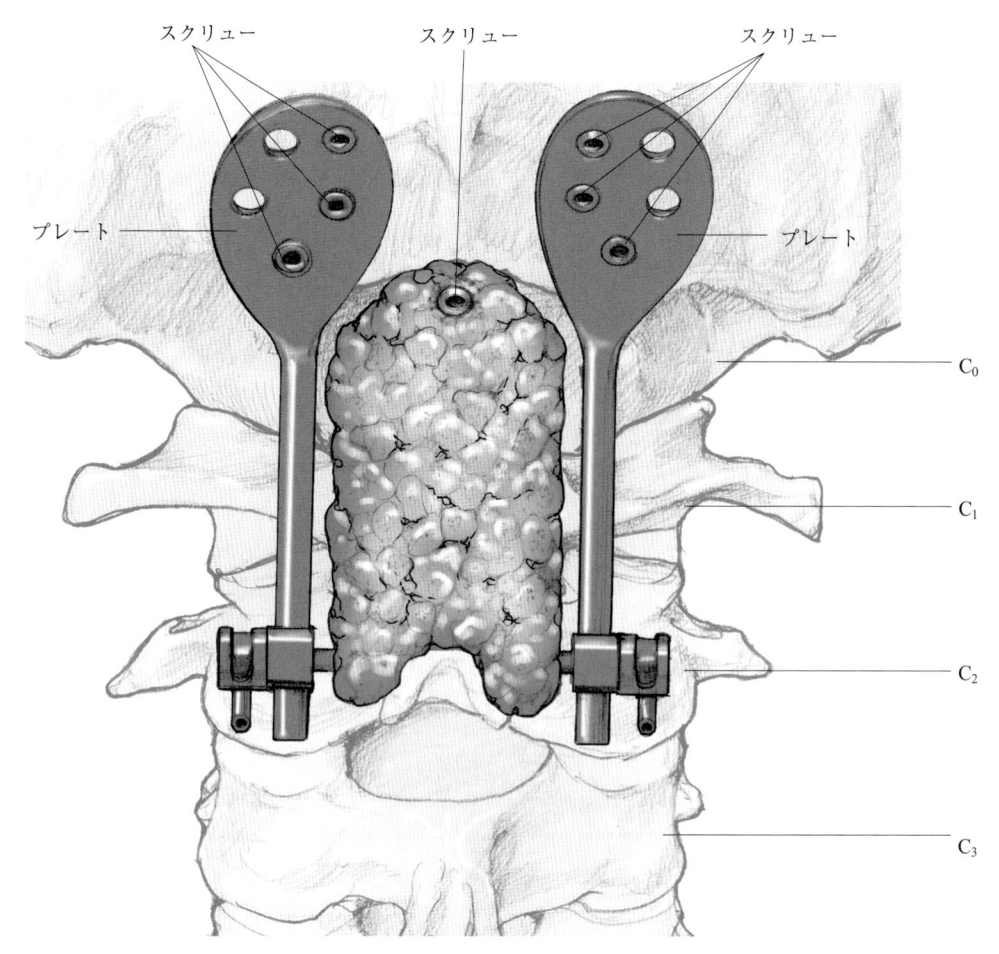

図中ラベル:
- スクリュー
- プレート
- C_0
- C_1
- C_2
- C_3

腸骨半層骨片を採型し，軸椎椎弓に作製した骨溝にはめ込むように移植し，後頭骨にスクリュー固定を行う．

9）椎弓根スクリューによる頸椎再建術
Cervical Spinal Reconstruction Using Pedicle Screw Fixation Systems

鐙　邦芳

適応となる疾患

　頸椎の後方再建の適応となるほとんどの例に，椎弓根スクリュー固定を応用しうる．しかし，同法には技術的に難かしい面があり，他の容易な再建法で確実な安定性が獲得できる例には，必ずしもこの方法を推奨しない．頸椎椎弓根スクリュー固定使用の頸椎再建の最も良い適応は，固定と同時に後方脊髄除圧の必要な例，後弯矯正を要する例，後頭頸椎固定を要する例などである．また，前後両側の安定要素が著しく破壊されている病態にも，後方単独手術で確実な安定性を与える．たとえば，頸椎の脱臼骨折，転移性頸椎腫瘍，破壊性脊椎関節症などである．さらに複雑な病態を呈していることの多い，前方・後方固定偽関節などのサルベージ手術にも強力な手段となる．この方法をマスターすることにより，従来の再建方法では不可能な多くの病態に対応可能になる．

手術の留意点とコツ

　術前の検査では斜位単純X線像，骨条件のCTは椎弓根の状態の確認に有用である．斜位X線像で，椎体上にドーナツリング状の椎弓根が撮像されたら，その椎弓根には髄腔が存在し，スクリュー刺入は困難でない．骨条件のCTは椎弓根外径の推定に有用である．CT，MRIの読影にあたっては，稀ではあるが，椎骨動脈の走行異常が存在することに留意すべきである．

　安全かつ確実に本法を実施する上で最も重要な点は，スクリューの刺入点と刺入方向の正確性である．スクリューの刺入点の決定には，椎間関節の外縁までの十分な展開が必要である．C_2ではC_{1-2}の椎弓間から神経鉤で直接C_2椎弓根の内面を触れ，椎弓根を直視しながらプローブ，タップ操作を行うと確実である．C_3〜C_7では，刺入点の皮質骨をburrで円錐状に削除し，小さな鋭匙で内前方めがけて海面骨を削除していくと，多くの例で椎弓根の髄腔が確認できる．C_2〜C_7のいずれにおいても，側面X線透視で，刺入点が椎弓根の入口部の後方に相当することを確認する．先端が鈍で軽度弯曲した頸椎用椎弓根プローブをX線透視で確認しながら椎体まで挿入する．この際，刺入方向が確実に内側に向かうよう，プローブの弯曲の凹側を脊柱管側にして持つ．頸椎椎弓根の骨皮質は，常に内側が厚く外側が薄い．内側の皮質骨に沿ってプローブを進めることが重要である．脊髄除圧が同時に必要な場合，プレートあるいはロッドの下に骨移植する．

文献
1) 鐙　邦芳：頸椎椎弓根スクリュー固定．OS NOW **21**：92-107, 1996.
2) Abumi K, Kaneda K, Shono Y, Fujiya M：One-stage posterior decompression and reconstruction of the cervical spine by using pedicle screw fixation systems. J Neurosurg（Spine）**90**：19-26, 1999.
3) Abumi K, Shono Y, Taneichi T, Ito M, Kaneda K：Correction of cervical kyphosis using pedicle screw fixation systems. Spine **24**：2389-2396, 1999

1　スクリューの刺入点と方向：C_2

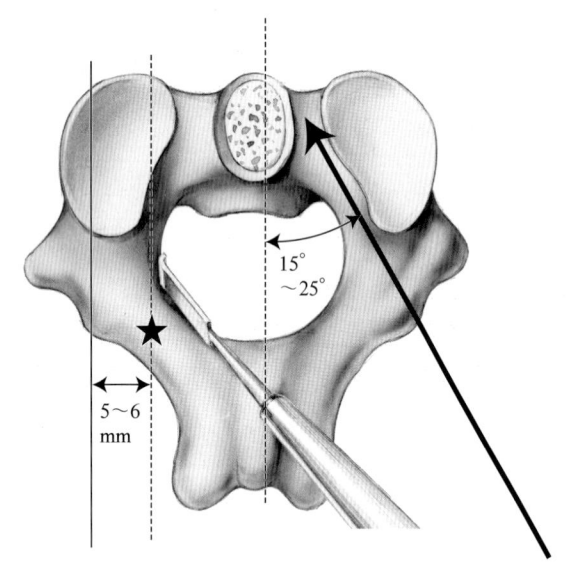

C_2のスクリュー刺入点（★）は，外側塊の外縁から約5〜6mmで，おおよそC_2椎弓の上縁の延長線上である．C_2スクリューの方向は，矢状面に対し15〜25°である．C_2では，神経鉤で椎弓根の内縁を触れ，直視しながらプローブ，タップ，スクリュー刺入ができる．

2　スクリューの刺入点と方向：C_3〜C_7

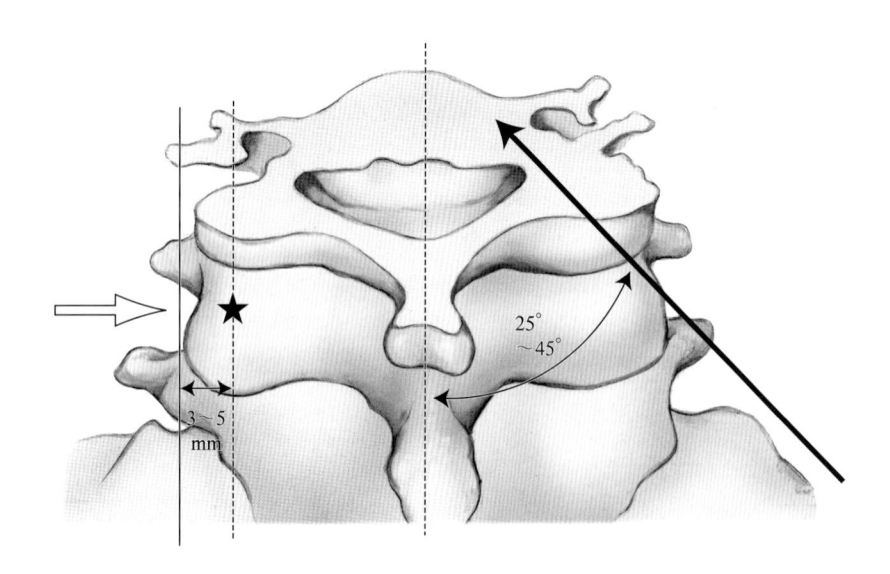

C_3〜C_7のスクリュー刺入点（★）は，固定上位椎間の下関節突起下端のやや下で，外側塊の外縁から約3〜5mmの点が刺入点である．外側塊の外縁は内方に陥凹しており，刺入点は最陥凹部のやや頭側（白矢印）の高さに一致する．C_3〜C_7では，スクリュー方向は矢状面に対し25〜45°である．

3 側面X線透視の使用

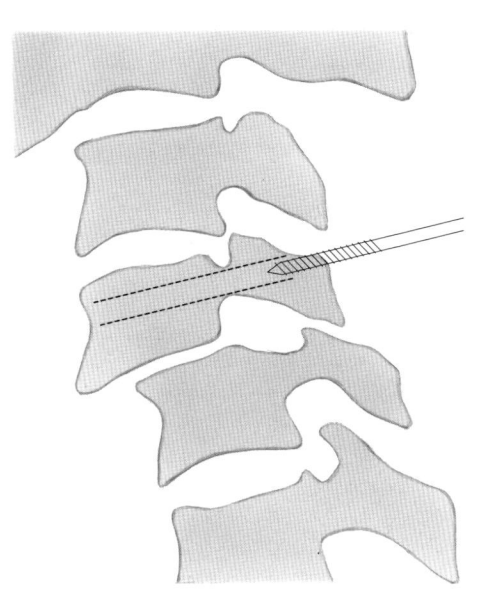

側面X線透視は正確なスクリューの刺入に極めて重要である．左右の関節突起（関節面）が一致するようX線方向を調節する．プローブ，タップ，スクリュー刺入のいずれも椎体の半分以上刺入する．正面透視は有用な情報をほとんどもたらさず，著者は使用していない．

Ⅲ．脊髄・血管手術

1. 腫瘍

1) C_{1-2} レベルの砂時計形腫瘍の摘出術

Removal of the Dumbbell Tumors at C_{1-2} Level

長島親男

砂時計形腫瘍とは

砂時計形腫瘍（dumbbell tumor, hour-glass tumor）とは，その名のように砂時計，あるいは亜鈴の形を呈する腫瘍で，多くは神経根から発生した神経鞘腫である．すなわち，硬膜内の神経根，ことに後根の神経根糸（posterior root filament）より生じ，神経根に沿って椎間孔を経由して末梢方向に増大し，硬膜外に腫瘍を形成する．一方，後根部の腫瘍も増大し，硬膜内（髄外）に腫瘍を形成し脊髄を圧迫する．したがって，この腫瘍は「硬膜内・硬膜外腫瘍（intra- and extradural tumor）」と呼ばれている．症例によっては硬膜外の腫瘍が巨大であったり，硬膜外の腫瘍のみの形をとることがある．

砂時計形の神経鞘腫は，① 頭蓋頸椎移行部から頸部に発育するものと，② 胸椎レベルに生じるものがあり，馬尾では例外的である．

手術の留意点とコツ

① 体位および椎弓切除

頭蓋頸椎移行部から頸部のものは坐位で，胸椎レベルのものは腹臥位で，通常の正中切開で椎弓に達する．神経鞘腫は血管の豊富でない腫瘍とされているが，巨大なものには血管の豊富なものがある．術前，血管撮影の詳細な検討が望ましく，特に C_{1-2} レベルのものでは椎骨動脈と腫瘍との位置関係，椎骨動脈からの小動脈の腫瘍への進入などに注意を払う．

椎弓切除の範囲は腫瘍上端より2椎体上，腫瘍下端より2椎体下を原則とする．

次に硬膜内操作を先にするか，硬膜外操作を先にするか，意見の分かれるところであるが，著者は硬膜外操作を先にすべきと考える．ことに巨大な硬膜外腫瘤の場合にそうである．

② 硬膜外操作

C_1 後弓と C_2 椎弓のエロージョンがあるので，新たに椎弓縁を削除する範囲は少ないが，腫瘍の腹側への進展を見極めるため患側椎弓切除は外・側方へ進める必要がある．

腫瘍周囲の血管を処理しつつ全周をほぼ剥離できたら，腫瘍を外・側方に軽く引っ張って硬膜管と腫瘍との境界を明らかにする．

大切なことは，腫瘍を内側方に引っ張ることで硬膜管の中の脊髄にいかなるダメージも与えないようにすることである．すなわち脊髄に近づくのではなく，脊髄から遠のく方向に力を加えることである．腫瘍の被膜に横切開を加え，被膜下に腫瘍内容を小片に分けて除去し，内容をほぼ完全に除去してしまう．

腫瘍の外側部も，取り残しを防ぐため被膜内からできるだけ取っておく．被膜の外側部

に椎骨動脈があるので被膜を破らないように注意する．被膜は仮に縫合しておく．

③ 硬膜内操作

手術顕微鏡を導入する．硬膜を正中縦切開にて開く．硬膜外の腫瘍が大幅に縮小しているので十分なスペースがあり，操作は楽である．腫瘍の発生母地である後根神経糸を確認し，その正常な部分をバイポーラコアギュレーターで凝固後に切断する．硬膜内腫瘍の硬膜付着部（神経根の貫通部）の硬膜を円形に切除する．この神経根の硬膜貫通部において腫瘍は細くくびれ，砂時計・亜鈴の形をとる（C_3以下の腫瘍では椎間孔の部分で細くくびれ，砂時計の形をとることは周知の通りである）．硬膜内腫瘍は，仮縫合した被膜（硬膜外腫瘍）と一緒にして挙上し，末梢の神経根を確認し，結紮・切断する．硬膜の欠損部は大腿筋膜からとった筋膜片で硬膜形成術を行い，さらにその上にGelfoam®を，接着剤を用いて貼りつけておく．

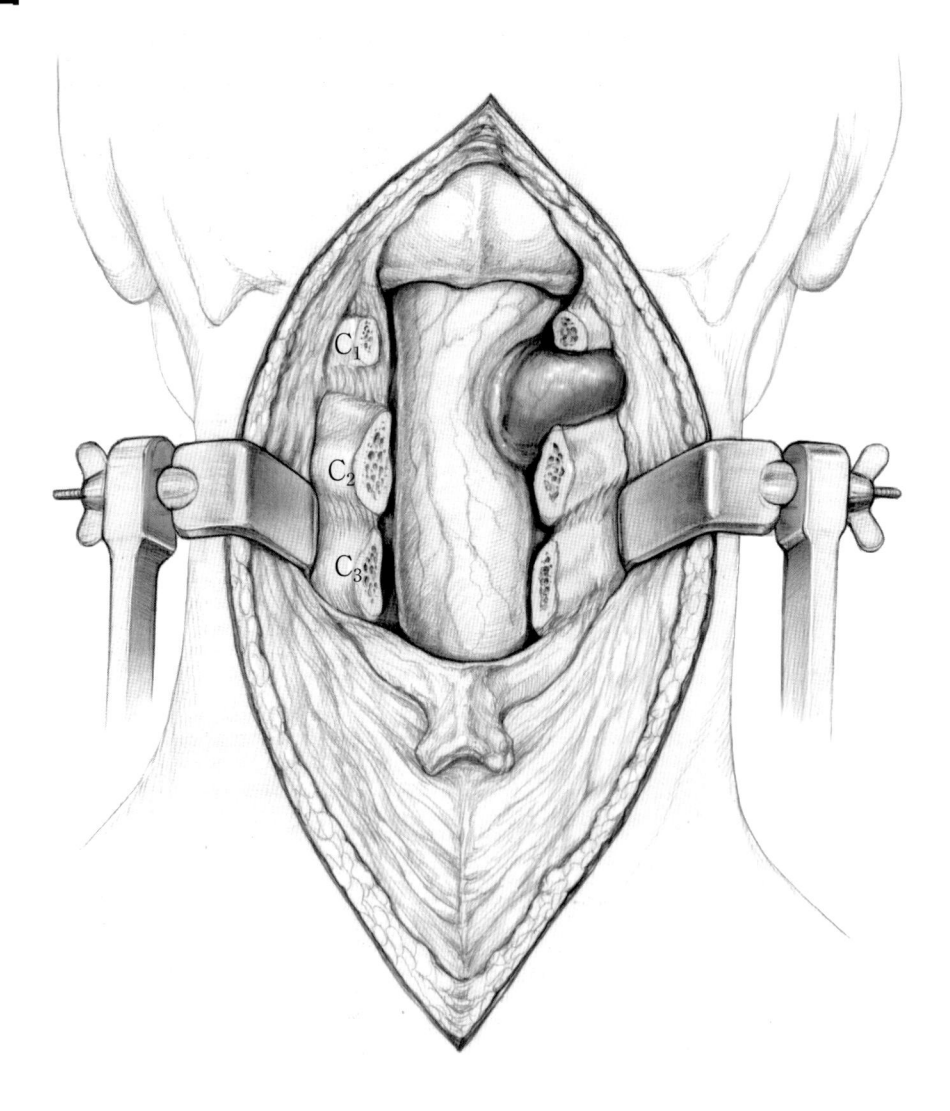

1　硬膜外の腫瘍

硬膜外の腫瘍を軽く外側方に引っ張ると腫瘍と硬膜との境界が明瞭となる．

1) C_{1-2} レベルの砂時計形腫瘍の摘出術

2 硬膜外腫瘍の被膜下摘出

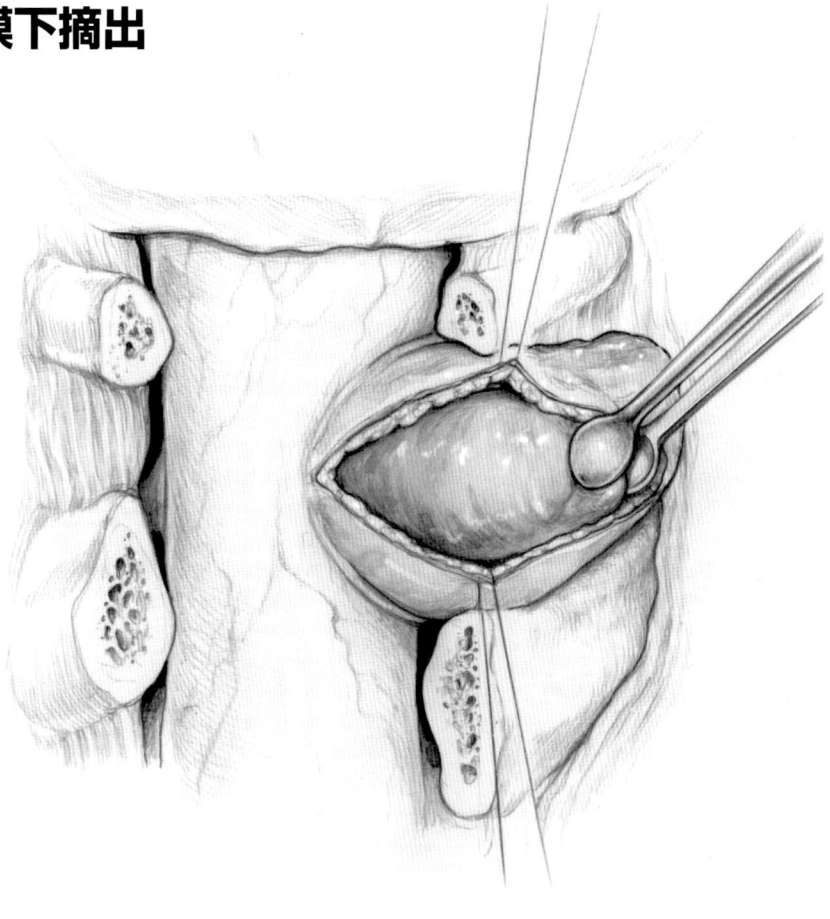

腫瘍被膜に横切開を加え，被膜下に腫瘍内容を小片に分けて摘出する．

3 被膜下の外側方の腫瘍組織

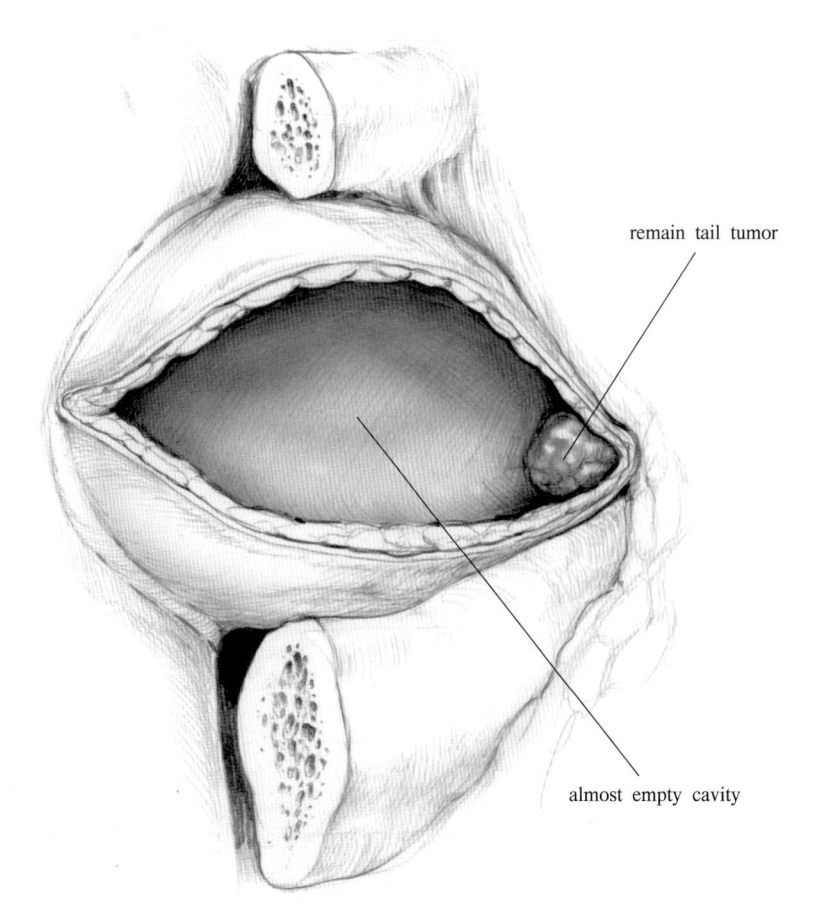

remain tail tumor

almost empty cavity

外・側方の腫瘍組織も被膜下にできるだけ除去する．その際，被膜を破って椎骨動脈を傷つけないよう注意する．

1. 腫　瘍

4　硬膜外腫瘍の被膜の仮縫合

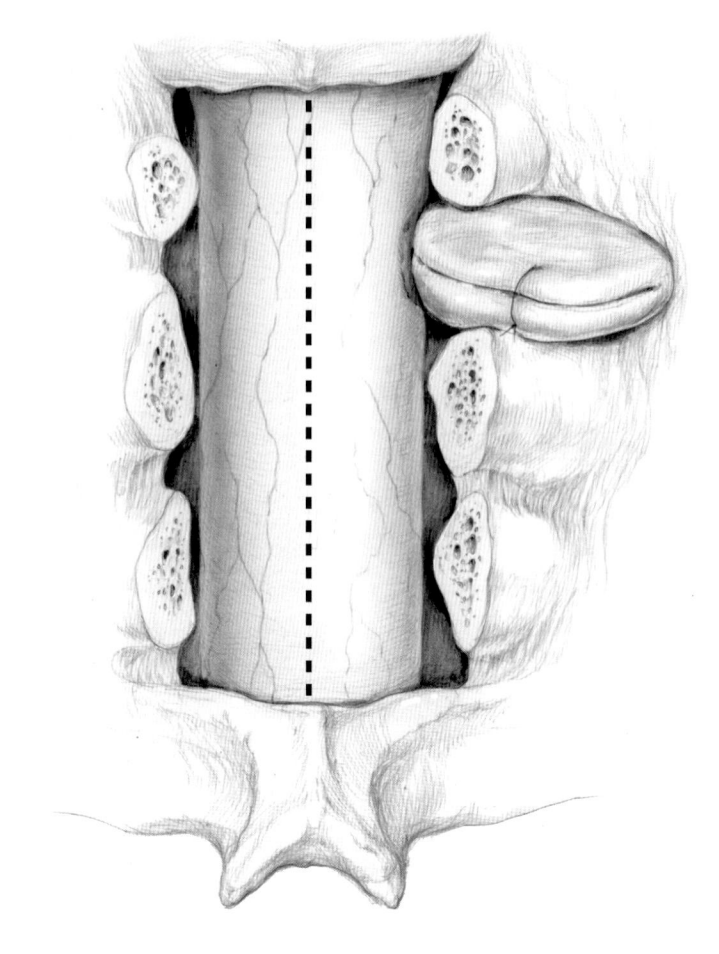

腫瘍被膜を仮に縫合し，硬膜に正中切開を加える．

5　硬膜内腫瘍

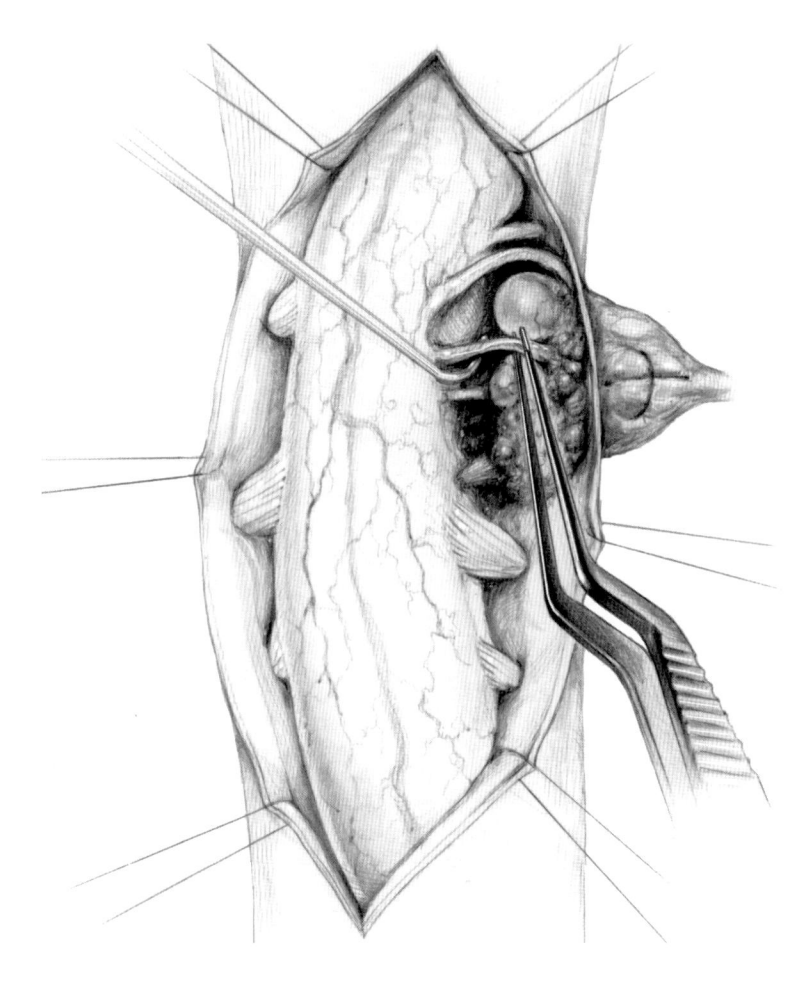

腫瘍発生母地の神経根糸を確認する．

6 後根神経糸の切断，硬膜の円形切除，および腫瘍全摘出

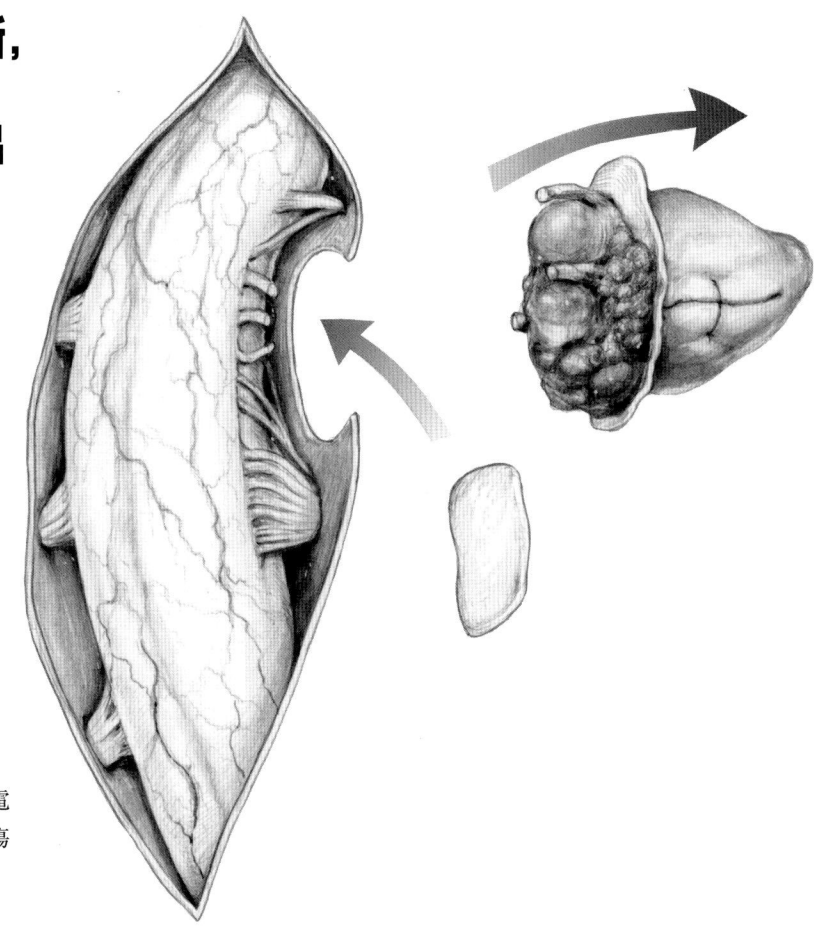

腫瘍の発生母地である後根神経糸を双極電気凝固した後切断し，硬膜を付けたまま腫瘍を切除する．

7 硬膜形成術

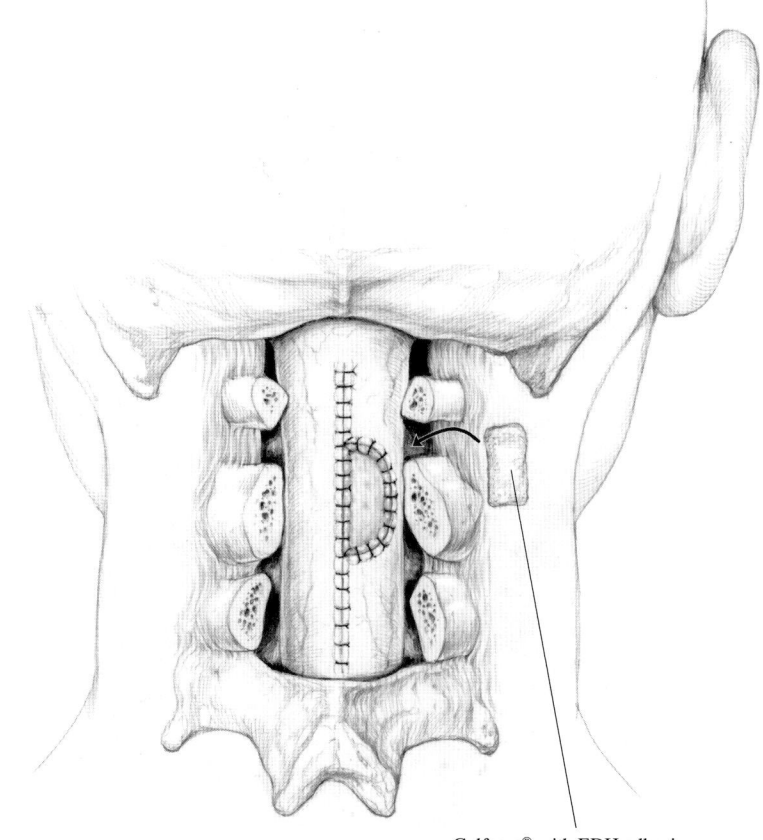

硬膜欠損部を筋膜片で補い，硬膜形成術を行う．その上に，接着剤を用いてGelfoam®を貼付しておく．

Gelfoam® with EDH adhesive

2）硬膜内髄外腫瘍の手術——胸椎部 osteoplastic laminotomy

Surgical Treatment of Intradural-extramedullary Tumors
—— Method of Osteoplastic Laminotomy for Thoracic Spine

谷 諭

適応となる病態

　胸椎部硬膜内髄外腫瘍は神経鞘腫および髄膜腫がほとんどを占める．したがって，緩徐に増大することが多く，腫瘍が脊柱管の多くを占めるようになってから神経症状を生じることが多い．この場合は当然手術となるが，偶然発見された時，あるいは軽いしびれなどのような軽度な症状で発見された比較的小さな腫瘍の場合は，患者との合意により，定期的に経過観察することもある．また，dumbbell型を呈し，脊柱管外の発育があったとしても，脊柱管内部分が大きくならなければ，必ずしも手術適応とはならない．しかし，経過観察中に脊柱管内の腫瘍が多少でも増大傾向を認めれば，胸椎部脊柱管の容積を考えて手術適応と判断し，患者に放置の場合のデメリットを説明すべきと考える．

手術の留意点とコツ

① アプローチの選択

　手術方法としては，腫瘍が比較的小さければ，hemilaminectomy（片側椎弓切除術）でも摘出は可能であるが，通常大きく発育しているので，osteoplastic laminotomy（骨形成的椎弓切開術）によるアプローチが選択される．

② 準備

　体位は4点支持台を用いた腹臥位として，胸腔・腹腔内圧上昇を避けるようにする．
　アプローチ部位の決定は，腰椎より3カ所ほど18Gの針を刺して，2枚のポータブルX線撮影にて当該椎弓を確定する．中下位胸椎の場合，棘突起と椎体の位置が半椎体ほどずれるため，読影の際に注意を要する．

③ 椎弓～硬膜の展開

　当該椎弓レベルと上下1椎弓の展開を行うが，この際，棘上，棘間靱帯は残す．ボーンソーを用いて，上下の棘突起を安全な範囲で椎体方向にほぼ垂直にosteotomyを行う．その後，エアドリルを用いて当該椎弓と上下の椎弓の尾側半分と頭側半分を一塊として摘出する．特に腫瘍側は側方まで十分に展開する．

④ 硬膜内操作

　正中で切開した硬膜の吊り上げはin-side-inで行い，側方の低い（深い）位置の傍脊柱筋に縫合し，側方まで展開する．
　くも膜はできる限り脊髄より剥離して硬膜にヘモクリップなどで固定する．歯状靱帯は確認できれば切離する．

⑤ 腫瘍摘出

腫瘍が大きいときは，まず内減圧操作を行うほうが脊髄に対して安全であろう．原則としてepipialなので，脊髄からの剥離は容易である．

神経鞘腫の場合には，通常1本の神経から発生しているので，その神経は犠牲にする．時に多発あるいはplexiformの形をとるので，慎重に剥離した周囲の神経根をよく確認する．

髄膜腫の場合，神経根の入口部近傍より発生することが多いので，そこでの神経根の損傷に注意する．dural attachmentは摘出するより電気凝固で十分と思われる．

⑥ 硬膜閉鎖

くも膜がintactの場合には，硬膜とヘモクリップでつけたくも膜をまとめて，6-0ナイロン糸などで縫合する．intactでない場合が多いが，可及的にくも膜を8-0ナイロンなどで縫合し，硬膜下に形を合わせた0.3mm厚のGore-Tex®を裏打ちし，その後に硬膜を5-0ナイロンなどで縫合する．

⑦ 脊柱再建

一塊として取り除いた椎弓は，上下の棘突起間で太い絹糸で固定する．当該椎弓は椎弓レベルでプレート固定を行う．

⑧ 閉　創

通常どおりであるが，傍脊柱筋には0.25% Marcainを左右10 m*l*ずつ局所注入し，術後疼痛緩和を図る．

文　献
1) 塩川和彦，花北順哉，諏訪英行，他：Titanium miniplateを用いた椎弓形成術．脊髄外科 **14**：111-116, 2000．

1　椎弓の展開

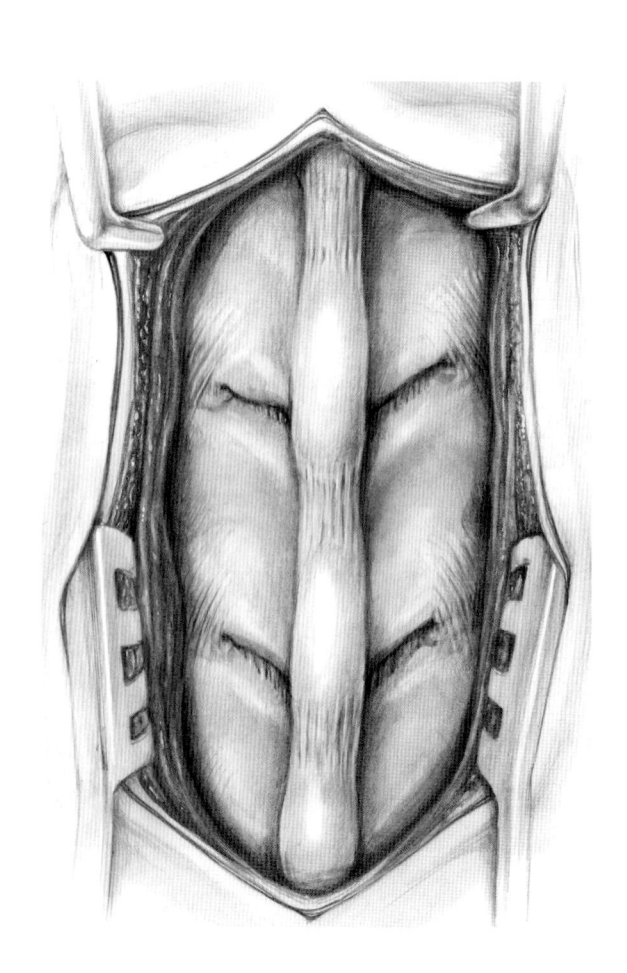

当該椎弓と上下1椎弓を展開するが，棘上，棘間靱帯は温存する．

2）硬膜内髄外腫瘍の手術——胸椎部 osteoplastic laminotomy

2 椎弓の切開・摘出

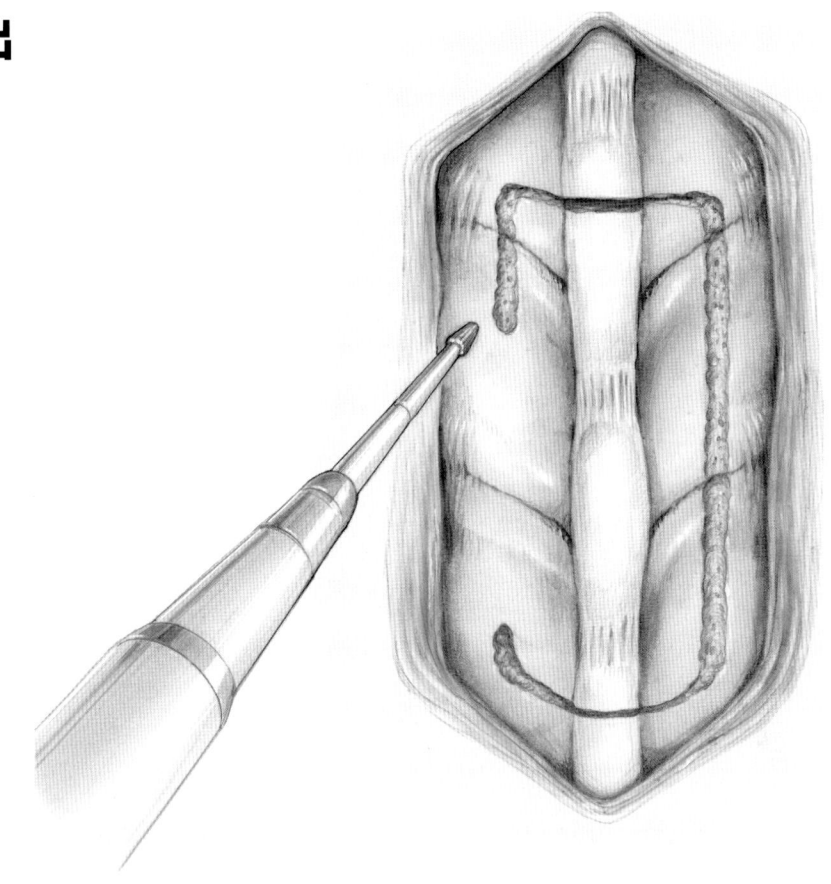

ボーンソーで棘突起を垂直に骨切りした後に，エアドリルで椎弓を一塊に取り出す．

3 硬膜内操作

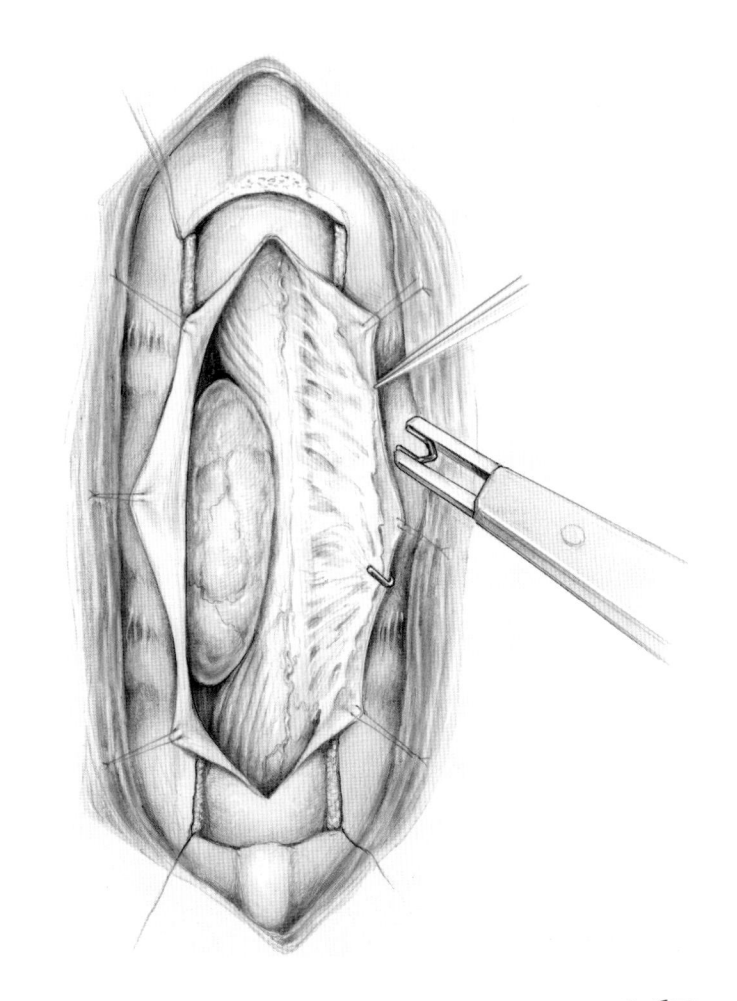

硬膜へin-side-inで絹糸をかけ，周囲筋層に展開後，くも膜もヘモクリップを用いて硬膜に固定する．

4 硬膜閉鎖

腫瘍摘出後は，くも膜の閉鎖が完全でないときは，Gore-Tex®を硬膜下に裏打ちし，ナイロン糸にて2カ所固定後，water tightに縫合する．

5 脊柱再建

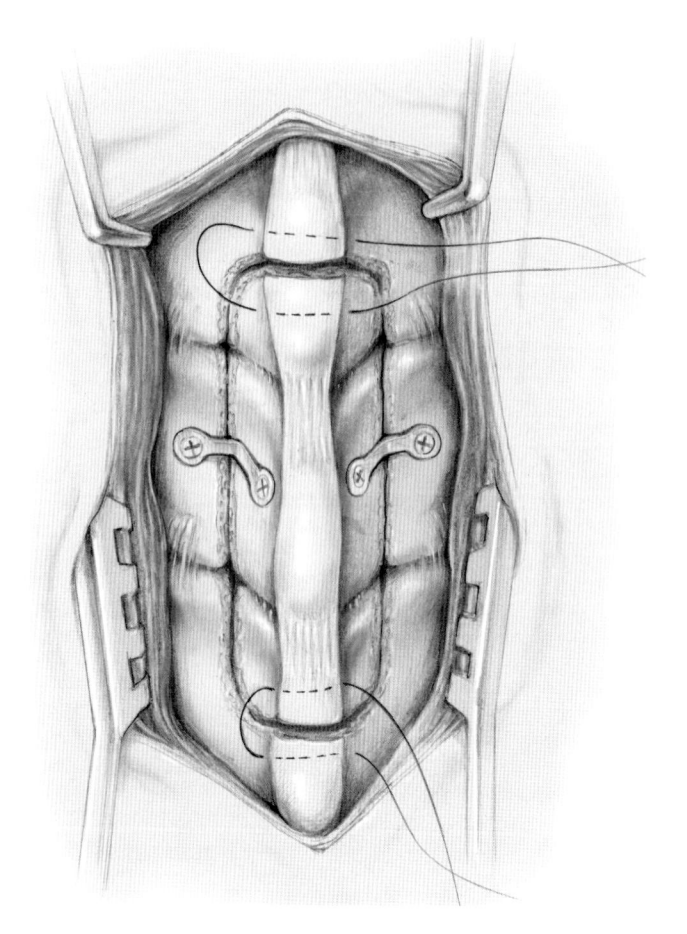

棘突起は太い絹糸で固定し，当該椎弓は側方でミニプレートなどを用いて固定する．

3）転移性腫瘍
Metastatic Tumor

川原範夫　富田勝郎

適応となる病態と禁忌

①化学療法，ホルモン療法，放射線療法などの保存的治療に抵抗する背部痛
②化学療法，ホルモン療法，放射線療法に抵抗して成長している腫瘍
③以前に放射線治療を受け，すでに脊髄の線量が許容量に達しているもの
④脊柱不安定性（病的骨折，進行性の脊柱変形，神経麻痺）の存在
⑤臨床的に明らかな神経症状の存在

以上が脊椎転移癌の手術適応になる．

予想余命が6カ月以内や全身状態不良などの患者は一般に手術適応とならない．

手術選択（Surgical strategy for spinal metastases）

　脊椎転移癌では，その患者の生存している間，脊椎病巣をコントロールし脊椎・脊髄機能を維持することが治療の目的となる．そのためには個々の生命予後をできるだけ正確に予測し，それに応じた治療を患者，家族に提示する必要がある．

　乳癌などの低悪性度のものを1点，腎癌などの中等度のものを2点，肺癌などの高悪性度のものを4点とした．次に重要臓器に転移がないものを0点，転移があるも治療可能のものを2点，治療が不可能を4点とした．さらに単発骨転移を1点，多発を2点とした．このスコアリングシステムの合計点数を基本とし，腫瘍の局在を当科の脊椎腫瘍分類に当てはめ，治療を選択する（surgical strategy）．合計点数が2～3点の患者では3年以上の予後を期待して脊椎全摘術などのwide or marginal excisionを行う．4～5点では2年程度の予後を期待して，egg-shell curettageなどのintralesional excisionが適応となる．しかし，もし可能であるならばバリア組織をも含んだ切除（thorough debulking）や脊椎全摘術のようなmarginal excisionも適応となりうる．予後点数が6または7点の場合はおおよそ12カ月程度の予後が見込まれるため，その間の局所コントロールを目的として姑息的な除圧・固定術が適応となる．もちろん十分なinformed consentを行い，患者，家族の希望を優先し，最終的に治療方法を選択する．実際の手術術式は腫瘍の局在をsurgical classificationにあてはめ選択する．

手術のコツと留意点

　ここでは後方除圧固定術と脊椎全摘術を紹介する．

① 後方除圧固定術

　脊椎転移癌のほとんどの症例において適応となる．椎体病巣が主である脊椎転移癌において固定を行わない除圧術のみでは脊椎不安定性が増大するためその成績は不良であり，インストゥルメンテーションを用いた後方固定が必須となる．まず椎弓を展開後に原則として病巣部の2 above 2 belowに椎弓根スクリューを挿入し，ロッドをベンディングしてお

く．リュウエル鉗子，ロンジュールで一気に椎弓を切除する．片側にロッドを取り付け，余裕があれば病巣椎骨の椎弓根を切除し後側方から鋭匙などを用い，脊髄を前方から圧迫している硬膜管前方の腫瘍や椎体腫瘍を可及的に切除する．最後に後方インストゥルメンテーションを完成させる．

② 脊椎全摘術

第1胸椎から第3腰椎高位で，surgical classificationでType 1, 2, 3, 4の場合は基本的に後方単一進入で脊椎全摘術が可能であるが，Type 5, 6は分節動脈，大動静脈が腫瘍と癒着していたり，腫瘍に巻き込まれている可能性がある．この場合はまず前方で血管処置を行ってから後方アプローチで脊椎全摘術を行う必要がある．前方の血管処理は胸椎高位は内視鏡的に腰椎高位は小切開・後腹膜腔アプローチで可能な場合もある．第4腰椎高位は腸骨翼の高さが低い場合には後方単一進入で脊椎全摘術が可能な場合もある．第5腰椎高位は後方・前方2段階アプローチが必要である．

どちらにしても術前に放射線治療がされているときには腫瘍と硬膜，神経根が癒着している可能性がある．また感染の確率が数段高くなる．

文献
1) Katsuro Tomita, Norio Kawahara, Tadayoshi Kobayashi, Akira Yoshida, Hideki Murakami, Tomoyuki Akamaru：Surgical strategy for spinal metastases. Spine **26**：298-306, 2001.
2) Tomita K, Kawahara N, Baba H, Tsuchiya H, Fujita T, Toribatake Y：Total en bloc spondylectomy. Spine：**22**：324-333, 1997.

1 Surgical strategy for spinal metastases

Scoring System				Prognostic Score	Treatment Goal	Surgical Strategy
	Prognostic factors					
Point	Primary tumor	Visceral mets.*	Bone mets.**			
1	slow growth (breast, thyroid, etc.)		solitary of isolated	2	Long-term local control	Wide or Marginal excision
				3		
2	moderate growth (kidney, uterus, etc.)	treatable	multiple	4	Middle-term local control	Marginal or Intralesional excision
				5		
4	rapid growth (lung, stomach, etc.)	un-treatable		6	Short-term palliation	Palliative surgery
				7		
				8	Terminal care	Supportive care
				9		
				10		

*No visceral mets.＝0 point.　　**Bone mets. including spinal mets.

2 Surgical classification of spinal tumors

intra-compartmental lesion

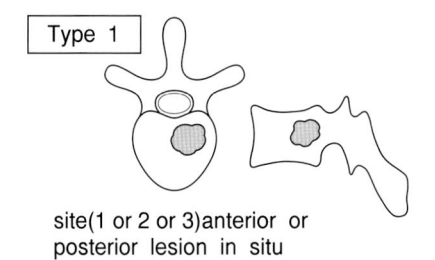

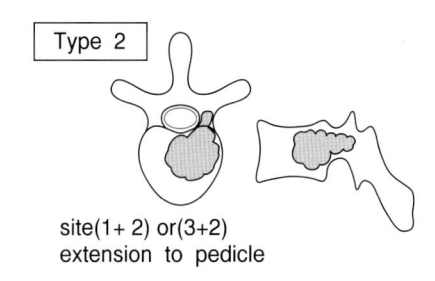

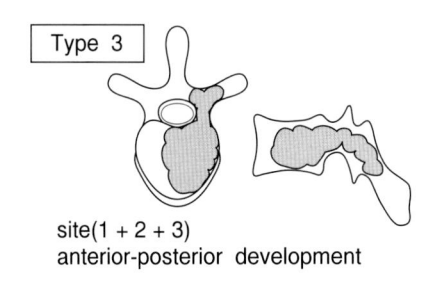

Type 1
site(1 or 2 or 3)anterior or posterior lesion in situ

Type 2
site(1+2) or(3+2) extension to pedicle

Type 3
site(1 + 2 + 3) anterior-posterior development

extra-compartmental lesion

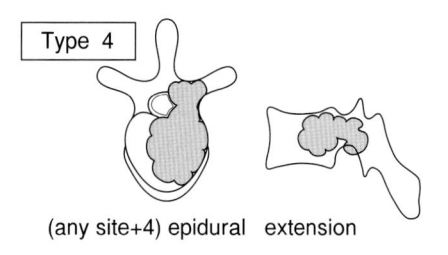

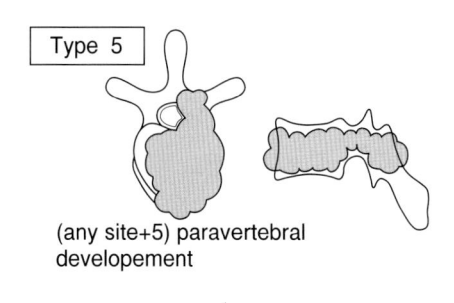

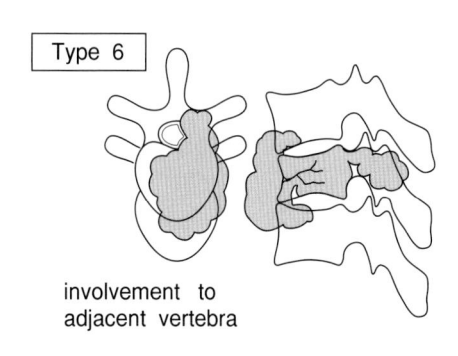

Type 4
(any site+4) epidural extension

Type 5
(any site+5) paravertebral developement

Type 6
involvement to adjacent vertebra

multiple, skip lesions

Type 7

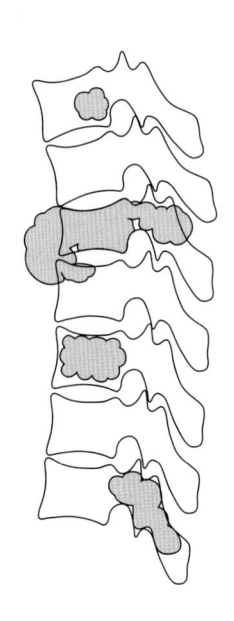

1. 腫瘍

3 後方除圧固定術

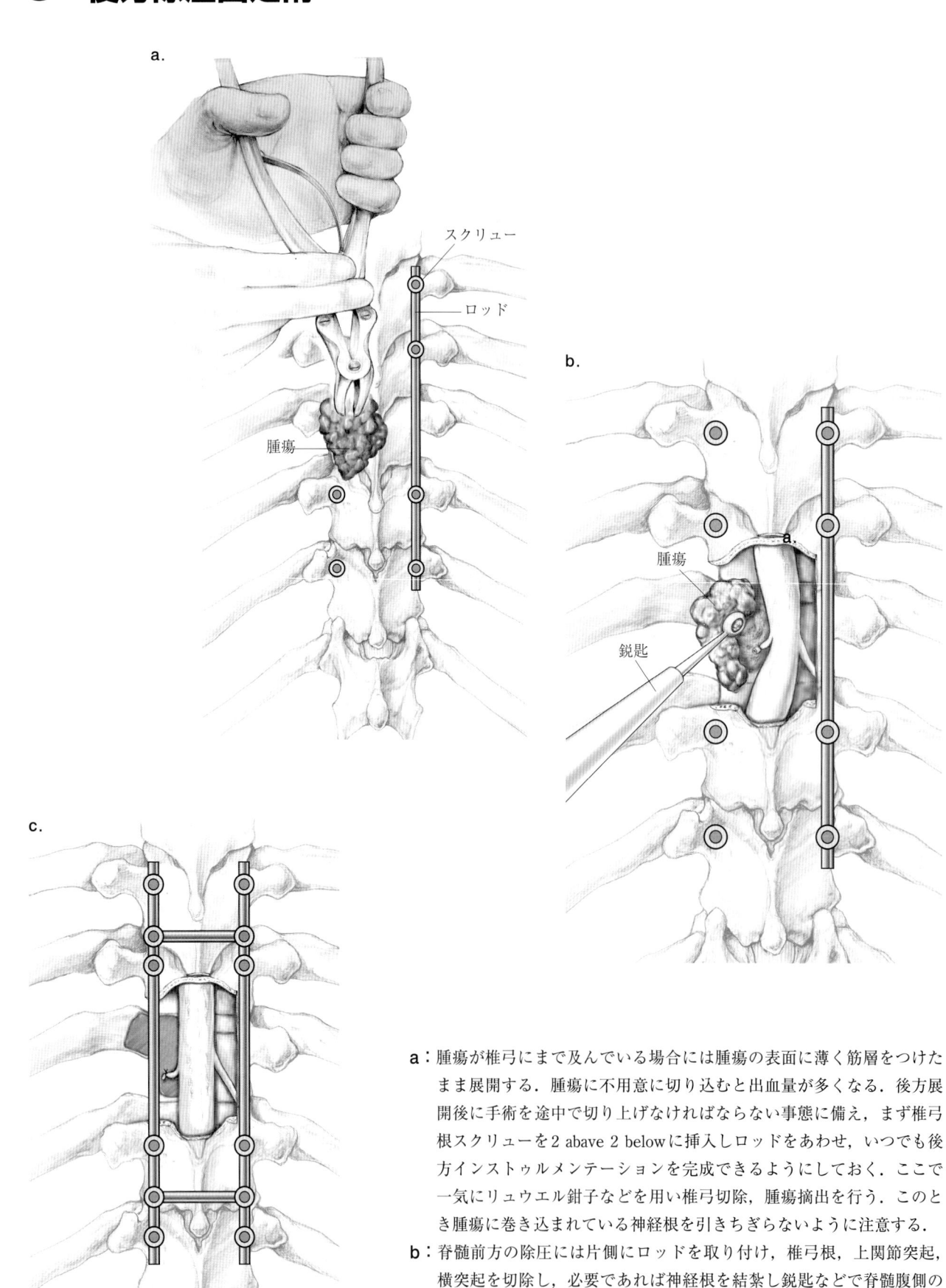

a:腫瘍が椎弓にまで及んでいる場合には腫瘍の表面に薄く筋層をつけたまま展開する．腫瘍に不用意に切り込むと出血量が多くなる．後方展開後に手術を途中で切り上げなければならない事態に備え，まず椎弓根スクリューを2 abave 2 belowに挿入しロッドをあわせ，いつでも後方インストゥルメンテーションを完成できるようにしておく．ここで一気にリュウエル鉗子などを用い椎弓切除，腫瘍摘出を行う．このとき腫瘍に巻き込まれている神経根を引きちぎらないように注意する．

b:脊髄前方の除圧には片側にロッドを取り付け，椎弓根，上関節突起，横突起を切除し，必要であれば神経根を結紮し鋭匙などで脊髄腹側の腫瘍を掻爬する．

c:後方インストゥルメンテーションを完成させる．

3）転移性腫瘍

4 脊椎全摘術（後方単一進入による）
1）一塊とした椎弓切除

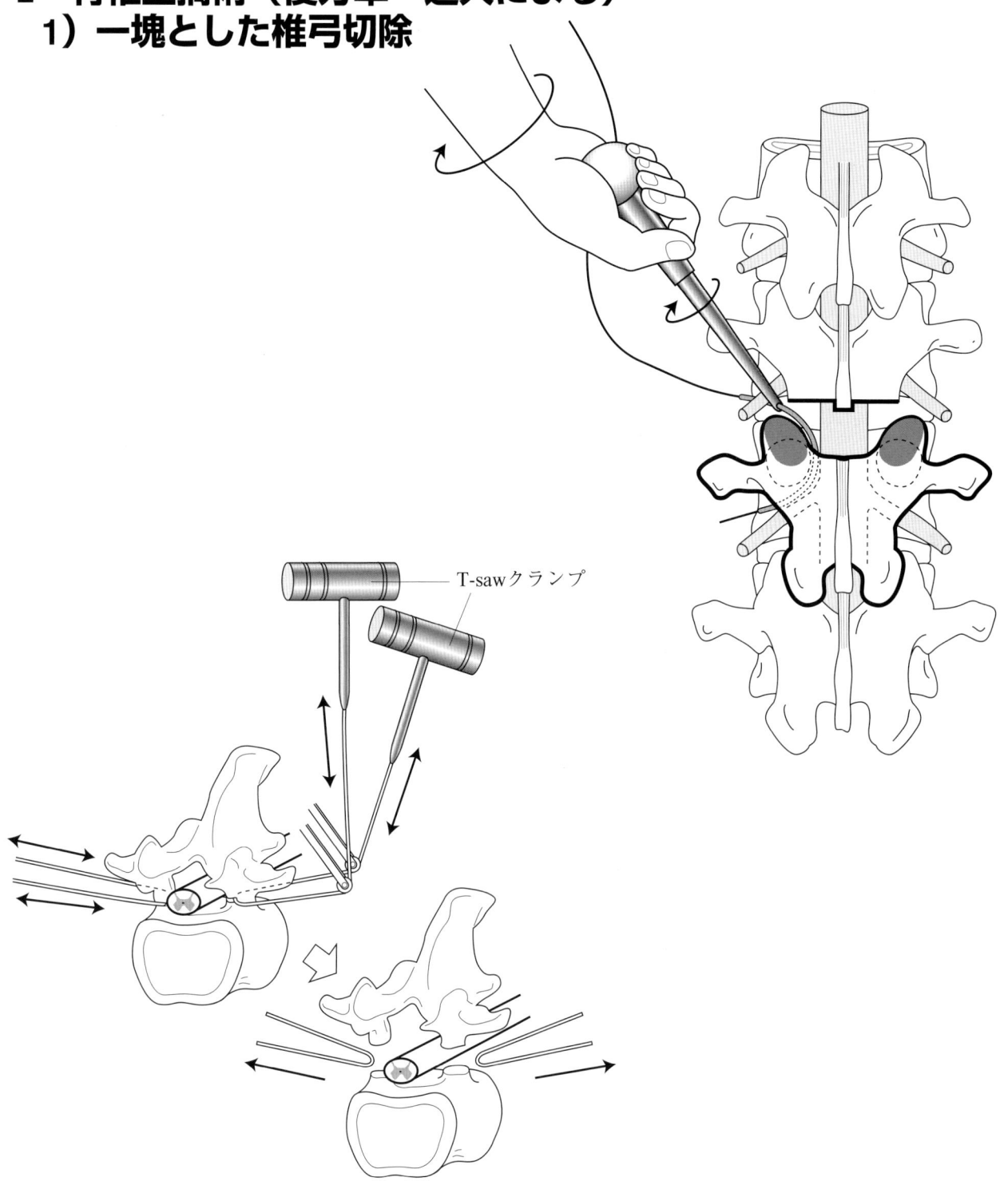

T-sawクランプ

隣接上位椎弓の下関節突起を切除したのち，T-sawガイドを用いてT-sawを椎弓根内側に挿入する．プーリーでT-sawの方向を変え，椎弓根を横切し，椎弓根を一塊として切除する．

1. 腫瘍

2）椎体周囲の剥離

血管の解剖 ｜ 分節動脈の剥離

後枝
前枝
脊髄枝
肋骨
前枝
肺
肋間筋（分節動脈）
大動脈
スパーテル

分節動脈の解剖（左）と剥離（右）

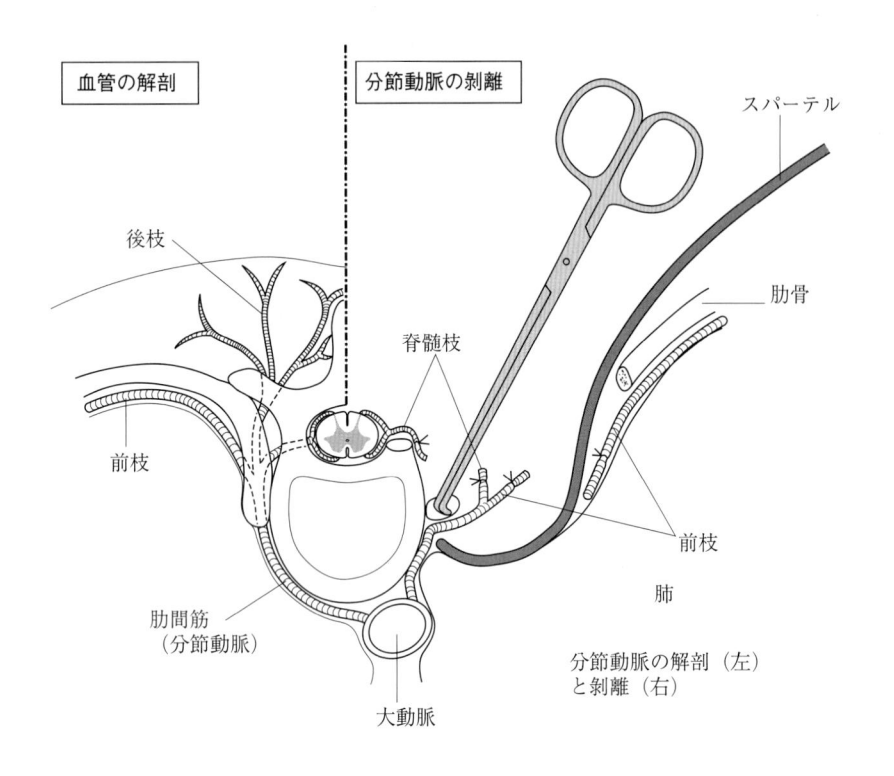

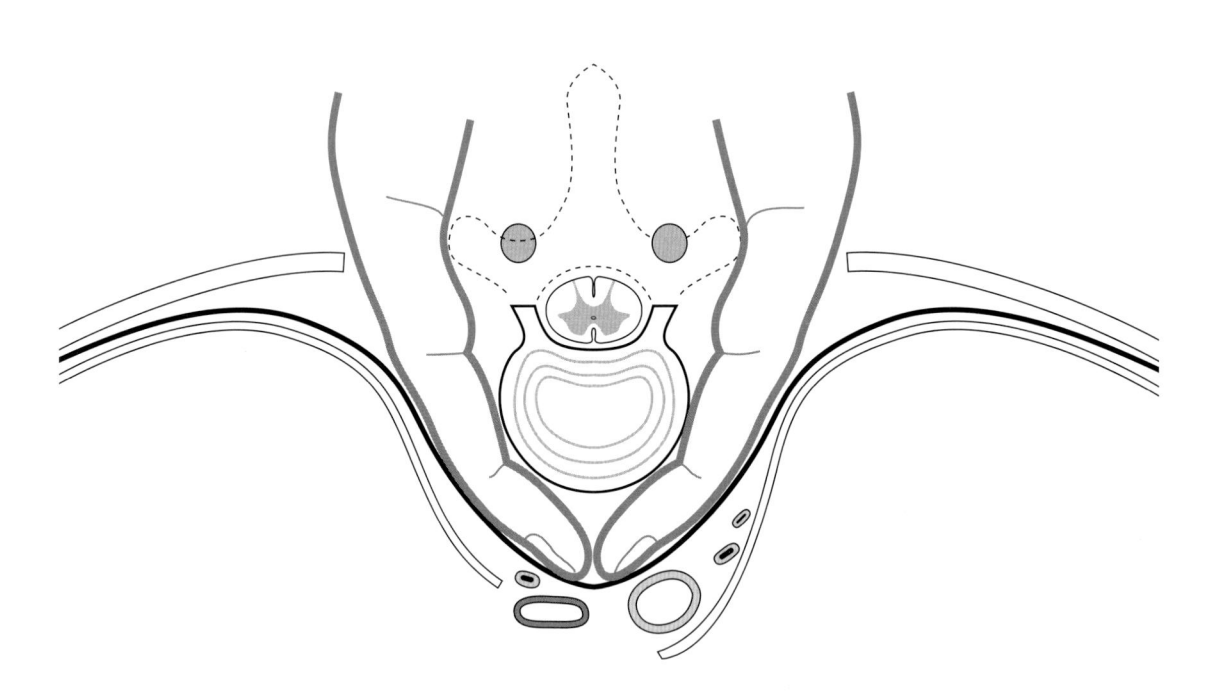

胸膜および分節動脈を椎体からツッペル（ピーナッツ），スパチュラなどを用いていねいに剥離する．Type5, 6などで椎体外腫瘍が分節動脈を巻き込んでいるときはあらかじめ，前方アプローチ（できれば胸腔鏡視下）で分節動脈の処置が必要な場合がある．

274

3）一塊とした椎体切除

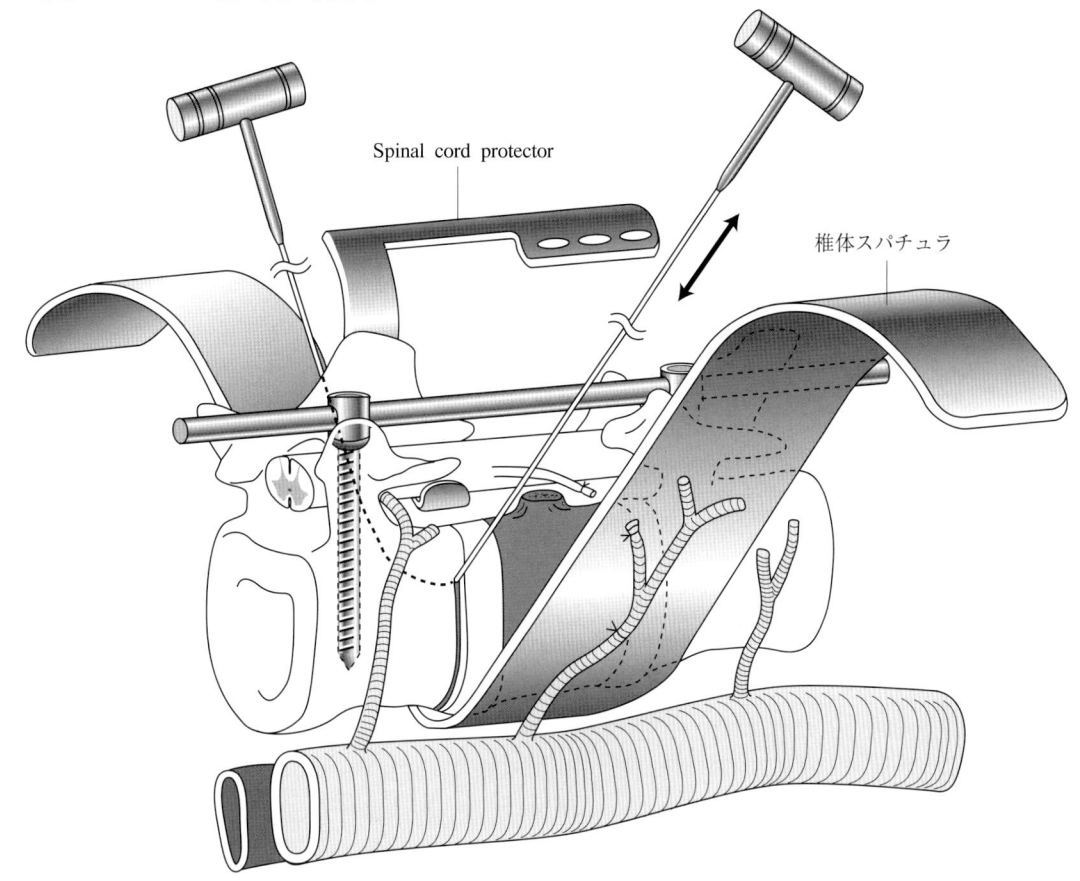

片側のロッドを設置し，脊柱の安定性を確保する．Spinal cord protectorを硬膜管前方にあてがい，T-sawで前柱の切断を行い，腫瘍椎体を硬膜管の周りを回転させるようにして切除する．

5　脊柱再建

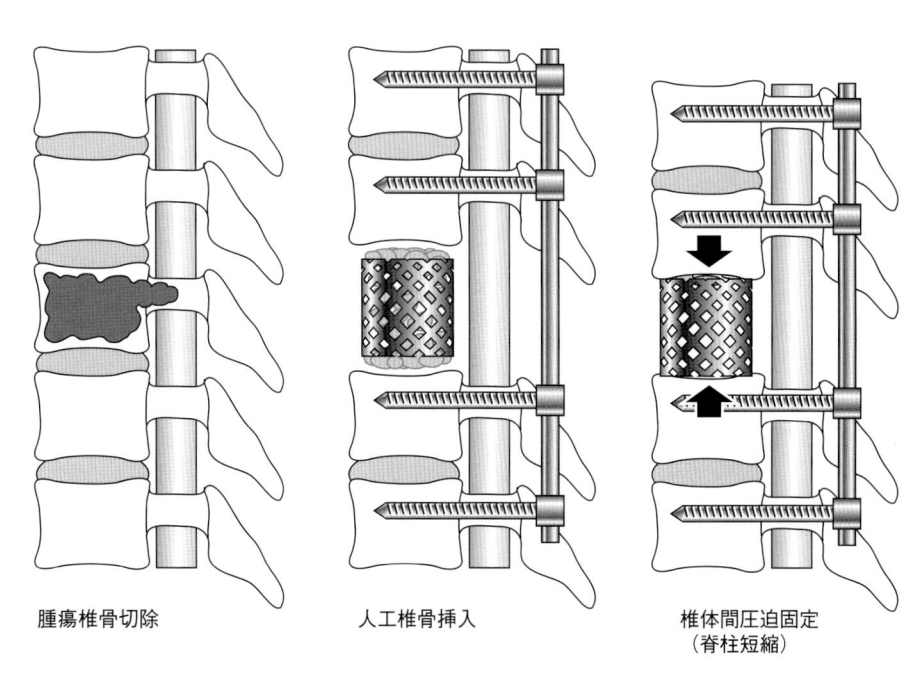

腫瘍椎骨切除　　　人工椎骨挿入　　　椎体間圧迫固定
　　　　　　　　　　　　　　　　　　　（脊柱短縮）

人工椎体を椎体間に挿入し，頭尾側の椎弓根スクリューヘッドの間にcompression forceを加え人工椎体を安定化させる．この操作で脊柱は若干短縮することとなる．

4）脊髄円錐部腫瘍
Tumors around Conus Medullaris

飛驒一利　岩崎喜信　阿部　弘

適応となる疾患

硬膜内髄外腫瘍としては神経鞘腫，髄内腫瘍としては悪性腫瘍の転移を除くと上衣腫，星細胞腫などがある．腰痛，背部痛にて発症することが多いが，この部位の特徴としては脊柱管が広く，腫瘍がかなりの大きさになるまで症状に乏しいことがあげられる．したがって，脊髄円錐部発生のmyxopapillary ependymomaなどでは来院時すでに円錐部よりcaudalの硬膜内を充満し，椎体のscallopingなどがみられる例も多い．

手術の留意点とコツ

① 体位および椎弓切除

腹臥位にて通常の正中切開にて，棘突起，椎弓を露出し，棘突起剪刀にて棘突起切除後，椎弓のドリリングを行う．椎弓を菲薄化させ，ケリソンパンチにて椎弓切除を行う．注意点としては，脊髄円錐部近傍の神経鞘腫はときにmobile schwannomaと称して，腫瘍の部位が体位により移動するものがあることを念頭に入れ，手術時の体位での腫瘍の存在レベルを確認する必要がある．

② 硬膜内操作

硬膜を開き，脊髄円錐部，馬尾，腫瘍を同定し腫瘍摘出を行うが，髄内腫瘍の場合，星細胞腫では左右どちらかにlateralityのあることが多く，その際，脊髄自体がrotationしているので，後正中裂の同定に留意する．また，上衣腫の場合には脊髄円錐部より下方に髄外性発育を呈していることが多く，馬尾と強く癒着していることがある．特にmyxopapillary ependymomaでは腫瘍内出血により馬尾との強い癒着，ならびに椎体のscallopingがみられ，全摘出は困難である．しかし，いずれも放射線感受性があることから，神経を損傷しても無理に腫瘍を全摘出する必要はなく，後療法として40Gy程度の放射線照射を行う．髄外腫瘍の神経鞘腫では，馬尾から発生したものでは，originの神経を切断しても新たな神経症状の発現はほとんどみられない．しかしながら，神経鞘腫が軟膜下の場合にはgliosisのため全摘出が困難なこともある．他の髄外腫瘍として類上皮腫でも馬尾との強い癒着がある場合が多く，この際，腫瘍を内減圧し，腫瘍の被膜を残さざるをえないことも多い．硬膜閉創時の注意として，以前はくも膜を縫合していたが，現在ではくも膜下腔にGore-Tex®の心内膜シートをあて，癒着防止としている．

1. 腫　瘍

1　各種脊髄円錐部腫瘍のシェーマ

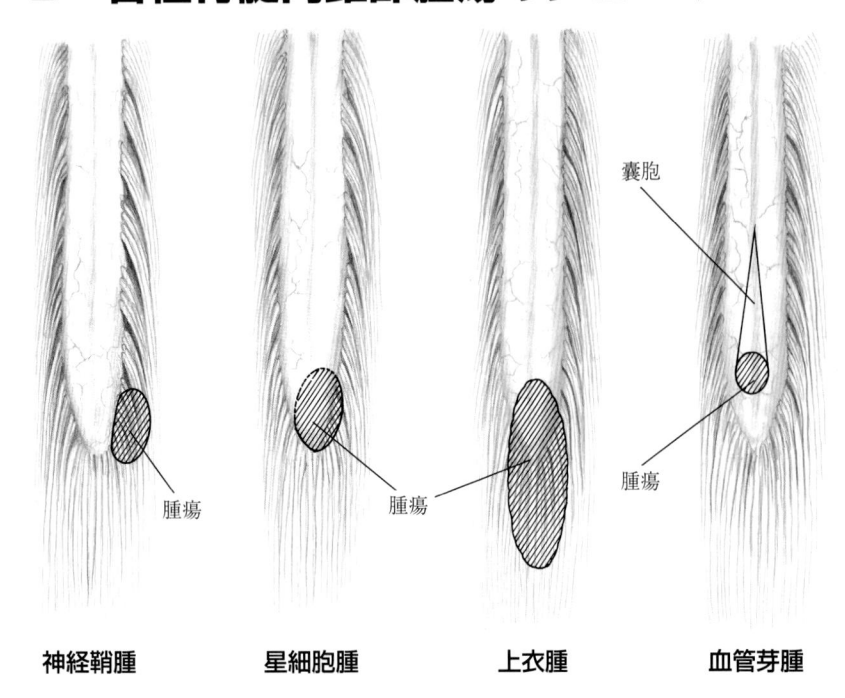

神経鞘腫　　　星細胞腫　　　上衣腫　　　血管芽腫

（囊胞／腫瘍）

2　胸腰椎の椎弓切除

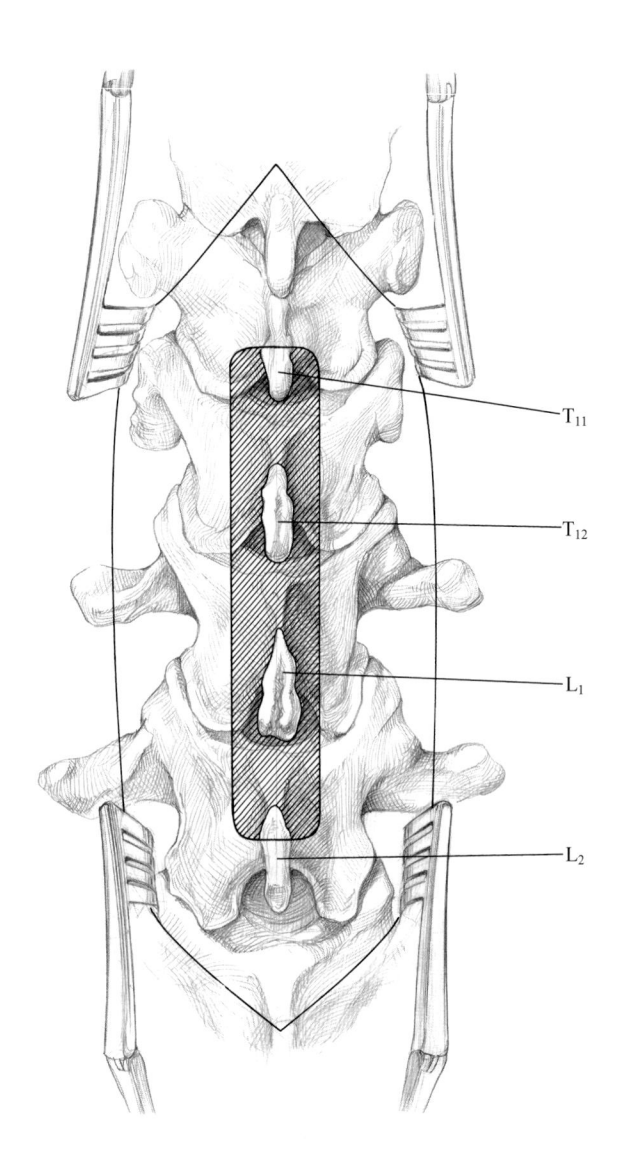

T_{11}
T_{12}
L_1
L_2

　T_{11}〜L_2の棘突起，椎弓を露出し，斜線の部位の椎弓切除を行った．

3 硬膜の切開

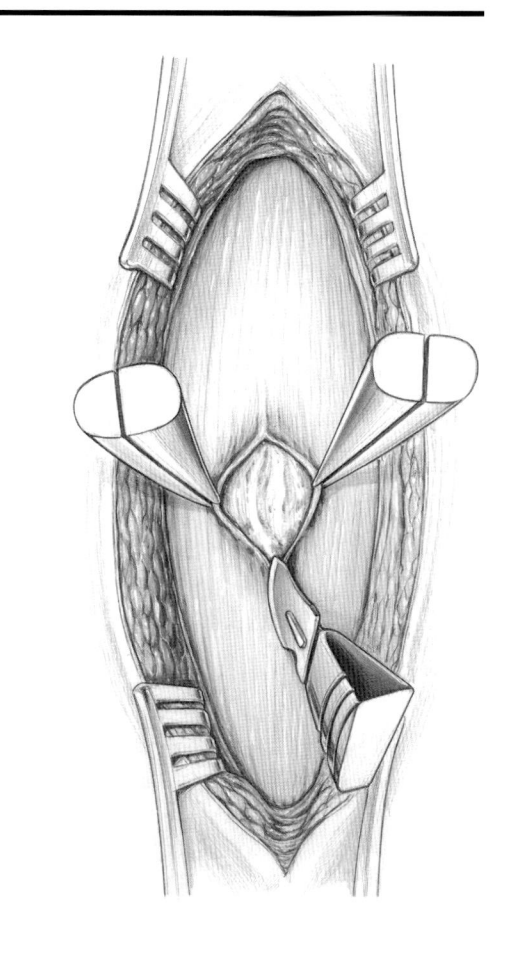

椎弓切除の後にスピッツメス（NO.15）にて硬膜に小切開を加え，無鉤ピンにて左右に開く．硬膜は開いた後に，エチコンの絹糸（4-0）にて傍脊柱筋に縫い付け，固定する．

4 脊髄円錐部，馬尾，終糸の同定

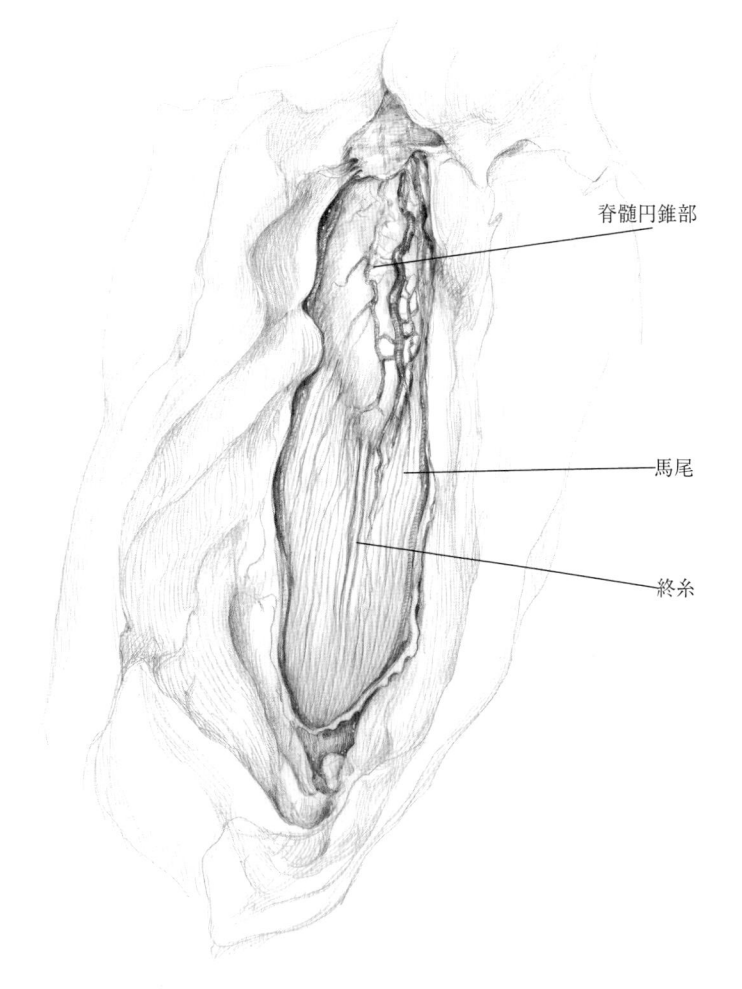

脊髄円錐部，馬尾，終糸が認められる．くも膜を開き，エチコンクリップにて硬膜と固定する．

脊髄円錐部

馬尾

終糸

1. 腫　瘍

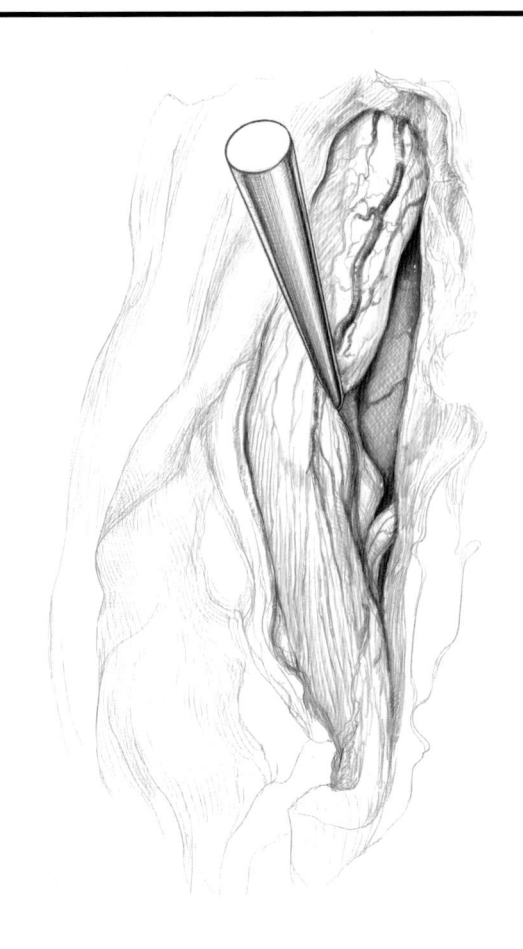

5　腫瘍の剥離

脊髄円錐部の外側をマイクロ剪刀あるいは剥離子にて剥離する．脊髄円錐部の前外側に腫瘍（神経鞘腫）を認めた．

6　腫瘍の摘出

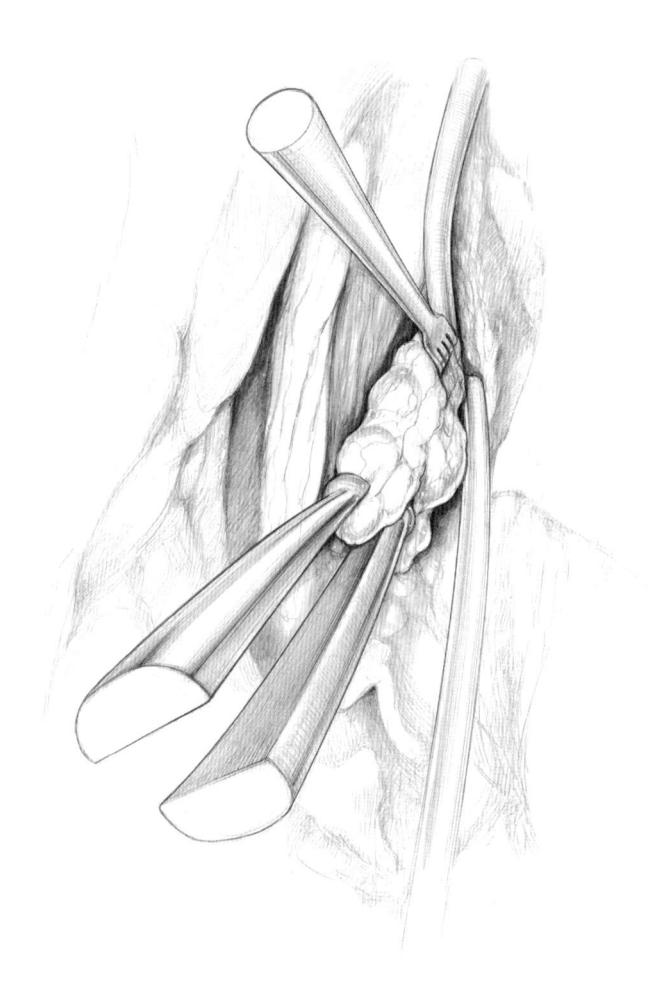

腫瘍の上端および下端を確認し，剥離した後に，腫瘍を鉗子にて摘出する．

7 硬膜の閉創

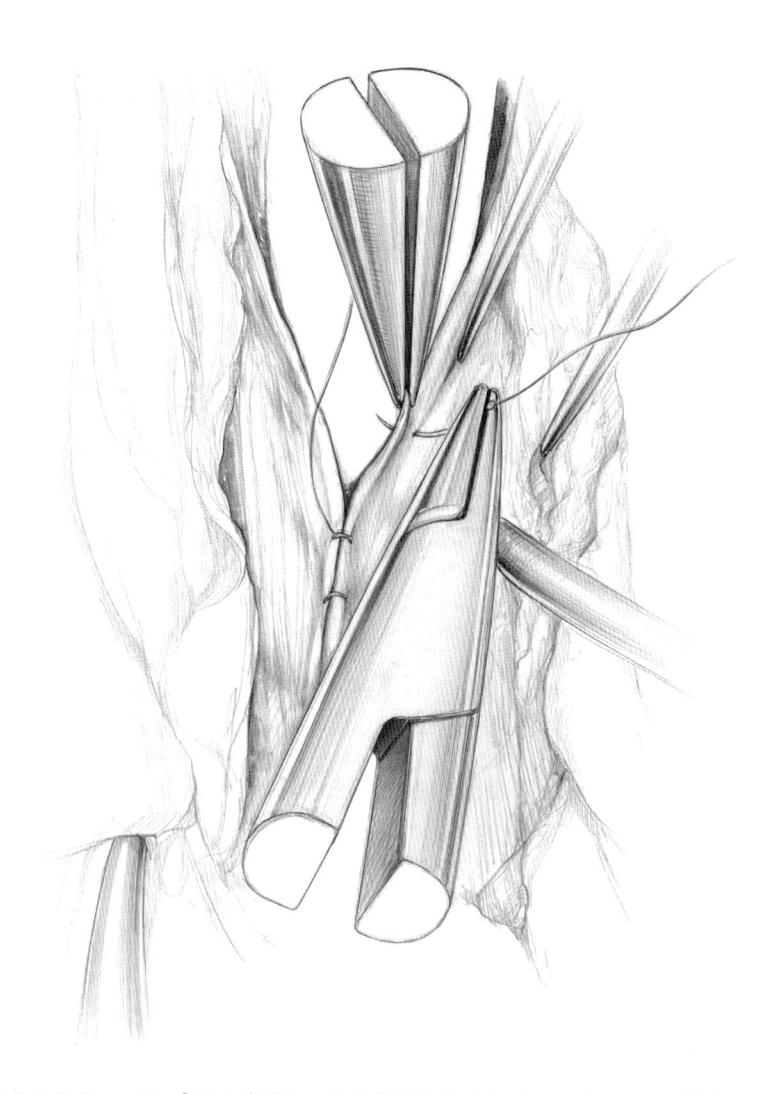

癒着防止のためにGore-Tex®の心内膜シートを内張としてあて，エチコン4-0絹糸にて硬膜を閉創する．

5）髄内腫瘍

Intramedullary Tumor

小山素麿

適応となる疾患

髄内腫瘍は発生頻度順に上衣腫，星細胞腫，種々の血管腫（Angiom），血管芽細胞腫であり，稀に稀突起細胞腫や転移性腫瘍などがある．星細胞腫は症例によってはbiopsyにとどまり，手術手技を習得するには不向きである．血管腫から始め，上衣腫が摘出できるようになれば完成の域に達したといってよい．血管芽細胞腫はやや趣を異にする．本稿では上衣腫を基本に解説し，血管芽細胞腫については特殊な技術のみ補足的に説明する．

手術の留意点とコツ

椎弓は一塊としてはずすが，その範囲は画像診断から判断し腫瘍の上下おのおの2椎体余分とするのが安全である．顕微鏡下の術野に血液が流入することは最大の失策であり，これを防止するためには椎弓を露出する段階で止血を完全なものとする．椎弓の上面は骨膜剥離子で容易にはがせるが，側面および下面は付着部を凝固してから鋭的に切断すると筋肉などからのoozingが少なくてすむ．硬膜を全層メスで切ることはせず，両手に持ったピンセットで裂くようにすれば，くも膜は温存できる．硬膜は両側とも10 mm間隔でテンティングし，その下にガーゼを敷いて隔離する．くも膜を介して脊髄の表面を観察し，必要最小限のくも膜を切開，ただちに硬膜の断端と揃えてクリップで固定する．これにより閉創に際し硬膜とくも膜が同時に縫合でき，手術時間の短縮につながる．腫瘍が偏在していない場合は後索を切るのでなく，longitudinal array of penetrating pial veinsのうち後正中溝から出る枝の出口を「点」として認識する．この点をつないで「線」とし，歯を上向きにした鋭利なメスで外層軟膜のみを切る．後正中溝を分離，離開する際に脊髄に対し横方向にかかる力が大きくならないように注意し，両手に持ったスパチュラなどで長軸方向に開くよう心がける．Central array of penetrating pial veinsが「簾状」に見えれば，後正中溝を正確に分離できたと確信できる．偽膜を介して腫瘍と脊髄を分けるが，腫瘍を軽く牽引する他に，メロセルや綿花を使い腫瘍の底面をなでるように腫瘍組織を集めることも有効である．多くの場合，大きな導出静脈が見られれば腫瘍の尾側端に達したsignとなるが，頭側端の境界は色の差を注意して観察しなければならない．腫瘍が全摘され，出血のないことが確認されれば，軟膜は8-0などの糸で縫合する．

血管芽細胞腫における特殊性は誌面の関係で，該当するキャプションで説明する．

1 脊髄後正中溝を見つける

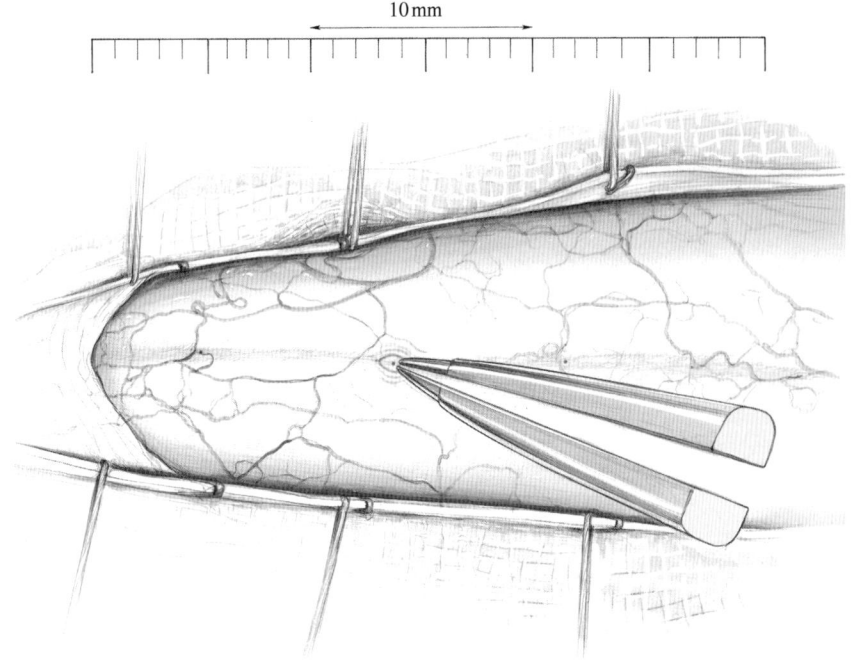

硬膜を10mm間隔にテンティングし，その下にガーゼを敷いて硬膜内・外を完全に分離する．腫瘍の摘出が終わるまでガーゼの網目が見えているように出血させないことが，手術を楽にする．くも膜を介し脊髄の表面を観察し，必要最小限のくも膜を開くと同時にその断端を硬膜に揃えてクリップで固定する．くも膜と軟膜の癒着は鋏，メス，バイポーラピンセットなどを使い分けて，脊髄表面の血管を損傷しないように注意して剥離する．可能なかぎり外層軟膜のみを切り，脊髄の表面をよく観察すると，longitudinal array of penetrating pial veinsの出口が「点」に見える．この点をつないで「線」とすると，これが後正中溝の直上となる（脊髄の表面の血管は原則として外層軟膜と深層軟膜の間にある）．

2 後正中溝直上の軟膜のみを切る

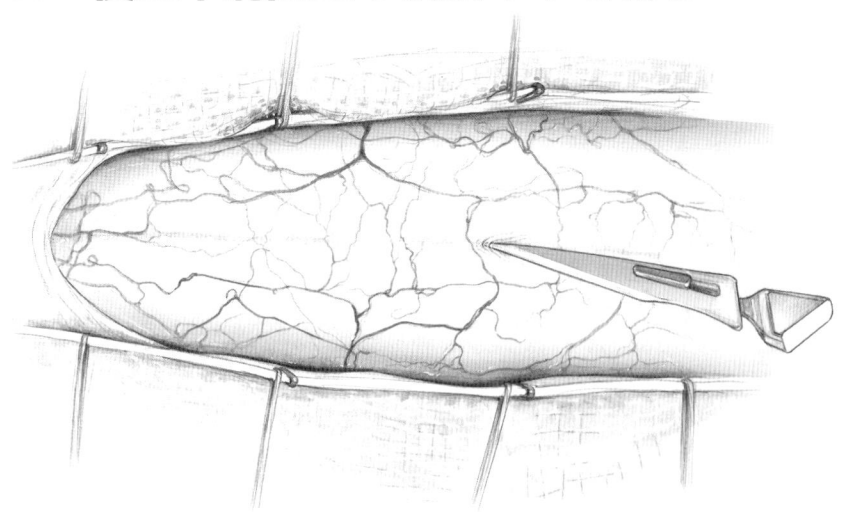

外層軟膜下の後正中溝上で，脊髄の左右を連絡する血管は一部犠牲にしなければならない．バイポーラを弱く設定し，この線上の血管をあらかじめ凝固して出血を防止する．後正中溝の分離，離開は短いほどよい．これは，後正中溝上の側副血行路の損傷を少なくできるからである．しかし，腫瘍の全長に比較しあまりにも短いと，後索に過剰な力がかかり損傷する心配もある．分離する脊髄の上下に側副血行路のあることの確認が終われば，メスの歯を上向きにして後正中溝上の外層軟膜のみを切る．あくまで後索を切るのではなく，理想的には深層軟膜を残して後正中溝を分離，離開するように心がける（後正中溝分割法）．

5) 髄内腫瘍

3　後正中溝を分離，離開する

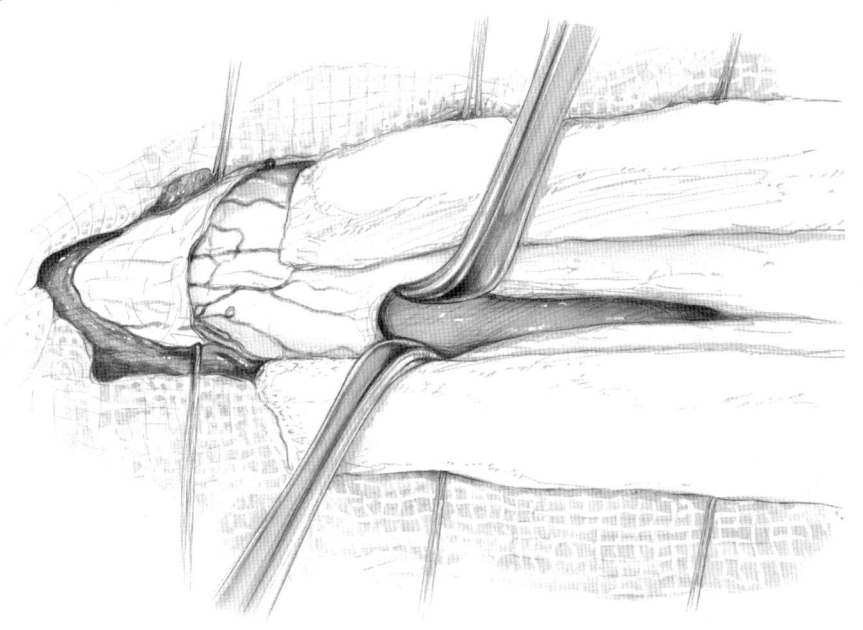

　後正中溝を分離する際は，バイポーラ，ピンセットの自然に開く力のみを利用するが，どの程度開いても脊髄にダメージを与えないかをSEPなどを参考に指で覚え，動かし方を習熟する必要がある．脊髄の長軸方向にピンセットを操作するのは容易でなく，両手に持ったスパチュラなどで慎重に開くほうが安全である．この際，脊髄の断端はKKサージカルシートなどで厳重に保護する．

4　Central array of penetrating pial veinsが見えると後正中溝に正確にいると判断できる

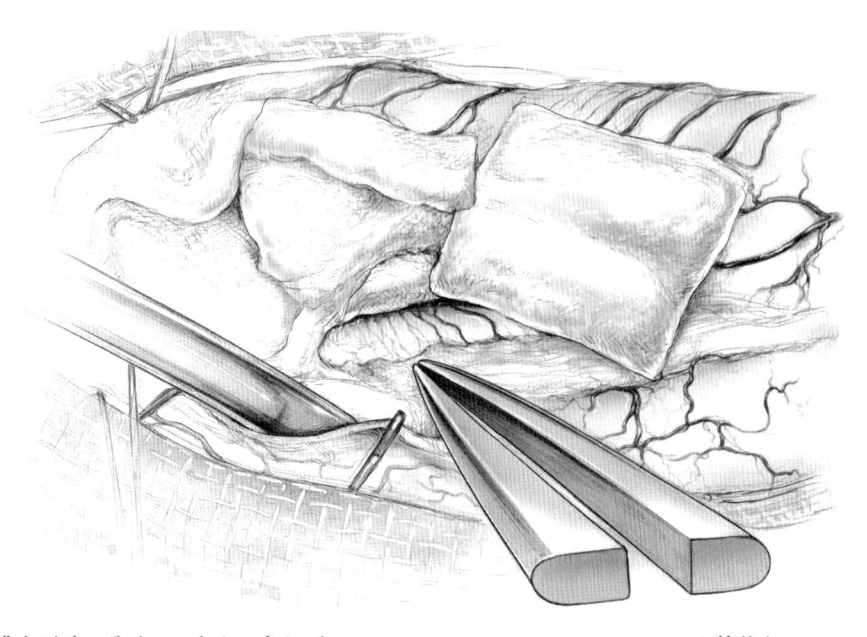

　後正中溝を正確に分けることができれば，central array of penetrating pial veinsが簾状あるいは櫛状に配列しているのが見える．これは，安全に手術が進行しているひとつの指標になる．その後，深部に進み腫瘍と脊髄の正常組織は偽膜を介して分離する．腫瘍に牽引力をかけてもよいが，後索には厚めの綿花をあてがい厳重に保護する．

285

5 腫瘍（上衣腫）の摘出法

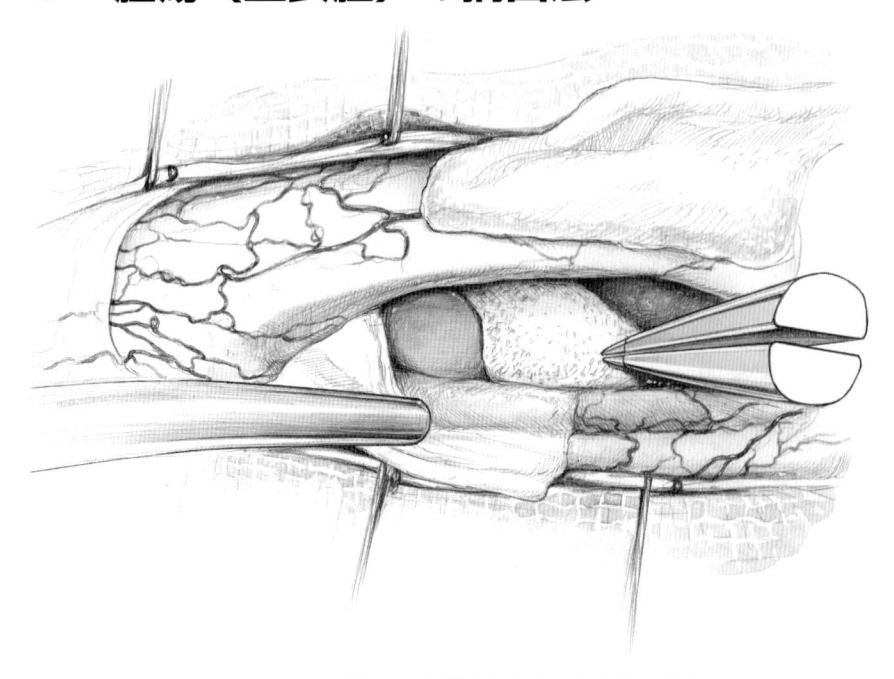

腫瘍の大部分が摘出できた後，綿花やメロセルでtumor bedを軽くなでるようにこすると，意外に多くの腫瘍の取り残しが集まる．この操作は出血点と止血の再確認にもなる．多くの場合，脊髄表面と連続する太い導出静脈が認められれば腫瘍の尾側端に達したサインとなるが，多くの場合頭側端には特徴がなく，腫瘍と正常組織の境界は色の差で判断しなければならない．

6 正中部にある血管芽細胞腫

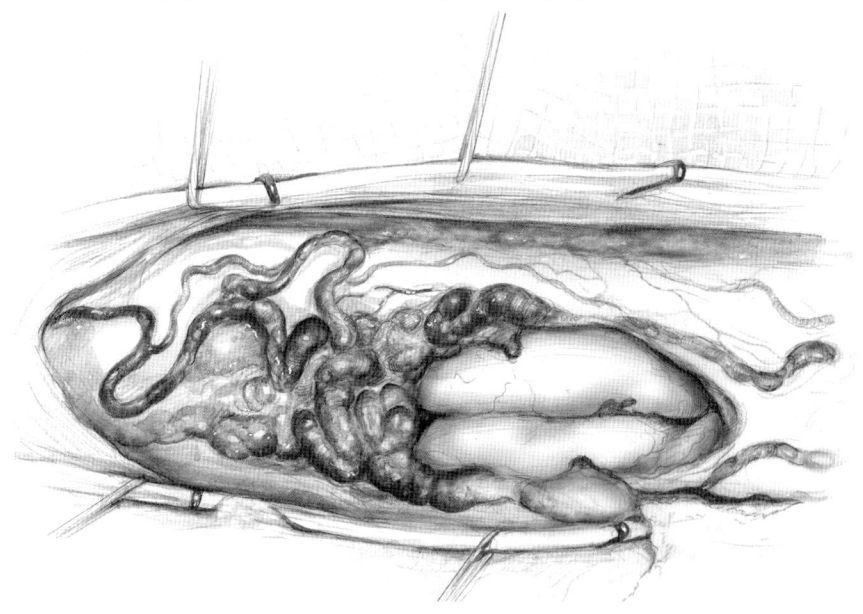

血管芽細胞腫では，正中部にある場合と側壁にある場合では手術手技が大いに異なる．この例は正中部にあったもので，すでにほぼすべてが摘出されているが，導入動脈が前正中裂から腫瘍に入っていた状況が理解できる．腫瘍の一部は軟膜下に出ているので，全周にわたって分離することを前提とする．大切なことは，導出静脈のない側からすみやかに腫瘍の底部に入り，導入動脈の凝固と切断を行うことである．これが完了すると腫瘍からの出血が一気に減少するので，軟膜と腫瘍の境界をていねいに凝固し切断する．また腫瘍を凝固（オレンジ色が黄色に変わる）するとワーキングスペースが広がり，腫瘍の周辺および底面の剥離は比較的容易となる．導出静脈は図のように残しても差し支えない．

7 側面にある血管芽細胞腫

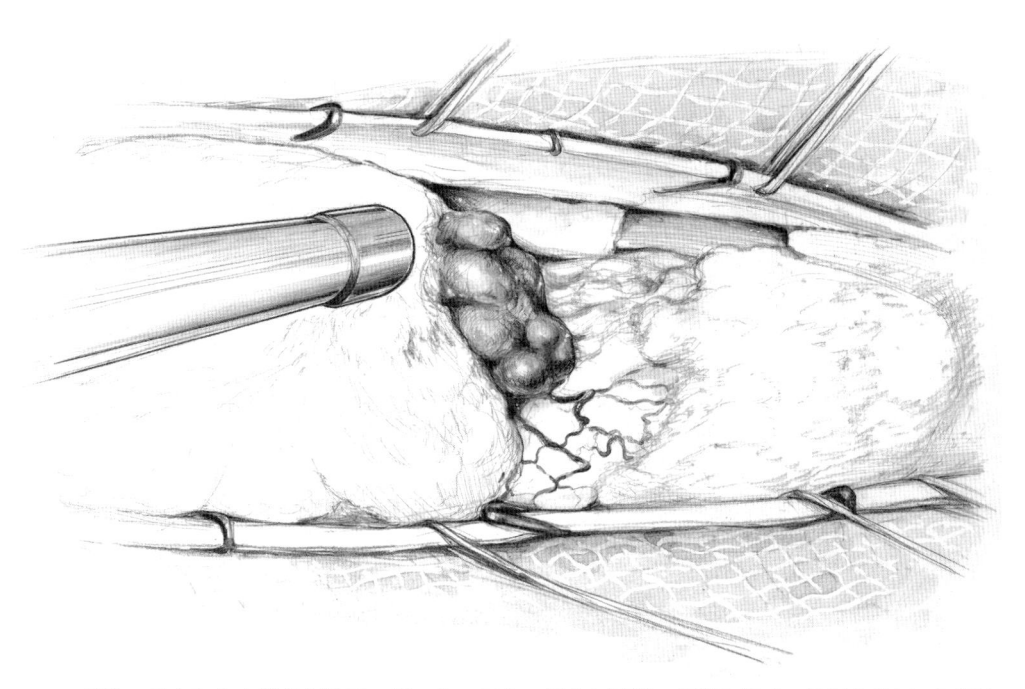

側壁に存在した血管芽細胞腫の例でも，正中の場合と同様，軟膜と腫瘍の境界を凝固，切断する（腫瘍の側に熱がかかるように注意する）．腫瘍の一部を吸引管や腫瘍鉗子で軽く牽引し，腫瘍の境界をていねいに脊髄から剥がす．正中部にある場合のように前正中裂から強大な導入動脈が来ることがないので，出血に対する危惧は少ない．

6）再発脊髄髄内腫瘍
Recurrent Intramedullary Spinal Cord Tumors

長島 親男

手術成功のための戦略

再発した髄内腫瘍の摘出術は，初回の摘出術よりもはるかに困難である．かつ，各症例ごとに違った問題点がある．そこで術前に十分な検討を行って，各症例に対応した戦略を立てる．

① 手術の2回分割

前回の手術が他施設で行われ，病理組織診断も手術記録も入手できず，かつ，術後照射を受けている，長時間の手術には耐えられそうもない，というような例では手術を意図的に2回に分ける．第1回手術は皮切から硬膜の表面までとし，ここで創を閉じる．第2回手術は癒着の起こらない2〜3日後，遅くとも7日後には行い，硬膜を開き，手術顕微鏡下に，慎重に時間をかけて髄内腫瘍を取る．

② 腫瘍のレベルと体位

1）頸髄の初回手術は坐位が多いが，再手術の場合は腹臥位とする．手術侵襲がC_4髄節から頭側に及ぶと想定されれば，術中・術後の呼吸障害を考慮して，頭蓋直達牽引装置で術中ずっと頸椎牽引を継続しつつ腫瘍を摘出し，術後，帰室後も牽引を続けながら呼吸の管理を行う．

2）胸・腰椎の場合，腹臥位で行うのが普通であるが，症例によっては腹臥位よりも，左を上にした側臥位のほうが呼吸・循環に負荷がかからなくて楽だという例もあり，個々に，どの体位が最も適しているかを検討しておく．

③ 患者の主訴への対応

例えば主訴が痛み，ことに残存腫瘍や，硬膜・軟膜・脊髄の強固，かつ広範な癒着によるcord originのcentral painの場合，あるいは強い痙縮の場合，たとえ完全摘出が不成功となっても，術後に患者から「痛みや突っ張り感が消失した」と感謝されるような手術をすべきである．例えば，antero-lateral cordotomyや後索電気刺激装置の設置術などを計画しておくのがよい．

手術の留意点とコツ

① 皮切から硬膜まで

1）皮切は前回の椎弓切除範囲より2椎体頭側から始め，2椎体尾側に終わる正中切開とする．常に心がけることは「正中線を正しく把握すること」と「intactな硬膜がどの深さにあるか」の2つである．尾側の棘突起を露出して正中線を把握し，正中線上を頭側に進み瘢痕組織と筋層との境界を分けていくと，小山のような瘢痕組織の団塊が現れる．筋層を側方まで十分剥がしていくのがコツで，これによって椎弓の外側にある関節突起を触れ，この骨膜を剥離すると自然にlaminectomy edgeに達し，指で触知できる．Edgeは丸みを帯びて結合組織の膜でカバーされている．骨面を出すには鋭利なメスで長軸方向に切開を

加えて骨面を出し，ここから鋭匙や骨膜剝離子などで椎弓の辺縁を露出する．両側に行うと中央に出てくるのがlaminectomy membrane（LM）である．

2）LMは，脊柱管の内部に侵入してdural tubeを両側から絞扼している．この状態で硬膜を開くことは狭窄された空間での手術となり，不利な環境である．したがって椎弓の辺縁をさらにエアドリルやケリソンパンチで削除し，脊柱管のequatorまで拡大し，硬膜外にLMを切除する．時にLMは前根を囲むことがあるのでLMは決して強引に引き出すことはせず，露出された部分を鋭利に切除するのがよい．

3）棘突起に続いて椎弓を骨膜下に露出し椎弓切除を行い，新しい硬膜を露出する．硬膜の背面に存在するLMは，スルメのような層状になっており剝離することができ，皮を剝ぐようにして除去する．前回使用した硬膜縫合糸が現れれば硬膜直上にあるわけで，これはよいメルクマールになる．初回手術にlaminoplastyが施行された例では，再構築に使用された骨片や人工骨片はその一つひとつが器質化された線維性被膜で包まれていて，被膜下に骨片を摘出せねばならない．骨片が脊髄を明らかに圧迫している例があるので，この操作は注意深く，根気よく行うべきである．また，硬膜管の側方に肥厚した黄色靱帯をみることが多く，これも椎弓縁を削除しながら露出して丹念に切除する．

② 硬膜開放と癒着剝離

これ以降は，手術顕微鏡下に，術者と助手との円滑な共同作業のもとに進める．著者は前回の硬膜縫合部を避けて硬膜を開く．それは，前回縫合部の直下に，軟膜と脊髄との癒着があって操作が複雑になった経験があるからで，癒着のないと思われる部分にカーブした硬膜切開を頭側端から尾側端までおく．

硬膜縁に糸をかけて徐々に両側に開くが，硬膜内面に癒着があれば決して鈍的な剝離はせず，鋭的に硬膜に接する部分で切離する．切離端からの出血は硬膜側であればバイポーラによる凝固でよいが，脊髄側であればトロンビン液に浸したGelfoam®の小片をあて，その上に小さな綿片をおき，綿片の上から吸引器で吸引して止血する．癒着が強い場合は無理して剝離せず，癒着部周囲の硬膜を円形に切離する（circumcision）．硬膜の欠損部を，後で筋膜で補うことは容易である．癒着の強い部分は，腫瘍細胞の浸潤部位であることが多い．

③ Myelotomy

後正中溝を分け，sulcal vesselをメルクマールにして進入する後正中法をとる場合と，腫瘍が脊髄表面に近く現れている部分にmyelotomyをおく場合の2つがある．再発例では外から腫瘍の局在が判明することが多く，その直上をメスで切離する．腫瘍のfeederは，多くは腫瘍の腹側からくる．腫瘍の背側の血管はなるべく温存してmyelotomyを行うが，明らかにfeederと思われるものや正中線を越えて反対側に伸びているものは凝固・切断する．myelotomy edgeのpia-arachnoidに針つきの6-0糸を用いて左右に軽く引いておく．

④ 腫瘍の摘出

Myelotomyの際の止血も，トロンビン液に浸したGelfoam®を出血点にあて，その上に綿片をおいて吸引して止血する．神経組織でのバイポーラでの凝固は最小限にとどめる．腫瘍より尾側に，ついで頭側にmyelotomyを行う．摘出は原則として尾側から開始する．

尾側極（caudal pole）は，多くは薄い被膜（pseudocapsule）で覆われていたり，茶褐色の無構造の軟らかい組織があったりcystがあったりし，これらによって腫瘍と脊髄との境界面が鮮明となる．中には境界面が不鮮明な例もあるが，myelotomyをおいてみると，どこかで被膜が認められるものである．いずれにしても境界面を見失わないように，助手に生理的食塩水（生食）を注入させ，術者はこれを吸入してクリーンな術野を保つ．

腫瘍と連結している血管はバイポーラで，できるだけ腫瘍に接し，脊髄から離れた部位

で凝固・切断する．照射後の効果と思われる腫瘍周辺のグリオーシスに遭遇することがある．これも腫瘍に接した部分で切離する．どの腫瘍にも発生母地と思われる部位があり，そこは特に腫瘍との癒着が強く，feederやdrainerがある．これは腫瘍のventralあるいはventro-lateralにあることが多い．この部の操作は特に慎重を要し，① 確実に血管を凝固してから切離し，② 凝固の熱効果が腫瘍に及んでもよいが，脊髄には及ばないようにする必要がある．① が不完全だと血管は固いグリオーシスの組織内に引っ込んでしまい，血管の断端を確実につかまえることが難しく，もし小動脈の場合は止血に難渋する．生食の注入と吸引を頻回に行い，常にクリーンな術野で小動脈，小静脈などを正確にキャッチして凝固を完了したうえで切離しなければならない．

　Poleからpoleまで完全に遊離すれば全摘出であり，あとはtumor bedの止血を確認する．軟膜のtraction sutureを切り離し，静かに取り去る．硬膜はpia-arachnoidと一緒にwater tightに縫合する．著者の行った手術例2例の報告がある．

文　献
1) Fisher G, Many L：Total removal of intramedullary ependymomas：Follow-up study of 16 cases. Surg Neurol **14**：243-249, 1980.
2) LaRocca H, Macnab I：The laminectomy membrane. J Bone Joint Surg **56（B）**：545-550, 1974.
3) 長島親男：再発脊髄髄内腫瘍に対する多回数手術．脳外 **14**：1411-1420, 1986.
4) 長島親男，窪田 惺：頸椎多回数手術の検討．臨整外 **21**：805-819, 1986.
5) 都築暢之，今井卓夫，高橋 力，他：頸椎椎弓切除後の再狭窄．埼玉医大誌 **3**：67-71, 1976.

1　椎弓切除後の瘢痕組織

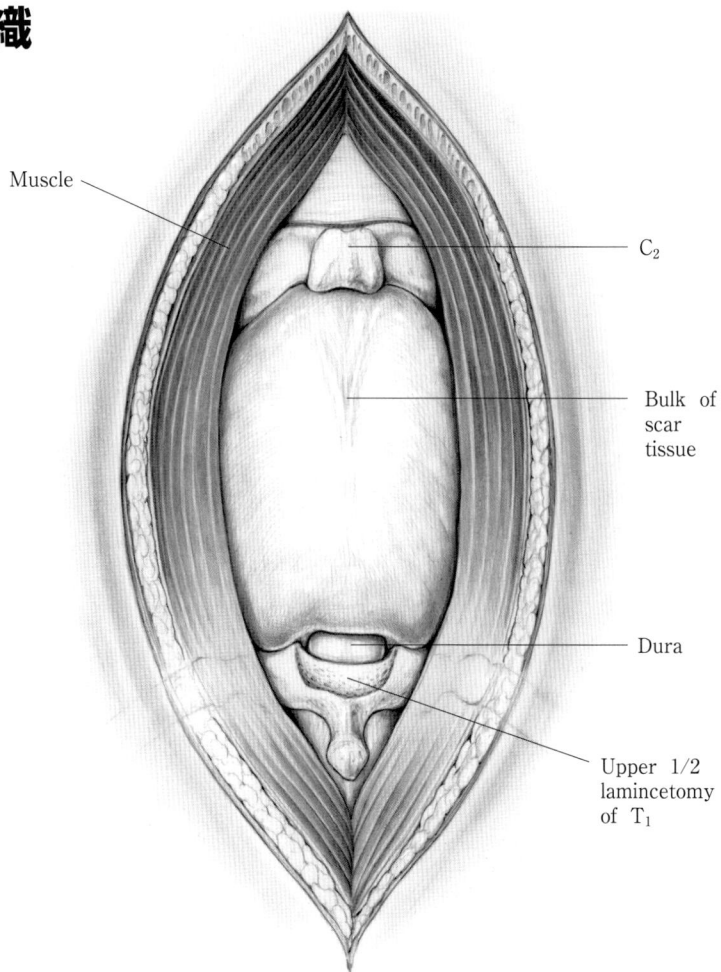

T_1の上1/2の椎弓切除がなされており，新しい硬膜が露出している．その頭側に瘢痕組織の団塊が認められる．

2 Laminectomy membraneの模式図1）と硬膜切開2）

Rest of laminectomy membrane

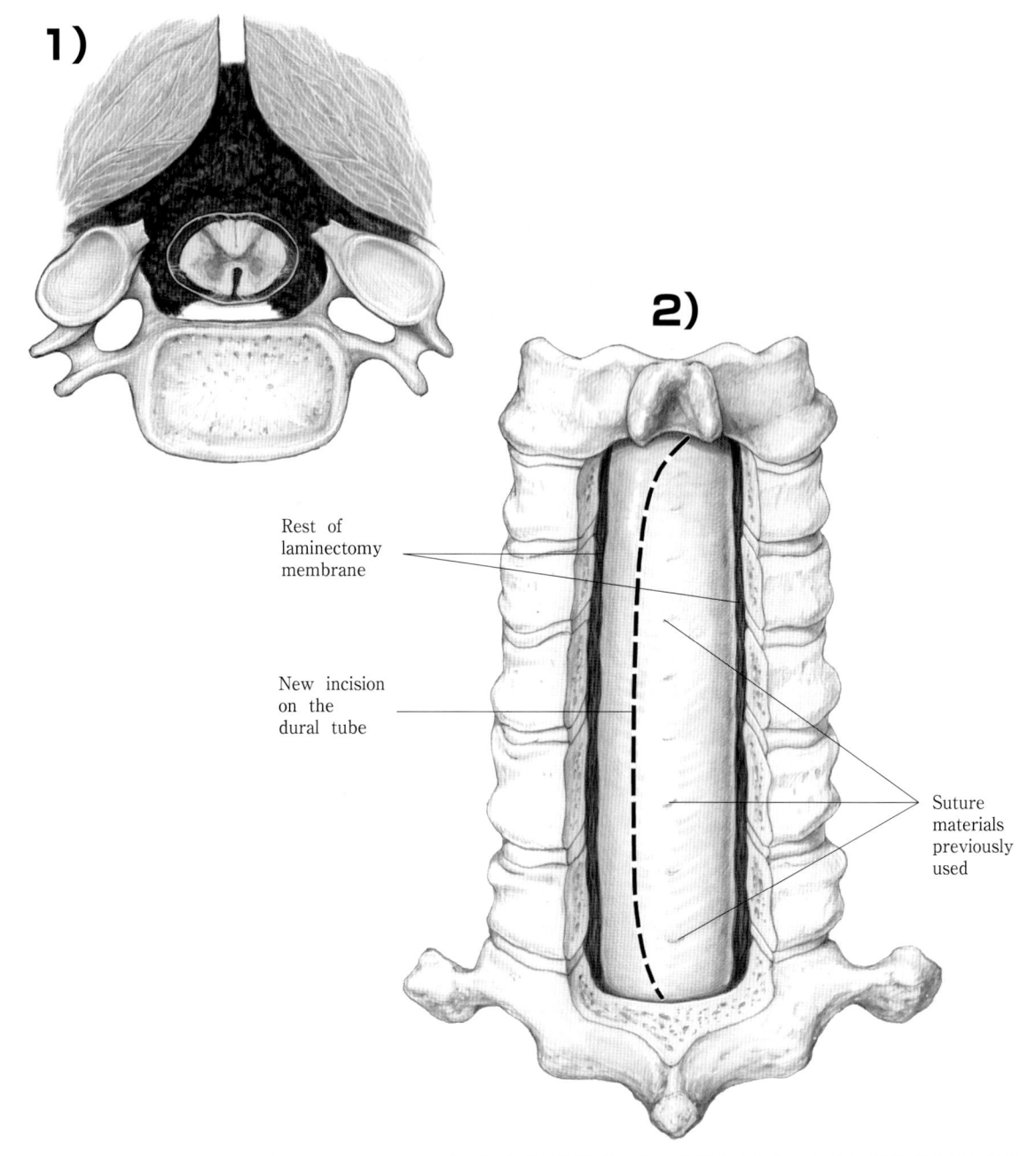

New incision on the dural tube

Suture materials previously used

　Laminectomy membrane（LM）は椎弓切除後の骨欠損部を充たし，さらに脊柱管内部に侵入してdural tubeの両脇に進展し，これがいっそうdural tubeを絞扼している．絞扼部分のLMを切除して広い脊柱管とした後，硬膜を切除する．

　硬膜切開は初回手術時の硬膜縫合部を避けたカーブ状の切開を行い，初回手術後に生じた脊髄との癒着部への切り込みを避ける．なお，1，2の症例は坐位で手術を行った．

3 硬膜切開後の癒着剥離

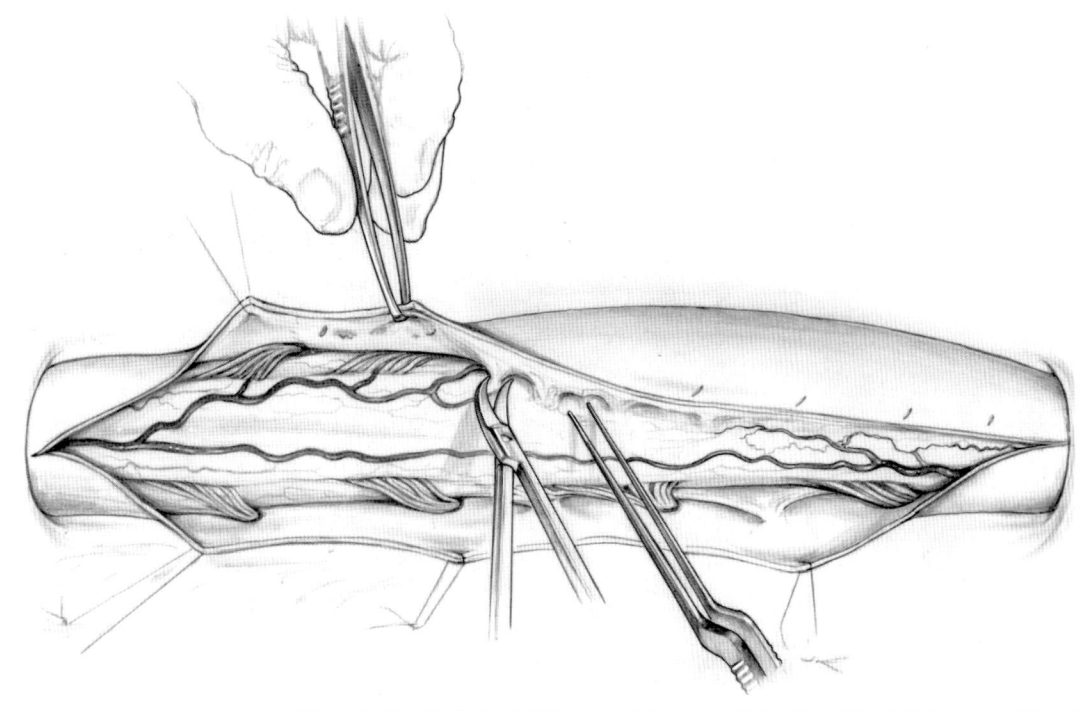

硬膜・軟膜・脊髄間の広範囲の癒着を示す．癒着の電気凝固と切離は，硬膜に接した部分で行う．

4 Myelotomy

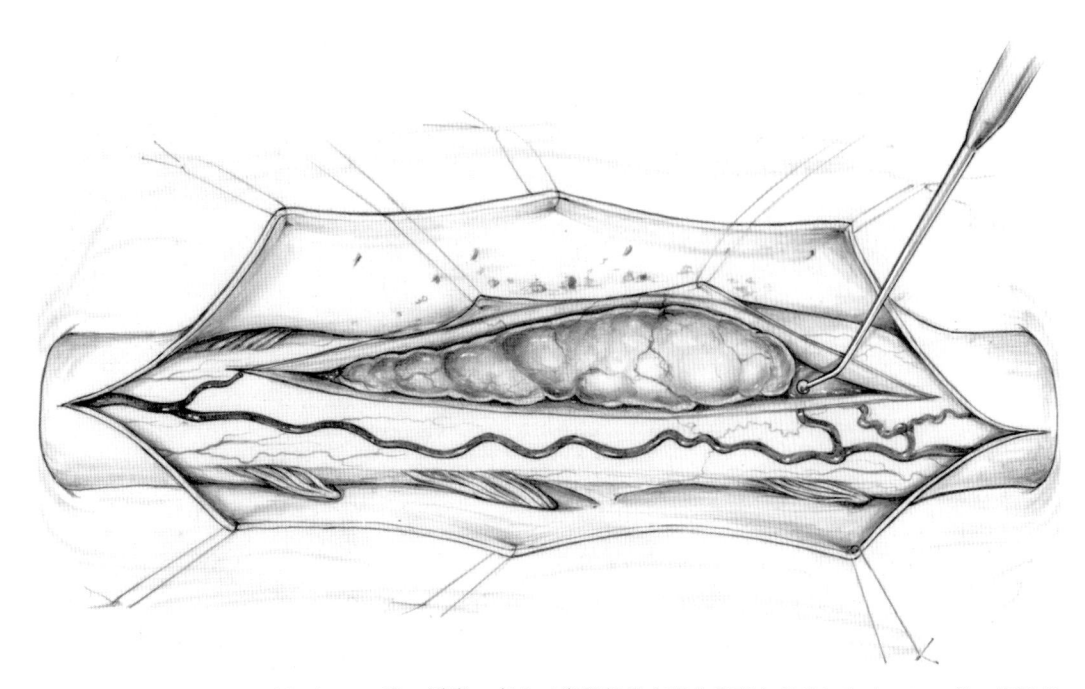

Myelotomyは，腫瘍の直上で脊髄組織が最も菲薄な部分におく．この部の脊髄組織は壊死に陥っていることが多く，さらに癒着によって後正中溝が確認しにくいことも多いからである．軟膜にも細い糸をかけ側方に引っ張る．

5 Caudal poleの処置

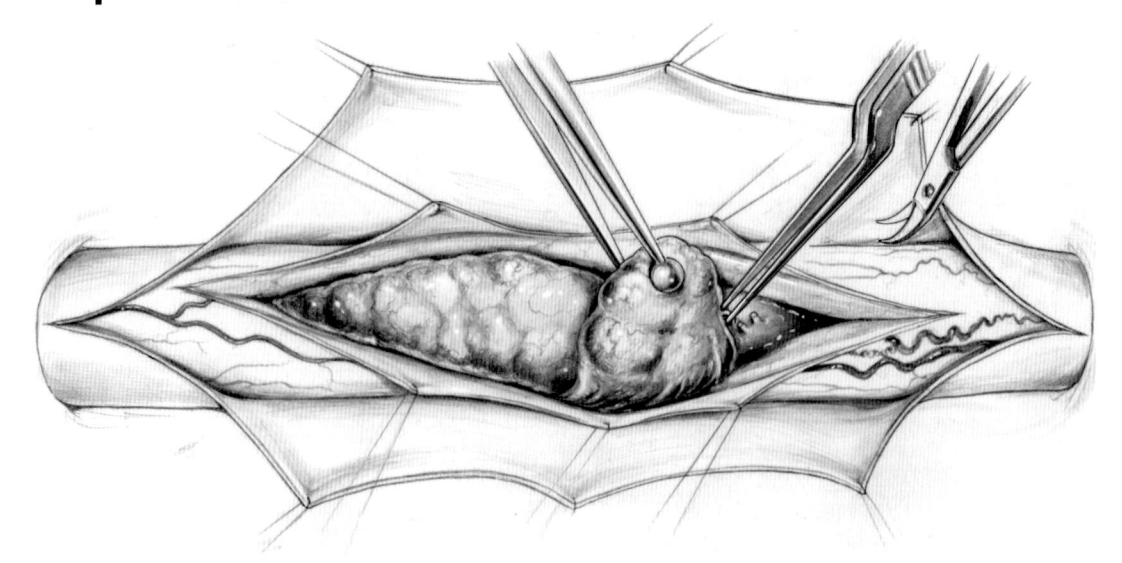

腫瘍摘出は原則的に尾側極caudal poleから始める．この部には正常脊髄組織との境界を明らかにできるcystやpseudocapsuleなどが存在するので境界面を同定しやすい．また，腫瘍へのfeederやdrainerの処置が比較的やりやすく，丹念に処置を行う．放射線治療を受けた例では腫瘍と脊髄組織との癒着もあり，往々にして境界面cleavage planeを見失う．生食の注入と吸引を頻回に行い，洗浄してクリーンな術野で慎重に行う．

6 Tumor matrix

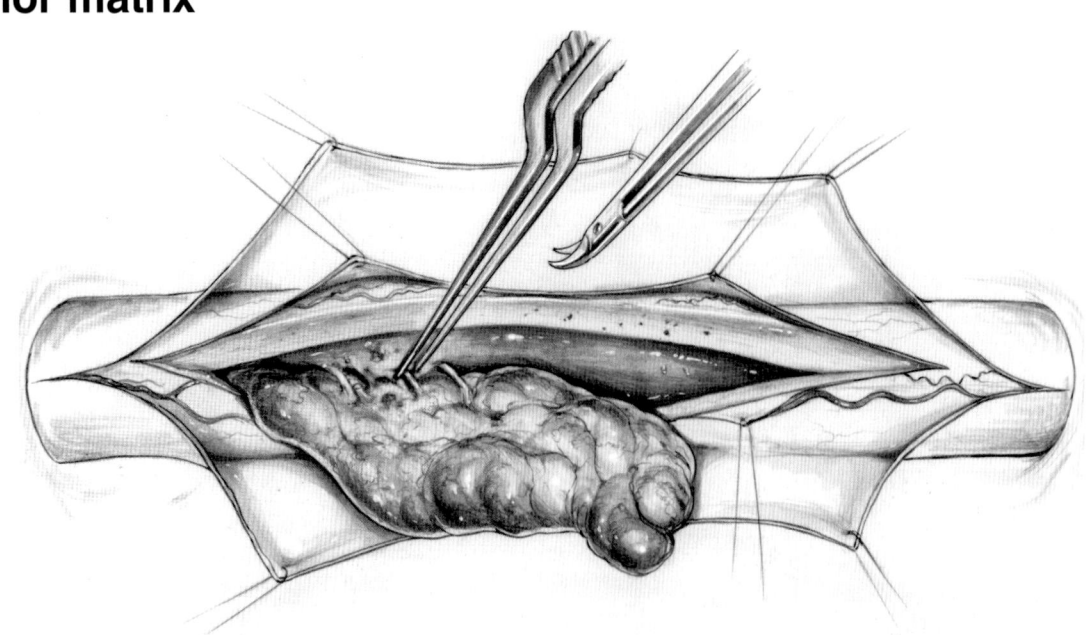

腫瘍の腹側からは太いfeederがあり癒着も強く，ここが発生母地を形成していることが多い．この部の小動脈の処置は特に慎重に，確実に行うことが大切である．凝固後も注意深く切離する．

2. 血管障害

1) 脊髄動静脈奇形（spinal AVM）——血管内手術
Spinal Arteriovenous Malformation —— Endovascular Surgery

東保　肇

適応となる病態

　Spinal AVM で脊髄虚血，静脈の圧上昇による進行性脊髄症を呈する症例，くも膜下出血あるいは髄内出血で発症した症例は血管内手術の適応となる．ただし，すでに重篤な麻痺症状が出現し，固定している症例では適応にならないことがある．また，前脊髄動脈のみから造影される spinal AVM については，キシロカインテストが初めから陽性の症例は塞栓術の適応を慎重に決定すべきと考える．

手術の留意点とコツ

① 血管内手術の実際

セルジンガー法による脳血管造影の手技に準ずる．
1) 5～7 F のシースを大腿動脈に挿入する．
2) 次に 4～6.5 F の脊髄血管造影用カテーテルを用いて腰動脈あるいは肋間動脈起始部に先端を留置し，動静脈奇形の存在と流入動脈を確認する．
3) 親カテーテルの中を通してマイクロカテーテルを動静脈奇形のできるだけ近傍まで挿入する．
4) 20 mg のキシロカインをマイクロカテーテルから注入し，陽・陰性の判定をする．
5) 陰性であれば，はじめから液体塞栓物質を用いることができるし，陽性であれば適切な大きさのアイバロンを用いて塞栓する．あるいは，その際，塞栓術を中止することもありうる．
6) キシロカインテストがはじめ陰性でも塞栓を繰り返すことで陽性に転ずることがあり，注意を要する．
7) 終了後，親カテーテルから造影を行い，塞栓の程度と神経学的所見のチェックを必ず行う．

② 塞栓術の際の注意点

1) マイクロカテーテルを選択的に流入血管に誘導するためのガイドワイヤーを進める際，動脈の硬膜穿通部では生理的に狭窄があり，乱暴に行うと穿破することがあるので注意する．
2) ガイドワイヤーが目標とする位置に到達した後，マイクロカテーテルをそれにかぶせる際，ガイドワイヤー先端がさらに末梢へ動き血管を損傷せぬように注意する．
3) マイクロカテーテルの中を通してアイバロンパーティクルを注入する際，あまり濃いとカテーテルが閉塞することがあり，万一閉塞すれば，いったんマイクロカテーテルを抜き体外で押し出す操作を行う．

2. 血管障害

4）塞栓中，神経学的チェックを頻回に行い，術後も数時間は注意する．

5）塞栓する血管の順番は，後脊髄動脈が流入血管である場合，まずこれから塞栓し，最後に前脊髄動脈に移る．Anterior spinal canal arteryを介して対側のmedullary arteryが出る場合があり血管造影上，それの存在の確認を行う．

1 脊髄動静脈奇形と周辺構造

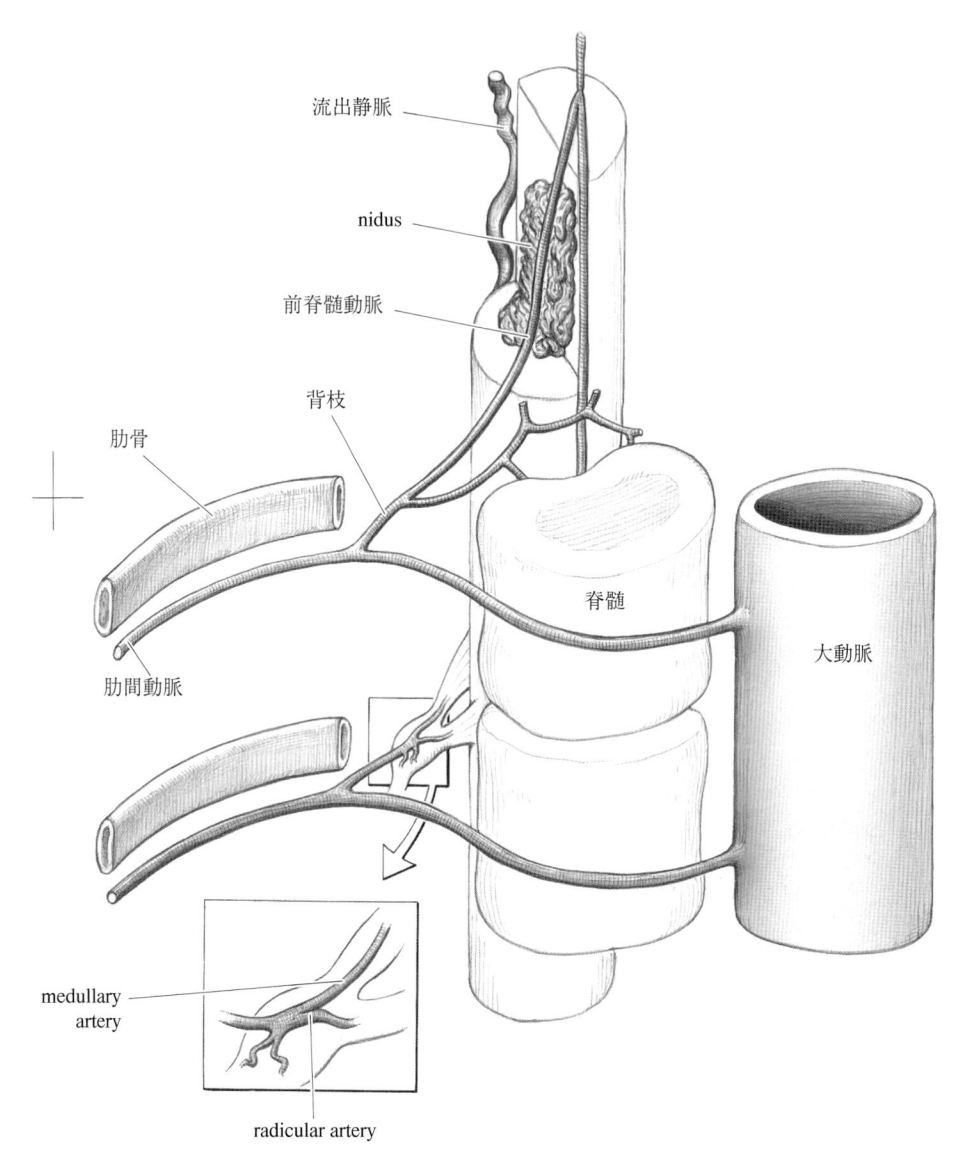

肋間動脈から背枝が起始し，それがradicular（medullary）arteryとなる．
Medullary arteryは前脊髄動脈と後脊髄動脈となる．

2 脊髄動静脈奇形の塞栓術の実際

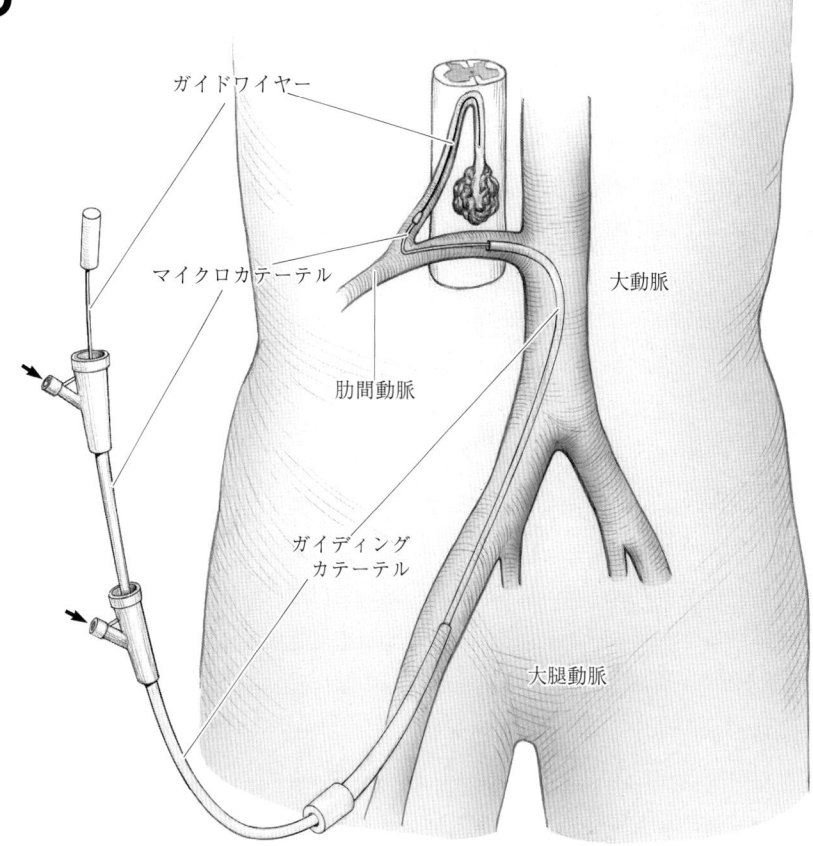

右大腿動脈にシースを挿入し，親カテーテルを肋間動脈にまで進める．その中を通してマイクロカテーテルを流入血管にまで進める．矢印からヘパリン加生食を持続注入する．

ラベル：ガイドワイヤー、マイクロカテーテル、大動脈、肋間動脈、ガイディングカテーテル、大腿動脈

3 マイクロカテーテルからの塞栓物質の注入

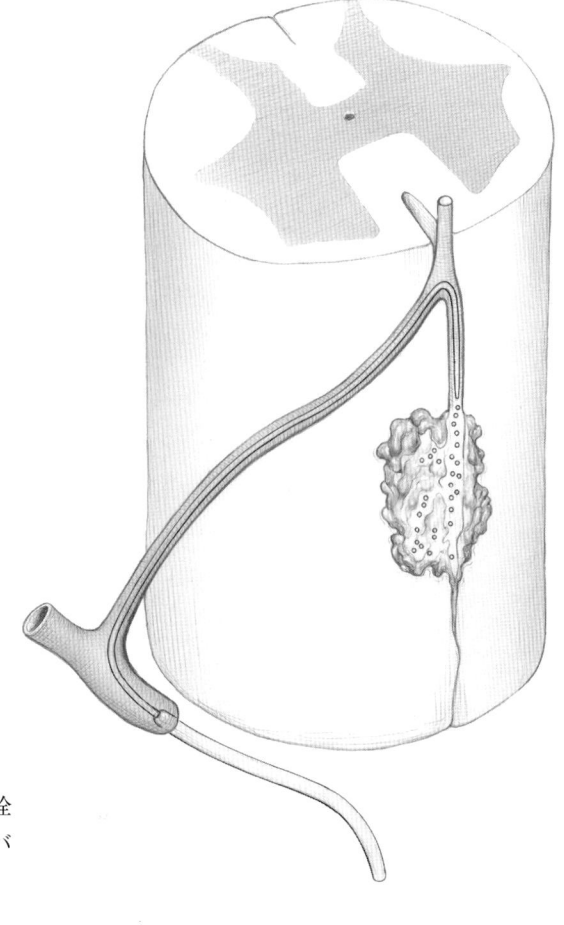

マイクロカテーテルの中を通して塞栓物質を注意深く注入する．図ではアイバロンパーティクルを注入している．

2. 血管障害

4 適切な大きさのパーティクルの注入

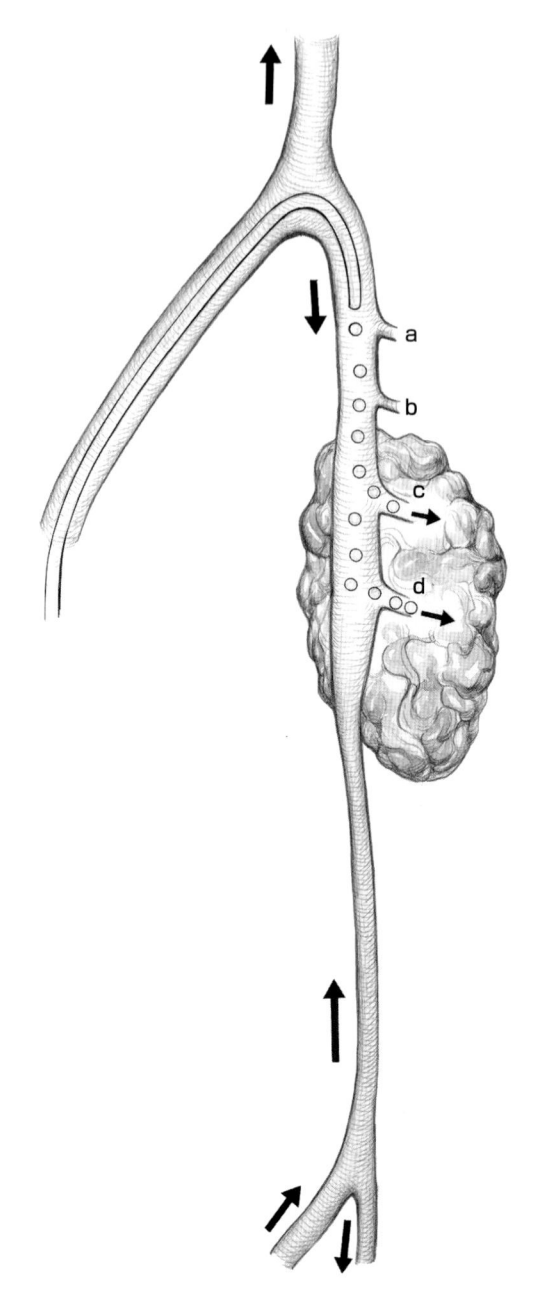

マイクロカテーテルからパーティクルを注入する場合，a, bの正中動脈より大きくc, dにのみ注入する大きさのパーティクルを注入する．太矢印は前脊髄動脈の走行を示す．

5 Intramedullary AVMの塞栓術（ケース1）

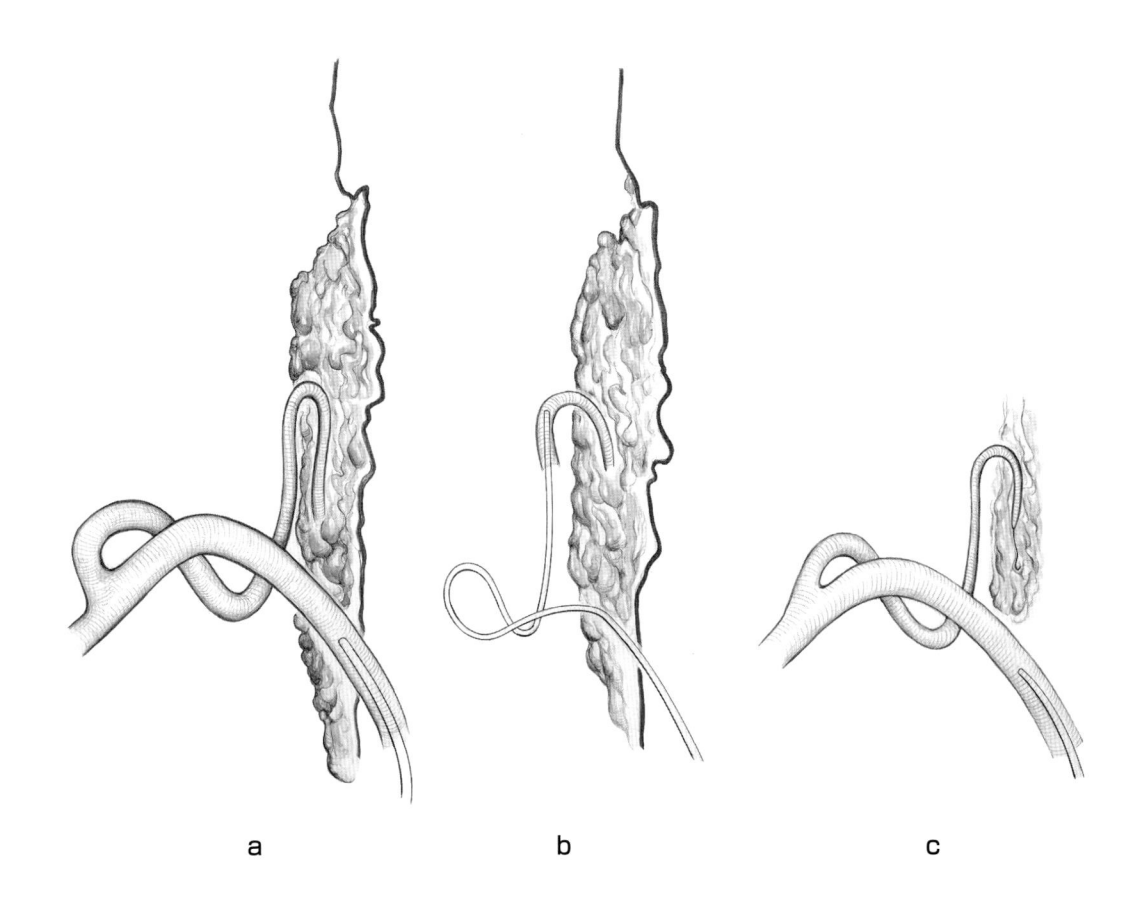

a　　　　　　　　　　b　　　　　　　　　　c

　胸髄intramedullay AVMで，a：親カテーテルからの造影，b：マイクロカテーテルからの造影，c：液体塞栓物質を用いた塞栓後，親カテーテルからの造影，でnidusはほぼ消失している．

2. 血管障害

6 Intramedullary AVMの塞栓術（ケース2）

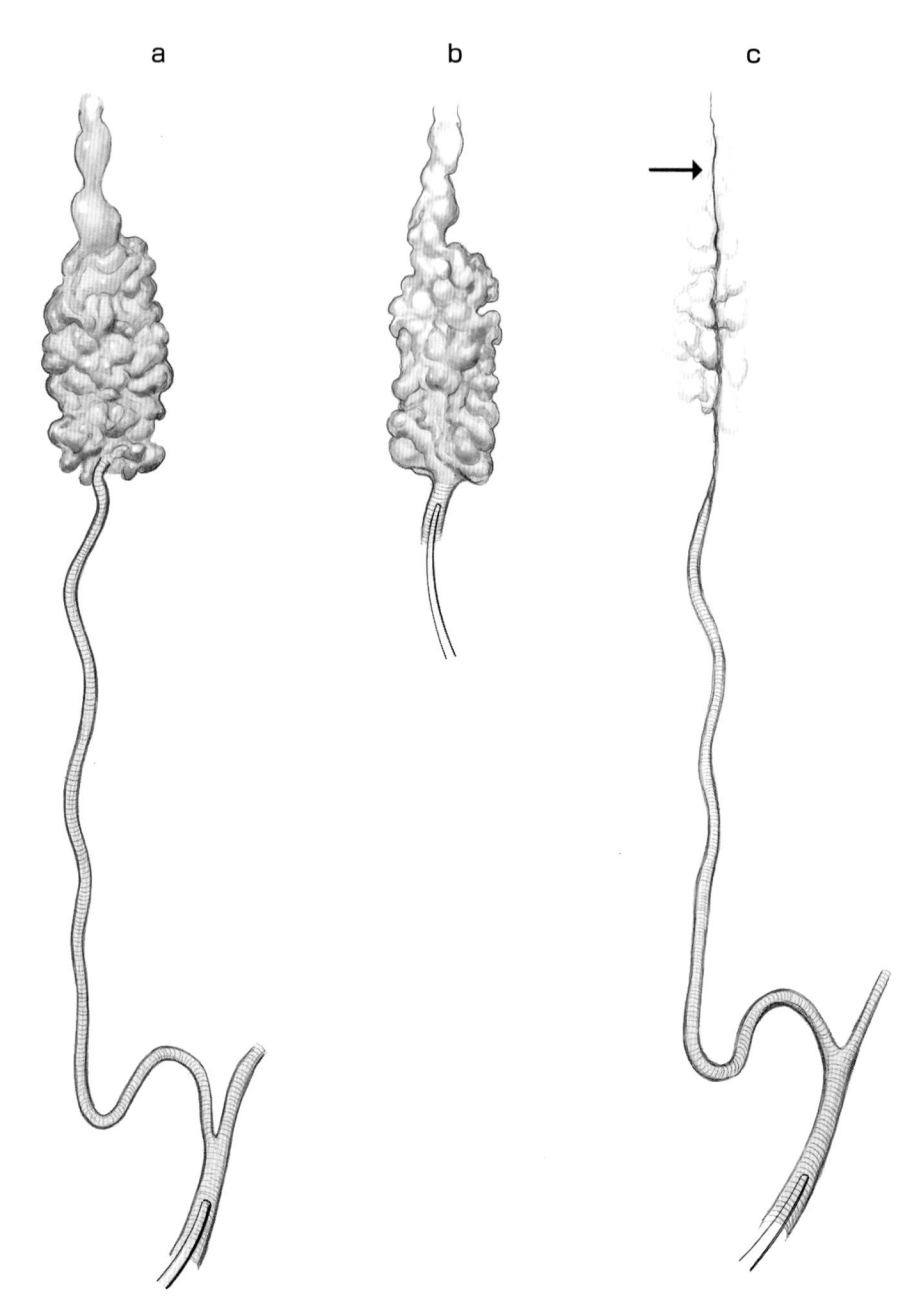

a　　　　　　　b　　　　　　　c

下部頸髄intramedullary AVMで，a：親カテーテルからの造影，b：マイクロカテーテルからの造影，で適切な大きさのパーティクルを用いて塞栓した．c：塞栓後の親カテーテルからの造影で，nidusはほぼ消失している．矢印は塞栓前造影されなかった前脊髄動脈で，塞栓後描出されるようになった．

2）脊髄動静脈奇形に対する神経外科的手術
Neurosurgical Treatment for Spinal Arteriovenous Malformation

高橋　宏

適応となる疾患

　脊髄動静脈奇形の手術ではnidusの摘出が目標となるが，正常機能の温存，あるいは最小の機能的犠牲で目的を達成しなければならない．この条件のもとではdural arteriovenous fistula（dural AVF）とintradural perimedullary arteriovenous fistulaでは根治手術が可能であるが，主として前脊髄動脈から栄養されるintramedullary arteriovenous malformation（intramedullary AVM）では神経症状悪化をみることなく全摘出することは困難なことが多く，適応は限られる．現状における手術適応あるいは治療方針は術者の経験・技術，塞栓術を容易に行いうるか否かなどの条件により異なるのが実状である．本稿では手術のみで根治しうる例を呈示する．

手術の留意点とコツ

① 比較的単純なintradural arteriovenous fistulaの手術

　手術の目的はfistula部の摘出である．体位は腹臥位とし，腹圧がかからないように十分注意する．形成的椎弓切除術を施行し，硬膜を開けると，肥厚したくも膜が露出される．くも膜を切開し，馬尾の中に埋もれたAVF部をていねいに剥離・露出する．Feeder, drainerを二重結紮し，結紮部位より末梢のnidus, feeder, drainerを一塊として摘出する．

② Venous aneurysmを伴ったintradural AVFの手術

　Spinal AVFは往々にして脊髄圧迫症状を呈する．手術の目的はfistulaの摘出と著明な圧迫を示すvenous aneurysmの摘出である．まず腹側を下行してくるfeederをfistulaに入る前に捉えるため大きな形成的椎弓切除術を行う．硬膜を開けるとくも膜を通して著しく腫大した脊髄が観察される．術野の頭側で歯状靱帯を切離し，脊髄を右から左に回転して右腹側を下行してくるfeederを捉えるが，fistulaまでは脊髄腫大のため観察できない．そこで可能なかぎりfistula近くでtemporary clipをかけ，まずfeederからの血流をコントロールする．その後myelotomyをおき，venous aneurysm壁を切開し，内部の血栓とともにvenous aneurysmを尾側から摘出していくと，手術スペースが次第に広がってきてvenous aneurysmの頭側にfistula部が露出される．併走する動静脈を二重結紮しfistulaを摘出する．その後temporary clipをはずし，止血を確認するとともに，軟膜・くも膜を寄せて，縫合する．硬膜はwater tightに縫合し，椎弓を戻して創を閉じる．術後の血管撮影ではfistula aneurysmの消失を確認するとともに，前脊髄動脈細枝の出現を観察する．

文献

1) Hida K, Iwasaki Y, Goto K, et al：Results of the surgical treatment of perimedullary arteriovenous fistulas with special reference to embolization. J Neurosurg　**90**（Suppl）：198-205, 1999.
2) 菊池晴彦：脊髄動静脈奇形．脳神経マイクロサージャリー，菊池晴彦編，医学書院，pp. 237-238, 1988.

2. 血管障害

3) Ohata K, Takami T, Naggar E, et al : Posterior approach for cervical intramedullary arteriovenous malformation with diffuse-type nidus. J Neurosurg (Spine) **91** : 105-111, 1999.

1 Intradural arteriovenous fistulaの血管撮影のシェーマ

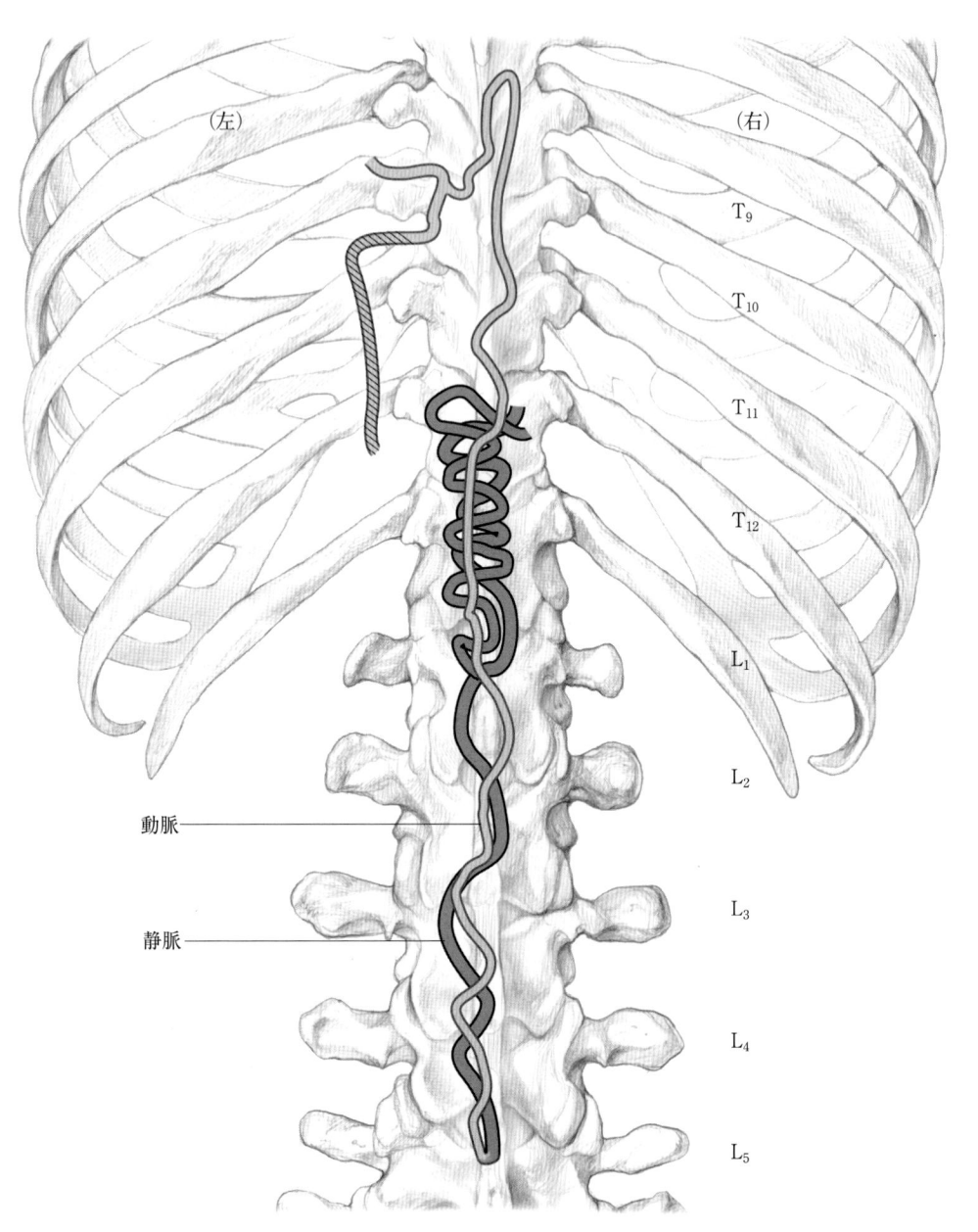

左T_9レベルから出るAdamkiewicz arteryをfeederとするintradural AVFの例．Feederは一度頭側に上行後，ヘアピン状に尾側に向かい，$L_{4/5}$レベルにてfistulaを形成していた．Drainerは再び頭側に向かい，L_1レベルで腹側と背側に分かれ，さらに上方に向かっている．

2 Intradural arteriovenous fistula の手術模式図

a：形成的椎弓切除術

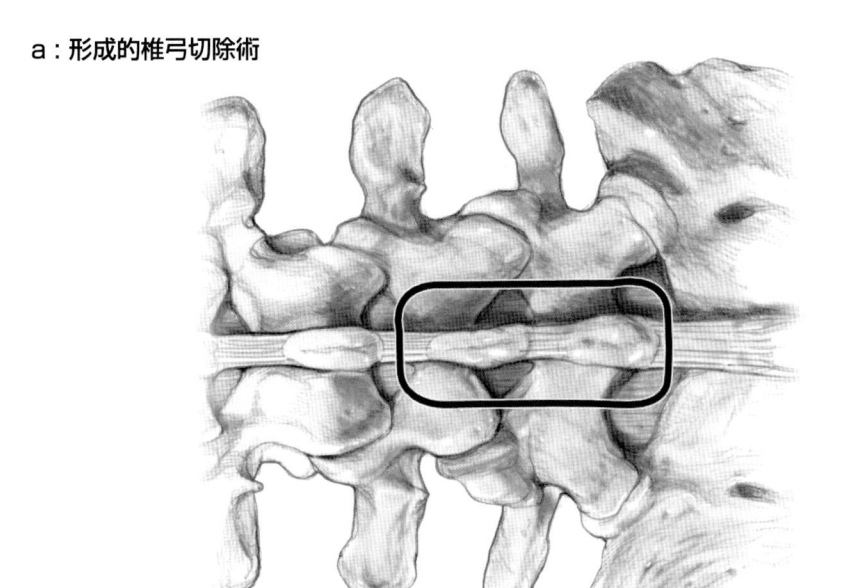

L_4　　L_5

b：硬膜切開後肥厚したくも膜の露出

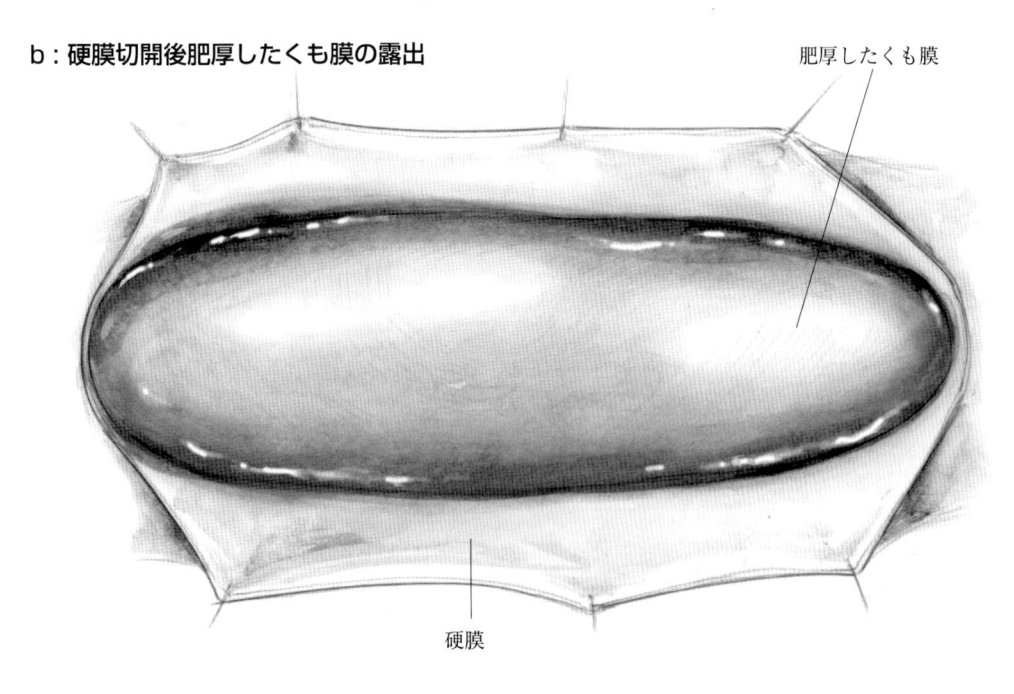

肥厚したくも膜

硬膜

a：$L_{4/5}$の形成的椎弓切除術（osteoplastic laminoplasty）を施行．
b：硬膜切開後，くも膜が肥厚し変色していた．

2. 血管障害

c：AVF部の剝離・露出

drainer
神経
feeder

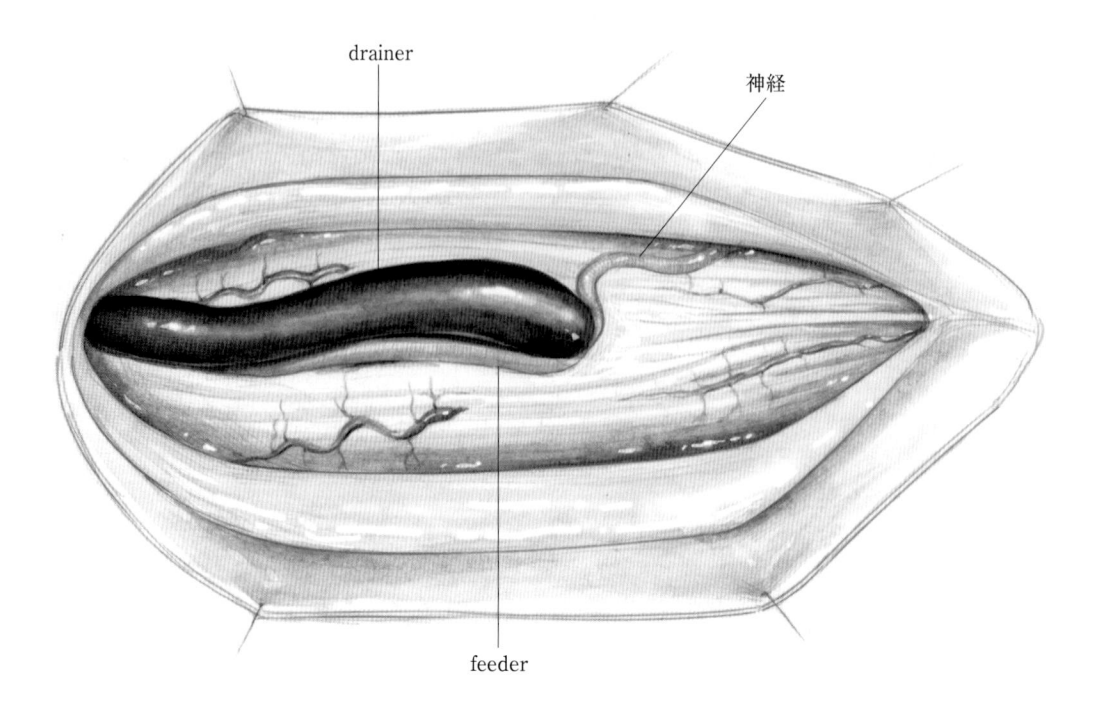

d：Feeder, drainer結紮後のfistulaと摘出

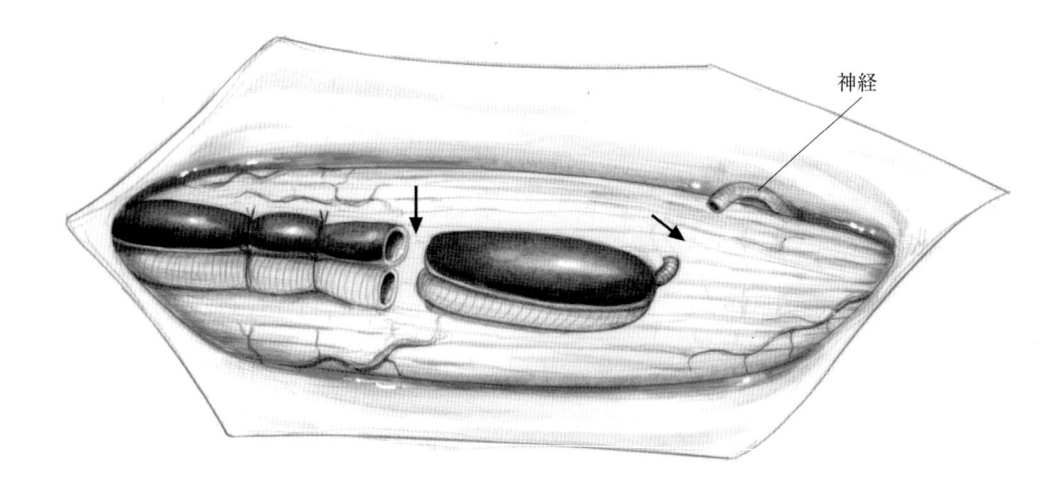

神経

c：くも膜切開後，馬尾を分けてAVFの部分を露出する．
d：AVFとその前後の動脈を一塊として摘出するが，AVF内を貫通していた1本の馬尾神経を切断せざるを得なかった．

3 Venous aneurysmを伴ったIntradural arteriovenous fistula

a：髄内mass lessionのMRI所見

b：左T$_{12}$レベルで行った脊髄血管撮影

a：突発性の激痛と両下肢不全麻痺で発症．MRIでは，flow voidを示すT$_{11}$～L$_1$レベルの髄内のmass lesionを示す．

b：血管撮影では，左T$_{12}$の肋間動脈より出るAdamkiewicz arteryにより栄養されるAVFと，それに伴う大きなvenous aneurysmが示された．

4 Venous aneurysmを伴ったintradural arteriovenous fistulaのシェーマ

部分的血栓
aneurysm
drainer
feeder (Adamkiewicz artery)
前脊髄動脈

左T$_{12}$の肋間動脈よりAdamkiewicz arteryが出て上行し，ヘアピン状に曲り下行して，AVFとaneurysmを形成する．aneurysmは脊髄を強く圧迫している．

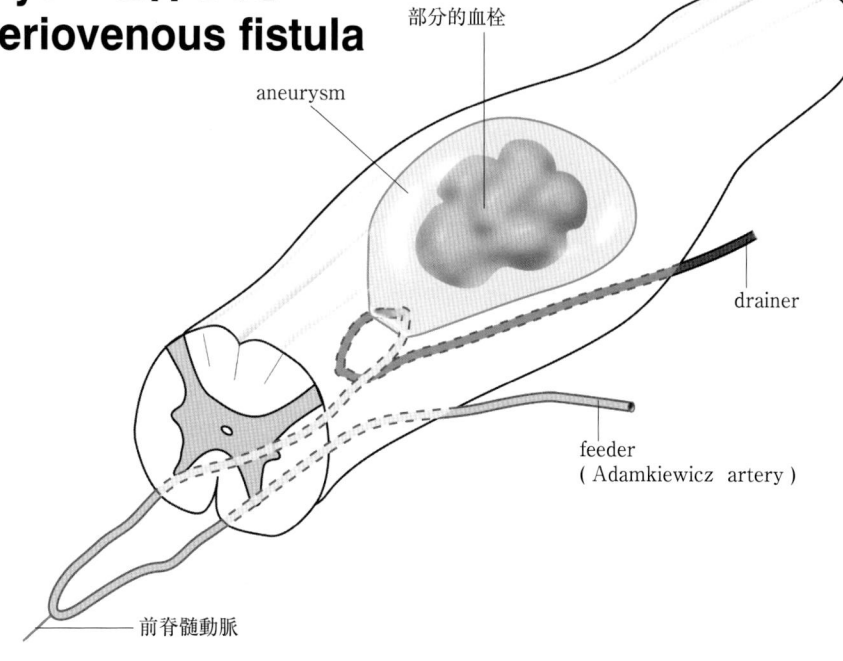

2. 血管障害

5　Venous aneurysmを伴ったintradural AVFの手術

a：形成的椎弓切除術

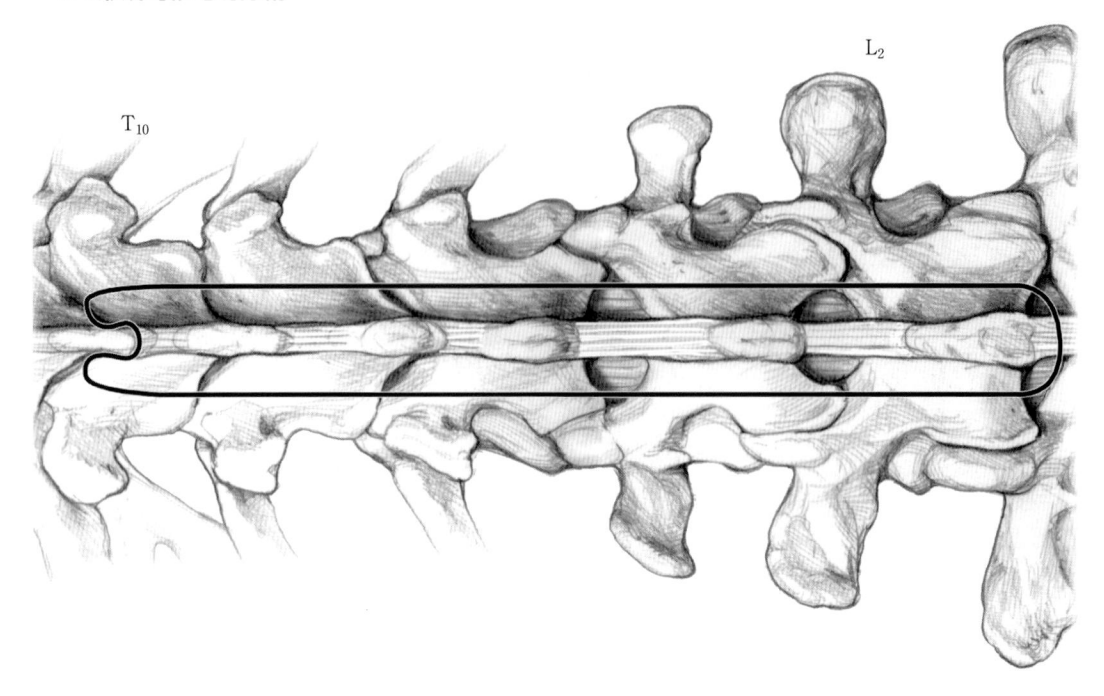

b：硬膜切開後に腫大した脊髄の露出

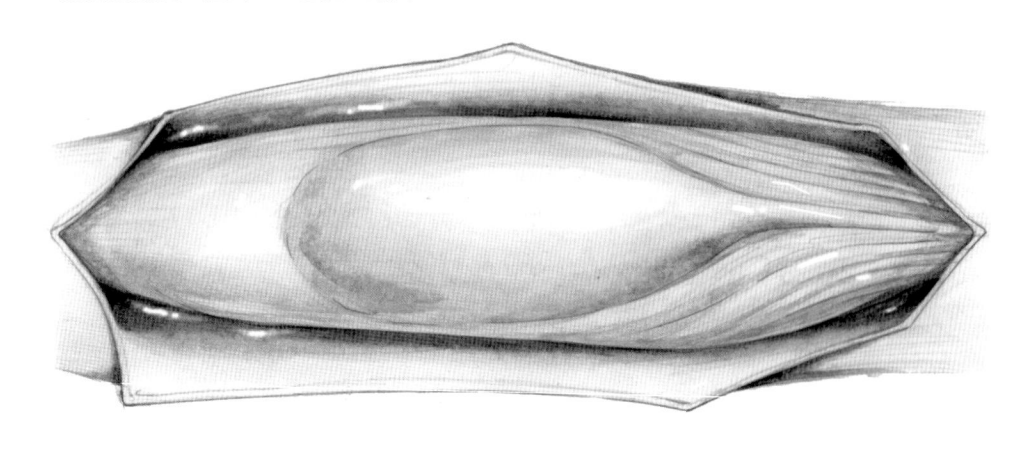

a：腹側に下行してくるfeederをfistulaに入る前に捉えるためにT$_{10}$〜L$_2$間にわたる大きな形成的椎弓切除術を行う．
b：硬膜を開けるとクモ膜を通して著明に腫大した脊髄円錐と馬尾が露出された．

2) 脊髄動静脈奇形に対する神経外科的手術

c：Myelotomyを行い除圧をはかる

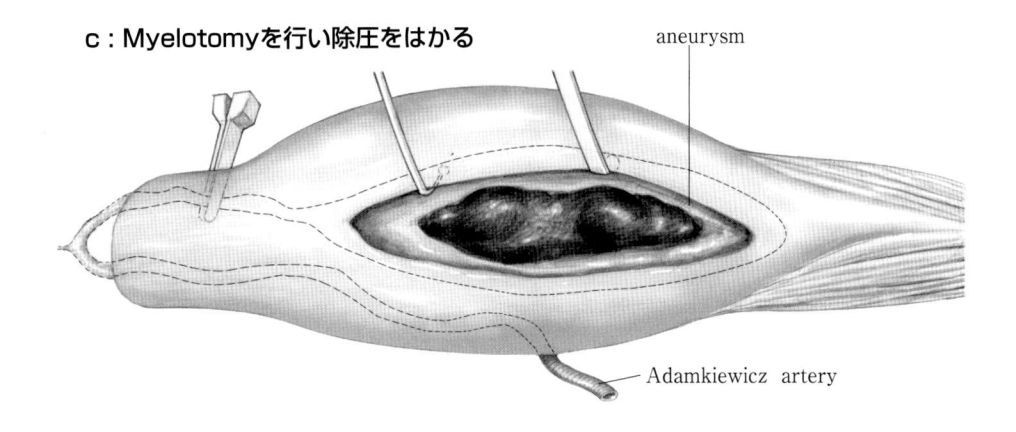

aneurysm

Adamkiewicz artery

d：Feeder，drainerの結紮後のfistula摘出

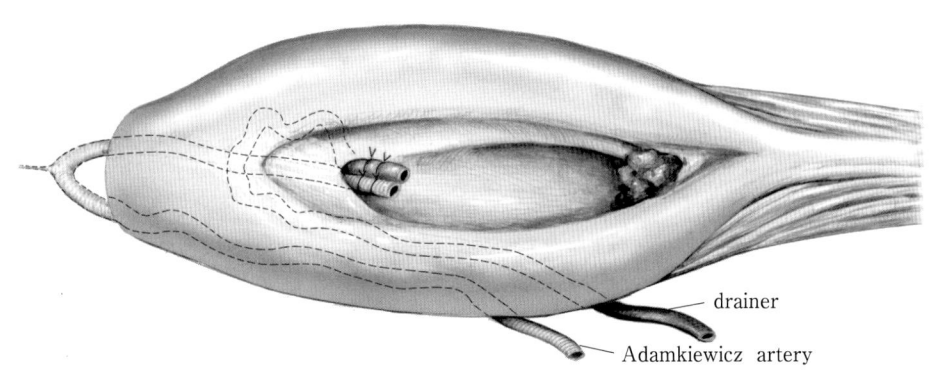

drainer
Adamkiewicz artery

c：Myelotomyをおき，venous aneurysm壁を切開する．
d：併走する動静脈を二重結紮しfistulaを摘出する．

307

3）脊髄硬膜動静脈瘻に対する血管内/外科的手術

Endovascular/Surgical Treatment of Spinal Dural Arteriovenous Fistulas

東保　肇

適応となる病態

脊髄硬膜動静脈瘻（DAVFs）で，運動障害，感覚障害，排尿障害などの進行性脊髄症を呈する場合は血管内/外科的手術の適応となる．ただし，DAVFsに達する根動脈と同時に脊髄動脈が起始する場合は，適切な大きさのアイバロンパーティクルを用いるか，あるいは外科的に流出静脈のみの処理が適応となる．既に重篤な麻痺症状が出現し，固定している症例では適応にならないことがある．

手術の留意点とコツ

① 血管内手術の実際

セルジンガー法による脳血管造影の手技に準ずる．

1）5〜7Fのシースを大腿動脈に挿入する．

2）次に，4〜6.5Fの脊髄血管造影用カテーテルを用いて腰動脈あるいは肋間動脈起始部に先端を留置し，通常の血管造影を施行する．

3）順次それを繰り返す．

4）DAVFsが疑われ，それを描出するためには，その他の脊髄動静脈奇形と違い低流速のこともあるので，長めに撮影する．

5）根動脈と同時に脊髄動脈が出ることがあり，DAVFsの存在が確認されたらその有無につき確認する．

6）マイクロカテーテルを，親カテーテルの中を通してDAVFsのできる限り近傍まで挿入する．

7）20mgキシロカインをマイクロカテーテルから注入し，陰・陽性の判定をする．

8）陰性であれば初めから液体塞栓物質を用いることができるし，陽性であれば脊髄動脈がマイクロカテーテルの先端からさらに末梢で起始しているため，適切な大きさのアイバロンパーティクルを用いて塞栓するか中止する．

9）終了後，親カテーテルから造影を行い，塞栓の程度と神経学的チェックを必ず行う．

② 塞栓術の際の注意点

1）DAVFsに達する根動脈と同時に脊髄動脈が起始する場合には，脊髄動脈内径よりも大きなアイバロンパーティクルを用いて塞栓するか中止する．

2）液体塞栓物質で塞栓する場合，AVFs部およびDAVFsからの流出静脈の出口のところを塞栓するようにすること．流出静脈が長い距離閉塞すると，重篤な対麻痺・排尿排便障害が出現することがあり，注意する．

3）塞栓中，神経学的チェックを頻回に行い，術後も数時間は注意する．

2. 血管障害

1 脊髄血管系の解剖

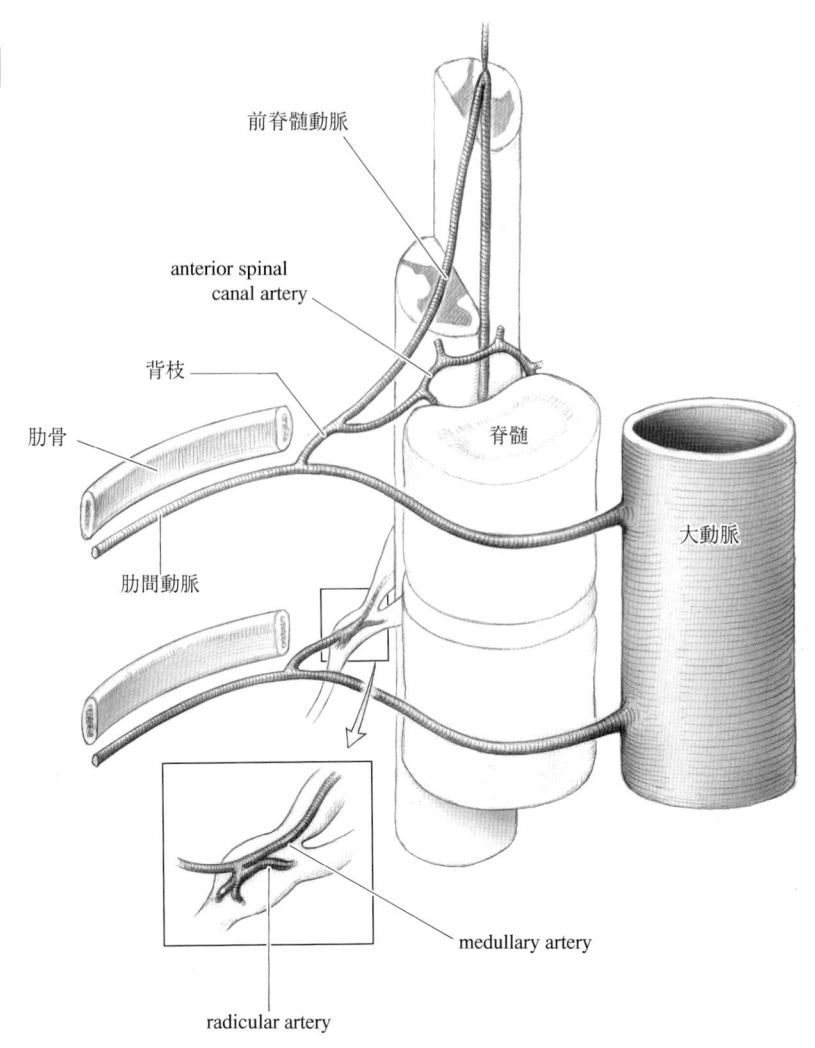

前脊髄動脈
anterior spinal canal artery
背枝
肋骨
脊髄
肋間動脈
大動脈
medullary artery
radicular artery

肋間動脈から背枝が起始し，それがradicular（medullary）arteryとなる．Medullary arteryは前あるいは後脊髄動脈となる．

2 DAVFsへの流入動脈および流出静脈との関係

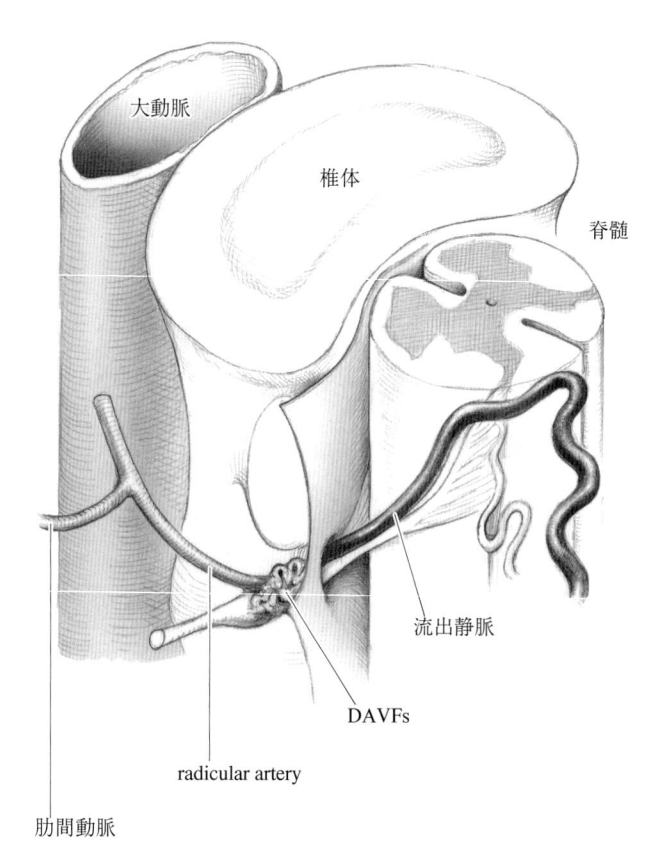

大動脈
椎体
脊髄
流出静脈
DAVFs
radicular artery
肋間動脈

3) 脊髄硬膜動静脈瘻に対する血管内/外科的手術

3 マイクロカテーテルの挿入

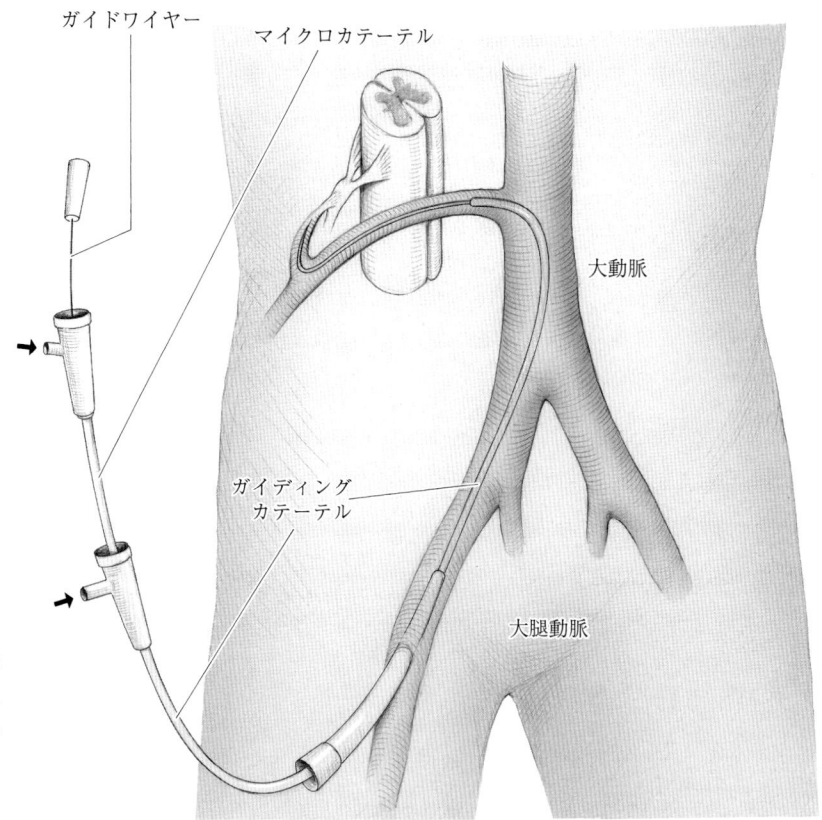

右大腿動脈にシースを挿入し，親カテーテルを腰動脈あるいは肋間動脈まで進める．その中を通してマイクロカテーテルを流入血管にまで進める．矢印からヘパリン加生食を持続注入する．

4 塞栓物質の注入

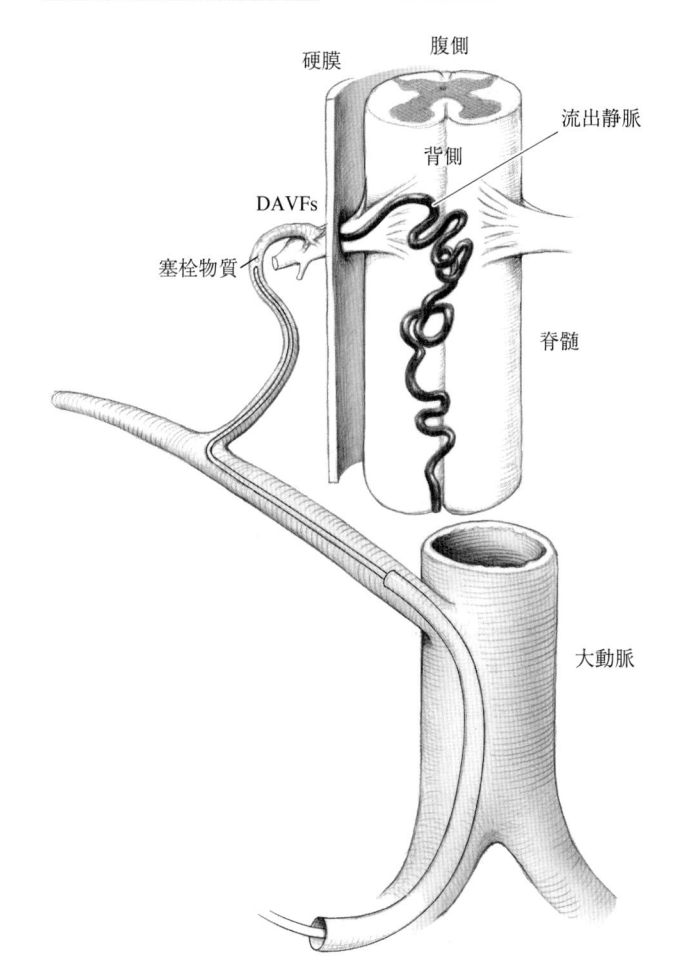

マイクロカテーテルの中を通して塞栓物質を注意深く注入する．図ではアイバロンパーティクルを注入している．

311

5 塞栓術前後の血管造影

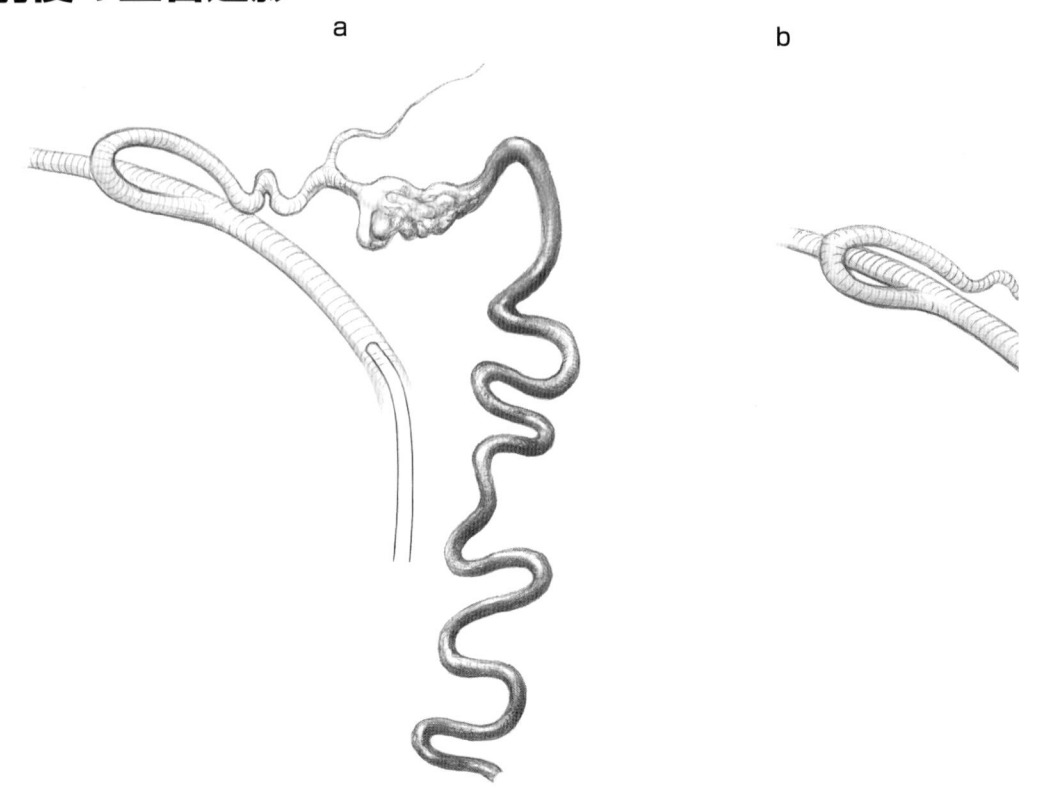

実際のDAVFsの塞栓前（a）と塞栓後（b）の血管造影で，DAVFsは完全に消失している．

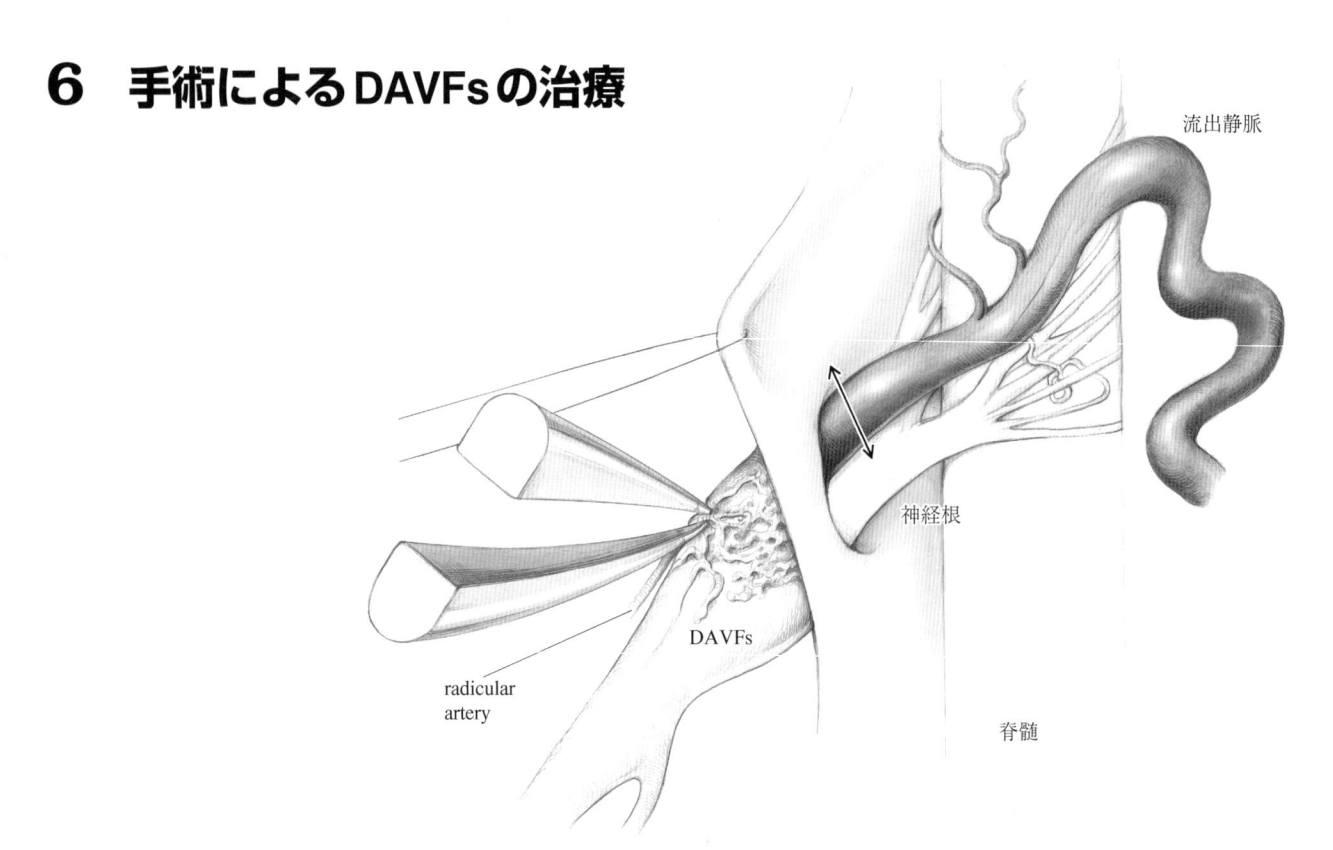

6 手術によるDAVFsの治療

硬膜表面のAVFsに直接流入する動脈を電気凝固し，次に流出静脈起始部を電気凝固あるいはヘモクリッピング後，切断する．

4）脊髄硬膜動静脈瘻に対する神経外科的手術

Neurosurgical Treatment for Spinal Dural Arteriovenous Fistula

高橋　宏

適応となる病態

　脊髄硬膜動静脈瘻（spinal dural arteriovenous fistula；SDAVF）は主に2つに分類される．中高年の胸・腰髄部に発症するものと，頸髄部に発症するものである．前者は静脈性うっ血を原因とする腰仙部の症状を主訴とし，出血することはない．後者の臨床症状はくも膜下出血，脊髄圧迫症状，神経根症などさまざまである．手術に際しては，両者ともに血管撮影，MR画像の所見を完全に把握しておくことが前提となるが，胸腰部SDAVFでは血管撮影で発見し得ないほどわずかなシャント量であることもあり注意を要する．本稿では胸腰部のSDAVFの術式を記す．治療法としては人工塞栓の方がより低侵襲であるが，SDAVFの栄養血管から前脊髄動脈も出ている場合には手術の適応となる．1例目は，右T_{11}の肋間動脈から栄養されているSDAVFであり，同一血管からAdamkiewicz arteryも分岐している．もう1例は血管撮影で確認し得ず，髄内腫瘍を想定して手術を行ったSDAVFの1例である．

手術の留意点とコツ

① SDAVFの栄養血管から前脊髄動脈も出現している例の手術（症例1）

　体位は腹臥位．腹圧がかからないよう十分注意する（著者は身体の下に手を入れて腹部を触り腹部圧迫が無いかどうか確認している）．T_{11-12}の形成的椎弓切除術を行う．硬膜切開後，くも膜上からも多数のred veinが観察された．右$T_{11/12}$レベルでくも膜を開けT_{11}神経根の出口を捜すと，神経根に沿って2本の動脈様血管が発見された．1本はdrainerで，そのまま上行しT_{10}神経根を回り脊髄背側に出てred veinに連なっている．他の1本はAdamkiewicz arteryで，硬膜内進入後ただちに脊髄腹側方向に走行する．Drainerにtemporary clipをかけるとred veinはblue veinに変わった．このdrainerを結紮，焼灼・切断し，さらにdrainer出現部の硬膜を十分に焼灼し，手術を終了する．この際facetectomyを追加して，さらに外側の硬膜をSDAVFとともに切除してもよい．

② 血管撮影で確診を得られないSDAVFの手術（症例2）

　時にこのような例に遭遇し困惑する．進行性の歩行障害と脊髄円錐部の腫大があり，血管撮影で動静脈瘻が描出されなかったため確診が得られなかった．髄内腫瘍あるいはSDAVFと考えて手術に踏み切った．T_{11-12}の形成的椎弓切除術を行い，硬膜を開けると腫大した脊髄背面のくも膜下腔に，チリチリした細かい静脈のred vein化が多数みられた．SDAVFであることが推察された．しかし太いdrainerがみられないためさらにT_{9-10}の椎弓切除を行うと，T_{10}レベルから上方にred vein化したdrainerが多数発見された．胸腰椎レベルのSDAVFの場合には神経根進入部にAVFがあり，drainerは硬膜内に入った後にmedullary venous plexusを上行するといわれており，下行するdrainerは少ない．したがって太いdrainer出現部位の最尾側部にSDAVFの存在する確率が高い．そこで尾側から左右

2. 血管障害

の神経根の硬膜内進入部を観察していくと，右 T_{10} の神経根とともに drainer が発見された．この drainer を焼灼・切断し，さらに drainer が入ってくる部の硬膜を十分焼灼し，手術を終了する．SDAVF の手術的治療で一番大切なのは診断であり，手術は困難なものではない．

文 献

1) Afshar JK, Doppman JL, Oldfield EH : Surgical interruption of intradural draining vein as curative treatment of spinal dural arteriovenous fistulas. *J Neurosurg* **82** : 196-200, 1995
2) Alleyne CH Jr, Barrow DL, Joseph G : Surgical management of angiographically occult spinal dural arteriovenous fistulae (type I spinal arteriovenous malformations) : Three technical case reports. *Neurosurgery* **44** : 891-895, 1999
3) McCutcheon IE, Doppman JL, Oldfield EH : Microvascular anatomy of dural arteriovenous abnormalities of the spine : A microangiographic study. *J Neurosurg* **84** : 215-220, 1996

1 SDAVFの栄養血管から前脊髄動脈も出現している（症例1）

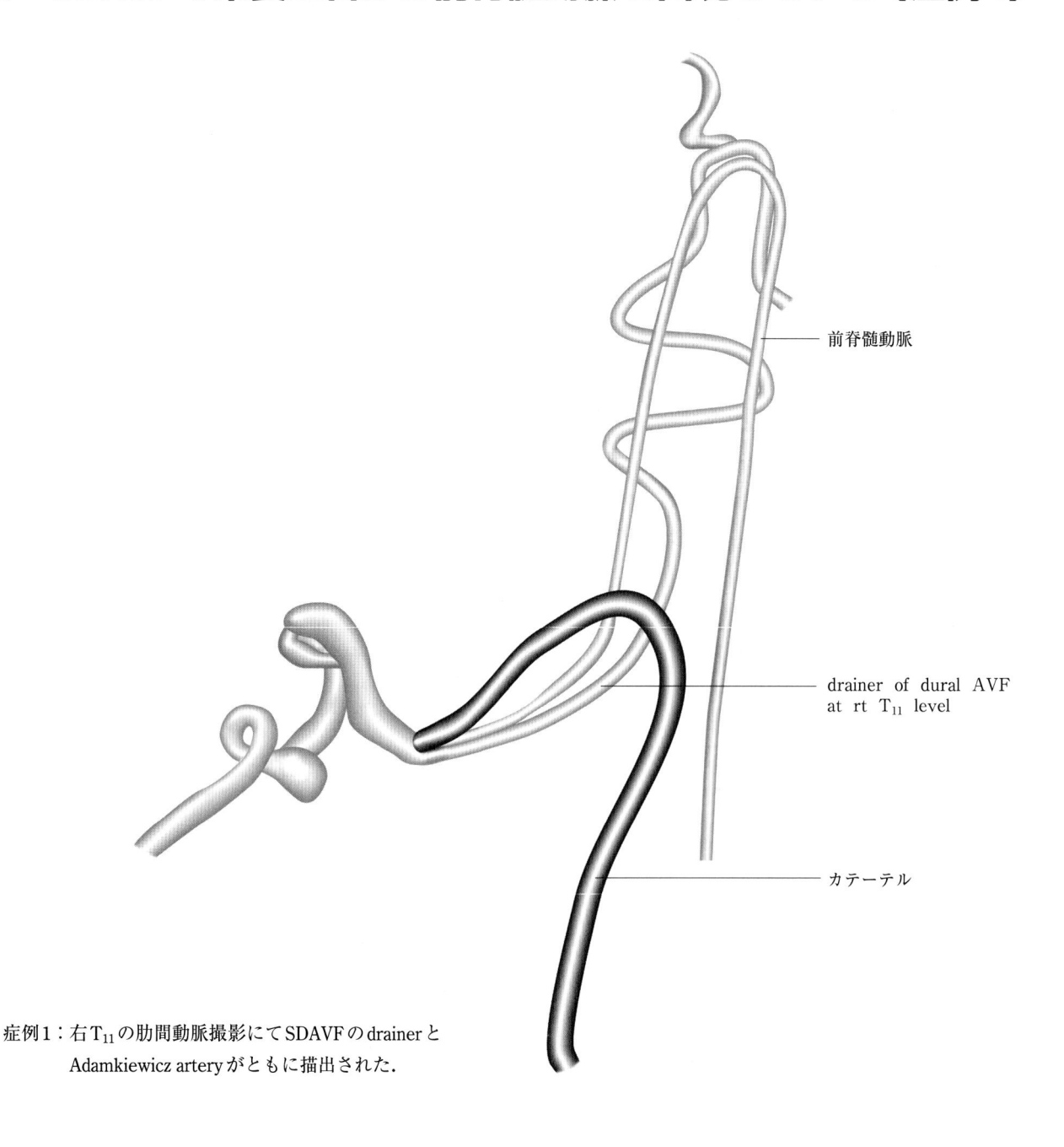

症例1：右 T_{11} の肋間動脈撮影にてSDAVFのdrainerとAdamkiewicz arteryがともに描出された．

4）脊髄硬膜動静脈瘻に対する神経外科的手術

2 手術所見

手術所見では右T₁₁神経根とともにdrainerとAdamkiewicz arteryがともに硬膜内に進入していた．前者は後方に走り背面のred veinに連なり，後者は脊髄前面へと走行し前脊髄動脈となる．drainerにクリップをかけると周辺部からred veinが青く変色していった．

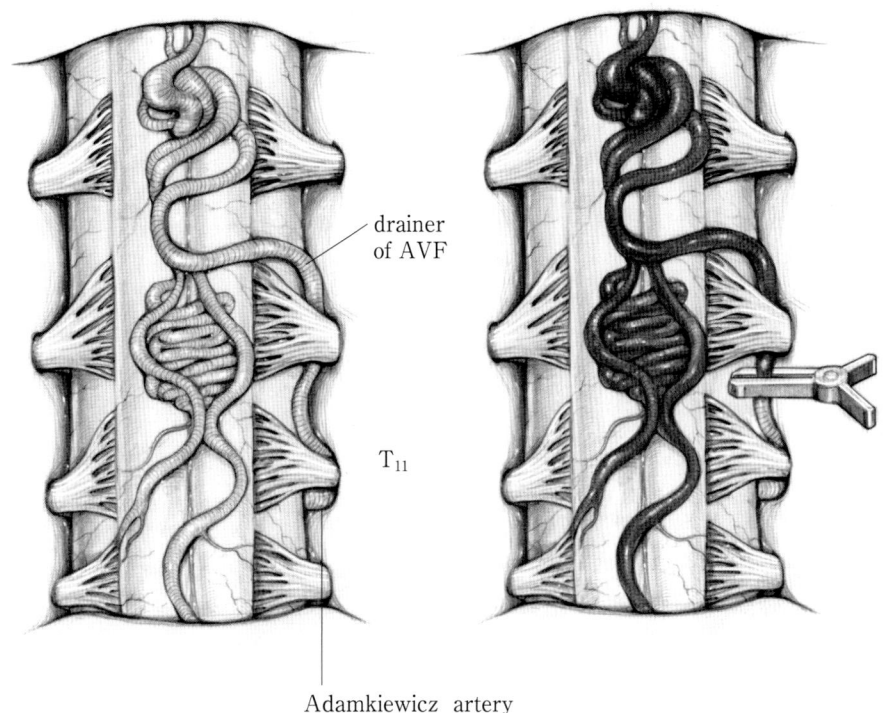

drainer of AVF

T₁₁

Adamkiewicz artery

3 Drainerの結紮と凝固・切断

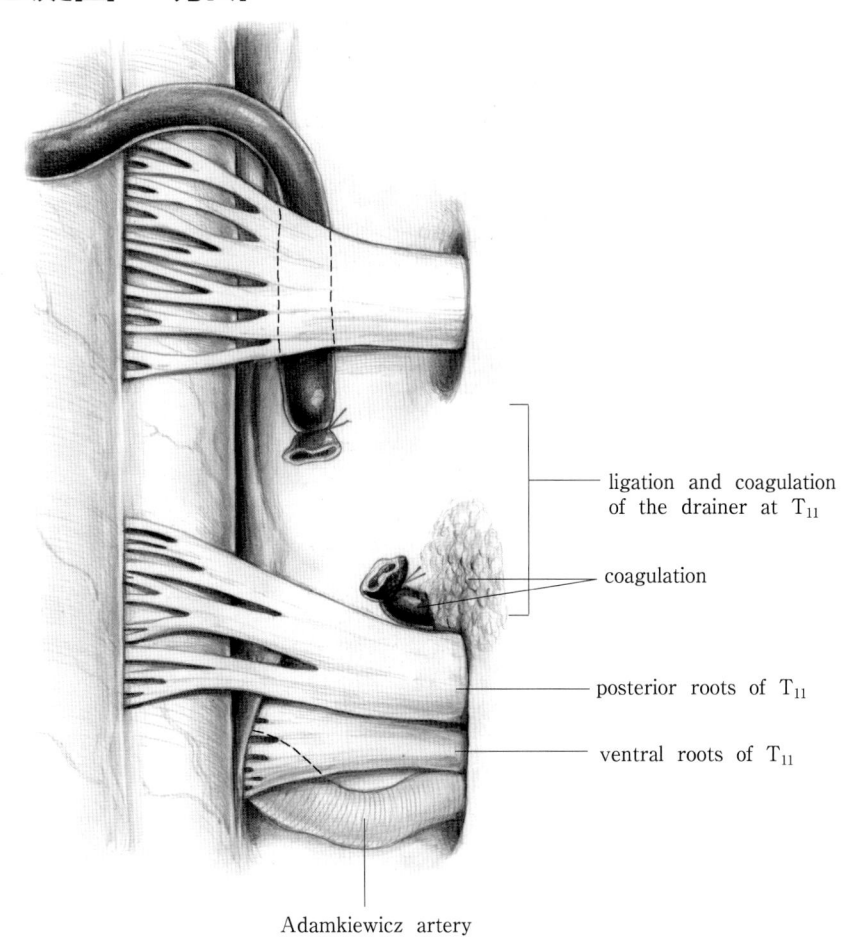

ligation and coagulation of the drainer at T₁₁

coagulation

posterior roots of T₁₁

ventral roots of T₁₁

Adamkiewicz artery

Drainerを硬膜内に進入する部で2重結紮し，凝固後切断した．

315

4 血管撮影にて確診が得られなかった症例のMRI所見（症例2）

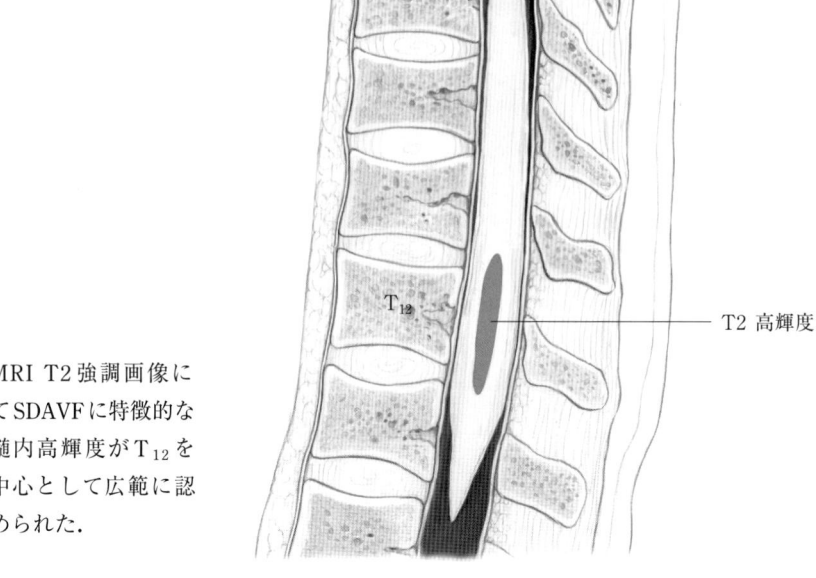

症例2：MRI T2強調画像にてSDAVFに特徴的な髄内高輝度がT$_{12}$を中心として広範に認められた．

— T2 高輝度

5 形成的椎弓切除術，硬膜切開後の所見

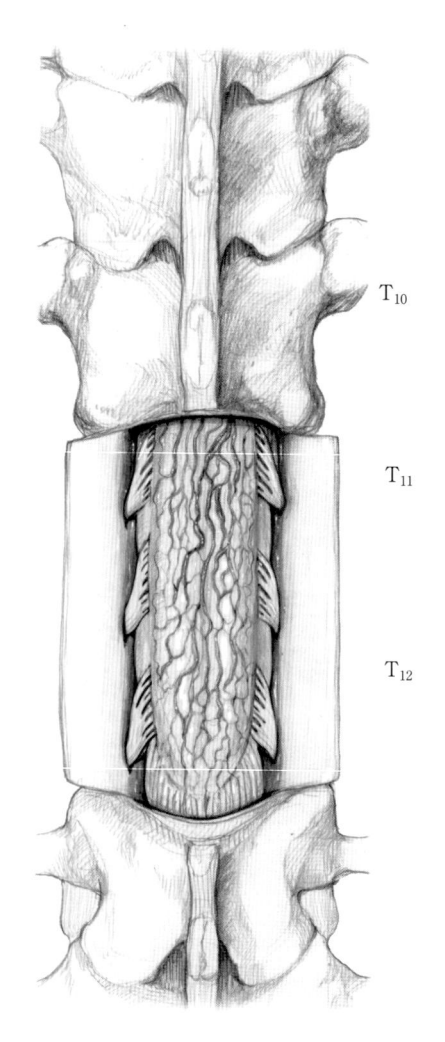

T$_{10}$
T$_{11}$
T$_{12}$

T$_{11-12}$椎弓切除，硬膜切開後，脊髄の腫大とチリチリした細い静脈のred vein化がみられ，SDAVFと診断された．

6 上位の椎弓切除追加後のdrainerの凝固切断

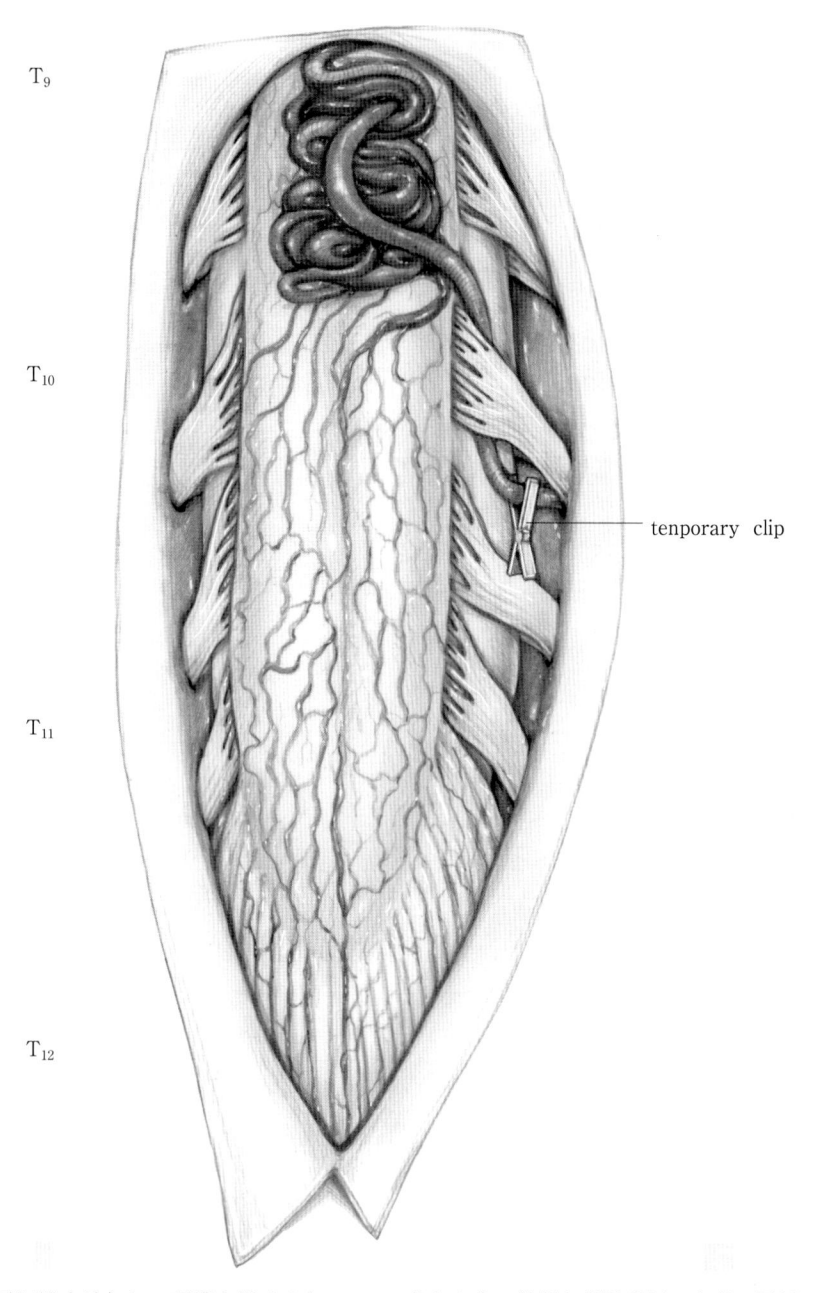

T₉

T₁₀

tenporary clip

T₁₁

T₁₂

　T₉₋₁₀の椎弓切除を追加し，硬膜を開けるとred vein化した太い静脈が脊髄背側に出現．尾側より左右外側を観察していくと，右T₁₀神経根とともにdrainerが硬膜内に進入していることがわかった．ここを凝固切断し，周辺の硬膜を十分凝固した．

5) 頸椎症性椎骨動脈循環不全
Spondylotic Vertebral Artery Insufficiency

長 島 親 男

頸椎症性椎骨動脈循環不全の発現

　頸椎症性椎骨動脈循環不全（spondylotic vertebral artery insufficiency）とは，頸椎症が主因となって生じる椎骨動脈循環不全である．椎骨動脈循環不全とは，一過性脳虚血発作（transient ischemic attack；TIA）の一種である．この発作は，椎骨動脈系血流量の一過性減少をきたす種々の病態（椎骨動脈自体の狭窄，閉塞，壁在血栓などの他，全身的な一過性血圧低下なども関与する）が引き金になって発現する．

適応となる病態

　椎体の上面・外側部に生じた鉤骨棘（uncal osteophyte）が椎骨動脈や椎骨神経などを圧迫したり，狭窄を生じたりする．これは首を回転したり過伸展した時により強くなる．したがって本症の手術適応の決定には，① 中年以降の成人で，首の回転や過伸展が引き金となって急に回転性めまい（耳鳴りや難聴を伴わない回転性めまい）を生じていること，② そのめまいは，良性発作性頭位めまいやMénière病などの末梢性前庭障害ではなく，中枢性前庭障害であることを神経耳科学的に確認できること，③ 4 vessel angiographyによって鎖骨下動脈，頸動脈，椎骨動脈を左右両側とも検索し，頸椎症による椎骨動脈の圧迫，狭窄が，病状の主役をなしていると考察されること，④ ③ の血管撮影側面像で，椎骨動脈がどのレベルの横突孔に入っているかを確認できていること，の4項目が不可欠で，これは適応決定の《必須4項目》といえる．

手術の留意点とコツ

① 体位と皮切

　全身麻酔下，仰臥位で顔を健側にまわし，うすい枕を患側の肩の下に入れる．皮切は病巣のレベルで横に置き，クロワード法により椎体前面に到達する．

② 頸椎レベルの確認と長頸筋切除

　椎間板に18G針を挿入し，頸椎側面X線撮影を行ってレベルを確認する．術者は指で椎体前面を，さらに鉤骨棘および横突起を触知する．椎体前縁に骨増殖を触れることが多い．鉤骨棘をきれいに露出するには，その上の長頸筋を少しずつつまみあげて電気凝固・切除しつつ筋付着部に達し，筋付着部も電気凝固の後，椎体前面より剥離して鉤骨棘の全貌と周囲の椎体を露出する．

③ 鉤椎体結合部切除

　鉤骨棘の骨膜を切開後，鋭匙を用いて骨膜を完全に剥離した後，エアドリルで最も膨隆した部分を削除し，中心部から輪を描きながら周辺に削除を進め，貝殻のように周辺の骨だけ残しておく，再び鋭匙を用いて骨棘の全周を骨膜下に露出しておくことが大切である．これが不十分だと，すぐ下を走る椎骨動脈を傷つける．骨膜下に十分剥離できたら残りの

骨棘を小さいリュウエルでかじり取る．この段階でいわゆるLuschka jointの関節面が認められるので，これに沿って椎体側面を鋭匙やエアドリルで落としていく．

④ 横突孔開放

横突起の前面を完全に露出するため，長頸筋の切除を上下の方向に少しずつ追加し，病巣レベルを挟んで上下2つの横突起の前面を，外側端を含めて露出する．横突起の前面から横突孔の内面まで，この上を蔽っている骨膜を十分に剥離する．この操作は重要で，もし不十分だと椎骨動脈や椎骨静脈叢を損傷し，多量の出血を招く危険性がある．その後，ケリソンパンチ（瑞穂医科工業，40°角，3.5mm，Codman N-2057）で横突孔前壁を少しずつ除去し，横突起の前1/2を完全に除去する．同じ操作をもう1つの横突起についても行い，2つの横突孔を開放する．

⑤ 椎骨動脈外膜および周囲組織除去

椎骨動脈が約2〜3cmの長さに露出された段階で手術顕微鏡を導入する．鉤骨棘の長期の圧迫を受けた部分の外膜は肥厚し，かつ線維性組織の厚い層で囲まれている．その上下では，外膜と中膜との間は容易に剥離できる．硬膜フックを肥厚した外膜にかけて挙上し，挙上した外膜に縦に小切開を加え，さらに横にも加えて切開口を拡大する．そこへ外膜剥離子を挿入して，動脈の前半周の外膜と中膜との境界面を剥離し，双極電気凝固で止血しつつ，マイクロ用鋏で縦切開を加える．縦に開かれた肥厚した外膜はさらに横方向に剥離し，左右のドアのように開き，双極電気凝固で止血しつつ切除する．このようにして中膜のすべすべした表面が約2〜3cmの長さにわたって露出され，よく拍動している．中膜表面からの小出血は電気凝固ではなく，Gelfoam®の小片を当て，軽く圧迫して止血する．生食を流して止血の完全なことを確かめ，創を一時的に閉じる．

⑥ 術後管理

前方固定を行っていないので特別な問題はない．翌日から起座，歩行を許可する．抜糸と同日に退院可能である．

文献

1) 長島親男：鉤椎結合部切除術．脊椎脊髄　11：557-565，1998．
2) 長島親男：Microsurgeryを応用したSpondylotic Vertebral Artery Insufficiencyの手術法．脳外　1：337-344，1973．
3) 長島親男：Cervical Spondylosisによる椎骨・脳底動脈循環不全症の手術に関する研究．脳と神経　21：1100-1111，1969．
4) 長島親男，他：椎骨および脳底動脈循環不全による眩暈症の研究．耳鼻咽喉科展望　11：79-98，1968．

1　頸椎レベルの確認と長頸筋切除

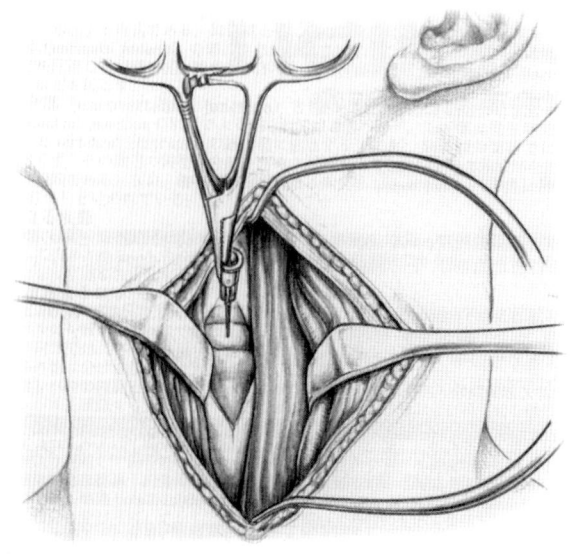

a. 頸椎レベルの確認

5) 頸椎症性椎骨動脈循環不全

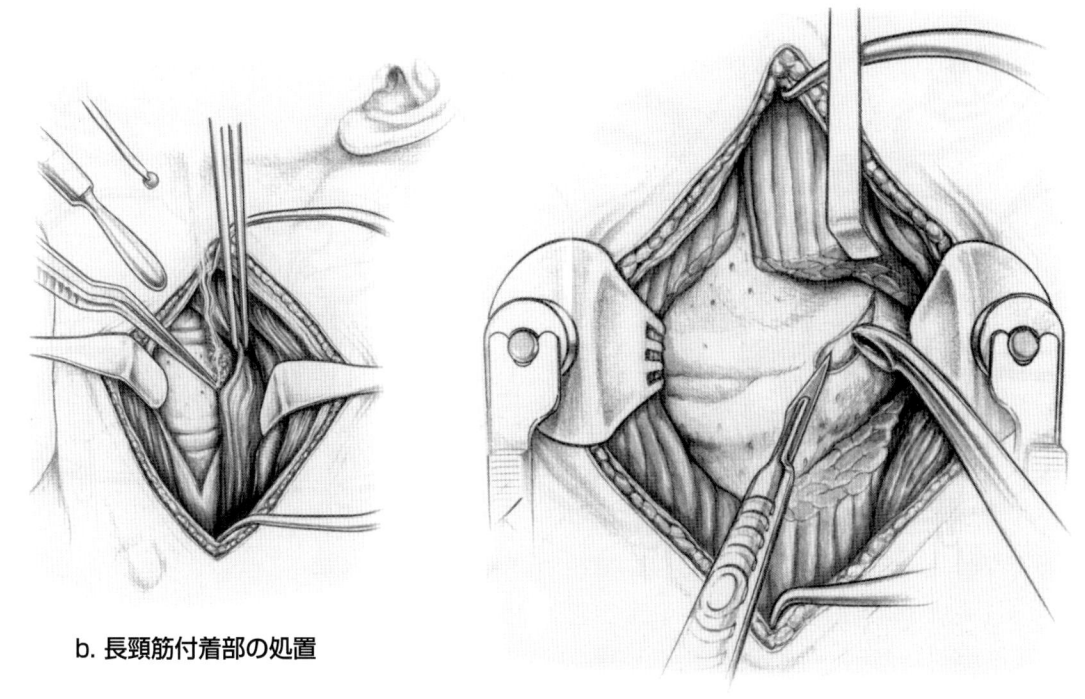

b. 長頸筋付着部の処置

c. 鉤骨棘の骨膜切開と骨膜剥離

　図には示していないが，椎骨動脈がC_6横突起に入らず，C_5あるいはC_4横突孔に入る例もある．その場合には椎骨動脈は裸のまま長頸筋の中を走っているので，この椎骨動脈を横切しないよう注意せねばならない．血管撮影側面像でどの横突孔に椎骨動脈が入っているかを確かめておく必要がある．

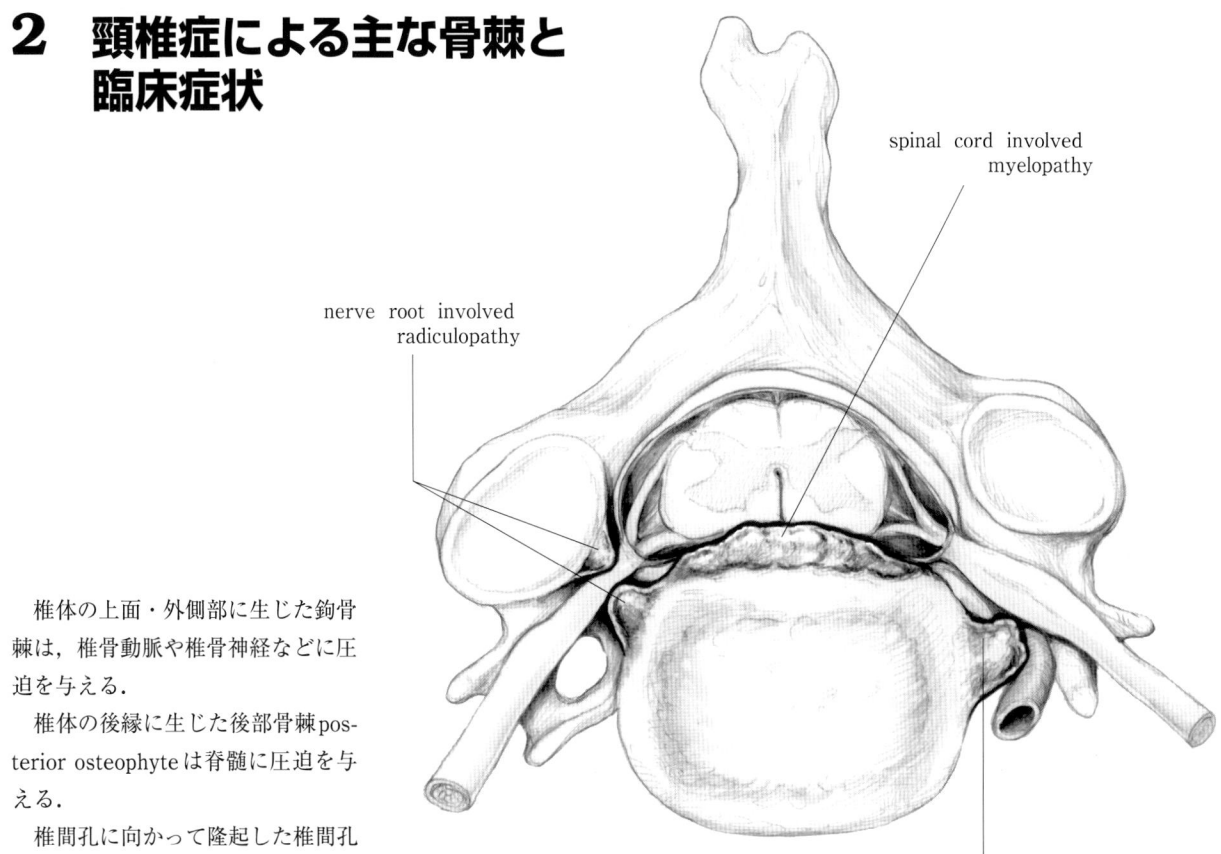

2 頸椎症による主な骨棘と臨床症状

spinal cord involved
myelopathy

nerve root involved
radiculopathy

vertebral artery involved
vertebral artery insufficiency

　椎体の上面・外側部に生じた鉤骨棘は，椎骨動脈や椎骨神経などに圧迫を与える．
　椎体の後縁に生じた後部骨棘 posterior osteophyte は脊髄に圧迫を与える．
　椎間孔に向かって隆起した椎間孔骨棘 foraminal osteophyte は神経根に圧迫を与える．

3 Uncovertebrectomy

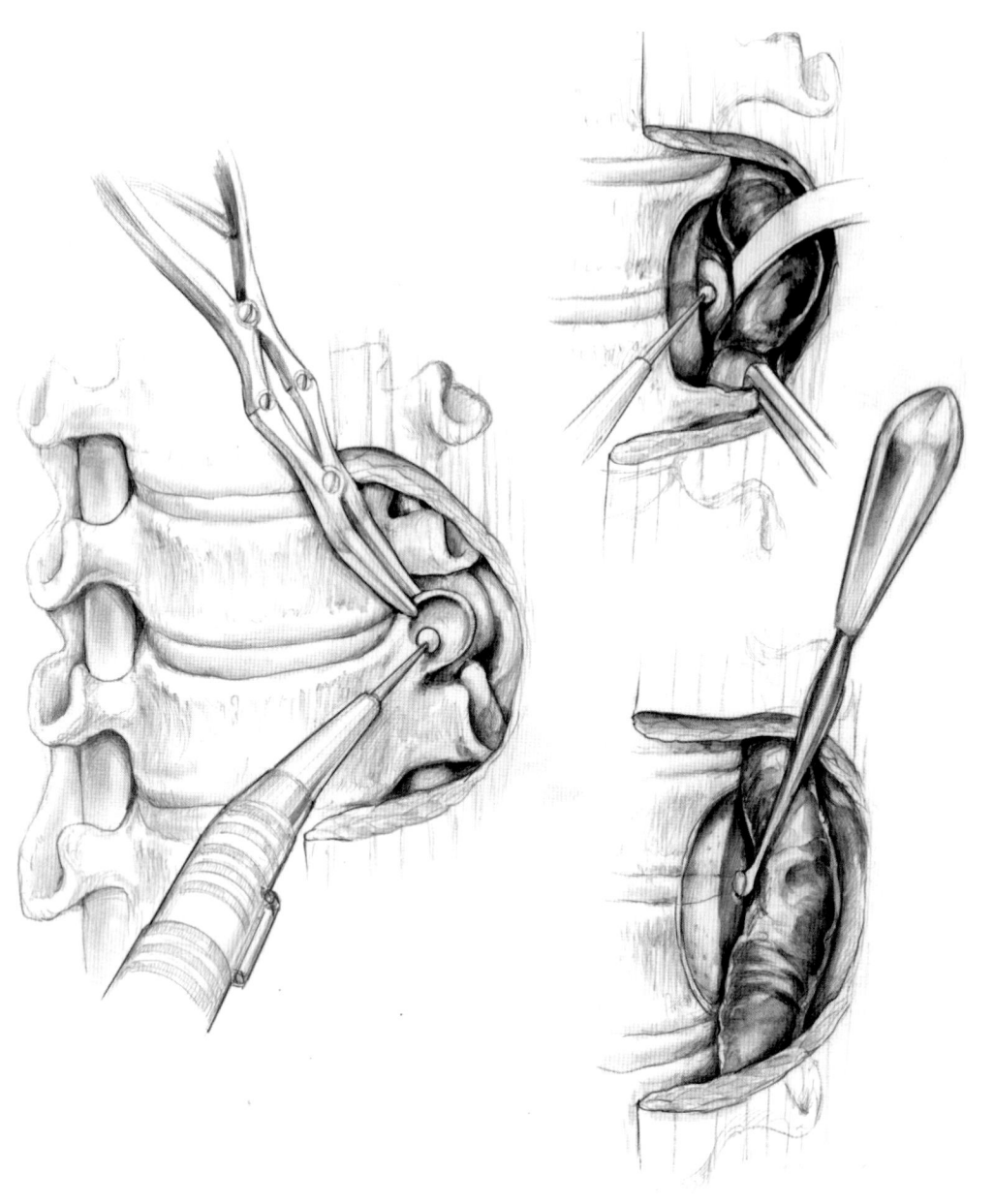

鋭匙を用いて骨膜を完全剝離した後，エアドリルで最も隆起した部分を中心部から輪を描きながら周辺に削除を進め，周辺の骨だけ貝殻のように残しておく．再び鋭匙を用いて骨棘を骨膜下に露出し，残りの骨棘を小さいリュウエルでかじり取る．

4 顕微鏡下の肥厚した外膜挙上

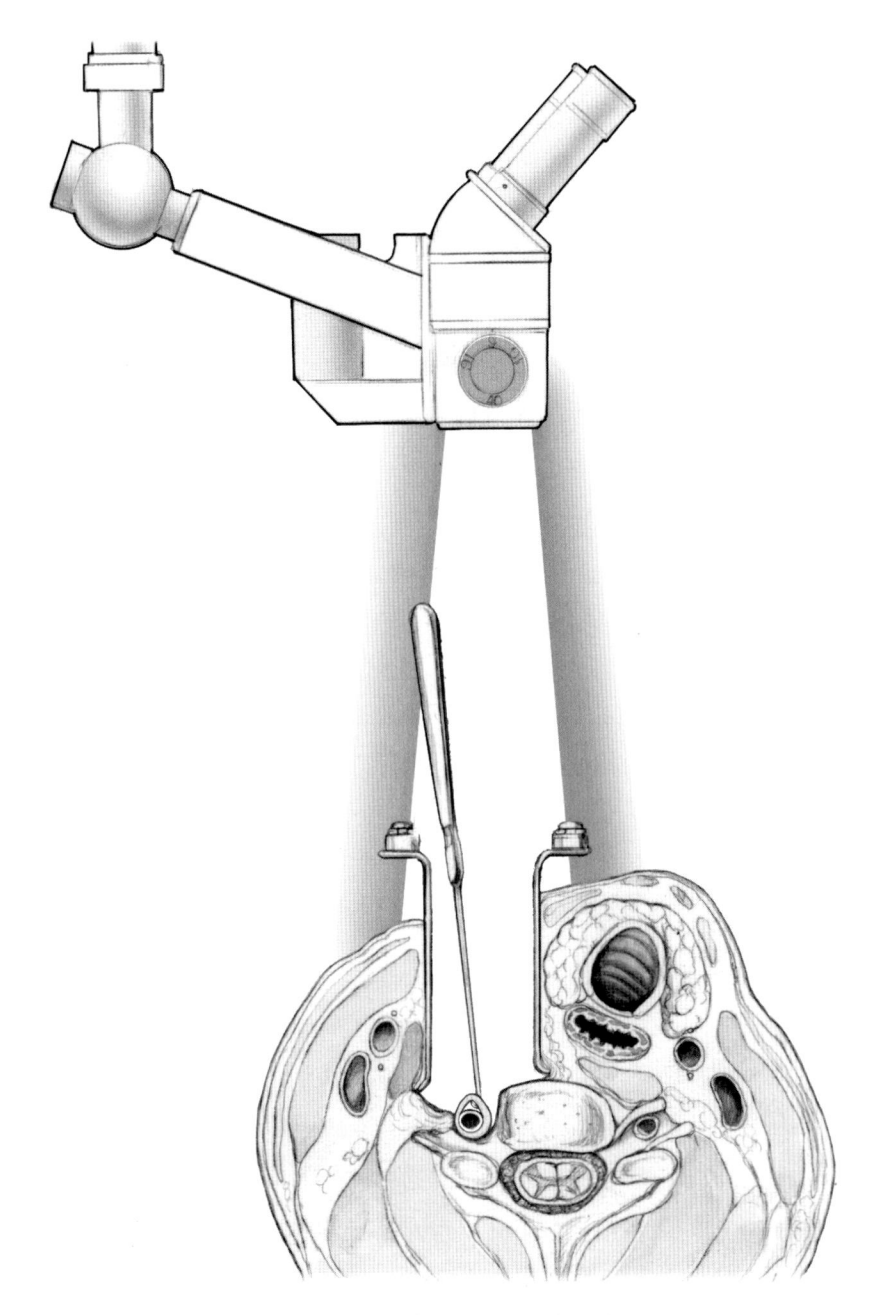

顕微鏡下において，硬膜フックを肥厚した外膜にかけて挙上する．

2. 血管障害

5 椎骨動脈外膜および周囲組織除去

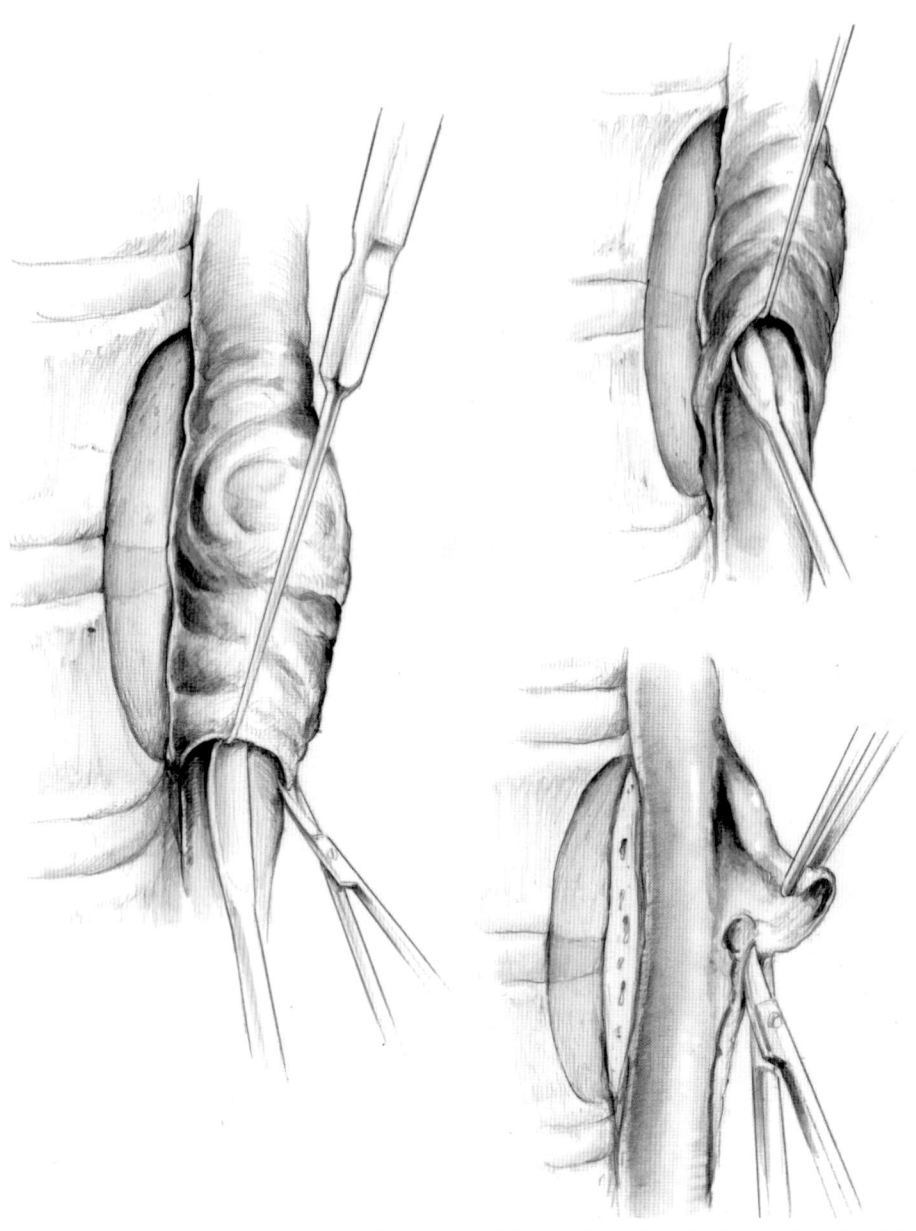

椎骨動脈の外膜とその周囲の椎骨神経叢を含む線維性組織を除去する．すべすべした中膜の表面が露出される．

3. 乳児・幼児

1) 腰仙部脊髄髄膜瘤の修復術
Repair of Lumbosacral Myelomeningocele

坂本敬三

適応となる病態

脊髄髄膜瘤の病態は，中枢神経系奇形の発生過程で，神経板が閉鎖して脊髄が形成される時に脊椎弓・傍脊椎筋・硬膜・皮膚の閉鎖も同時に障害される脊髄閉鎖不全（spinal dysraphism）の典型である．結果として脊髄は後索が二分して形成されず神経板のまま露出し，その最も頭側で脊髄中心管は開放されている．したがって手術法の特徴は，出生後の早期に，露出した神経板を縫合して脊髄を形成し，これを硬膜・傍脊椎筋膜・皮膚で覆って正常構造に修復することである．

手術の目的

早期手術による感染予防が主目的であるので24時間以内が望ましい．一方，意図的に遅延され感染を免れても神経板に肉芽を生じ，後日には瘢痕化し下肢の運動・知覚の低下，足変形，排尿・排便機能低下が強くなるので，早期の修復が望まれる．

二分脊椎症における位置

脊髄髄膜瘤は下記の二分脊椎分類の中の一病型である．

二分脊椎（spina bifida）は囊胞性（cystica）と潜在性（occulta）に大別され，前者の囊胞性二分脊椎（spina bifida cystica）は次のように分類される．

1) 脊髄膜瘤（meningocele）：腫瘤内に神経組織を含まず，脊髄膜と髄液からなる．
2) 脊髄髄膜瘤（myelomeningocele）：腫瘤内に神経組織を含むもの．
3) 脊髄裂（myeloschisis）と脊髄瘤（myelocele）：脊髄後索が二分して，中心管は神経板（neural plaque）の上部に開口する．脊髄裂は平坦なもの，脊髄瘤は囊胞性のもの．

合併症

脊髄髄膜瘤の70〜80％に水頭症・Chiari奇形を，30〜40％に水髄症を合併する．これらに対する手術が必要になることが少なくない．

術後脊髄係留症候（postoperative tethered cord syndrome）

修復術を行っても椎弓欠損と椎弓根形成不全があり脊椎管が狭いと脊髄と硬膜間の癒着を起こすので，身長の伸びによる術後脊髄係留症候をきたし係留解除術が必要となる．

手術各段階の留意点とコツ

1) 体位．体位は腹臥位で脊椎を後方凸にとる．
2) 皮膚切開から神経板の遊離．神経板に皮膚組織を残さないように注意する．神経板閉鎖時に内側に遺残すると，将来に封入類皮囊胞を生じるからである．
3) 神経板閉鎖術（closure of neural plaque）．最下端は縫合しないでおくと，脊髄中心管

末端開放術になる．

　4）硬膜剝離と縫合．頭部の正常硬膜を露出し，尾側に行うのがコツである．

　5）傍脊椎筋膜の剝離と縫合．左右に十分に剝離して，一部筋膜のみでなく筋肉が付着してもよい．縫合は両側筋膜を寄せ合わせられれば，強く縫合しないことが大切である．

　6）皮膚縫合

1 腹臥位の体位と保温包帯

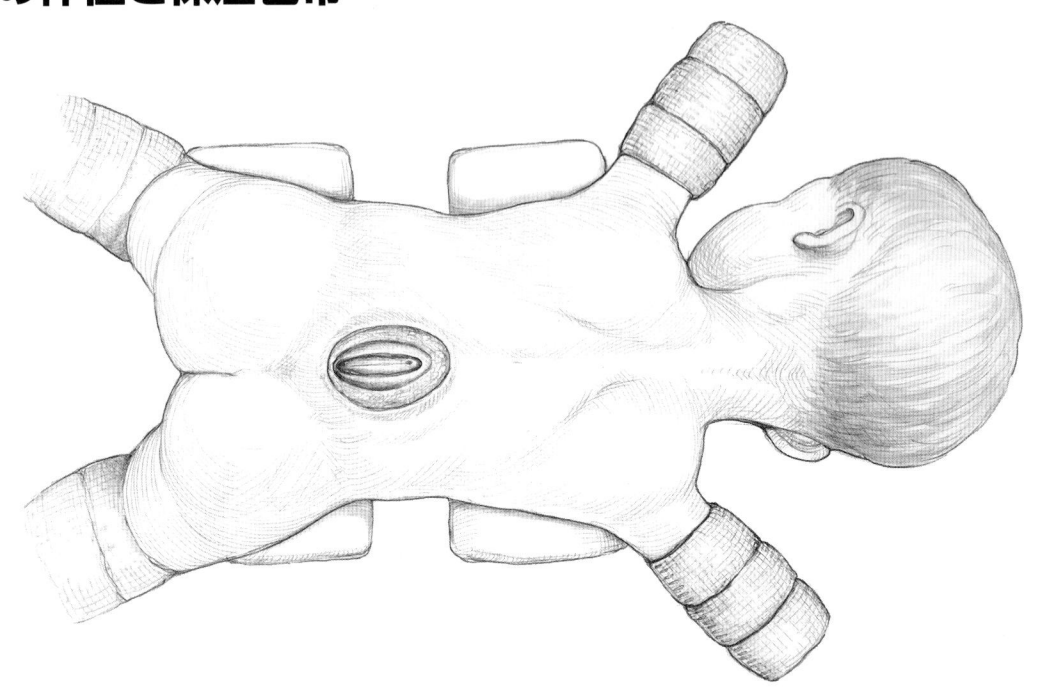

　体位は腹臥位で脊椎軸を後方凸にとる．これには空気マット，スポンジ，巻いたタオルなどを胸腹部に挿入する．四肢には保温の目的で綿包帯などを巻く．身体の一部位が長時間にわたって圧迫されると褥瘡を生じるので，空気マット，スポンジ，円座などをクッションとして用いる．

2 皮膚切開線（1st incision）と神経板遊離切開線（2nd incision）

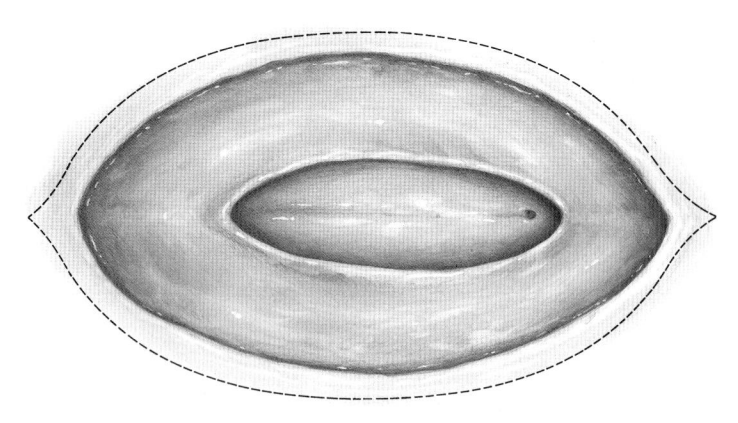

　皮膚切開（1st incision）は，点線に沿って脊椎の縦軸に神経板を囲んで紡錘状に行う．
　皮膚切開線の両側外縁は閉創時の皮膚の接合部分にあたるので，くも膜様嚢（membranous sac of arachnoid）の外側皮膚の正常部に切開するのが，術後の良好な皮膚癒合を得るコツである．

3 皮膚切開の完了と神経板遊離切開線（2nd incision）の準備

　皮膚切開を紡錘状に全周囲に行って皮膚とくも膜が分離されたところ．
　点線で示す神経板遊離切開線（2nd incision）の内側が神経板で，その最も頭側に脊髄中心管が開放している．

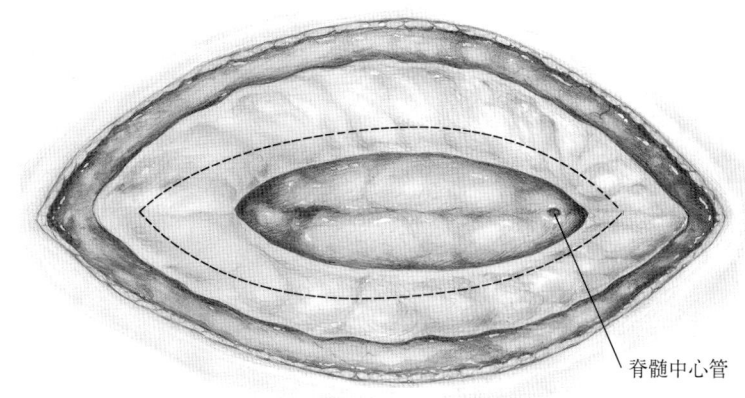

脊髄中心管

4 くも膜と皮膚切除による神経板遊離

　神経板遊離に，周辺のくも膜と皮膚を切除する．全周囲の紡錘状皮膚切開が終わって，神経板を遊離するのに外側のくも膜と皮膚を不十分に切除し内部に残して縫合すると，封入類皮囊胞（inclusion dermoid cyst）を生じる．このくも膜と皮膚切除（2nd incision）は表面からでなく内側から皮膚を吊り上げるように神経板のみを残しくも膜と皮膚が遺残しないように切離するが，神経板のすぐ外縁を確認するために光を投光して透かしながら切除するのもコツの一つである．この手技は手術顕微鏡下で行うことが望ましい．

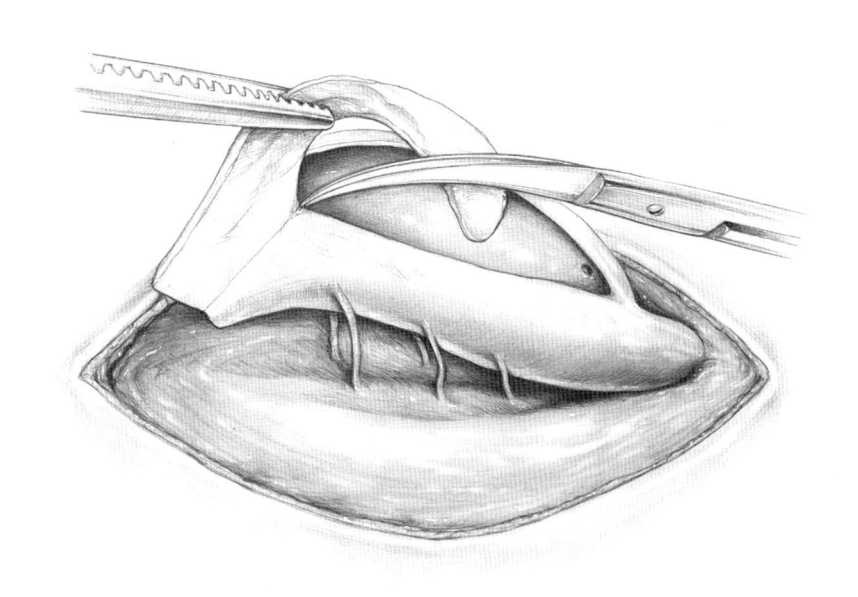

5 神経板遊離の完了

　くも膜と皮膚切除によって神経板遊離し終ったところ．
　神経板の辺縁に皮膚とくも膜の遺残がないことを確認してほしい．

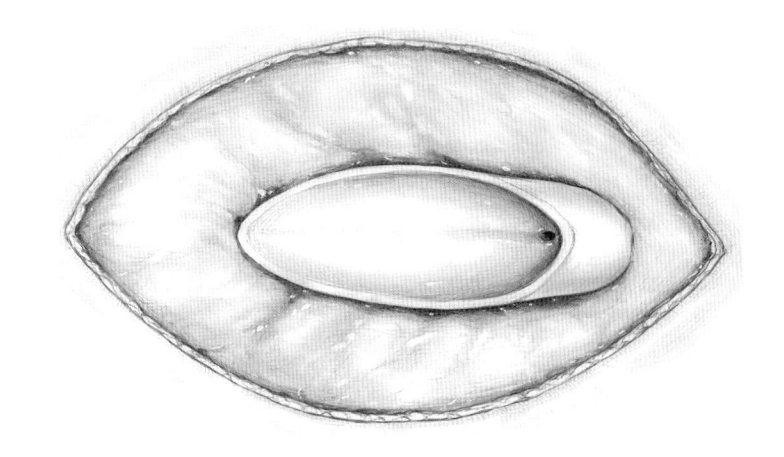

6 神経板閉鎖の軟膜縫合

　神経板閉鎖術（closure of neural plaque）の開始は頭側から行っている．くも膜と皮膚切除によって神経板を遊離し閉鎖を行うが，これは脊髄円錐再建術（reconstruction of conus medullaris）になる．この閉鎖はナイロン糸（7-0以下）を軟膜にかけて縫合する．

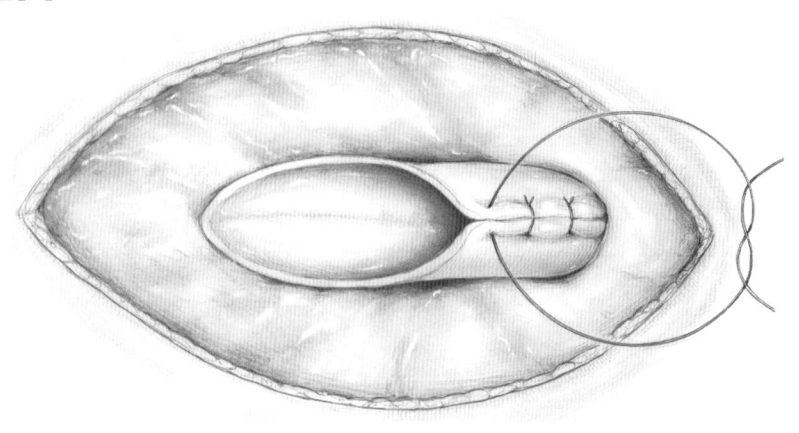

7 神経板閉鎖の完了と硬膜閉鎖の準備

　神経板閉鎖術の最下端は閉鎖しないで開放しているが，脊髄中心管末端開放術（terminal ventriculostomy）になる．これは術後に発生しやすい水髄症の予防になる．神経板閉鎖が終わって両外側にみられる白色の平坦な膜様物は硬膜である．点線で示した範囲を切開し，脊椎管側に向かって剝離する．これも頭側から剝離を進め，脊椎管内の正常硬膜からの移行を理解してから全周に剝離を進める．

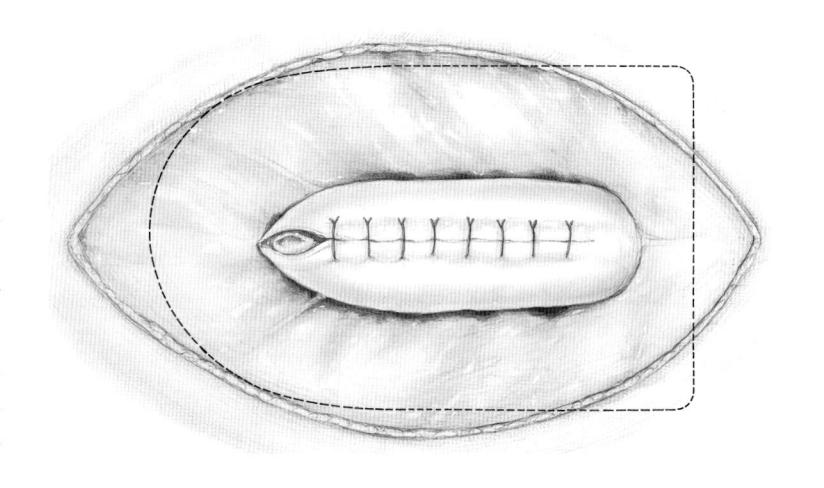

8 硬膜縫合の進行

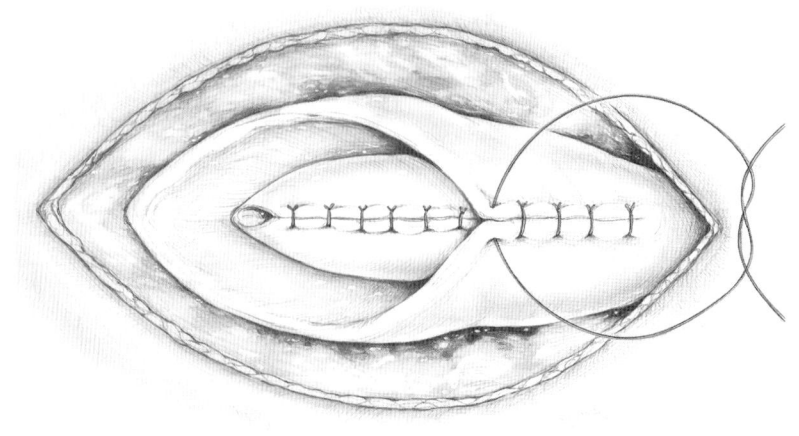

　硬膜縫合は再建された脊髄を包み込むように，頭側から縫合を行っている．

1）腰仙部脊髄髄膜瘤の修復術

9　傍脊椎筋膜縫合の準備

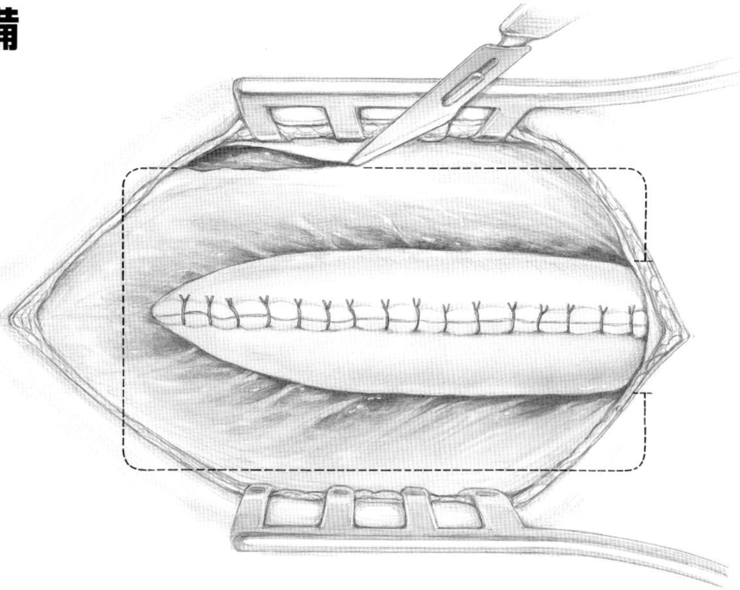

　硬膜縫合が完了し，傍脊椎筋膜の剥離を始めるために点線に沿って切開を始めたところ．
　筋膜の剥離は，まずメスで切開を行うが，後の剥離はbipolar forcepsの切開で行うとほとんど出血しない．

10　傍脊椎筋膜縫合の進行

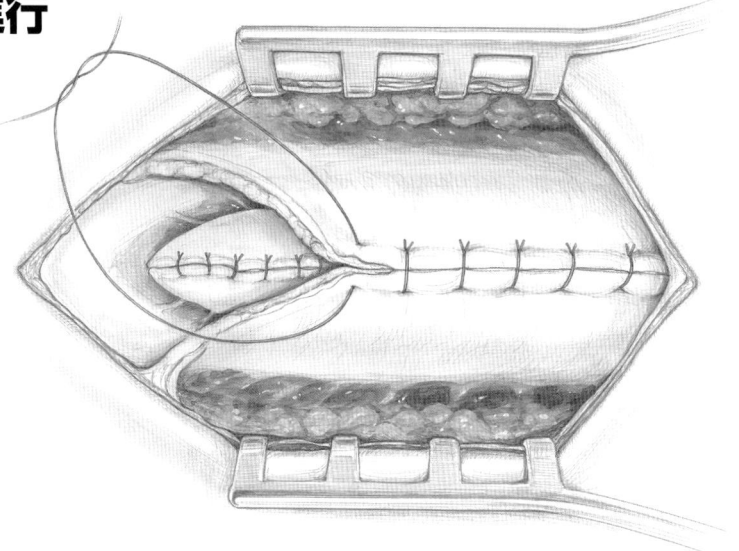

　傍脊椎筋膜の剥離を脊椎管側に行った後に，これも縫合は頭側から行っている．この部分は脊椎弓laminaが欠損しているため綿密に縫合する．

11　傍脊椎筋膜縫合の完了

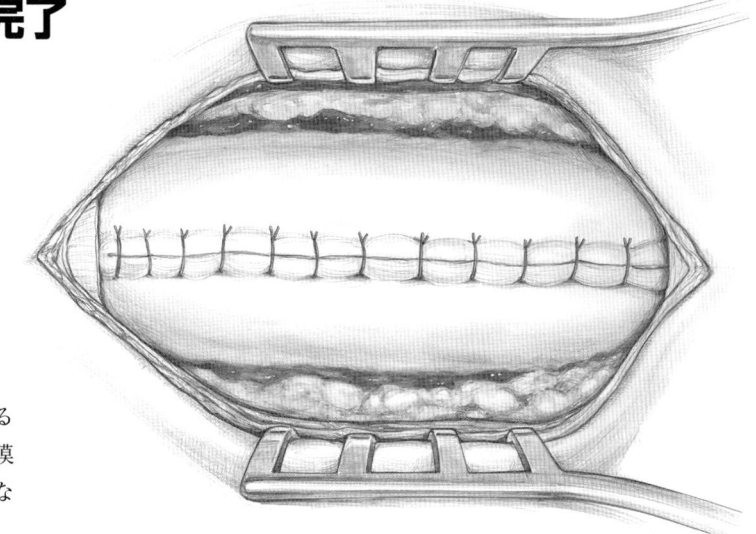

　傍脊椎筋膜の縫合は両筋膜を引き寄せて縫合するが，その縫合糸の結び方は強すぎると結ばれた筋膜の血流が低下して癒合をさまたげるので，強すぎないように結ぶこともコツの1つである．

3. 乳児・幼児

12　皮膚縫合のまとめ方

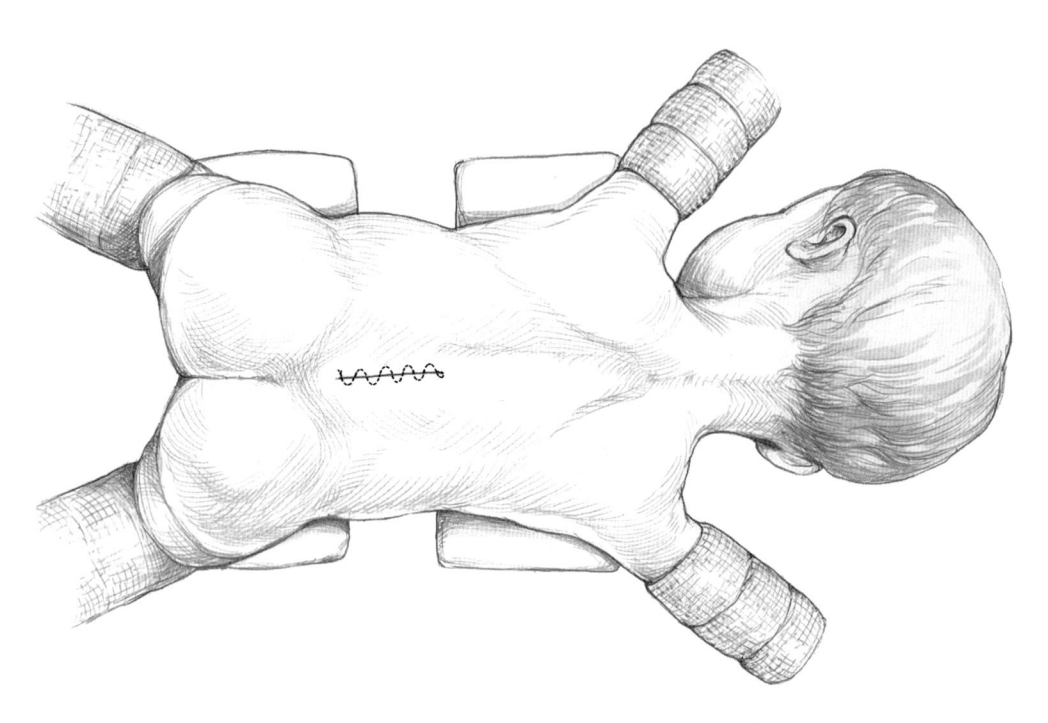

　　結節縫合を行うと，皮膚に残る瘢痕は身体の成長に比例して拡大し醜いので，原則として埋没縫合を行ってほしい．患児に対する愛情である．Rotation flapなどの複雑な縫合は，再係留解除術が必要な時には正中切開が簡便なため不適当である．これも正中線上で1本にまとめるのが望ましい．皮膚を左右から寄せる時に皮膚欠損が大きくて寄せきれない場合には，皮膚縁から皮下剥離を両側の後腋窩線付近まで，ときには中腋窩線付近まで用指剥離を行う．これもbipolar forcepsで行うと出血が少なくてすむ．皮膚欠損の範囲が大きくても，新生児ではまず，減張切開を加えなくても閉創は可能なことが多い．皮膚縫合が緊張したら側方に減張切開を行えばよい．

2）腰仙部皮膚洞と脊椎管内類皮嚢胞の根治術
Repair of Lumbosacral Dermal Sinus and Intraspinal Dermoid Cyst

坂 本 敬 三

適応となる病態

　皮膚洞の病態は，中枢神経系奇形の発生過程で，神経板が閉鎖して脊髄が形成される時に，神経系と皮膚系外胚葉の分離閉鎖が障害される脊髄閉鎖不全（spinal dysraphism）の一病型である．発生部位は，身体の背面正中線上cranio-spinal axisか，やや側方の後頭部・頸背部・胸背部・腰仙部・仙尾部に発生し，腰仙部・仙尾部に好発する．この発生部位の皮膚陥凹は，その周囲に血管腫・多毛症などを伴ったりするが，その中心から皮膚洞導管（dermal sinus tract）が，深部の脊椎管外・硬膜外・くも膜下腔・先天腫瘤の類皮嚢胞（それぞれをWright分類A，B，C，D）に達する．

　その皮膚洞導管の内側は重層扁平上皮によって管腔形成され，多くは脊椎管外（Wright分類A）の皮下で盲管（cul-de-sac）で終わる．浅い皮下の導管でも，感染すると皮下膿瘍を形成し，重層扁平上皮の落屑の集積は類皮嚢胞を形成する．

　しかし，深部に入る導管は，脊椎管内に達しての感染は硬膜外膿瘍を，髄腔内に及ぶと髄膜炎・脳膿瘍を引き起こし，類皮嚢胞の形成は腫瘤としての症状を引き起こす．

手術法の基本

　皮膚陥凹の中心から皮膚洞と導管の末端までのすべてを切除し，さらに，膿瘍や先天腫瘤を生じているときは導管，膿瘍や類皮嚢胞などの遺残が，感染と腫瘤の再発をきたすのでこれらすべてを切除するべきである．

手術の目的

　脊椎管外・硬膜外・くも膜下腔・先天腫瘤（Wright分類A，B，C，D）には，主として早期手術による感染予防であるが，脊椎管内で皮膚洞導管が脊髄係留を起こしているときは係留解除であり，先天腫瘤の類皮嚢胞には圧迫除去が主目的である．

合併症

　感染を起こすと，硬膜外（Wright分類B）では硬膜外膿瘍を，くも膜下腔（Wright分類C）では髄膜炎・脊髄と脳膿瘍，髄膜炎後水頭症などを合併する．

手術の留意点とコツ

　1）体位．体位は，腹臥位で脊椎を後方凸にとる．椎弓切開を容易にするのと，その後の術野が長軸に広くなり硬膜内手技を助けてくれるからである．

　2～7の図は右側が頭側，左側が尾側である．

　2）皮膚切開から皮膚洞導管の露出．導管を切断しないで進行することが大切．

　3）Zig-Zag椎弓切開．切開された断面からの出血を骨蠟で止血を厳密にすること．

　4）硬膜内手技．硬膜を両側の筋・筋膜にナイロン系で固定すること．鉗子で吊り上げていると，その後の手術操作時に引っかけて硬膜を引きちぎることがあるからである．

3. 乳児・幼児

5）硬膜縫合と椎弓復元．硬膜縫合後の髄液の漏れのないようにていねいに綿密に行うこと．

6）傍脊椎筋膜の縫合と皮膚縫合．この縫合の間の皮下組織縫合を綿密に行うと，皮膚縫合は軽く寄せる程度で行える．

1 体位と身体背面正中線上の皮膚異常

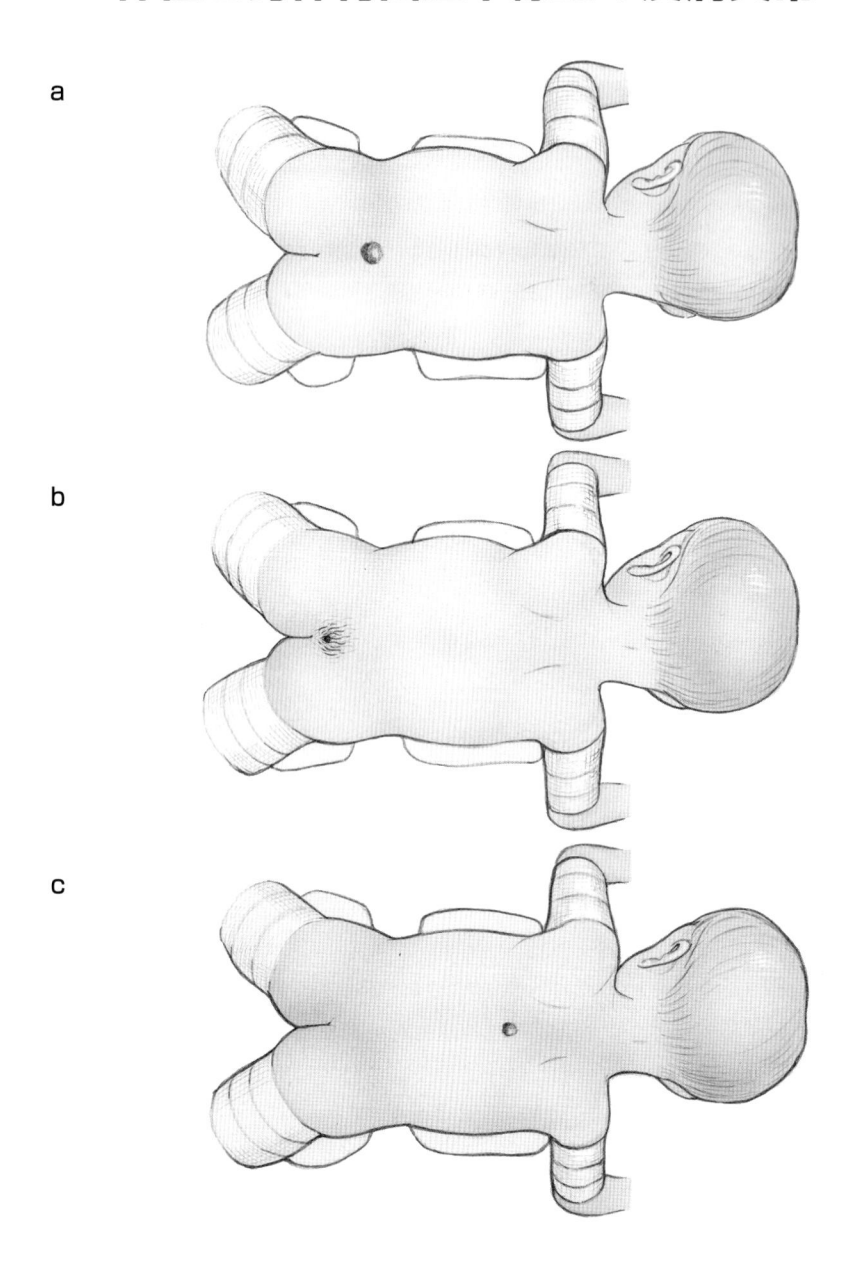

a

b

c

　体位は腹臥位で，脊椎軸を後方凸にとるように，空気マット，スポンジ，巻いたタオルなどを胸腹部に挿入する．身体の一部位が長時間圧迫されると褥瘡を生じるので空気マット，スポンジ，円座などをクッションとして用いる．身体背面の皮膚異常は，腰仙部・仙尾部に好発する．
　a：腰仙部の皮膚異常は皮膚陥凹と，その周囲の血管腫を示す．
　b：仙尾部の皮膚異常は皮膚陥凹と，その周囲の多毛症を示す．
　c：胸背部の皮膚異常は稀であるが，触診上は柔らかい小腫瘤である．この小腫瘤内面から皮膚洞導管が胸髄髄内に入り込んでいることがある．

2 皮膚切開線と皮下の皮膚洞導管の露出法

a. 皮膚切開線

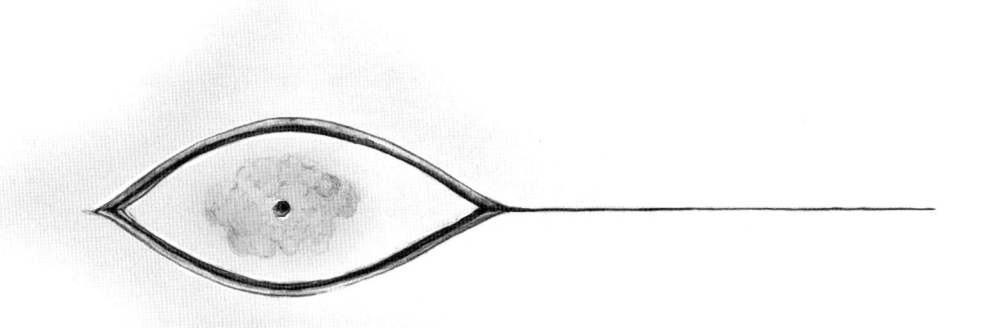

b. 皮下の皮膚洞導管の露出法

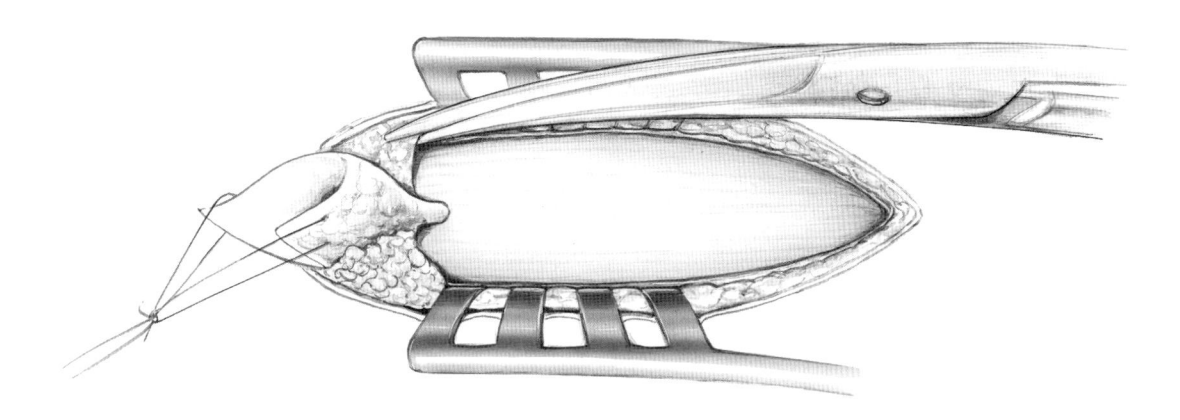

　皮膚切開は，皮膚洞と周囲の血管腫を含んで紡錘状に加え，画像診断で確認された髄腔内手術に必要な椎弓切開範囲より頭側に1椎弓上位までに行う．
　a：皮膚陥凹と，その周囲の血管腫を含む紡錘形に行う．
　b：皮下の脂肪組織から鈍的にあるいは鋭的に行うが，導管が傍脊椎筋筋膜に進入するのを確認するまでは，先曲がり無鉤のモスキート止血鉗子などで鈍的に行って，切断しないように露出する．導管が確認されたら鋏で鋭的に露出を行ってもよい．

3 皮下から硬膜への皮膚洞導管の露出法

a. 皮下の皮膚洞導管露出後の頭側傍脊椎筋膜切開

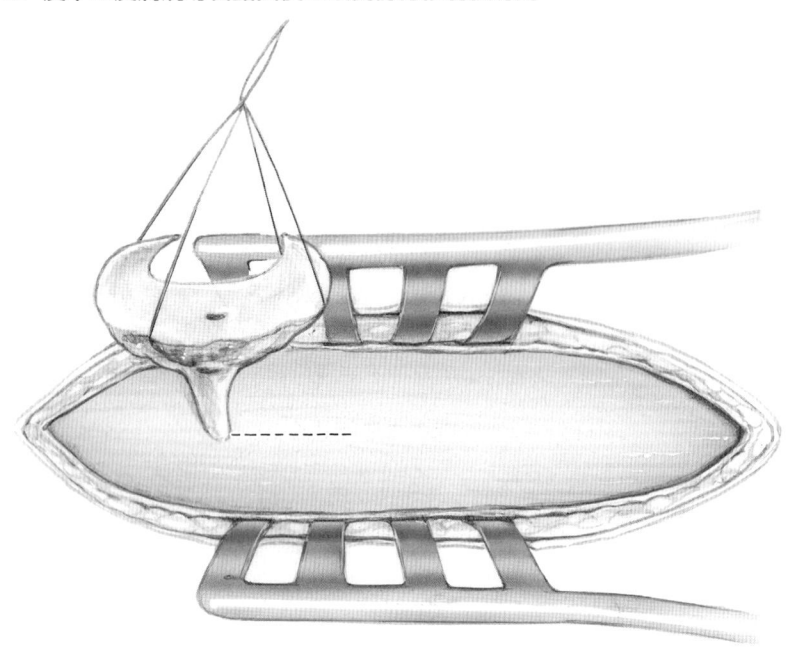

b. 傍脊椎筋膜と黄色靱帯切開後の皮膚洞導管の露出法

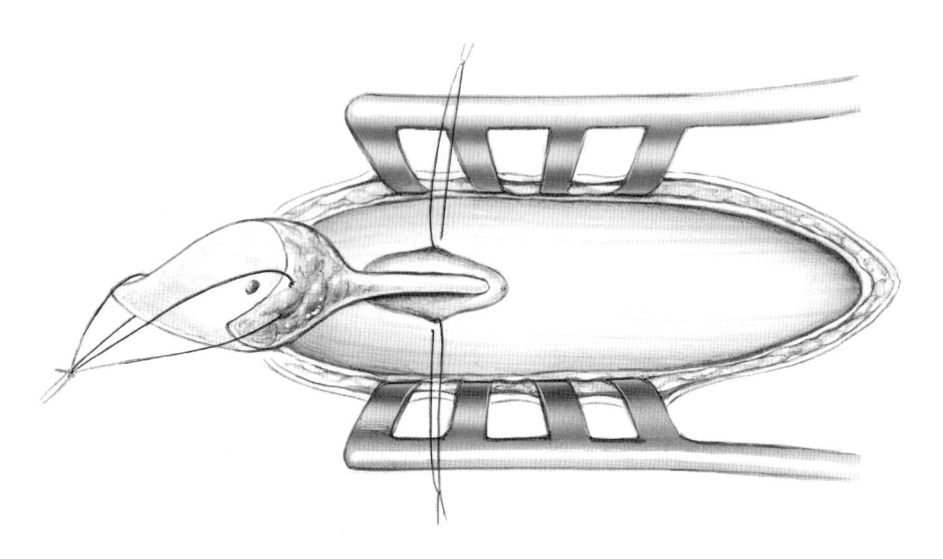

　　a：皮膚洞導管の頭側の傍脊椎筋を切開して左右に開く．
　　b：棘突起間靱帯と黄色靱帯も頭側に切開するが，棘突起と椎弓欠損がないときは骨鉗子で除去しながら，皮膚洞導管が硬膜内に進入するところまで露出する．

4 Zig-Zag 椎弓切開

a. Zig-Zag 椎弓切開の準備

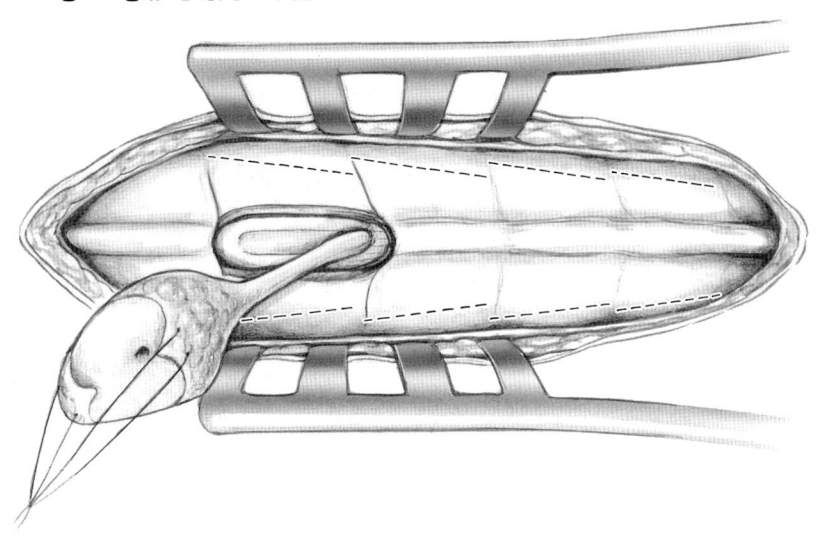

b. Zig-Zag 椎弓切開の完了

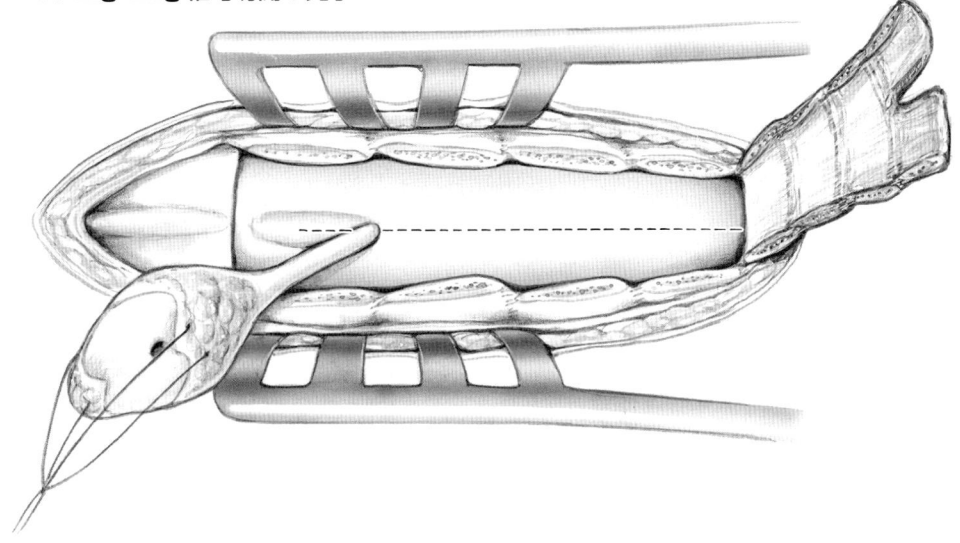

a：傍脊椎筋を左右に分離して，棘突起と椎弓を露出し，次のZig-Zag椎弓切開の準備を行う．
b：目的とするレベルまでZig-Zag椎弓切開を行う．椎弓切開した椎弓は，遊離しないで頭側に反転挙上する．

5 硬膜内手術

a. 皮膚洞導管から接続する硬膜内類皮嚢胞

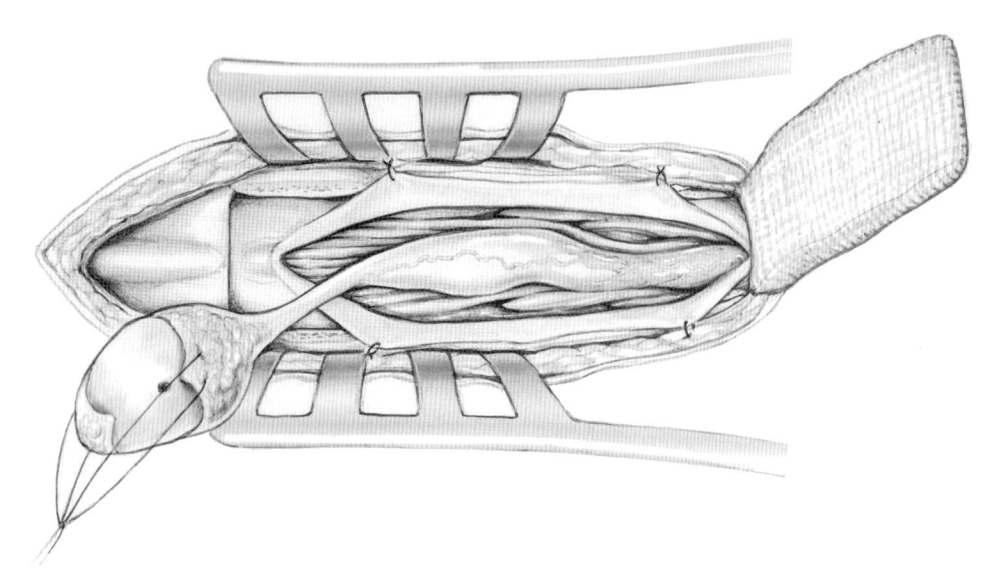

b. 皮膚洞導管と硬膜内類皮嚢胞の切除

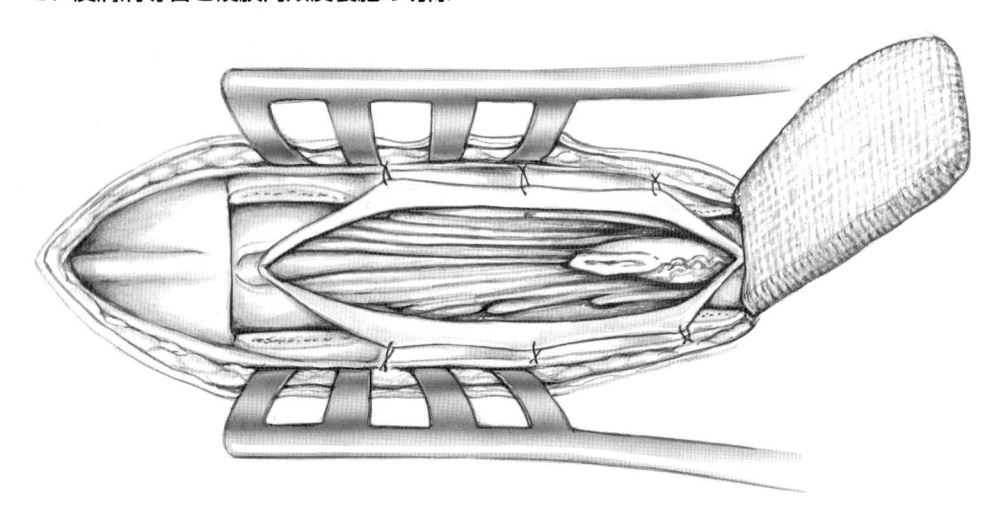

　　a：椎弓切開され頭側に反転挙上された椎弓は，温かい生理食塩水加のガーゼで覆う．皮膚洞導管が硬膜内に達して類皮嚢胞に続き，脊髄円錐に進入している．顕微鏡下に硬膜切開を皮膚洞導管が硬膜を貫通する側から頭側に行って，傍脊椎筋に縫い付けてから硬膜内手技に移る．
　　b：類皮嚢胞を脊髄円錐末端から切除したところ．皮膚洞導管は硬膜を貫通する側からくも膜を切開して遊離するが，腫瘤に移行することもある．馬尾神経との癒着は神経鉤を用い顕微鏡を強拡大にして頭側に向かって剝離を行い，導管あるいは腫瘤が脊髄円錐の末端か，背側に移行するところで切離する．また，嚢胞壁の上皮を遺残させないように切除する．

6 閉創 1

a. 硬膜縫合

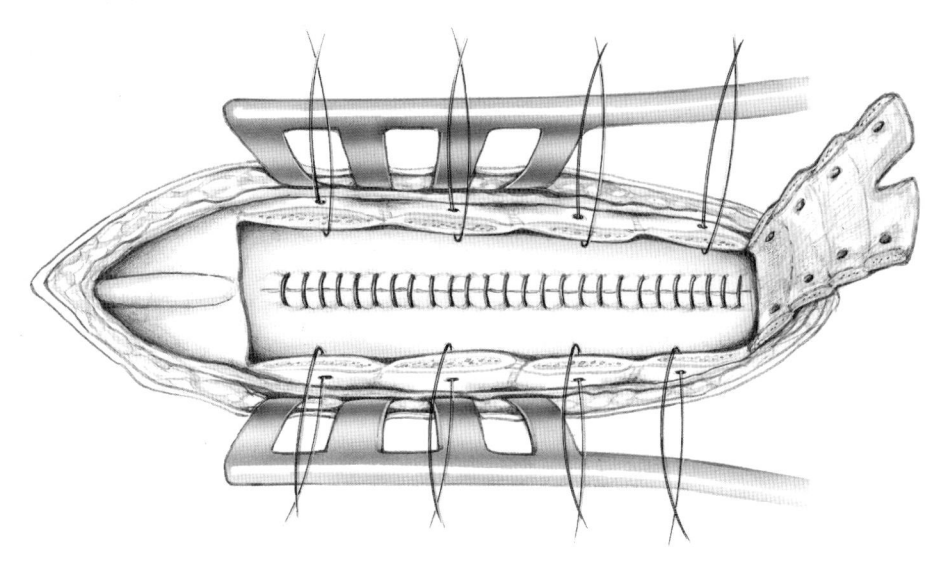

b. Zig-Zag 椎弓切開後の再建と椎弓復元の準備

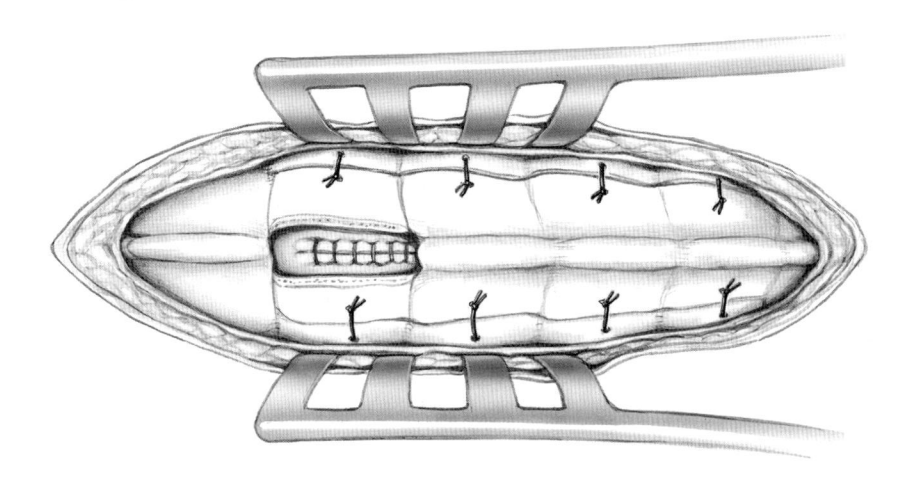

　a：硬膜内手術の終了後に，頭側から硬膜縫合を行う．硬膜縫合は，連続縫合を行うが，非連続縫合でもよい．硬膜補塡を行うことは少ないが，必要なときは補塡面積は広くないので，傍脊椎筋膜等を利用して補塡を行う．椎弓に孔を開けナイロン糸を通しておく．
　b：絹糸の使用は避けて，ナイロンのモノフィラメント糸で縫合固定する．Zig-Zag椎弓切開を行った椎弓は元の位置に復元する．

7　閉創2

a. 傍脊椎筋縫合

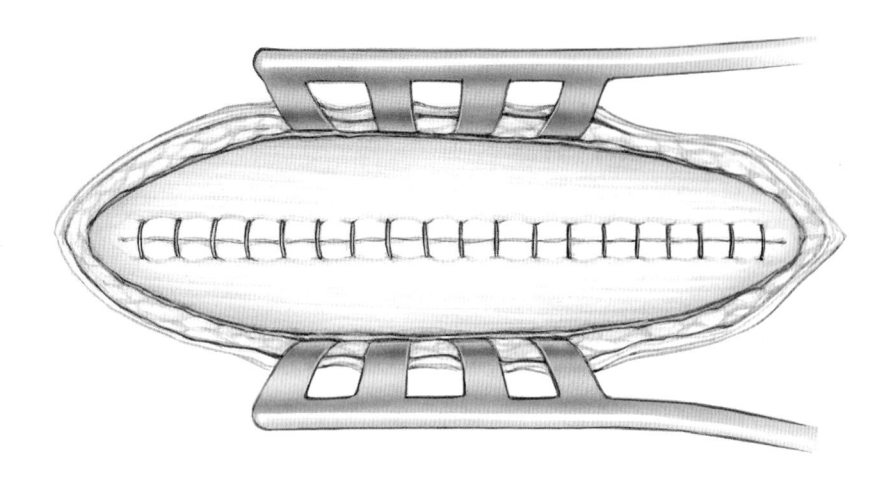

b. 皮膚縫合

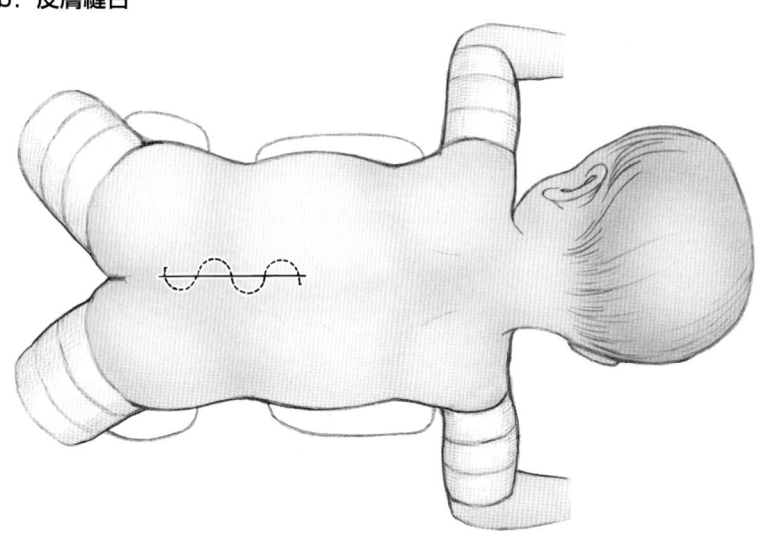

　a：Zig-Zag椎弓切開後に椎弓を復元し，椎弓欠損部を含めて傍脊椎筋を筋膜とともに縫合し閉鎖する．筋膜縫合は，頭側から進め，椎弓欠損を補填するように綿密に行う．
　b：皮下縫合を綿密に行う．皮膚縫合は，結節縫合を行うと，皮膚に残る瘢痕が身体の成長に比例して拡大し醜いので，原則として埋没縫合を行ってほしい．通常，皮下・筋膜下にドレナージ管の挿入は行わない．

3）脂肪脊髄髄膜瘤の修復術
Repair of Lipomyelomeningocele

坂本　敬三

適応となる病態

脂肪脊髄髄膜瘤は，潜在性脊髄閉鎖不全occult spinal dysraphismのうちで，最も発生頻度が高く，皮膚洞と，これに続く脊椎管内類皮嚢胞とともに代表的な一病型である．

発生は，胎生第4週頃に神経板が閉鎖して脊髄が形成される時に，神経系と皮膚系外胚葉の分離に際して，中胚葉系の脂肪組織が迷入して形成される．この迷入組織には骨・軟骨・横紋筋・血管・腎上皮・胃粘膜などが含まれることがある．

発生部位は，身体の背面正中線上cranio-spinal axisか，やや側方の腰仙部・仙尾部に好発し，稀に肛門周辺・腰部・胸背部にもみられる．この発生部位の皮膚異常は，皮下腫瘤・皮膚陥凹・血管腫・結節・尾・多毛症・瘢痕・色素沈着・皮膚欠損などが，単独に，あるいは重複してみられ，これらの底部から脂肪組織が椎弓欠損部を通って脊椎管内に進入し，多くは脊髄円錐の背部か，末端に移行している．

Dorsal, dorsal & thick filum, transitional, transitional & thick filum, caudal, tail-likeに分類しているが，仙骨形成不全を伴うtransitionalでcaudal regression syndromeを伴う例の手術手技も記載する．

術前画像診断

当初は，脊椎X線単純撮影，CT，脊髄造影と脊髄造影CT，MRIを行っていたが，最近ではたとえ再手術例でも，脊椎X線単純撮影，MRIのsagittal, axialのT1, T2と3D-CTが中心である．しかし，水髄症・くも膜嚢胞合併例には，脊髄造影と脊髄造影CTを行うと更なる有用な情報を提供してくれる．

手術法の基本

脂肪腫を伴う脊髄を，周囲の硬膜から遊離し「脊髄全周の髄液浴」に形成する脊髄係留解除と，腫瘤による脊髄圧迫除去，脊髄軸の捻転・神経根絞扼の寛解によって，脊髄を正常構造ないしそれに近い構造に，再構築することが基本である．

手術の目的

一度症状が出現すると治りにくいため，たとえ無症状でも予防的早期手術を勧めるのが目的の一つであるが，一部では症状が発生してからの手術を勧めるものもいる．

さらに目指す目的は，脊髄の解剖学的構造を，電気的インパルスの伝導をしやすい構築に手術し，乳幼児期から異常感覚（代表的には排尿排便）などを積算し記憶する前に，正常感覚として積算記銘されることにある．

合併症

合併疾患には，皮膚洞，皮膚洞からの硬膜外膿瘍，くも膜嚢胞，水髄症などがある．術後合併症は，皮下滲出液貯留，髄液漏，局所感染と髄膜炎，尿路感染，術後再係留徴候などが代表的なものである．

手術の留意点とコツ

① **皮膚切開**（図説参照）
② **脂肪腫の茎部の露出**（図説参照）
③ **椎弓切開の準備**（図説参照）
④ **硬膜内手術（最重要）**

画像診断で必要な範囲の椎弓切開を行ったうえで，硬膜切開は透視できる病変部の頭側の正常硬膜から尾側に切開する．開かれた硬膜は傍脊椎筋にナイロン糸で固定しながら尾側に至る．決して長い糸を使って止血鉗子などで吊り上げない．理由は他の手術操作の間に指などで引っ掛けると硬膜の損傷を招くからである．

Dorsal type

脂肪腫が大きい時は，そのサイズを縮小し減圧する．これを脊髄軸内・髄外脂肪腫（intraaxial extramedullary lipoma）の切除といっているが，亜全摘にとどめる．コツはMRIの軸位像（axial view）のT1，T2を参考にして，正常の脊髄軸の直径を考え，出力を弱めたbipola forceps，超音波メス，CO_2レーザーなどを用いて切除する．目的は，減量後の両側の軟膜の縫合を行う脊髄再建術によって，脊髄全周囲が髄液の中で浮遊している構造「脊髄の髄液浴」を作ることである．

Transitional type

頭側の正常硬膜を尾側に開く過程で脂肪腫と硬膜の癒着があり，神経根を巻き込んでいる時である．これには，無鉤の先曲りモスキート止血鉗子（モスキートなど）を右手に持ち，頭側から脂肪腫と硬膜の間の脊髄の腹側に近い前側方に挿入して，数mmずつ背側にすくうように開閉していると，脂肪腫あるいは癒着が開き，走行する神経根が浮き上がってくる．この際，脂肪組織を神経根に平行に，左手に持った無鉤の止血鉗子を開閉したり，神経鉤，ピンセットなどで鈍的に除去しながら尾側に向かって遊離する．この際，鋭的にメスを使うと神経根を切断する危険性がある．

この操作は，剝離しやすい側の頭側から始め，正常の神経根の起始部が何番目であるかを数え確認して，脂肪腫の中には，次は何番目の神経根があるかを正常側と対比しながら尾側に進めるのがコツのひとつである．その他，硬膜外脂肪が少ないと硬膜外神経根を確認して硬膜内脂肪腫内神経根の走行を予測しつつ剝離するのも，コツのひとつである．

この頭側からの剝離が困難な時は，対側の頭側から髄腔内の最下端に達して剝離困難側の尾側に廻り頭側に進め，先の頭側からと挟み撃ちに進めるのもコツのひとつである．

両側とも剝離が困難な例は皆無に近いが，これらの手技にもMRIの軸位像のT1，T2が参考になる．

⑤ **硬膜縫合と椎弓復元**

硬膜縫合は，連続縫合を行うが，非連続縫合でもよい．硬膜欠損が大きい時には筋膜を利用するか，Gore-Tex®を用いて補塡し，硬膜吊り上げを行う．たとえ1mm幅でも脊髄と硬膜の間に髄液が介在すれば，術後の癒着による再係留が避けられるからである．

Zig-Zag椎弓切開を行った椎弓は元の位置に復元する．

⑥ **傍脊椎筋膜の縫合と皮膚縫合**

筋膜の縫合は，頭側から進めるが，椎弓欠損があれば補塡するように縫合するので綿密に行う．皮膚縫合は，結節縫合を行うと，皮膚に残る瘢痕は，身体の成長に比例して拡大し醜いので，原則として埋没縫合を行ってほしい．

文　献

1) 坂本敬三：Lipomaによるtethered cord：病型分類による手術手技と注意点．脊椎脊髄　3：927-938, 1990.

2) 坂本敬三, 上條幸弘, 及川　奏, 他: 小児期のSpinal Dysraphismと脊髄空洞症. 日獨医報 **36**: 104-116, 1991.
3) 小林憲夫, 坂本敬三, 上條幸弘, 他: 脊椎管内硬膜外くも膜嚢胞−脊髄脂肪腫に合併した3症例. 脊髄外科 **5**: 29-36, 1991.
4) 坂本敬三: Lipomyelomeningoceleの手術法. 脳外 **20**: 635-643, 1992.
5) 坂本敬三, 酒井圭一, 野添正彦, 他: 脊椎脊髄先天奇形の画像診断. 日獨医報 **38**: 116-134, 1993.
6) 酒井圭一, 坂本敬三, 小林憲夫, 他: 先天性皮膚洞と脊椎管内疾患. 脊髄外科 **7**: 138-146, 1993.
7) 坂本敬三, 徳重一雄, 安尾健作, 他: 脂肪脊髄髄膜瘤に伴う脊髄空洞症. 脊椎脊髄 **7**: 511-518, 1994.
8) 坂本敬三, 南　浩昭, 小林憲夫: 脂肪脊髄髄膜瘤における再係留解除術. 小児外科 **28**: 46-54, 1996.
9) 坂本敬三: 脊髄脂肪腫の診断と手術法. Neurosurgeons **16**: 85-98, 1997.
10) 坂本敬三: Zig-Zag椎弓切開法. 脊椎脊髄 **12**: 745-751, 1999.

1 腰仙部・仙尾部の皮膚異常と皮膚切開線

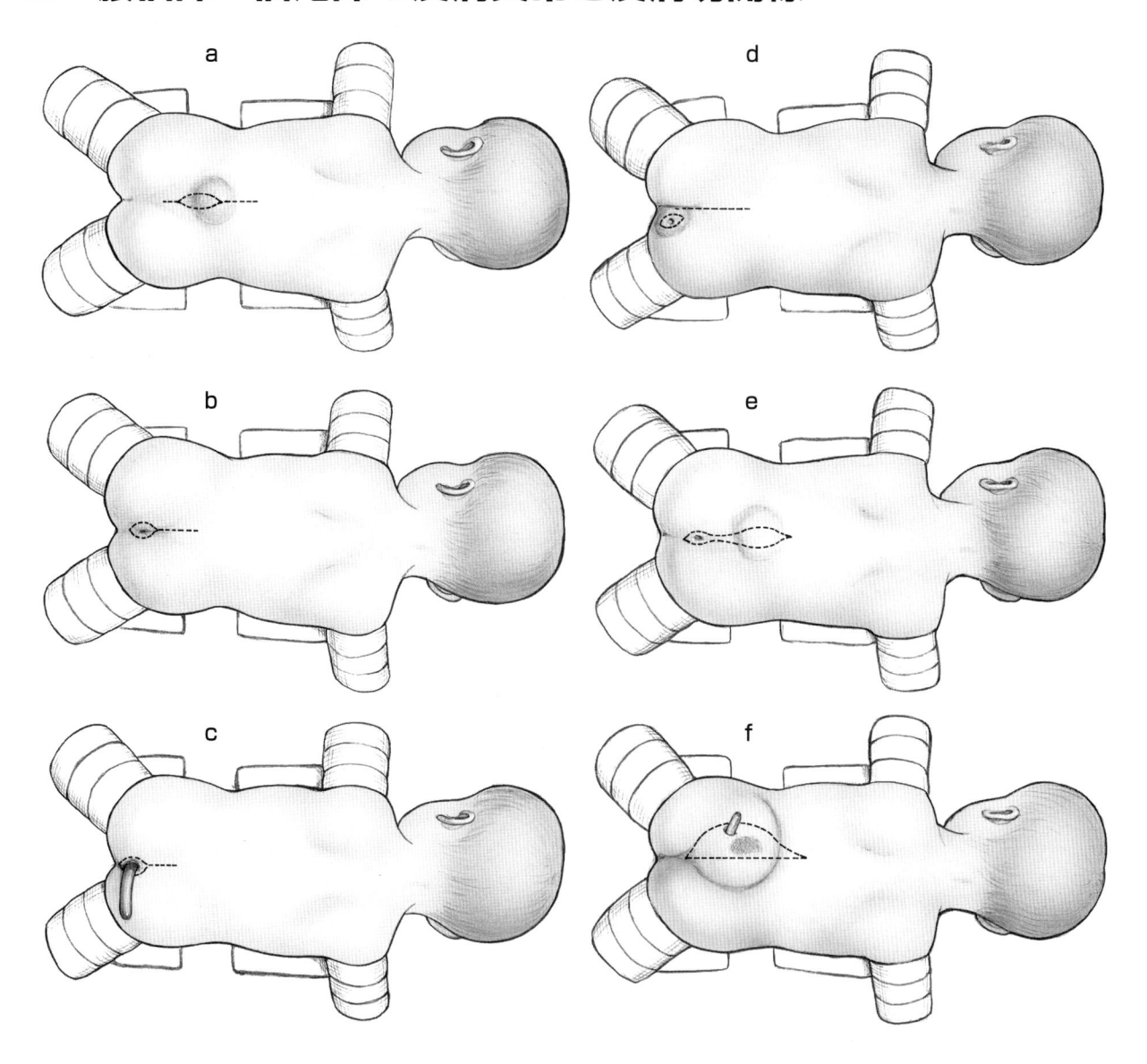

　皮膚切開は脊椎縦軸に沿った線状切開が望ましい．一見，理想的に手術ができたとしても再手術が必要な場合があるからである．再手術時の術野はさらに広い視野が求められるので，横切開をしていると横への延長より，縦軸の線状切開の方が延長しやすい．切開の範囲は，画像診断で硬膜内手術に必要な椎弓切開域より頭側に1椎弓上位まで行うが，皮膚異常を含んで紡錘形に加える．

2 脂肪腫頸部の露出法と椎弓切開の準備

a

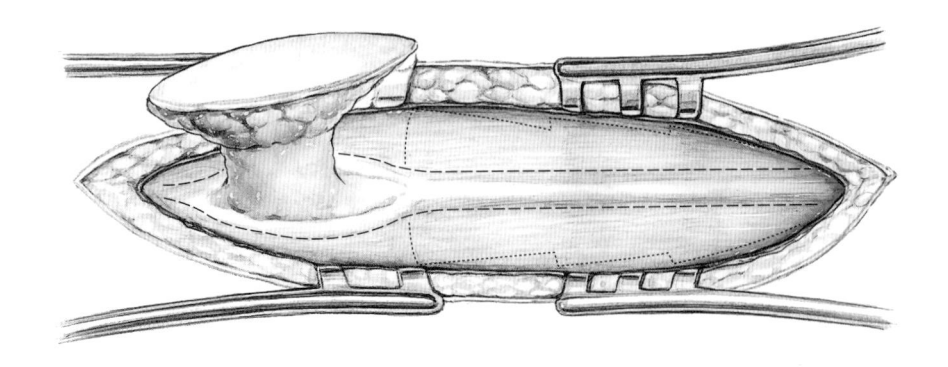

b

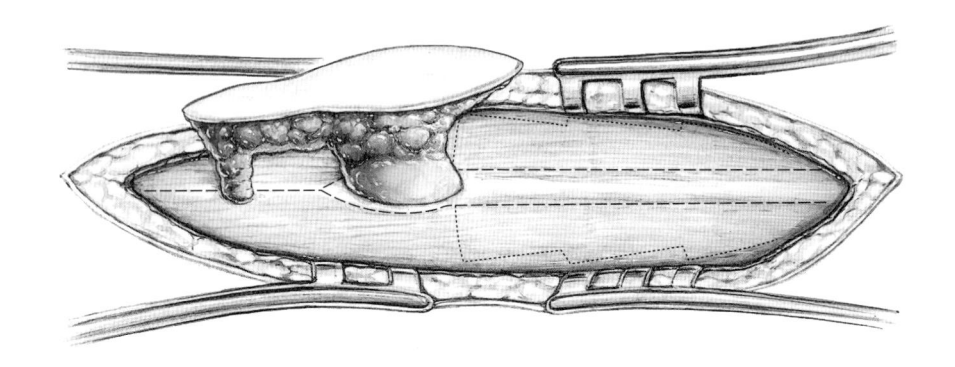

c

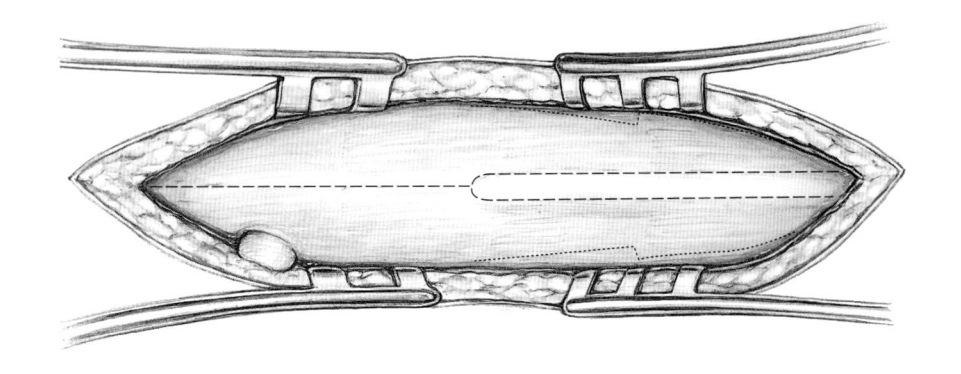

　皮膚切開の直後に，まず第一に，正中線状の脊椎の縦軸上で頸部を露出するため，頭側から尾側に皮下脂肪を左右に分けながら下るが，椎弓欠損部を触診できると頸部に近い．紡錘形皮膚切開の底部から，脂肪組織の底部が椎弓欠損部を通り，脊椎管内に進入する頸部を露出する．この脂肪組織の頸部は，多くは正中線上にあるが（a），稀に2本であったり（b），正中線上から側方にあったりする（c）．この頸部は表層は滑らかに形成されているが，ここに至るまでの脂肪腫と皮下脂肪組織との区別は，脂肪腫の色調は黄色調が強いのと，固さがやや硬い2点のみで境界は判然としていない．従って，脊椎管内に進入する頸部の頭側をまず確認して，頸部の全周囲を露出してから，皮下の脂肪腫の切除を行う．この際，過剰に切除しすぎないように残し，閉創時に皮膚が窪みとならないように備える．
　椎弓切開の準備に棘突起と椎弓を露出し，傍脊椎筋を図の破線（----）に沿って左右に分離する．次いで点線（……）で示す範囲のZig-Zag椎弓切開を行う．

3）脂肪脊髄髄膜瘤の根治術

3 椎弓切開と硬膜切開の準備

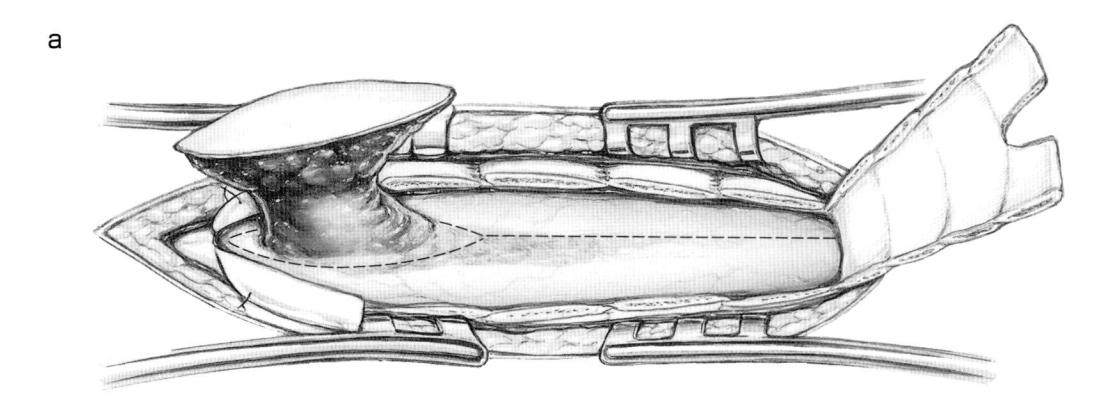

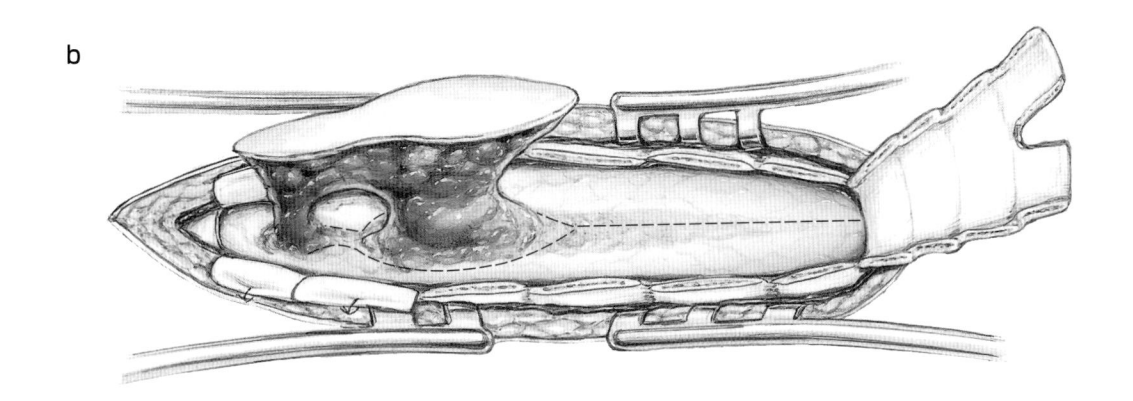

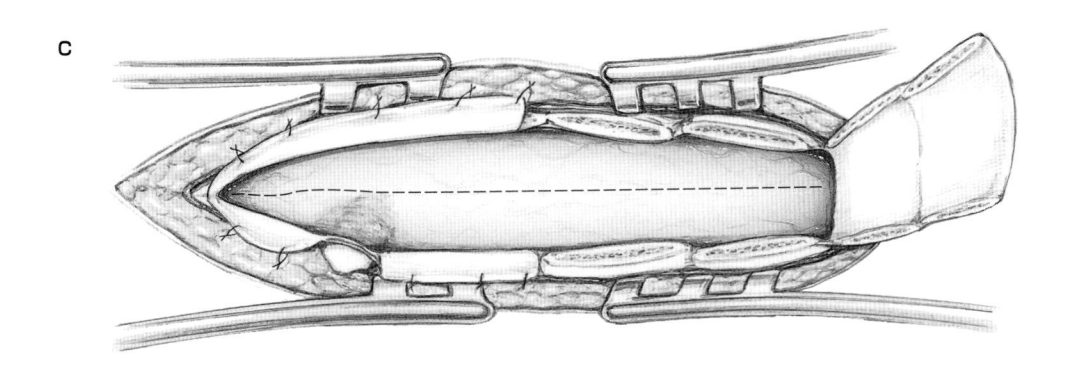

a

b

c

　脂肪腫の頸部の露出後に，傍脊椎筋を左右に剥離し棘突起と椎弓を露出し，頸部から上方に向かって棘突起間・椎弓間・黄色靱帯を切断しないで行う．Zig-Zag椎弓切開された椎弓は頭側に挙上し温かい食塩水ガーゼで覆う．頸部の左右の椎弓欠損部は骨形成がなされずに線維性組織であることが多いので，「観音開き」を行って側方の傍脊椎筋にナイロン糸で固定する．

343

4 Dorsal typeの硬膜内手技

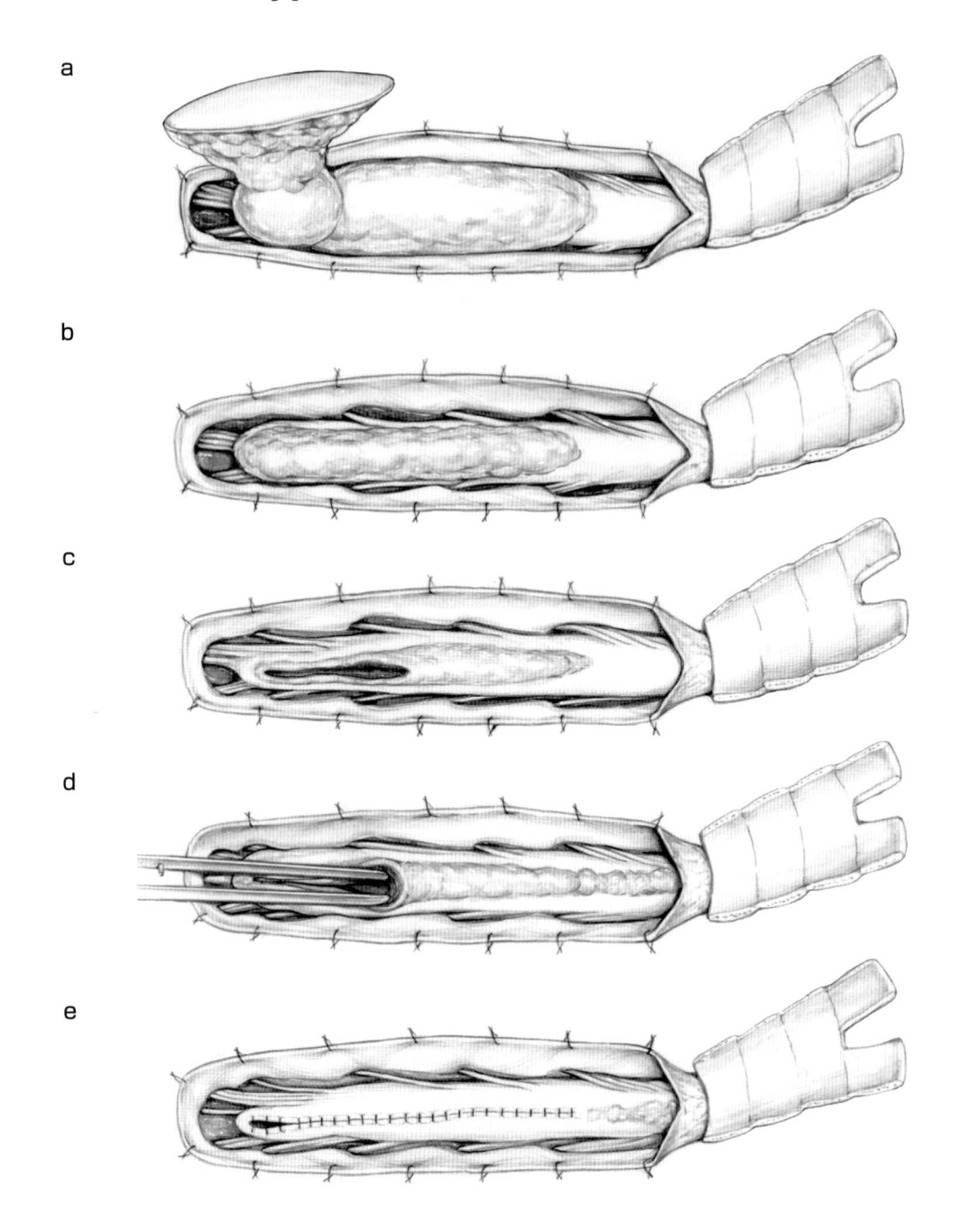

a

b

c

d

e

　　Zig-Zag椎弓切開をS$_1$～L$_3$に行った．ついで硬膜切開は，硬膜を通じて透視できるL$_3$の脂肪腫の頭側の正常硬膜から正中を尾側に少しずつ開き，その度に硬膜を針つきナイロン糸で傍脊椎筋に固定しながら，脂肪腫の頸部の左右両側を開き，尾側の髄液腔の末端まで行う（a）．この時点で，脊髄円錐の最下端は5～10mm程度頭側に上行する（a）．ついで脂肪腫の粗削りを行い（b），さらに手術顕微鏡を強拡大にして脊髄軸内の髄外脂肪腫を切除するが，これにはbipolar forcepsの出力を弱めるか，超音波メスあるいはCO$_2$レーザーを用いて行う．脊髄中心管が開くこともある（c, d）．

　　ついで脂肪腫の切除を行った後の両外側の軟膜を6-0か7-0程度のナイロン糸で寄せ合わせて脊髄再建術（reconstruction of the spinal cord）を行う．脂肪腫切除に際して脊髄中心管が開き，最下端は縫合せず開放すると，脊髄中心管末端開放術（terminal ventriculostomy）になり（e），術後に発生しやすい水髄症の予防になる．

3）脂肪脊髄髄膜瘤の根治術

5　Dorsal & thick filum typeの硬膜内手技

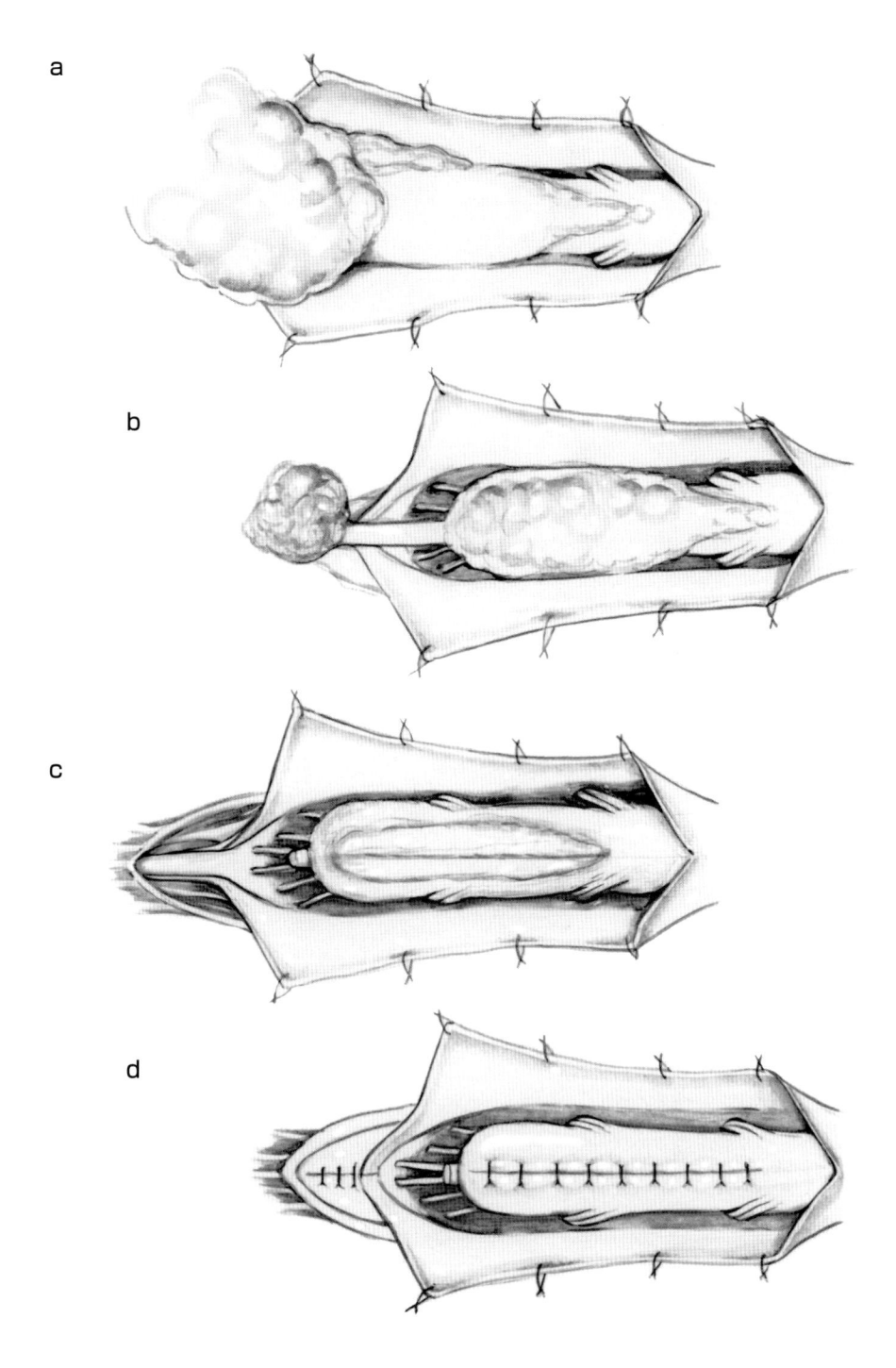

　　Zig-Zag椎弓切開をS$_2$，S$_1$，L$_5$，L$_4$に行った．硬膜切開は先に述べた要領で髄液腔の末端まで行う（a）．ついで脂肪腫の粗削りを行うと，脊髄末端からは終糸肥厚がみられる（b）．さらに手術顕微鏡を強拡大にして脊髄軸内髄外脂肪腫を切除するが，同時に終糸肥厚を硬膜から神経鉤を用いて慎重に剥離した後に切断する（c）．終糸肥厚に接して馬尾神経の走行があるからである．馬尾神経は，硬膜の中でこの終糸肥厚によって絞扼され細く形成不全になっていることがあるので，切断のみで終らずに切除する必要がある．
　　この操作は絞扼解除と脊髄係留解除になり，次に脊髄再建術を行う（d）．

6 Transitional typeの硬膜内手技

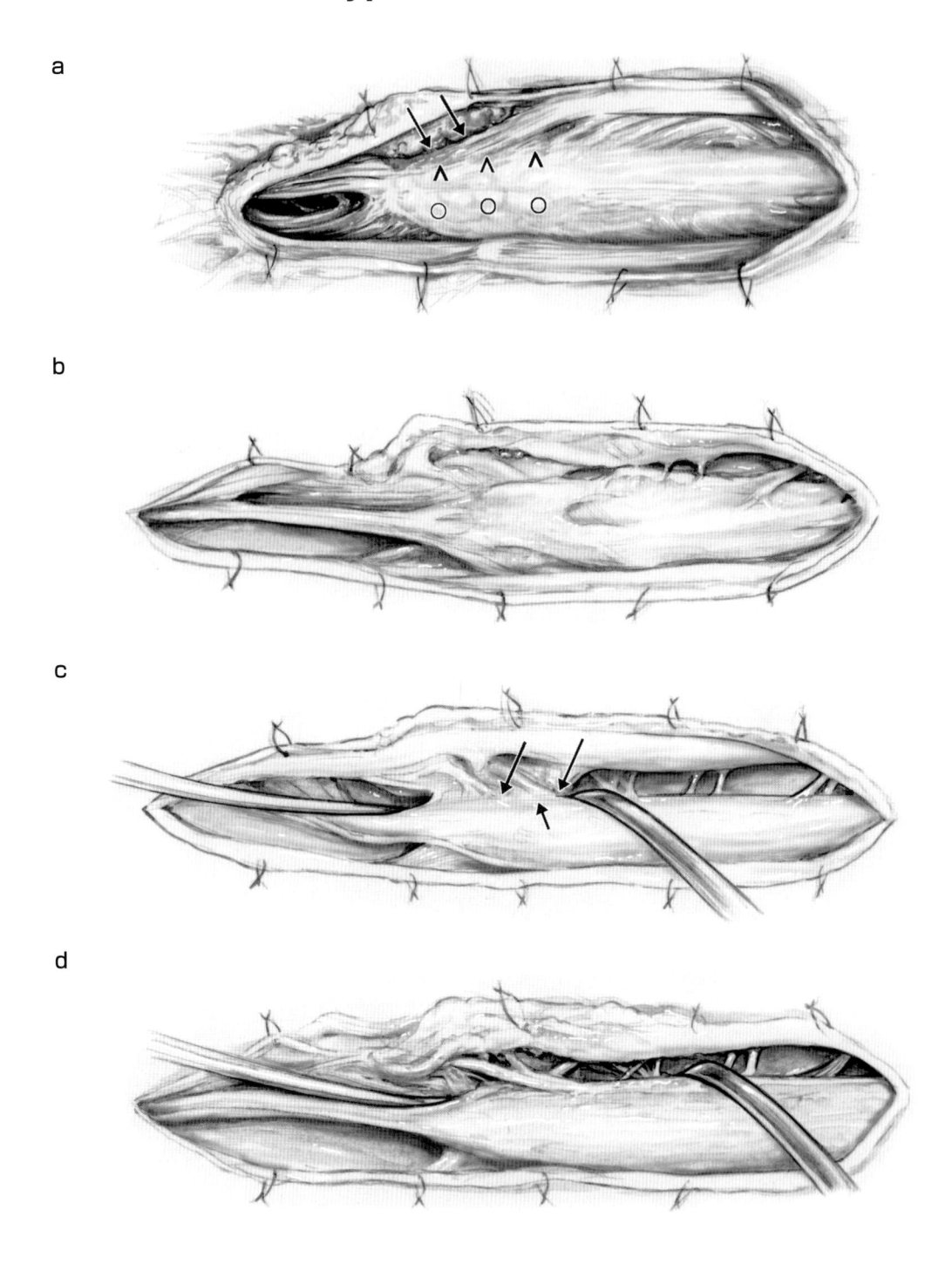

a

b

c

d

　　　Zig-Zag椎弓切開をS₁, L₅, L₄, L₃に行った．硬膜切開はL₃レベルから下方に行うと，脂肪腫はL₅の左側椎弓欠損（↘）から硬膜内に入り，脊髄円錐左側（∧）に浸潤し，脊髄背側にも脂肪腫（○）がみられる（a）．脊髄左側と円錐背側の脂肪腫を亜全摘し（b），脊髄を右側に偏位させると，硬膜欠損部から電気刺激で収縮する横紋筋（✓）がL₅, L₄の神経根（↘）を取り巻きながら，脊髄左側壁に浸潤している（c）．脂肪腫と横紋筋を脊髄全周から可及的に切除し脊髄を遊離した（d）．一見，脊髄終糸肥厚にみえる部分は電気刺激で殿筋の収縮がみられたので保存した（b, d）．

3）脂肪脊髄髄膜瘤の根治術

7　Caudal typeの硬膜内手技

a

b

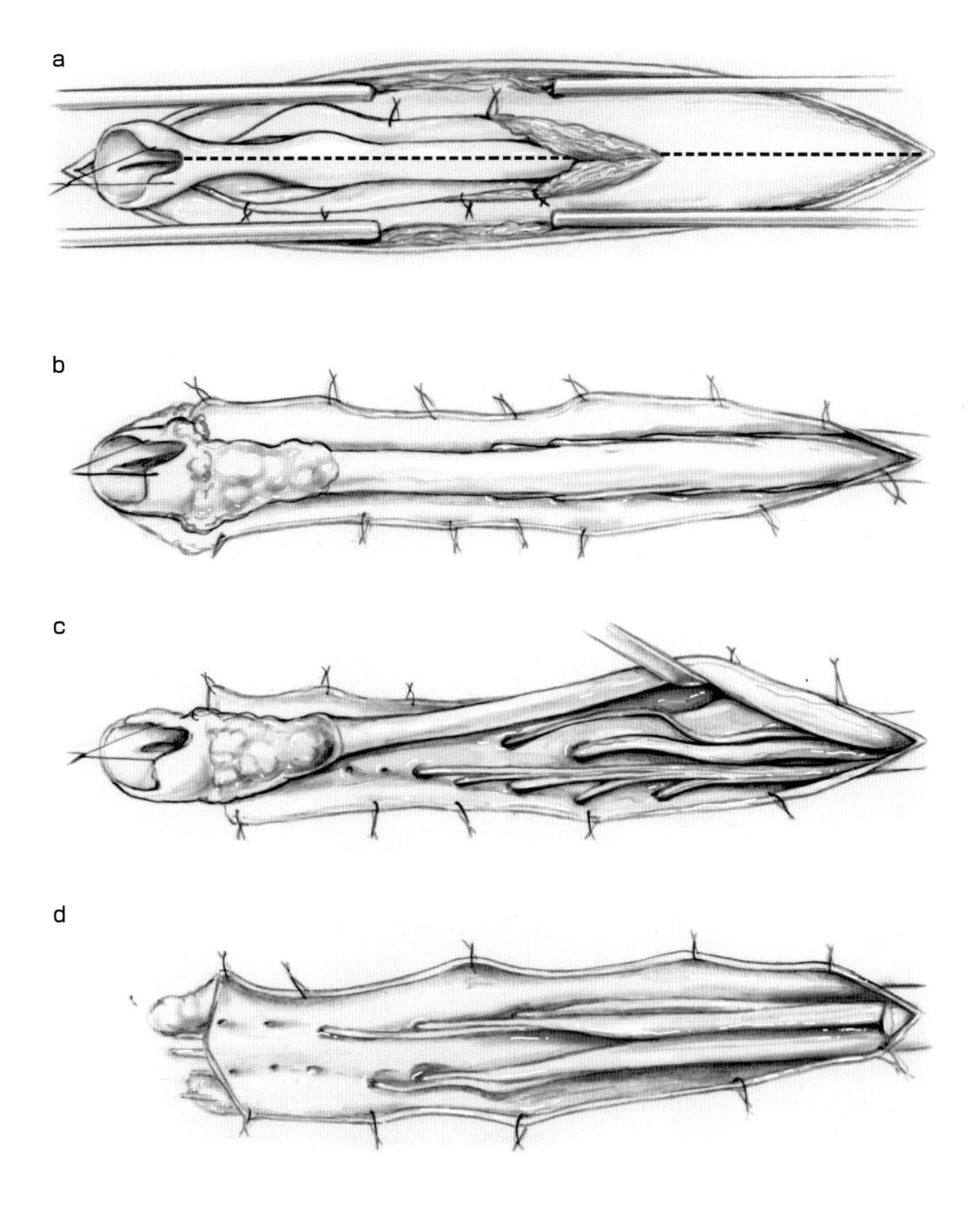

c

d

　仙尾部の皮膚陥凹（先出1b）の直下の索状物はS_5から脊椎管内に入って，S_4で硬膜内に入り，軽度に膨大してから終糸肥厚に移行している（a）．椎弓切開をL_4まで行って硬膜切開を行うと，硬膜内で終糸肥厚は太さを均一にしたまま上行している（b）．硬膜から終糸肥厚を遊離して剥離子で挙上しているが（c），L_4レベルで終糸肥厚を切断すると，断端は頭側に約5mm程度上行した．右S_{3-5}と左$S_{4,5}$の神経根の発育不全がみられる（d）．この操作は絞扼解除と脊髄係留解除になる．切除された終糸肥厚は病理組織学的には脂肪と線維組織からなり，わずかに神経線維が散見された．

8 Transitional type（仙骨形成不全を伴う caudal regression syndrome）の硬膜内手技

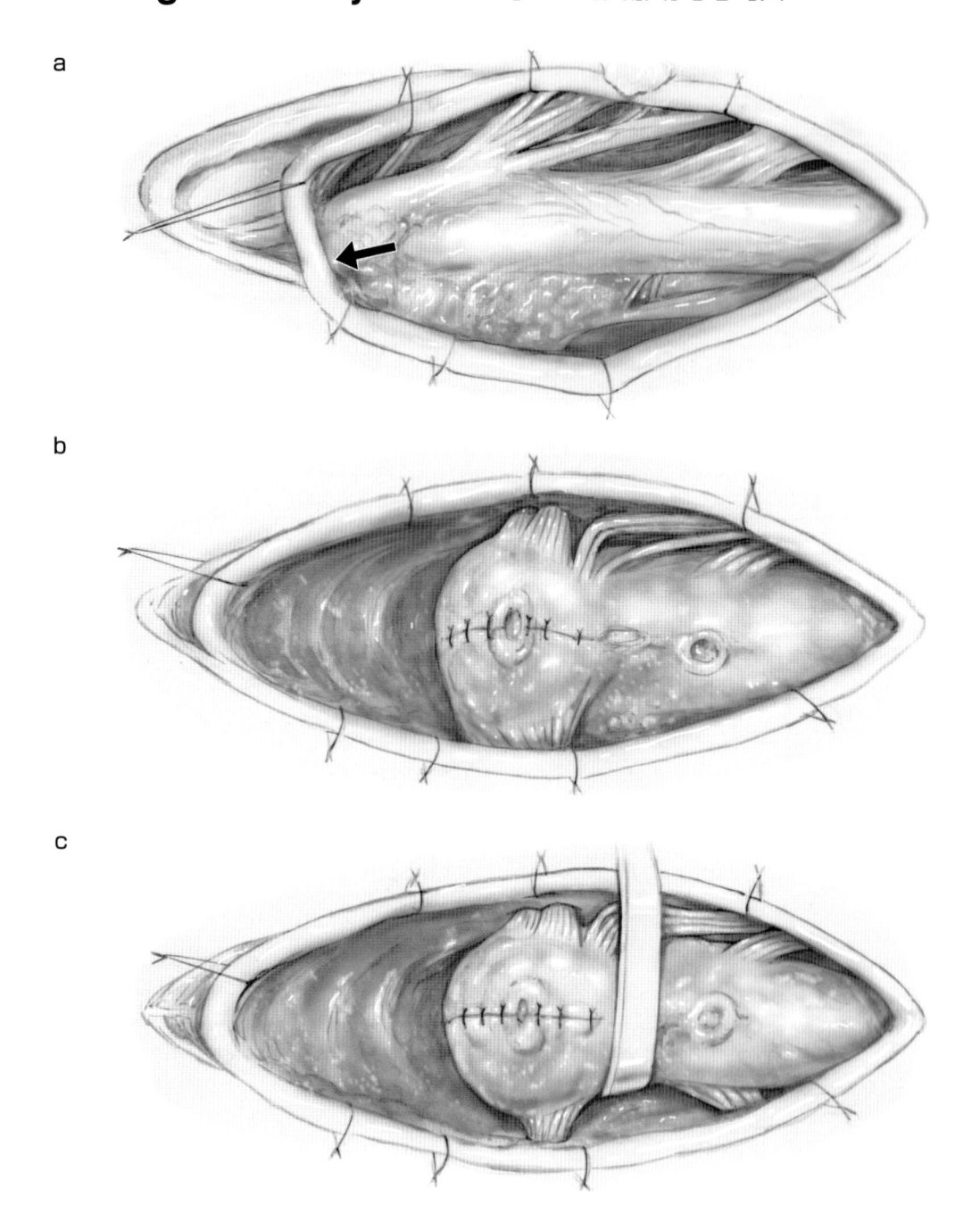

a

b

c

　　肛門右側の丘状皮下腫瘤（先出 1d）の中心の結節を含んで紡錘状皮膚切開と正中皮膚切開を行って，2c（先出）と 3c（先出）のように，椎弓切開を S_5, S_4, S_3 の線維性椎弓と S_2, S_1 の軟骨性椎弓切開後に，硬膜切開を行った．脂肪腫の茎状の頸部（←）は正中線上でなく右側方にあり，S_5 と S_4 の椎弓根欠損部から脊髄円錐の右側に付着し，神経根は緊張して上方に逆走している（a）．脂肪腫を亜全摘して周囲硬膜から遊離して脊髄係留解除と脊髄円錐再建を行った．神経根の緊張は寛解し，脊髄円錐は約 1.5 cm 上方移動した（b）．脊髄円錐の右側に脊髄が偏位していたが，剝離すると神経根も遊離できた（c）．

4. 脊髄空洞症

1）Chiari I 型奇形に合併する脊髄空洞症の手術
——大後頭孔拡大術

Foramen Magnum Decompression for Chiari Type I Malformation related Syringomyelia

阿部俊昭

適応となる病態

　脊髄空洞症は多彩な疾患を原因として発生するが，Chiari I 型奇形によるものが最も多く，全体の約半数を占める．この種の空洞症の発生には大孔部での髄液流通障害が深くかかわっている．大孔部減圧術の到達点は，この障害を改善し，空洞を縮小させることである．空洞の縮小に伴い，症状改善や神経症状の増悪阻止が期待できる．したがって，空洞が大きく神経症候が悪化している例が手術適応となる．一方，空洞が縮小している例は神経症候悪化の有無にかかわらず手術適応にならない．

手術の留意点とコツ

　体位は腹臥位にて上半身を約20°挙上させ，さらに頸部を屈曲させる．皮膚は大後頭隆起から第2頸椎棘突起直上までの正中を切開する．項靱帯を切開し，後頭骨と第1頸椎を露出する．この際，大孔後縁と第1頸椎椎弓を常に触知し，この間の硬膜を傷つけないように注意する．また，第1頸椎椎弓の外側は椎骨静脈や椎骨動脈があるため，鈍的に剝離する．さらに，第2頸椎に付着している筋群は傷つけないようにすることが重要である．ついで，後頭蓋窩の骨切除と第1頸椎椎弓切除を行う．この際の骨切除範囲は大孔部後方幅3cm，長さ3cmほどを目安とする．その際，大孔部の側縁の骨を十分に削り，大孔を大きく開放することが重要である．第1頸椎椎弓は脊髄硬膜の幅で切除する．硬膜は頭側に立った術者から見ても逆Y字型に切開し，その交点は後頭静脈洞が辺縁静脈洞に流れ込む手前1cmとする．

　後頭静脈洞は二重結紮し離断する．この際，極力くも膜を傷つけないようにすることが大切である．さらにChiari奇形は後頭蓋窩の低形成を伴うことが多く，横静脈洞が通常よりかなり下方を走行していることがあるため，これを傷つけないように十分注意する．大孔部の減圧をより確実にする目的で硬膜形成術を行う．使用する材料は術後の癒着を考えると，大腿筋膜などの自己組織より，ゴアテックスシート（0.3mm厚）を勧める．Gore-Tex®は癒着しない反面，髄液漏を起こしやすい材料であるため，より慎重な縫合が肝要である．まず三角形に切ったGore-Tex®のそれぞれの角を，たるまないように硬膜に縫合し，その間を細かく連続縫合する．この際，針を毎回縫合糸の下をくぐらせることにより縫合糸間の髄液漏れが防止できる．筋層，皮膚をバイクリルにて縫合し，ドレーンは設置しない．術後は頭部を約30°挙上させ，髄液漏を予防する．

4. 脊髄空洞症

1 体 位

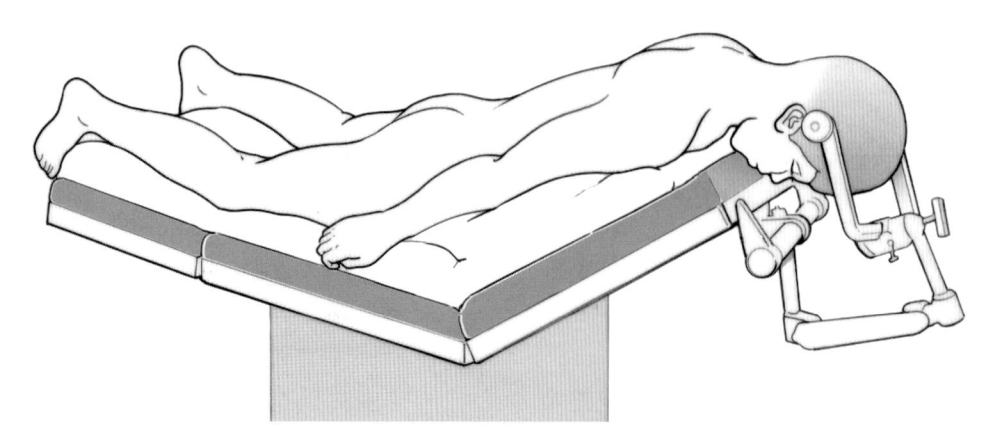

体位は腹臥位にて上半身を約20°挙上させ，頸部は屈曲．いわゆるコンコルドポジションである．

2 皮膚の切開

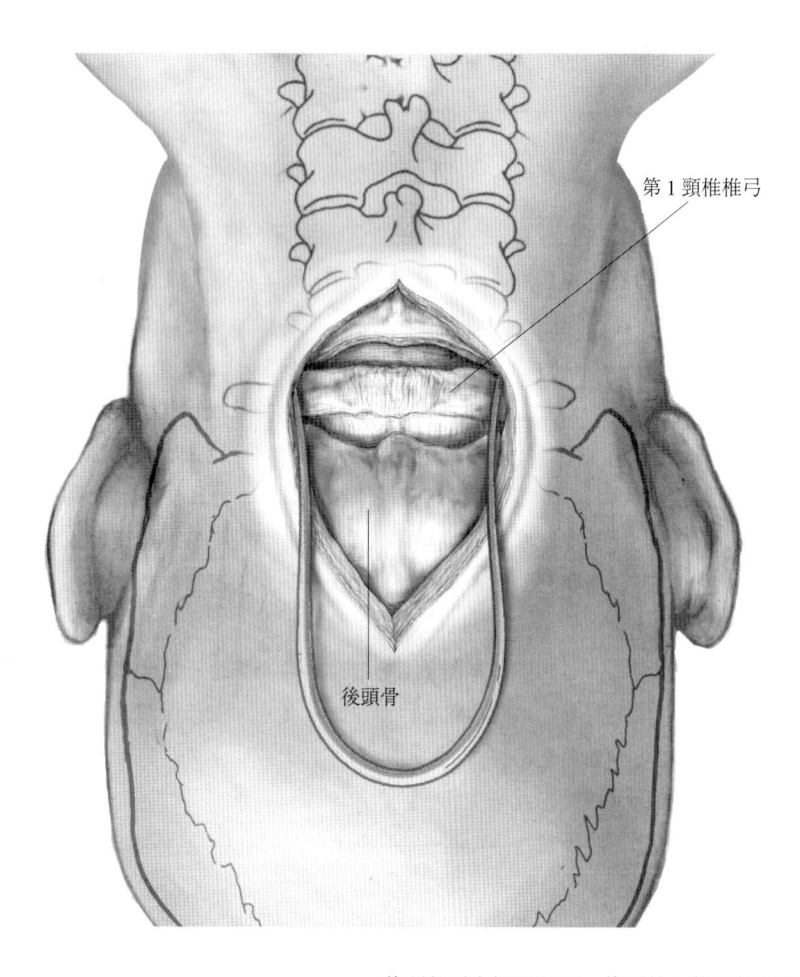

第1頸椎椎弓

後頭骨

後頭部正中切開にて，後頭骨と第1頸椎椎弓を露出させる．この際，第2頸椎に付着している筋群は傷つけない．

350

3 後頭蓋窩の骨切除と第1頸椎椎弓切除

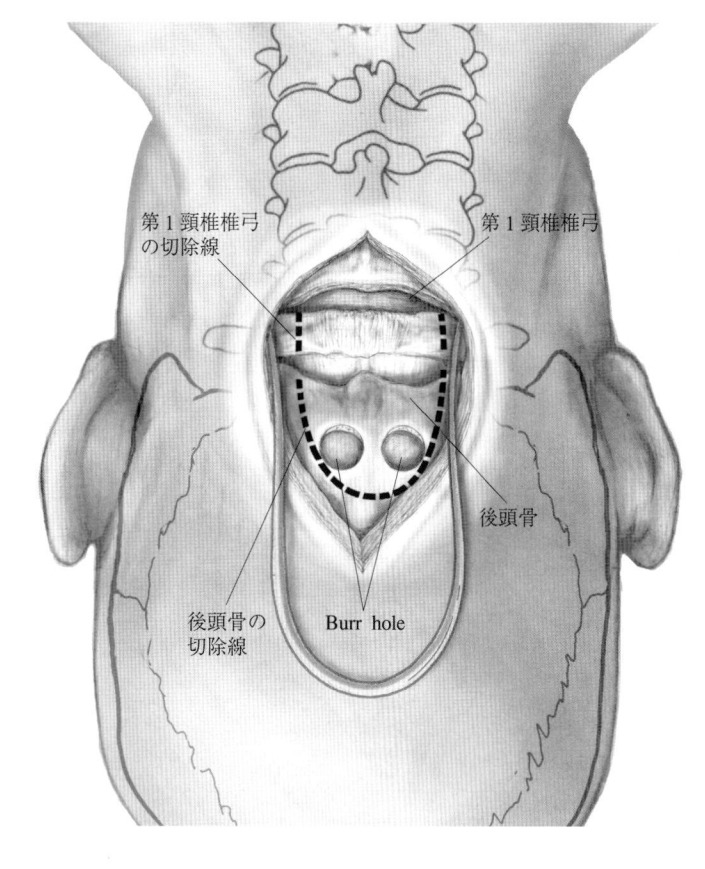

下項線に沿って2つのburr holeを開け，後頭骨を幅3cm長さ3cmの範囲で切除する．第1頸椎椎弓は脊髄硬膜嚢の幅で行う．

4 硬膜の切開

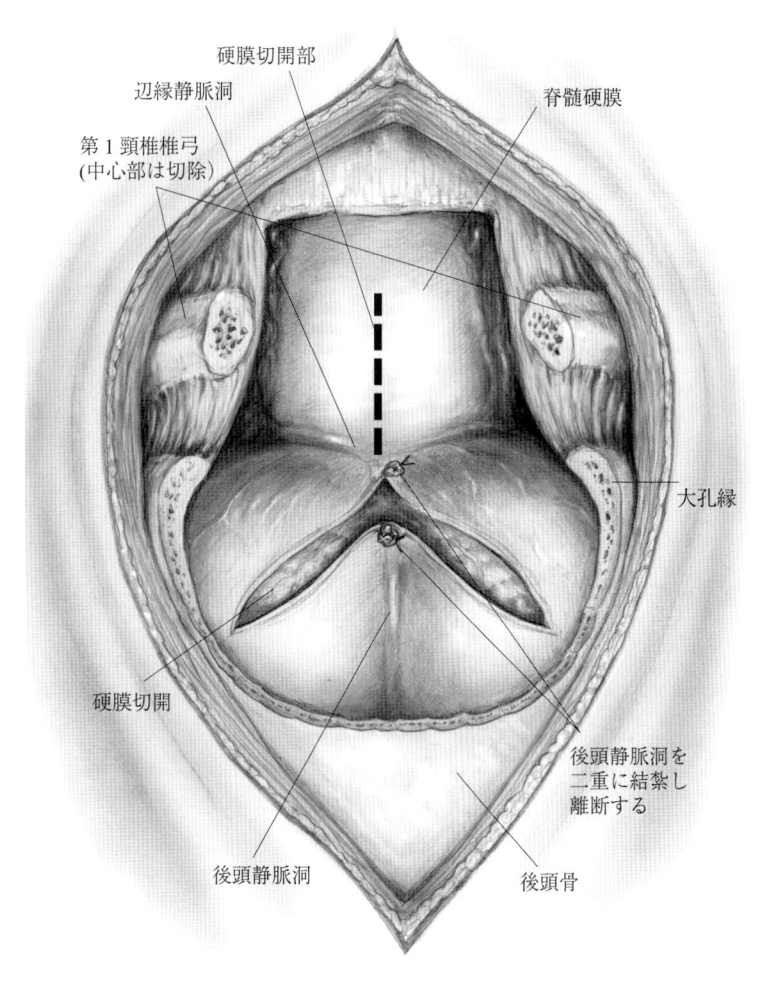

硬膜を逆Y字型に切開する．この際，くも膜を傷つけないように注意する．

4. 脊髄空洞症

5　後頭静脈洞の結紮と離断

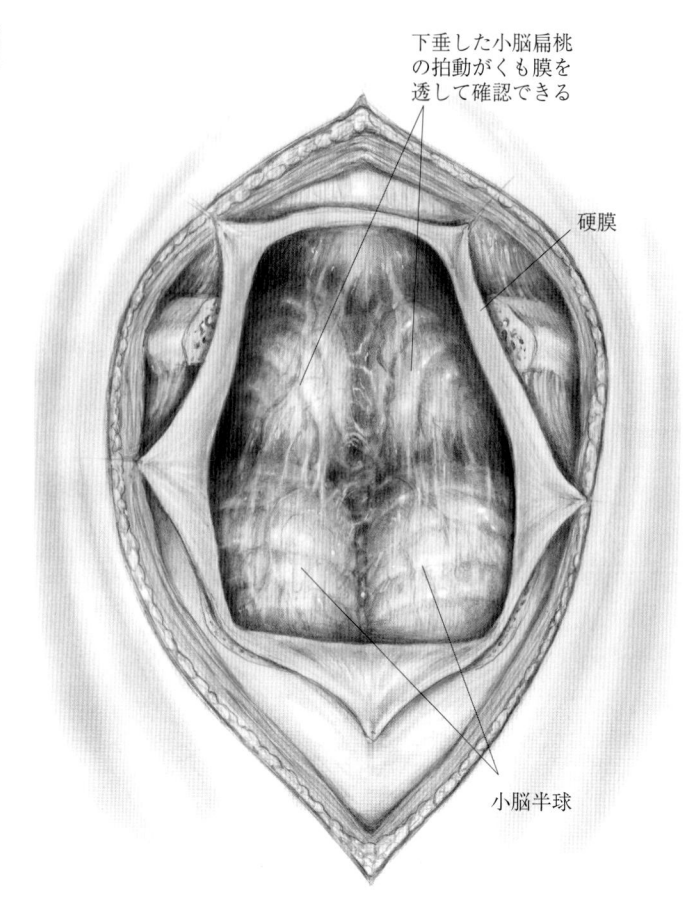

　硬膜を吊り上げると，くも膜を透して下垂した小脳扁桃が拍動しているのが確認できる．くも膜が肥厚し，小脳扁桃が確認できない場合は，脳底部くも膜炎を疑う．

（ラベル：下垂した小脳扁桃の拍動がくも膜を透して確認できる／硬膜／小脳半球）

6　Gore-Tex® による硬膜形成術

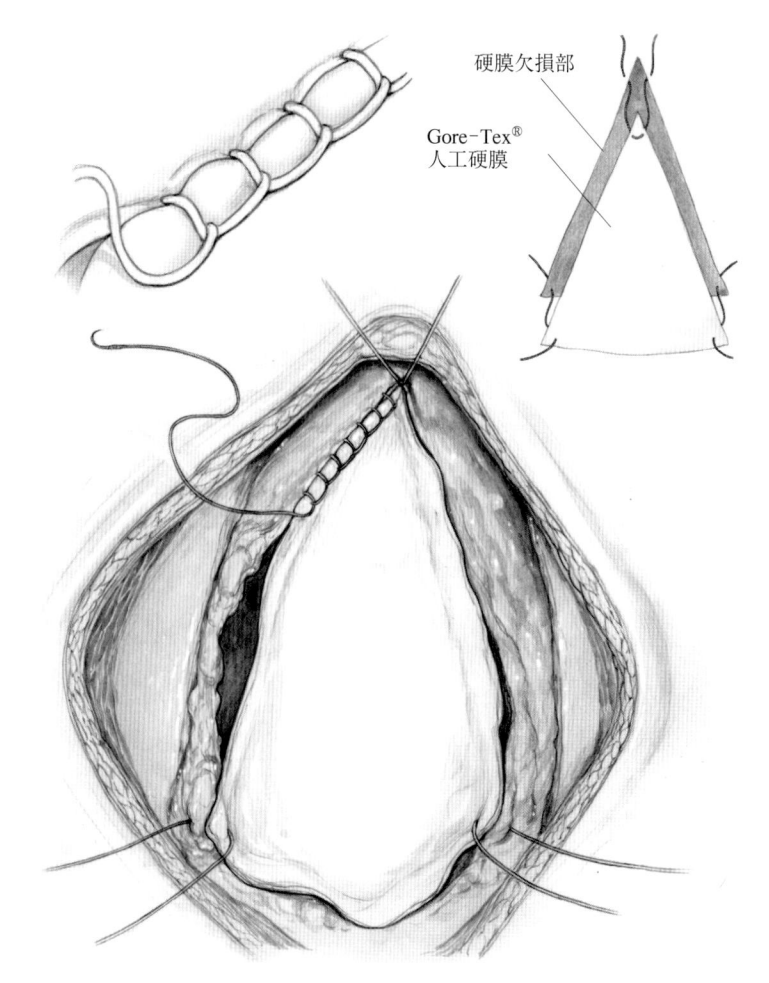

　まず三角形に切ったGore-Tex® の各角をたるまないように硬膜に固定し，ゴアテックススチャーを用いて細かく連続縫合する．

（ラベル：硬膜欠損部／Gore-Tex® 人工硬膜）

352

2）脳底部くも膜炎に合併した脊髄空洞症の手術
Surgical Treatment of Syringomyelia associated with Basal Arachnoiditis

阿部俊昭

適応となる病態

　脳底部くも膜炎による脊髄空洞症は，出生時の頭蓋内出血，髄膜炎，くも膜下出血などを原因として，くも膜炎が炎症性に肥厚し周囲組織と癒着することにより，大孔部での髄液流通障害を生じた結果発生する．したがって，著者は術中所見にて，大槽が半透明の肥厚したくも膜により占拠され，Magendie孔が閉塞している所見をもって，脳底部くも膜炎を原因とした脊髄空洞症と定義している．MRIでは，多くの場合Chiari奇形を合併しているが，下垂した小脳扁桃の先端は丸く，脳幹や脊髄に対するmass effectがない．さらにその周囲のくも膜の肥厚が，あたかも髄液路のごとくみえるのが特徴である．手術の目的は大孔部での髄液流通障害を解消させ，空洞を縮小させることである．この目的を達成するためには肥厚したくも膜を剥離し，Magendie孔を開放し，さらに再癒着による髄液流通障害の再発を予防する目的で，第4脳室と脊髄くも膜腔との間にシャントチューブを設置する必要がある．

手術の留意点とコツ

　術式はChiari奇形合併例に対する大孔部減圧術と同様に，コンコルドポジションにて後頭部正中切開後，大孔部後方の後頭骨を3×3cmの範囲で切除し，ついで第1頸椎椎弓を切除する．硬膜は逆Y字型に切開する．既往歴とMRIより，くも膜炎の存在が予測される場合は，この時点より顕微鏡を用いる．硬膜はくも膜との癒着を鈍的に剥離しながら翻転する．次にMagendie孔の開放を試みるのだが，大槽は半透明のくも膜により埋め尽くされているため，むやみに剥離を進めると脊髄や延髄を損傷する危険がある．そこでまず後下小脳動脈を見つけ出し，その扁桃枝に沿って正中を分けていくと，それらを損傷することなく第4脳室を開放することができる．ついで，脊髄周辺のくも膜を剥離する．この部分でくも膜下腔を確保し，脳室シャントチューブを用いて第4脳室-くも膜下腔シャントを設置する．脊髄くも膜下腔が十分に確保できない場合は，第1頸神経の神経入口部より空洞内にチューブを挿入し，もう一方を小脳橋角部の脳槽に入れ，空洞-脳槽シャントを設置する．最後にGore-Tex®を用いて硬膜形成を行う．Gore-Tex®は髄液漏を起こすことがあるため，三角形に切ったGore-Tex®の各角をたるまないように硬膜に固定し，ゴアテックススチャーを用いて細かく縫合し，さらにフィブリン糊を塗布する．

1 肥厚したくも膜の剥離

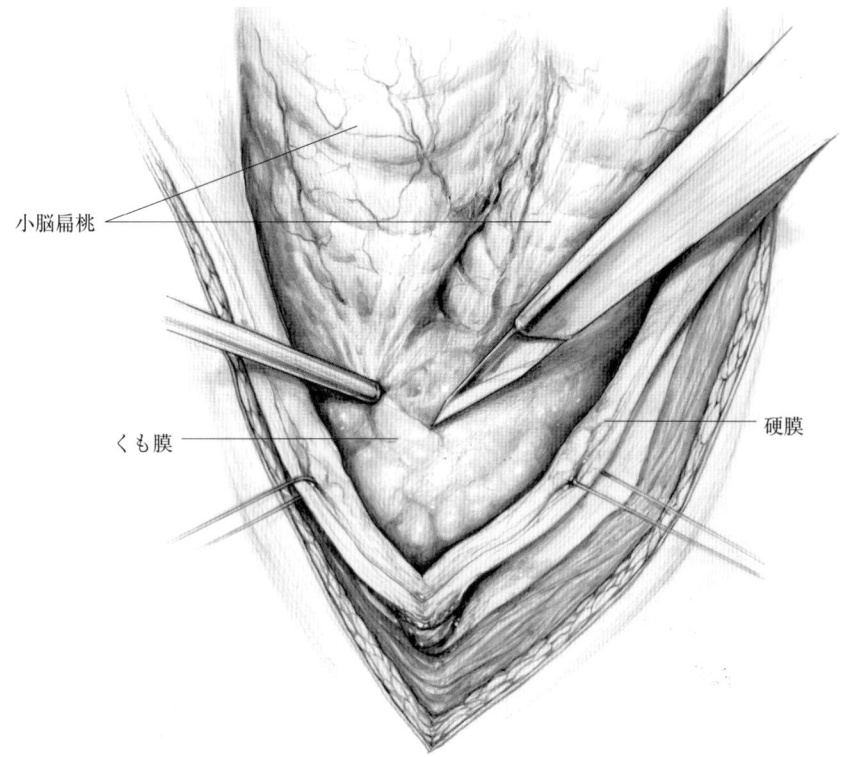

小脳扁桃
くも膜
硬膜

肥厚したくも膜がMagendie孔を閉塞している．これを鋭的に剥離する．このとき後下小脳動脈を損傷しないように，これに沿って正中を分け，Magendie孔を開放する．

2 脳底部くも膜炎を伴った脊髄空洞症に対する第4脳室−くも膜下腔シャント術

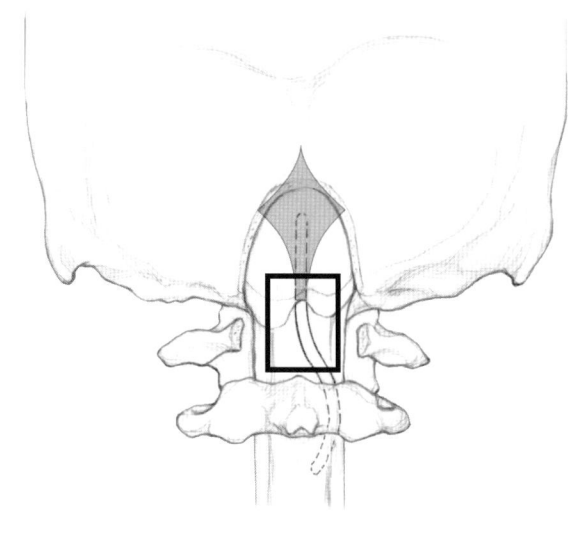

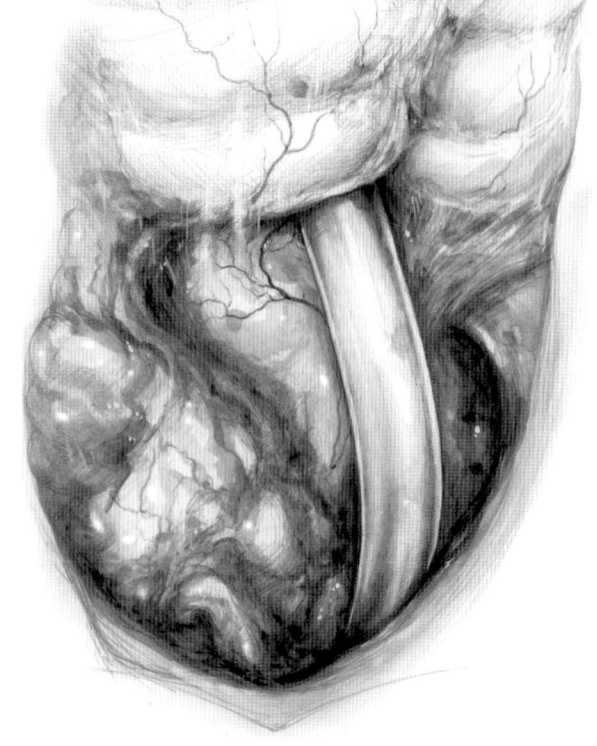

第4脳室内にチューブを挿入し，もう片方を脊髄腹側のくも膜下腔に設置する．

3 脳底部くも膜炎を伴った脊髄空洞症に対する第4脳室−くも膜下腔短絡術と空洞−脳槽シャント術

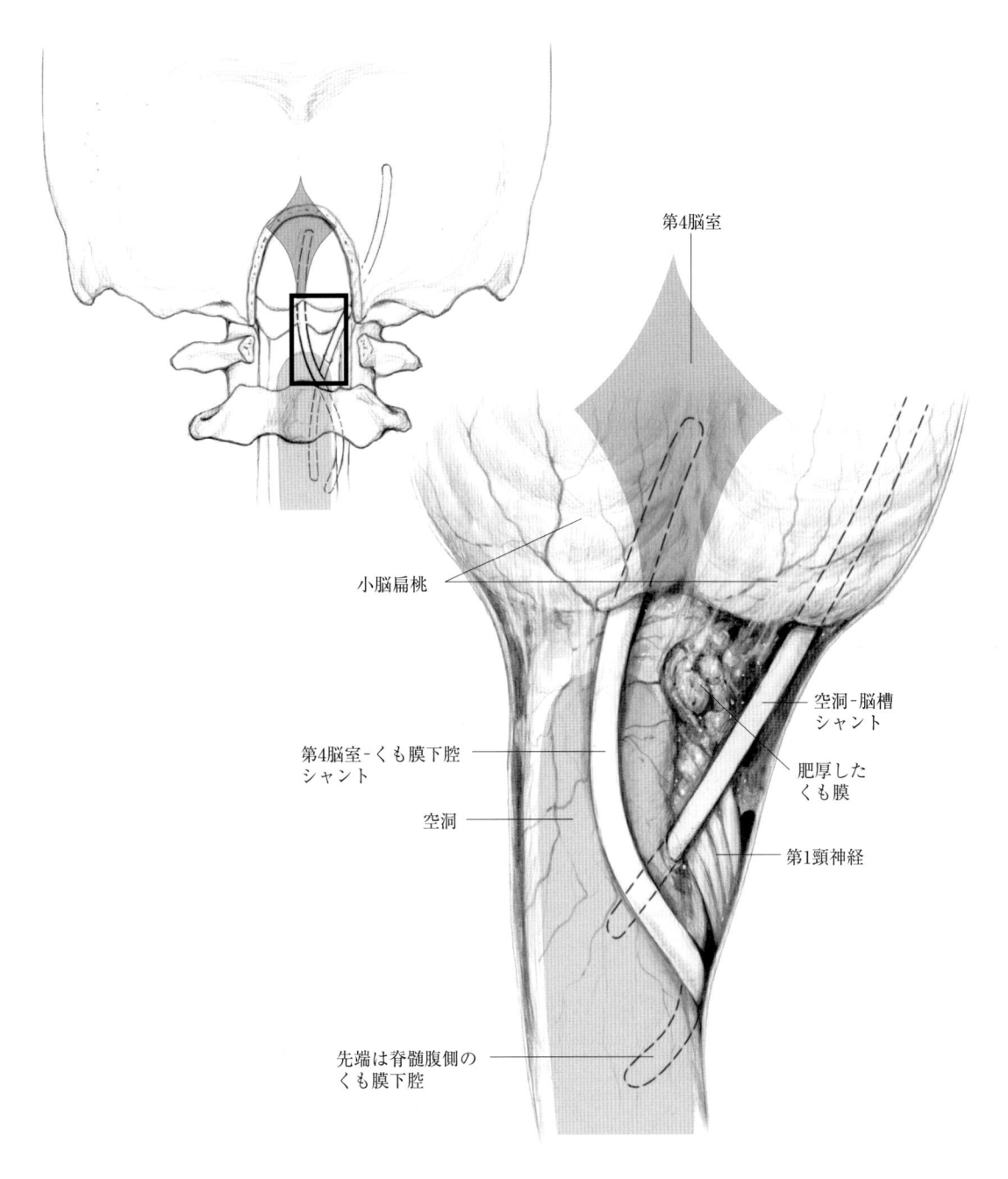

第4脳室

小脳扁桃

第4脳室−くも膜下腔シャント

空洞

空洞−脳槽シャント

肥厚したくも膜

第1頸神経

先端は脊髄腹側のくも膜下腔

上部頸髄腹側までくも膜の肥厚が及んでいる例は，空洞−脳槽シャント術を追加する．

4 ゴアテックス®による硬膜形成術

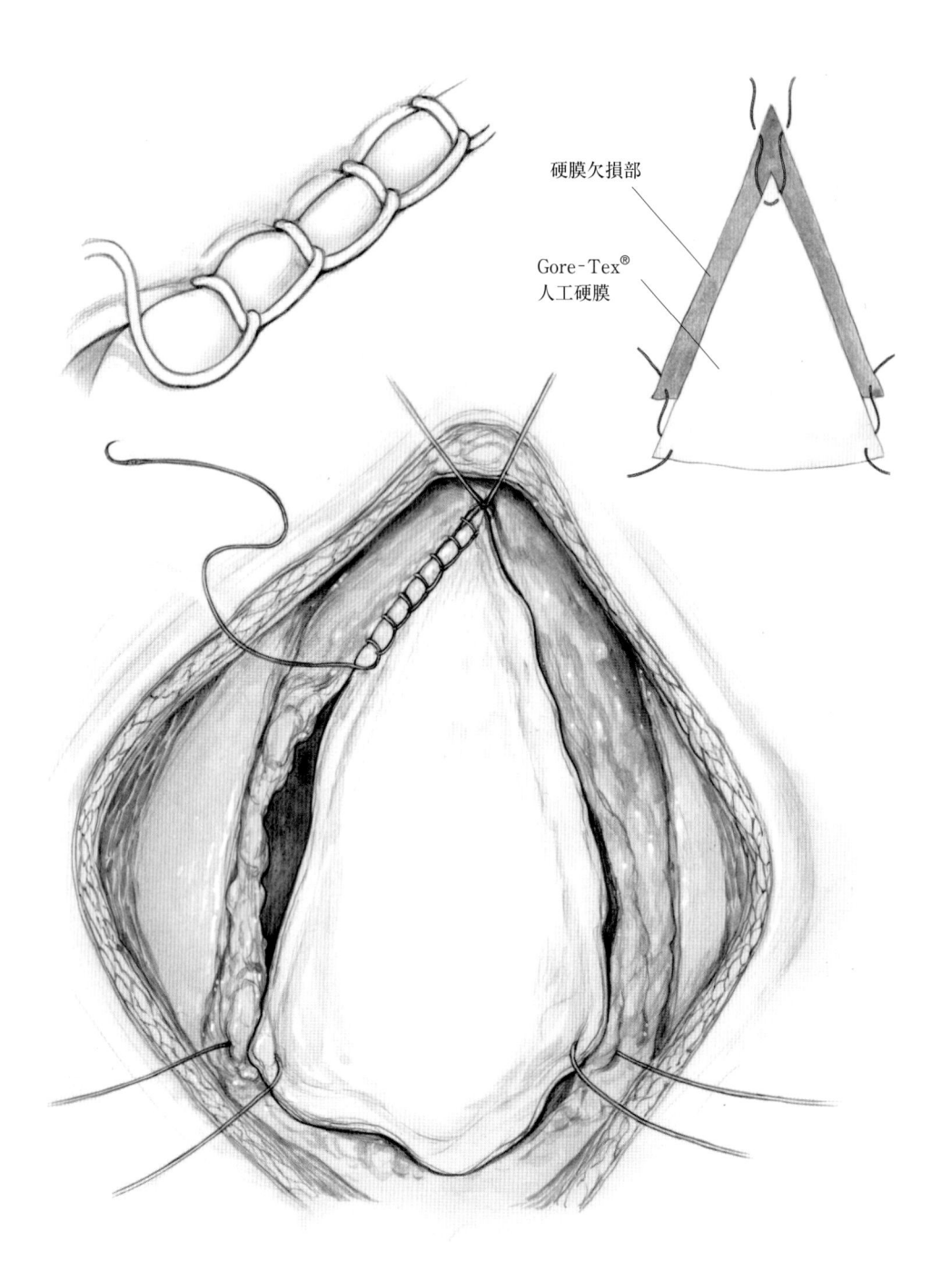

硬膜欠損部
Gore-Tex® 人工硬膜

まず三角形に切ったGore-Tex®の各角をたるまないように硬膜に固定し，ゴアテックススチャーを用いて細かく連続縫合する．

3）空洞-くも膜下腔シャント術と空洞-腹腔シャント術

Syrinx-subarachnoid Shunt and Syrinx-peritoneal Shunt

阿部俊昭

適応となる疾患

　脊髄空洞症に対する外科的治療の方針は，その発生基盤となっている髄液動態の異常を改善することにより，空洞の減圧を図ることである．しかし脊髄くも膜炎に合併した脊髄空洞症に対しては，その解剖学的特異性，術後の癒着および手術侵襲を考慮し，空洞シャント術にて空洞の減圧を図っている．すなわち脊髄くも膜の癒着が限局している場合は，その中枢側での空洞-くも膜下腔シャント術を，また癒着の範囲が不明瞭であったり脊髄全般にわたる場合は，脊髄腔以外の腔へのシャントが必要であり，空洞-腹腔シャント術を施行している．

手術の留意点とコツ

① 空洞-くも膜下腔シャント術（S-S shunt）

　腹臥位，傍正中切開にて片側上下半椎弓切除術を行う．シャントを設置する部位は空洞の最大径と横断面での空洞の偏位で決定する．ついで傍脊椎筋や硬膜外静脈叢からの出血を止める．これ以後の操作は，手術用顕微鏡下にて行う．術後のくも膜炎の原因となり得る血液の髄液内混入を避けるため，くも膜を傷つけずにまず硬膜だけを切開し，硬膜の吊り上げなど十分な止血を行った後，くも膜を縦に切開する．脊髄後外側部の後根進入部間に微小メスにて約3mmの脊髄切開を加え，空洞を開放する．

　シャントチューブを設置する際に重要なことは，空洞側チューブの先端で脊髄を損傷しないこと，またもう一方の先端を確実にくも膜下腔に挿入することである．約4cmに切った腰部くも膜下腔-腹腔シャント用のチューブの先端をまずくも膜下腔に入れ，尖った方のチューブを少しずつ引き出すようにして，脊髄切開の末端をマイクロフックにて挙上させながら，空洞内に挿入する．チューブは8-0プロリンを用いて脊髄軟膜と縫合し固定する．硬膜をwater tightに縫合し，フィブリン糊を塗布し，傷を縫合する．皮下ドレーンは挿入しない．

② 空洞-腹腔シャント術（S-P shunt）

　手術側を上方にした側臥位にて行う．以下，脊髄切開まではS-S shuntと同様に行うが，硬膜切開後，混濁，肥厚した炎症後のくも膜を認めた場合は，くも膜の剥離は行わず，微小メスにて後外側部のくも膜，さらに脊髄を切開する．空洞内L-P shunt用腰椎カテーテルを頭側方向に約3cm挿入し，硬膜と縫合し固定する．その後皮下に誘導し，途中低圧バルブを接続した後，腹腔内へ挿入する．

4. 脊髄空洞症

1 体位，皮膚切開

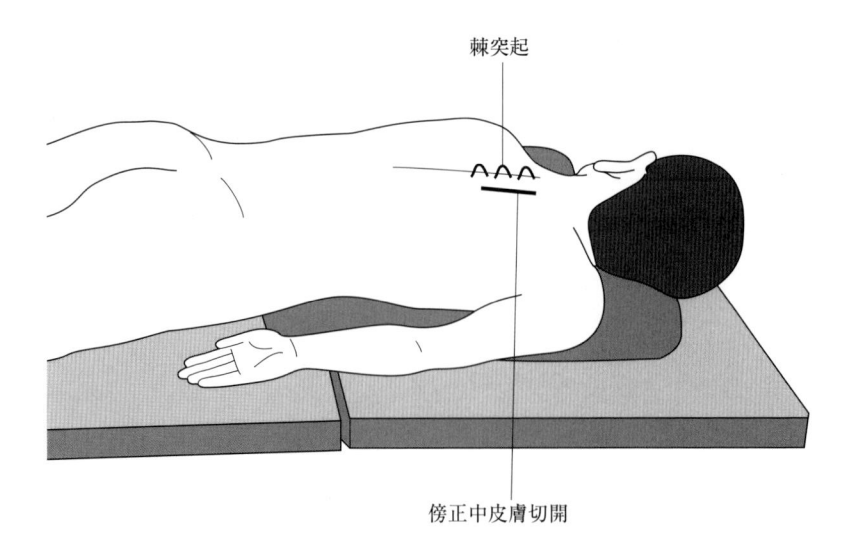

棘突起

傍正中皮膚切開

2 椎弓切除範囲：片側上下半椎弓切除

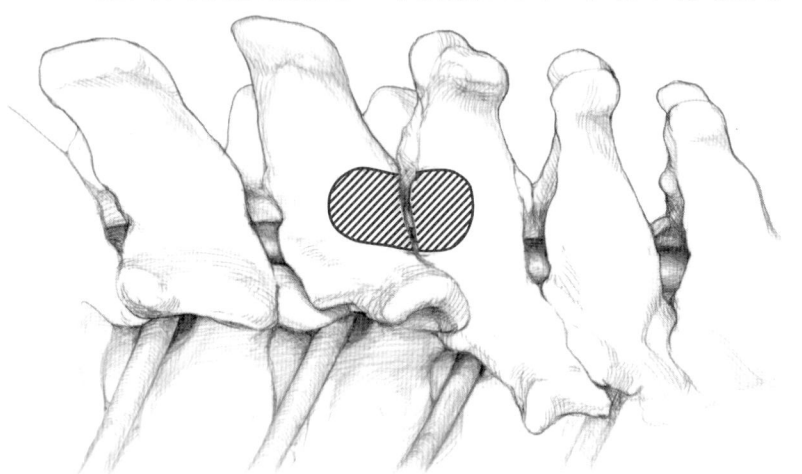

椎弓の切除範囲はシャントを設置する高さの片側下椎弓の上半分，上の椎弓の下半分をドリルにて削除する．

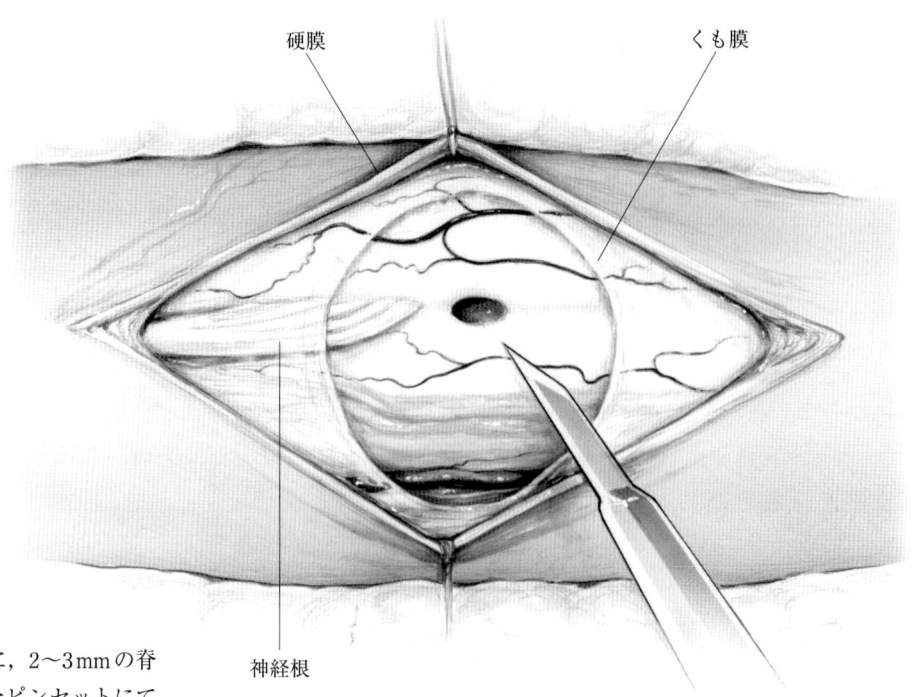

3 硬膜切開

硬膜　　くも膜

神経根

後根侵入部位の脊髄長軸方向に，2～3mmの脊髄切開を加え，さらに先の尖ったピンセットにて創を広げるようにして空洞を開放する．

4 シャントチューブの設置

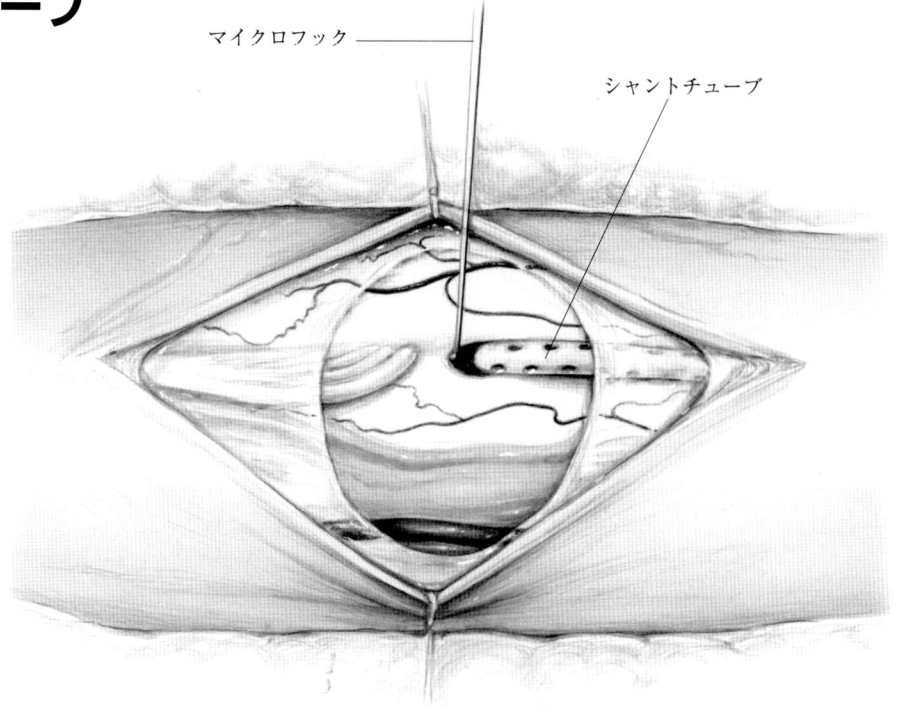

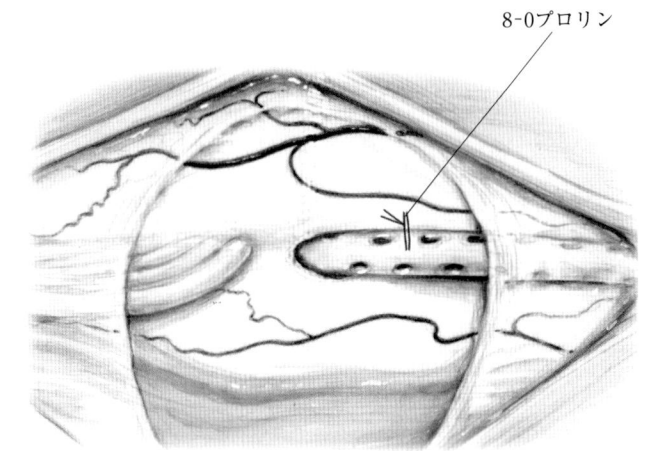

まず片方のシャントチューブをくも膜下腔に入れ，これを引き出すようにして空洞内に設置する．この際，切開部の断端をマイクロフックにて吊り上げ，シャントチューブを確実に空洞の長軸方向に挿入する．

5 空洞-腹腔シャント術の体位

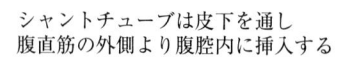

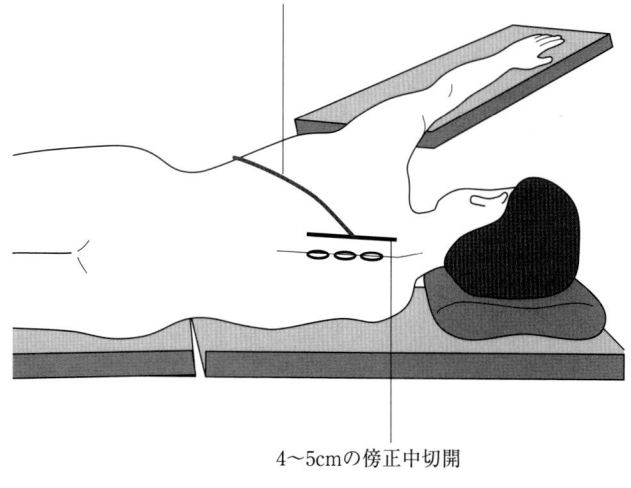

索　引

◀ あ ▶

アイバロン　295
────パーティクル　309
アテトーゼ型脳性麻痺　103
アプロキシメター　214

◀ い ▶

移植骨成形器　145
一過性脳虚血発作　319
インストゥルメンテーション
　　　　　　197, 205
────，前方脊椎　183
陰部大腿神経　179

◀ え ▶

液体塞栓物質　295, 309
嚥下困難　39

◀ お ▶

横隔胸膜　57
横隔膜　57
横静脈洞　85, 349
黄色靱帯　109
────骨化　15
────骨化症　9, 97, 110
横切開　159
横突起　21, 139
横突孔開放　320
────術　168

◀ か ▶

カーボンケージ　241
開口器　29
外後頭隆起　3, 5, 6, 85
外層軟膜　71
外側塊　35, 254
外側環軸関節　89
────包　7
回転性めまい　319
ガイドワイヤー　295
外腹斜筋　59
化学療法　269
下後鋸筋　59
嗄声　39
下大静脈　57

片開き式脊柱管拡大術　97
化膿性脊椎炎
　　　　39, 45, 51, 57, 173
環軸関節脱臼　3, 29, 83, 89
環軸椎間至適固定角度　89
環軸椎後方固定術　3, 89
環軸椎脱臼　229
環軸椎不安定症　249
関節突起切除術　9, 97
環椎横靱帯　30
環椎頭蓋癒合症　83
観音開き式切除　114

◀ き ▶

偽関節　222
気胸　45
キシロカインテスト　295
稀突起細胞腫　283
偽膜　283
キャッチャーマスク　89, 103
胸管　51
胸腔　57
胸骨縦割進入法　45
胸骨舌骨筋　163
胸骨柄　47
────縦割進入法　45, 173
胸鎖乳突筋
　　　　39, 41, 42, 47, 163
────後縁　35
強直性脊椎炎　117
胸椎カリエス　20
胸椎後方固定術　123
胸椎前方除圧固定　173
胸椎部硬膜内髄外腫瘍　265
胸膜　55
────外・後腹膜腔進入
　　　　　　　　179
────外・腹膜外進入法
　　　　　　　　57
────外腔　57
────外進入法　51, 173
胸腰椎移行部　57
棘間筋　10
棘上・棘間靱帯　97
局所後側弯症　117
局所後弯症　117

棘突起間固定　103
棘突起ワイヤリング　123
────法　103, 106
巨細胞腫　189

◀ く ▶

空洞-くも膜下腔シャント術
　　　　　　　　357
空洞シャント術　357
空洞内L-P shunt用腰椎カ
　テーテル　357
空洞-脳槽シャント　353
空洞-腹腔シャント術　357
屈曲伸延損傷の複合損傷
　　　　　　　　179
くも膜嚢胞　339
くも膜様囊　326
くも膜下出血　295, 313, 353
クリップ　315
クロワード法　319

◀ け ▶

経胸郭進入法　173
経胸膜進入法　51, 173
経胸膜・腹膜外進入法　57
ケージ　237
頸静脈結節　35
頸静脈孔腫瘍　35
頸神経根症　167
頸髄空洞症　9, 97
頸髄空洞内シャント挿入術
　　　　　　　　9
頸髄腫瘍　9, 97
────摘出術　9
頸長筋　43, 149, 163, 245
頸椎後縦靱帯骨化症
　　　　39, 97, 155, 163
頸椎後頭骨後方固定術　249
頸椎後頭骨不安定症　249
頸椎後方固定術　9
頸椎後弯症　229
頸椎後弯変形　103, 245
頸椎再建術　253
頸椎腫瘍　39
頸椎症　155
────性神経根症　149

361

――性脊髄・神経根症 97
――性脊髄症 9, 149, 163
――性椎骨動脈循環不全 319
頸椎前方固定術 245
頸椎前方除圧固定術 149, 155
頸椎前方プレートシステム 245
頸椎損傷 103
頸椎脱臼骨折 9
頸椎脱臼整復後 149
頸椎脱臼整復術 9
頸椎椎間板還納術 155
頸椎椎間板ヘルニア 39, 155, 163
頸椎用椎弓根プローブ 89
頸動脈 237
――鞘 39, 42, 163
頸半棘筋 10
頸部交感神経幹 170
頸部椎間板ヘルニア 97
係留解除 331
結核 29
血管芽細胞腫 283
血管腫 283
血管内手術 295
血胸 45
肩甲舌骨筋 163
原発性 39
顕微鏡下髄核摘出術 133

◀ こ ▶

ゴアテックスシート 349
口蓋垂 29
後下小脳動脈 353
交感神経幹 51
交感神経叢 63
広頸筋 41, 47, 163
鉤骨棘 167, 319
後索電気刺激装置 289
後縦靱帯骨化 15
――症 9, 45, 57, 159, 173, 179
甲状舌骨筋 163

溝静脈 71
項靱帯 9
後頭蓋窩 349
後頭蓋底 35
後正中溝 71, 283
――進入法 71
後脊髄静脈 71
鉤切除 167
後側方胸膜外法 20
後側方固定術 21
鉤椎関節 163
鉤椎結合部切除術 167
後頭・頸胸椎間固定術 83
後頭・頸椎間固定角度 84
後頭・頸椎間固定術 83
後頭顆 35
後頭蓋底腫瘍 35
後頭骨穿孔 229
後頭静脈洞 349
後頭神経 229
喉頭神経 39
鉤突起 167
――関節 163
広背筋 59
広範囲椎弓切除術 21
広範同時除圧 159
後腹膜外腔 64
後腹膜腔 57
後部骨棘 321
後方除圧固定術 269
後方侵襲椎体間固定術 241
硬膜 23
――外静脈叢 3
――外静脈叢 15, 90, 129, 179
――外膿瘍 133
――開放 290
――形成術 260, 263
――内・硬膜外腫瘍 259
――内操作 260
後弯 15
――矯正 253
――変形矯正 149
後根の神経根糸 259
後縦靱帯骨化 110
――症 51

骨移植をしない頸椎前方除圧術 163
骨化横切部 159
骨化浮上術 159, 173, 175
骨化辺縁部 159
骨形成的椎弓切開術 265
骨性終板 131
骨セメント 123
骨粗鬆症 153
――性椎体圧潰 173
コンプレッサー 214

◀ さ ▶

サイド・ハンドル・レンチ 199
再発 289
左前外側斜切開 159
左総腸骨動・静脈 183
残余脊柱管前後径 3

◀ し ▶

シーソーアクション 114
軸椎椎弓根 89
自己血輸血 222
矢状面生理的弯曲 221
歯突起 3, 35
歯突起形成不全 249
耳鼻科用小鋭匙 197
脂肪腫 339
脂肪脊髄髄膜瘤 339
斜台 30, 35
ジャックナイフ位 63
ジャックナイフ型手術台 51, 57, 173
シャントチューブ 353, 357
終糸 279
術後感染 222
術後出血回収 222
術後脊髄係留症候 325
術中出血回収 222
術中脊髄モニタリング 222
上位頸椎転移 229
上位頸椎不安定症 249
上衣腫 77, 277, 283
上矢状静脈洞 85
上前腸骨棘 59

小脳扁桃　353
静脈血栓　63
静脈性うっ血　313
食道　39, 45
──損傷　245
神経合併症　222
神経根　23
──症　163
──障害　159
神経鞘腫　259, 265, 277
神経線維腫症　103
神経板閉鎖術　325
進行性脊髄症　295, 309
人工塞栓　313
人工椎体　117, 275

◀ す ▶

髄液流通障害　349, 353
髄液漏　339
水髄症　325, 339
髄節性頑痛　77
水頭症　325
髄内出血　295
髄内腫瘍　77, 283
髄膜炎　353
髄膜腫　265
頭蓋頸椎移行部　3, 259
頭蓋-頸椎-胸椎固定術　229
頭蓋骨　229
頭蓋底陥入　3
──　29, 83
頭蓋内出血　353
スクリュー　197, 245, 249
──, 腸骨　23
──, 椎弓根　241, 253
──, ペディクル　21, 221
──, ポリ-L-乳酸　155
鈴木法　229
スターター　209
砂時計形腫瘍
　　39, 45, 51, 57, 259
──, 脊髄　45, 51, 57
スプレッダー　199
スペーサー　241
──, 椎間　129
──, 椎体間　140

◀ せ ▶

星細胞腫　277, 283
精巣動静脈　65
生体内分解吸収性スクリュー
　　155
正中経腹膜経路　189
正中仙骨動静脈
　　68, 189, 192
正中腹膜外経路　189
脊索腫　189
脊髄AVM　39
脊髄円錐　23
──部　277, 313
──部腫瘍　277
脊髄虚血　295
脊髄空洞症
　　83, 349, 353, 357
脊髄くも膜炎　357
脊髄血管造影用カテーテル
　　295, 309
脊髄硬膜動静脈瘻　309, 313
脊髄腫瘍　3, 15, 39
脊髄障害　118
脊髄神経根　163
脊髄軸内・髄外脂肪腫　340
脊髄髄膜瘤　325
脊髄砂時計腫　45, 51, 57
脊髄生検　72
脊髄切開　357
脊髄全周除圧　117, 119
脊髄中心管　325
──末端開放術　325
脊髄電位　71
脊髄動静脈奇形　295, 301
脊髄浮腫　159
脊髄閉鎖不全　325, 331
脊髄偏位度　222
脊髄膜瘤　325
脊髄麻痺　159
脊髄瘤　325
脊髄裂　325
脊柱管拡大術　9
脊柱後弯症　51, 57, 173
脊柱再建　121, 266, 275
脊柱側弯症　51, 57, 221

脊柱短縮　118
脊椎炎　149, 183
──, 仙骨　189
脊椎外傷　205
脊椎カリエス
　　45, 51, 57, 173
脊椎腫瘍
　　15, 21, 45, 51, 57, 133, 205
脊椎症　45, 51, 57, 173
脊椎すべり症　139
脊椎全摘術　269, 270
脊椎破裂骨折　117
セラボーン®AW人工椎体
　　173
セルジンガー法　309
浅頸筋膜　237
仙骨外傷（骨折, 脱臼）
　　189
仙骨形成不全　339
仙骨骨切り　193
仙骨腫瘍　189, 193
仙骨脊椎炎（化膿性, 結核性）
　　189
仙骨切除術　189
仙骨穿孔器　197, 199
潜在性　325
前斜角筋　43
前縦靱帯　120
前正中中隔　72
前正中裂　72
前脊髄動脈　296, 301, 313
前仙腸靱帯　189, 193
仙腸関節　21, 23
先天奇型　179
前方アプローチ　155
前方固定術　197
前方再建術　173
前方脊椎インストゥルメン
　テーション　183
前方ワイヤリング　183

◀ そ ▶

総腸骨動静脈　65, 68, 189
塞栓術　295
側方脊椎切除術　51
側弯　15

◀ た ▶

大後頭孔　3, 29, 35, 36
──狭窄　83
大孔部減圧術　349
大静脈　65
大腿筋膜　349
大腿動脈　295
大腰筋　183
第4脳室-くも膜下腔シャント　353
脱出ヘルニア　151
多裂筋　10

◀ ち ▶

チタンケージ　241
チタン製Mayfield　89
チタン製cannulatedスクリュー　89
チタンメッシュケージ　241
中下位頸椎前方固定術　245
中下位頸椎部前方除圧・固定術　159
中枢性前庭障害　319
長胸神経　51
腸骨スクリュー　23
腸骨鼠径神経　179
腸腰筋　63
陳旧性環軸関節脱臼骨折　83

◀ つ ▶

椎間関節　9
──固定　103, 139
──切除　129
椎間孔骨棘　321
椎間孔消息子　199
椎間孔部除圧術　133
椎間スペーサー　129
──併用法　197
椎間板還納術　155
椎間板切除　129
椎間板摘出　237
椎間板ヘルニア　9, 45, 51, 57, 139, 173, 179
椎間板変性　139

椎間不安定性　183
椎弓開窓　133
椎弓下ワイヤリング　105
椎弓間固定　103
椎弓欠損　325
椎弓根　253
──形成不全　325
──スクリュー　241, 253
椎弓切除　133
──術　9, 97, 109
椎骨・脳底動脈瘤　29
椎骨静脈叢　3, 6, 7, 320
椎骨動脈　3, 6, 7, 253, 259, 320
──外膜　320
──周囲組織除去術　168
──循環不全　319
──不全症　167
椎体亜全摘後　245
椎体亜全摘術　183
椎体間骨移植術　117
椎体間スペーサー　140
椎体後方固定術　117
椎体骨折　51, 57
椎体全摘　173
椎体,椎間板ユニット　155
椎体のscalloping　277

◀ て ▶

転移性　39
──頸椎腫瘍　103, 253
──腫瘍　83, 269, 283

◀ な ▶

内胸動静脈　48
内減圧操作　266
内椎骨静脈叢　159
軟口蓋　29
軟骨性終板　130
軟膜　284

◀ に ▶

ニードルノーズバイスグリップ　207
二分脊椎　325
乳び胸　45

尿管　65

◀ の ▶

脳外科用クラニオトーム　83
脳底部くも膜炎　353
囊胞性　325

◀ は ▶

破壊性脊椎関節症　103, 253
馬尾腫瘍　21, 133, 189
破裂骨折　45, 173, 179
反回神経　45
半環状線　64, 192

◀ ひ ▶

ビーバーメス　71
皮下滲出液貯留　339
尾側極　290
皮膚洞　331
──導管　331
被膜　290
病的椎体圧潰　179

◀ ふ ▶

不安定腰椎　139
封入類皮囊胞　325, 327
腹横筋膜　64
腹直筋後鞘　64
副突起　197
腹部大動脈　65
フック　206, 221
──ドライバー　211
──ホルダー　211
フラット型ロッド・ベンダー　199
プレート　197, 245, 249, 253
フレンチベンダー　199
プローブ　197, 253
分離すべり症　63, 129, 197

◀ へ ▶

ペディクルスクリュー　21, 221
ペディクル・プローブ　199
ヘルニア摘出術　97

索引

辺縁静脈洞　349
変形矯正　197
変形性脊椎症　9, 39, 179
変性すべり症　129, 197
変性側弯症　129
片側椎弓切除　133
　───術　97, 265
片側部分椎弓切除術　21, 24

◀ ほ ▶

放射線療法　269
ボペチコ型スプレッダー
　　216
ポリ-L-乳酸スクリュー
　　155
ホルモン療法　269

◀ ま ▶

マイクロカテーテル
　　295, 309
末梢性前庭障害　319
慢性関節リウマチ
　　89, 173, 229, 249

◀ も ▶

盲管　331

◀ ゆ ▶

輸血合併症　222

癒着剝離　290

◀ よ ▶

腰仙椎外傷（骨折, 脱臼）
　　63
腰仙椎後・側方固定術　139
腰仙椎固定術　21
腰仙椎腫瘍（原発性, 転移性）
　　63
腰仙椎脊椎炎（結核性, 化膿性）　63
腰仙椎部腫瘍（原発性, 転移性）　183
腰仙部脊髄髄膜瘤　325
腰椎外側椎間板ヘルニア
　　25
腰椎後方進入椎体間固定術
　　21, 129
腰椎生理的前弯　197
腰椎椎間板症　63
腰椎椎間板ヘルニア
　　21, 63, 133
腰椎不安定症　21
腰椎分離症　63
腰椎分離（すべり）症
　　21, 183
腰椎変性疾患　197
腰椎変性すべり症
　　21, 63, 183

腰部脊柱管狭窄症
　　21, 129, 133
4点支持フレーム　198

◀ ら ▶

卵巣動静脈　65

◀ り ▶

リウマチ性関節炎　29, 35
良性発作性頭位めまい　319

◀ る ▶

類皮嚢胞　331

◀ ろ ▶

肋横突起　15
肋間動静脈　51
肋骨・横突起切除　117
肋骨横突起切除術　20, 51
肋骨胸膜　57
肋骨頭　118, 173, 174
ロッド　253
───, Luque　83

◀ わ ▶

ワイヤータイトナー　185

索引

◀ A ▶

Adamkiewicz artery 313
Angiom 283
anterior load sharing 179
antero-lateral cordotomy 289
AO Reconstruction プレート 103
APOFIX Fixation Device 103
Arnold-Chiari 奇形 83
Atlantis® 245
Atlas double ケーブル 90
AXIS Fixation System 103

◀ B ▶

Barré-Liéou 症候群 167
blue vein 313
Brooks 法 90

◀ C ▶

caudal pole 290
caudal regression syndrome 339
CD 法 222
central array of penetrating pial veins 285
Chiari I 型奇形 349
Chiari 奇形 3, 325, 353
closure of neural plaque 325
Codmann 型ラスパトリウム 241
costotransversectomy 20, 51
Crokard 29
cystica 325

◀ D ▶

DAVFs 309
Davies 29
dermal sinus tract 331
derotation 222
Dingman 29
dorsal ramus 296
dorsal root entry zone 77
Dorsal type 340
Down 症候群 83, 89

drainer 301
draining vein 296
DREZ 進入法 77
DRIBS 197
dumbbell 型 265
dumbbell tumor 259
dural arteriovenous fistula 301
dural AVF 301

◀ E ▶

en bloc total spondylectomy 219
extrapleural approach 51
extrapleural-extraperitoneal approach 57

◀ F ▶

facet fusion 139, 225
Fang 法 29
Fan-shaped ロッド 83
feeder 301
Fenestration 133
fistula 301
foraminal osteophyte 321

◀ G ▶

Gore-Tex® 340, 353
Gelpi 開創器 29
Graf band 併用 PLIF 197

◀ H ▶

Hall frame 15
Harrington 法 205
Harrington 型スプレッダー 216
Harrington ロッドクランプ 207
hemilaminectomy 265
Hibbs 法 139
Horner 徴候 170
hour-glass tumor 259
hyperostotic type 159

◀ I ▶

I/F cage 241

intra-and extradural tumor 259
intradural perimedullary arteriovenous fistula 301
intralesional excision 269
intramedullary arteriovenous malformation 301
Intramedullary AVM 299, 301
Intramedullary Tumor 283
Isola インストゥルメンテーション 221
Isola バイスグリップ 207
Isola 法 205

◀ J ▶

jugular tubercle ; JT 35

◀ K ▶

Kaneda-SR® 179
——— system 173

◀ L ▶

L 型の頭蓋固定器 89
Laminectomy 133
——— membrane 290
lateral rachiotomy 51
lemniscal fiber 77
Lissauer tract 77
Love 法 133
Lumbar Postero-lateral Fusion 139
Luque ロッド 83
Luque-Galvestone 法 23
Luque SSI 103
Luque SSI 法 105
Luschka 関節 150, 163

◀ M ▶

Magendie 孔 353
Magerl 法 89, 250
Magerl + Brooks 法 89
manubrium splitting approach 45
marginal excision 269
Mayfield 型頭蓋固定装置 3, 103

Mayfield型頭蓋保持器 15
Mayfield 3点頭蓋固定 237
medial facetectomy 135
Ménière病 319
microsurgical cervical discectomy without fusion 163
mobile schwannoma 277
Myelotomy 290
myxopapillary ependymoma 277

◀ N ▶

Nagashima法 29
nidus 296, 301

◀ O ▶

occulta 325
OPLL 173
Os odontoideum 3, 83, 89
osteoplastic laminotomy 265

◀ P ▶

pediclectomy 222
Penfield剝離子 229
platysma 41, 163
PLIF 21, 129, 139, 241
―― sandwich法 140
Posterior Lumbar Interbody Fusion 129
posterior osteophyte 321
posterior root filament 259
pseudocapsule 290

◀ R ▶

RA 89
―― 頸椎 103
―― 垂直脱臼 83
Ransford loop 83
rectangular Luque ロッド 83

red vein 313
rigid spinal instrumentation 197
rod & wire法 123
Rod rotation maneuver 222
Roy-Camille法 104
Roy-Camille プレート 103

◀ S ▶

S-P shunt 357
S-S shunt 357
SDAVF 313
segmental vein 149
Smith-Robinson法 237
Songer ワイヤー 90
Songer cable® 45, 217
spina bifida 325
Spinal AVF 301
spinal AVM 295
spinal dural arteriovenous fistula 313
spinal dysraphism 325, 331
Spinal saw 156
Spine System 103
spondylotic vertebral artery insufficiency 319
Steffee プレート 103
sterno-cleido-mastoid 41
sternum splitting approach 45
sublaminar ワイヤリング 123, 217, 221, 234
surgical classification 269, 270
Suzuki rod 229, 233

◀ T ▶

T型レンチ 199
thick filum 339

TIA 319
Titanium Cage 237
transient ischemic attack 319
Transitional type 340
transpleural-extraperitoneal approach 57
transpleural approach 51
transverse ワイヤリング 128
transverse atlantal ligament 30
Transverse connector 203
Trumpet laminectomy 135

◀ U ▶

U-rod 229
uncal osteophyte 167, 319
uncectomy 167
uncinate process 167
Uncovertebrectomy 167, 322
under cutting saw blade 156
Universal Bone プレート System 103
unroofing 133

◀ V ▶

venous aneurysm 301
VSP Steffee plate 併用法 197
VSP Steffee plate system 197

◀ W ▶

Williams の spinal saw 155
Wright 分類 331

◀ Z ▶

Z-plate 183

脊椎脊髄の手術

発　行	2002年7月10日　第1版第1刷	
	2005年6月20日　第1版第2刷Ⓒ	
監　修	平林　洌・長島親男	
編　者	戸山芳昭・阿部俊昭	
発行者	青山　智	
発行所	株式会社　三輪書店	
	〒113-0033　東京都文京区本郷6-17-9	
	TEL 03-3816-7796　FAX 03-3816-7756	
	http://www.miwapubl.com	
印刷所	三報社印刷株式会社	

本書の内容の無断複写・複製・転載は，著作権・出版権の侵害となることがありますのでご注意ください．

ISBN4-89590-168-8　C3047

JCLS 〈㈱日本著作出版権管理システム委託出版物〉
本書の無断複写は著作権法上での例外を除き，禁じられています．複写される場合は，そのつど事前に㈱日本著作出版権管理システム（電話 03-3817-5670，FAX 03-3815-8199）の許諾を得てください．